CANCER REHABILITATION

demos MEDICAL社 VII-VIII章 Full translated version

がんリハビリテーション
―原則と実践 完全ガイド―

原著責任監修
マイクル D. スタブフィールド／マイクル W. オデール
寄稿者 36名

日本語版監修
高倉 保幸

翻訳
盛谷 明美

Acquisitions Editor: Richard Winters and Beth Barry
Cover Design: Steve Pisano
Copyediting, Indexing, and Composition: Newgen Publishing and Data Services Printer:
Bang Printing

Visit our website at www.demosmedpub.com

© 2009 Demos Medical Publishing, LLC. All rights reserved. This book is protected by copyright. No part of it may be reproduced, stored in a retrieval system, or transmitted in any form or by any means, electronic, mechanical, photocopying, recording, or otherwise, without the prior written permission of the publisher.

注 意

医学分野での知識と技術は日々進歩している。新たな研究や治験による知識の広がりに伴い、研究や治療、治療の手法について適正な変更が必要となることがある。

医療従事者および研究者は、本書に記載されている情報、手法、化合物、実験を評価し、使用する際には自らの経験と知識のもと、自身と職務上責任を負うべき患者を含むほかの人の安全に留意すべきである。

医薬品や製剤に関して、読者は（i）記載されている情報や用法についての最新の情報、（ii）各製剤の製造販売元が提供する最新の情報を検証し、投与量や処方、投与の手法や投与期間および禁忌事項を確認すべきである。医療従事者の経験および患者に関する知識のもとに診断、適切な投与量の決定、最善の治療を行い、かつ安全に関するあらゆる措置を講じることは医療従事者の責務である。

本書に記載されている内容の使用、または使用に関連した人または財産に対して被害や損害が生じたとしても、法律によって許容される範囲において、出版社、著者、寄稿者、編集者、および訳者は、一切の責任を負わない。そこには製造物責任の過失の問題、あるいはいかなる使用方法、製品、使用説明書についても含まれる。

がん医療に携わる医療者すべてに必携の書

　わが国では、国民の二人にひとりが生涯のうちに悪性腫瘍（以下、がん）に罹患し、三人にひとりががんで死亡する。人口の高齢化とともにがん罹患者数と死亡者数はさらに増加し、2030年前後にはがん多死社会が到来するといわれている。がんは高齢者だけの問題ではなく、働き盛り世代の死因の40％はがんであり、小児の病死の第一位はがんであることから、世代を超えて克服すべき重要な疾患である。

　その一方で、早期発見や治療法の進歩により生存率や生存期間の向上とともに、がん経験者（サバイバー）は、現在の約500万人から、今後、年に60万人ずつ増えていくことが予測されている。がんが"不治の病"であった時代から、いわば、"がんと共存"する時代になり、人生を享受することを望む声が大きくなってきており、新たな医療のあり方が問われる時代へ突入したのである。

　がん患者では、がんの進行もしくは治療の過程で、様々な機能障害が生じ、移乗動作などの起居動作や歩行や日常生活活動に制限を生じ、QOLの低下をきたしてしまう。これらの問題に対して、症状の緩和や二次的障害を予防し、機能や生活能力の維持・改善を目的としてリハビリテーションを行うことは重要である。

　2006年に制定された「がん対策基本法」では、基本的施策として「がん患者の療養生活の質の維持向上」が挙げられ、症状緩和や心理・身体面のケアから自宅療養や復職・復学支援などの社会的な側面までサポートし（＝サポーティブケア）、がん患者のQOLをサポートすることが国の方針となった。

　医療行政に関しては、2010年度の診療報酬改定では「がん患者リハビリテーション料」が新設され、その施設要件の一つとして多職種チームによる研修会受講も必須のものとなった。これを機にがん拠点病院のみならず一般病院においてもがんリハビリテーションの必要性が認識され、多くの施設が研修会を受講し施設認可を受け本格的な取り組みが始まりつつある。学術面に関しては、2013年に原発巣や治療的介入別に網羅された包括的なガイドラインである「がんのリハビリテーションガイドライン（日本リハビリテーション医学会）」が公開された。

　さらには、2016年12月に成立したがん対策基本法改正法の第17条では「がん患者の療養生活の質の維持向上に関して、がん患者の状況に応じた良質なリハビリテーションの提供が確保されるようにすること」が新たに盛り込まれ、第3期がん対策基本計画においても、ライフステージやがんの特性を考慮した個別化医療の必要性が重点課題となる中で、がんリハビリテーションは重要な施策のひとつと認識されるに至った。

　そのような状況の中、本書ががんリハビリテーションの実践的な教科書として翻訳・出版されたことは大変意義深い。本書は、米国におけるがんリハビリテーション医学・医療のリーダーであるスタブフィールド氏とオデール氏の編集のもと、各分野のエキスパートとして、全米でも有数のがん専門

医療機関や大学病院のがん治療科・リハビリテーション科医師やリハビリテーション専門職により執筆されている。日本語版出版に際しては、医療分野の経験豊富な翻訳家である盛谷氏が翻訳を行い、がんリハビリテーション教育・研究の第一人者である高倉氏が監修に当たった。

　本書は2部構成である。第1部「がんリハビリテーションの概説」は第1章〜11章からなる。第1章「がんの理学療法および作業療法における原則」では、がんの病態、リハビリテーションの目標や治療計画、リスク管理が解説され、第2章「がんの治療法」、第3章「運動療法」と続く。第4章「術後リハビリテーション」では、代表的な手術として、乳房手術、頸部郭清術、骨盤内手術が解説されている。第5章「栄養ケア」では、がん治療別の栄養ケアの実際について、第6章「性に関する問題」では、男女の性機能、第7章「うつ病、不安、および心理社会的機能障害」では、不安、うつ、パーソナリティー障害とともに自殺リスクにも触れられている。我が国のがんリハビリテーション関連の教科書では取り上げられることの少ない領域のため、大変役に立つ内容となっている。さらに、第8章「小児がん患者のリハビリテーション」、第9章「老齢期の問題」と続く。ライフステージ別のがん対策は、我が国のがん対策における重点課題であるため、しっかり学んでいきたい。そして、第10章「緩和的ケア」では、緩和ケアの概要とリハビリテーション、第11章「補完療法」では、マッサージ療法　鍼治療　リラクゼーション療法が取り上げられている。

　一方、第2部「症状別のがんリハビリテーション」は第12章〜19章から構成され、症状として、第12章「バランス機能障害と歩行機能障害」、第13章「がん関連疲労」、第14章「コミュニケーションと嚥下機能障害」、第15章「膀胱機能障害」、第16章「排便機能障害」、第17章「認知機能障害」、第19章「リンパ浮腫」が挙げられている。また、第18章「日常生活活動」では、ADL評価や訓練内容、補装具について解説されている。

　本書は、がんリハビリテーションのほぼすべての領域が網羅された章立てとなっており、各章は深く掘り下げられて読み応えもある。その一方で、各章ともに図表が多く用いられ、各章ごとにキーポイントとして箇条書きのサマリーが掲載されており、理解しやすくなるように工夫や配慮がなされている。卒前および卒後教育として、がんリハビリテーションを学習する際の教科書であるとともに、がん医療の臨床現場における、がんリハビリテーションの実践書としても大いに役立つ。リハビリテーション科医師、リハビリテーション専門職（理学療法士、作業療法士、言語聴覚士）だけでなく、がん医療に携わるすべての医療者の日々の臨床業務にも活用されることをお薦めしたい。

　本書を通じてより多くの医療人が、がんリハビリテーションの役割と必要性を理解され、がん医療全体の質の向上につながることを期待している。

2017年12月

辻 哲也

慶應義塾大学医学部 リハビリテーション医学教室　准教授
慶應義塾大学病院 腫瘍センター リハビリテーション部門　部門長

日本語版発刊にあたって

　本邦では、がんが日本の死亡原因で最も多いという背景から、2006年にがん対策基本法が制定され、2010年から医療機関においてがんリハビリテーション料が算定されるようになった。この制度では、医師・看護師・リハ専門職がチームを作り指定されたがんリハビリテーション研修会に参加する必要があり、すでに受講した者は3万人を超えている。この制度改革に伴い、今までほとんど対象とされてこなかった各種のがん患者に対するリハビリテーションが急速に普及したが、欧米に比べると大きく立ち後れた出発となっている。

　米国では、1965年という今から約50年前に第1回がんリハビリテーション会議が開催され「がんリハビリテーション」の重要性が指摘されている。1971年には、がん対策のための国家事業制度が制定され、国立がん研究所(NCI)によるがんリハプロジェクトが開始された。がんを専門とするリハ専門職が養成され、がん患者のリハビリテーションプログラムなどの作成が行われた。1981年にはリハビリテーション腫瘍学(Rehabilitation Oncology)が発刊され、本書の初版も2009年に発刊された。この書籍は欧米におけるがんリハビリテーションのバイブル的な存在であり、欧米のがんリハビリテーションの普及と質の向上に寄与してきた。

　日本では約50年遅れて米国を追いかける形になっているが、改めて本書を訳してみてその歴史の重みを感じる。例えば、性に関する問題や膀胱機能障害、排便機能障害など、大切だとはわかっていても正面から向き合うことが避けられやすい問題も独立して章立てされて記載されている。個人による違いが大きい緩和の項目では、総論的にまとめて記載するのではなく、症例を基に詳しく解説している。嘔吐1つでも、薬剤の知識の提供だけに止まらず、消化管や前庭器の機能を解説し、リラクセーションや催眠、誘導イメージ療法など本邦の医療機関ではあまり行われないであろう補完療法にまで言及している。

　がんリハビリテーションについて、非常に詳しく記載された本書であるが、これは原著のおよそ四分の一に過ぎない。原著は1000頁を超える大作であり、本書をスタートとして分冊で残りを発刊したいと考えている。米国のみならず、本邦においても本書が「がんリハビリテーション」の発展に大きく寄与することを願っている。

埼玉医科大学保健医療学部理学療法学科
教授　高倉保幸

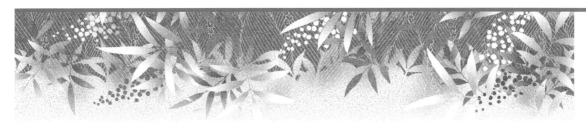

これは画期的な書籍である

リン H. ガーバー

　ラスク・リハビリテーション医学研究所の創設者ハワード・ラスク医師は、1965年第1回がんリハビリテーション医学会議での発表中、がん患者のための〝サービス・ステーション〟が必要だと提唱した(1)。がん患者の様々なニーズを満たす場、という意味である。がん患者は医療制度にとって大きな課題で、包括的にサービスを行う組織で治療を受けることが望ましいという認識がラスク医師にあったと私は考える。医学会、患者、および公共部門が力を合わせ、がんに対する諦めの態度を捨て、がん患者とその家族、ひいては地域社会にも連続性のある総合的ケアを提供することが必要だと言った人もいた(2)。

　ラスク医師の提唱を現実のものとする動きは遅々としたものだった。今も到達しきれていないと私は思う。

　がん患者に最適なケアを提供できるようになるには、いくつかの要素が必要だ。その一つが患者のリハビリテーションで、この点で本書はがんサバイバーの生活に大きく貢献できる。がんサバイバーとその家族は自分たちの懸念を声にし始めたばかりだが、優先項目として次のことがわかった。連続性のあるケアの提供が必要なこと、チームでケアに取り組む必要性を意識すること、治療成功の要素として生活の質が重要であること、日常生活での機能的自立ががんサバイバーにとって最優先であることへの気づきだ。

　がん患者のリハビリテーション分野は、ニューヨーク大学病院リハビリテーション医学研究所、がんおよび関連疾病記念病院（Memorial Hospital for Cancer and Allied Diseases）に勤めるJ. ハーバート・ディーツ Jr. 医師の研究で飛躍的に前進した。ディーツ医師はがん患者のリハビリテーションに関する最初の書物、『リハビリテーション腫瘍学（Rehabilitation Oncology）』を1981年に発表した(3)。同書は機能障害、能力障害、および社会的不利を含むリハビリテーション・モデルを想定し、まとめられた本である。ディーツ医師は患者および家族の徹底した教育（予防的、回復的、維持的、緩和的ケア）、がんの病期（術前、術後、回復期、および退院後）をはじめ、治療目標の観点から患者にアプローチした。患者の評価や治療有効性の判断は、確固たる方法論に基づいて行うよう医師は推奨した。治療は目標指向型で、職業的訓練を目的にすることも多かった。ディーツ医師の書物が次世代の腫瘍リハビリテーション専門家に与えた影響は大きかった。現に私自身の職務経験上、知らず知らずのうちに、医師の方法で私は患者治療に取り組んでいたことがわかったのだ。医師はまた、ディーツ尺度という評価ツールを提案し、これはがん患者の評価ツールとして広く使用されるようになった。

　Lehmann他(4)はがん診断患者のニーズの見極めに役立つ優れた論文を発表した。がん患者はセルフケア、移動能力などに問題を抱え、心理的機能障害を起こす可能性が高く、心理的サポートが必要であることをLehmannらは示した。がん患者に必要で重宝されるサービスの種類について記し、包括的リハビリテーションを行えば、著しい臨床的改善が見られることを実証してみせた。Lehmannらは、がん患者は包括的リハビリテーションを必要とし、間違いなく問題を明らかにし、適切な治療を受けるように仕向ければ、患者は良くなると結論づけた。このアプローチはリハビリテーション・サービスを提供する一つの根拠になり、がん患者にどのサービスが最も必要か示唆が得られた。院内リハビリテーションが有用で適切であることは、別の研究でも裏付けられている(5-8)。現に、脳腫瘍患者は脳卒中患者と同程度の機能性を示し、入院日数が短かった(9)。

　がん患者に適切で質の高いケアを提供することは重要な要素であり、良い研究課題である。各がん診断に関連性がある問題のタイプを識別する自然経過の研究、どの介入が能力障害の軽減・予防に有効かを実証する臨床試験は、がん患者のニーズを満たすために重要な資源である。たとえば、Winningham他(10,11)の研究により、エアロビクスががんによる疲労症状の軽減と機能転

帰の改善に有効であることが証明された。Dimeoは、エアロビクスで運動した骨髄移植レシピエントの方が、運動をしなかったレシピエントよりも症状、体力、遂行能力の点で優れていることを実証した（12）。さらに、移植のための急性期入院中に治療室でエアロバイクで運動をした患者は、運動しなかった患者よりもヘモグロビン値および白血球数が改善した（13）。この結果は、がん患者に対するエアロビクス運動プログラムの有用性の確立に役立ち、がん治療中の運動が安全で、客観的な利益（血液検査等）も主観的利益も得られるという論旨を裏付けるデータが得られた。

本書ではこうした多くの研究から学んだことが生かされている。本書には、患者が直面し関心を寄せている問題（化学療法の毒性、四肢損失の影響、疼痛管理、骨髄移植の機能的合併症など）を知ることになった、がんサバイバーの自然経過の研究結果について記載している。またリハビリテーション介入および有効な治療についての重要なテーマも扱っている。たとえば、がんサバイバーにとって運動はどのような価値がどの程度あり、どのように効果を発揮するかを理解するため、優れた研究を数多く行ってきた。そのお蔭で、運動を具体的に処方することができるようになっている

がん患者用の核となる一連の標準評価法やアウトカム評価法について、がんリハビリテーション専門家の間で合意は得られていない。項目応答理論などデータの負担を軽減する新技術を使う面や、患者の自記式調査法の心理評価法の質については、近年進歩が見られる。筋力・関節可動域・その他の機能障害の客観的標準測定法を組み合わせたこと、より高感度な診断・管理機器（四肢体積の赤外線走査、ニューロパチー診断用筋電図など）を使ったこと、症状・機能・生活の質の測定法を幅広く用いたことで、この分野の様々な〝測定〟に必要な成分を明らかにすることができた。今後は見解を統一し、こうしたツールを使っていく必要がある。本書ではこうした問題について論じ、数章で適切かつ有用な転帰測定法を選び抜いて具体的な推奨を行っている。

幸いなことに、がんはもはや急性で致死的な疾患ではない。がんは複雑で慢性的なありふれた障害と考えてよいと思う（14）。概念上、慢性疾患モデルががんによく当てはまる。人口の高齢化が進み、サバイバーが増えるにつれ、がんの有病率が高くなる可能性がある。がんの治療は今後も難しい課題であろう。腫瘍生物学はかなり多岐にわたっている。腫瘍の治療（放射線照射、外科手術、化学療法、生物学的製剤）および各人の治療への反応は患者によって異なる。がんが個人の生活に与える影響は、腫瘍やその治療に関係する事象ではなく、個人の生活のニーズや価値に関係する事象によって決まることが多い。こうした要素は担当の医療従事者が協力できる場を提供し、腫瘍学会やリハビリテーション学会が一致して協力しなければならない課題である。

こういうことはリハビリテーション腫瘍学会とがんサバイバーには何十年も前からわかっていたが、リハビリテーションががん患者およびサバイバーの健康と幸福に重要な鍵であると認識されるようになったのはごく最近のことである。以前は、凍結肩や重症のリンパ浮腫などごく末期によく見られる症状や、補装具が必要な移動性・移乗性の問題に対処するときだけリハビリテーション科医に声がかかった。このことをはっきり意識したのは、全米がん政策委員会の初回報告書『高い質のがん診療を保証する』（15）にリハビリテーション・サービスを含める必要性がないとされたときだ。質の高いがんの包括的評価・治療に関する推奨事項にリハビリテーション介入は含まれていなかった。同委員会の2回目の報告書『がん患者からがんサバイバーへ：移行の道に迷って』（16）は、まさにこうした問題を取り上げている。第2回報告書にリハビリテーション介入が含まれたことは、リハビリテーションががんサバイバーの人生に果たす役割が大きくなったことが認められたという意味だ。報告書には、リハビリテーション治療の有効性を裏付けたエビデンスが引用されている。

本書は画期的な書籍である。がん患者のリハビリテーションには幅広いテーマがあることがわかる。また、がん患者およびサバイバーに対してできることはたくさんあることもわかる。本書は総じて、がん患者およびサバイバーの機能障害や能力障害に関する問題、社会との調和に関するニーズについて取り上げている。本書の発行により、リハビリテーション分野の進歩、機能障害を評価し解消するためリハビリテーション科医が提唱する実践的アプローチ、および患者に提供できる治療について、意識が高まることだろう。

しかし、まだ始まったばかりである。機能評価機器の開発や、客観的測定法や自記式調査法の一貫性をとるには、多くの仕事を成し遂げる必要がある。どの方法を使うのが最良で適切か合意を得る必要もある。機能障害、能力障害、および社会的不利のリハビリテーション・モデル、あるいはその代替として『生活機能・障害・健康の国

際分類（International Classification of Disability, Functioning and Health）』を適応すれば、一貫性のとれた枠組みができ、その中でニーズや治療への反応の評価が可能になる。

　がんサバイバー集団のある症状の緩和や機能改善に対し、運動の有効性が証明されている。ブレーシングや徒手治療などその他のリハビリテーション介入、理学療法、補完・代替介入が使われてきたが、適切な臨床試験での証明はこれからである。

　あらゆる領域のリハビリテーション・モデルに対し、介入法を考え出さねばならない。がんの病期や、小児から超高齢者までサバイバーの世代区分を超えて、連続的にケアを提供するためのモデルの有効性と効率を評価すべきである。つまり、在宅ケア、入院・外来ケア、および連携ケアサービスの有効性と利便性を評価すべきである。

　がんサバイバーに最良の結果をもたらすという目標に近づくため、さらに臨床試験を行うべきだ。リハビリテーション専門家の貢献によって、能力障害から生じる苦悩が減り、機能が改善・回復し、機能低下の予防にも役立つのは間違いないが、その証明にはさらなるエビデンスが不可欠だ。それができれば、がんサバイバー一人一人が各人の目標を達成でき、生活の質を上げることができるだろう。こうした目標の到達に大切なステップは、質の高い教材を提供し、リハビリテーションを実践できる場にがん患者が行きやすくすることである。本書はリハビリテーションの実践の土台となる知識と実施法について網羅している。本書が読者の役に立ち、リハビリテーションの質が上がり、ひいてはがん患者の生活の改善につながることを祈っている。

リン H. ガーバー

医学医師、バージニア州フェアファックス郡
ジョージ・メイソン大学健康人間学部
慢性疾患・障害研究センター
リハビリテーション科学部長、教授

REFERENCES

1. Switzer ME. Clinical Conference on Cancer, In: *Rehabilitation of the Cancer Patient*. Clark RL, Moreton RD, Healey JC, et al., eds. Chicago: Year Book Medical Publishers, Inc.; 1972.
2. Clark RL. Introduction. In: Clark RL, Moreton RD, Healey JC, et al., eds. *Rehabilitation of the Cancer Patient*. Chicago: Year Book Medical Publishers, Inc.; 1972.
3. Deitz, JH, Jr. *Rehabilitation Oncology*. New York: Wiley & Sons; 1981.
4. Lehmann JF, DeLisa JA, Warren CG, et al. Cancer rehabili- tation: assessment of need, development and evaluation of a model of care. *Arch Phys Med Rehabil*. 1978;59:410–419.
5. Marciniak CM, Sliwa JA, Spill G, et al. Functional outcome following rehabilitation of the cancer patient. *Arch Phys Med Rehabil*. 1996;77:54–57.
6. Huang ME, Wartella JE, Kreutzer JS. Functional outcomes and quality of life in patients with brain tumors: a preliminary report. *Arch Phys Med Rehabil*. 2001;82:1540–1546.
7. Cole RP, Scialla SJ, Bednarz L. Functional recovery in cancer rehabilitation. *Arch Phys Med Rehabil*. 2000; 81:623–627.
8. O'Dell MW, Barr K, Spanier D, et al. Functional outcomes of inpatient rehabilitation in persons with brain tumor. *Arch Phys Med Rehabil*. 1998;79:1530–1534.
9. Huang ME, Cifu DX, Keeper–Marcus L. Functional outcomes after brain tumor and acute stroke: a comparative analysis. *Arch Phys Med Rehabil*. 1998;79:1286–1290.
10. Winningham ML, Nail LM, Burke MD, et al. Fatigue and the cancer experience. *Oncol Nurs Forum*. 1994;21:23–36.
11. MacVicar MG, Winningham ML, Nickel JL. Effects of aerobic interval training of cancer patients' functional capacity. *Nursing Res*. 1989;38:348–351.
12. Dimeo F, Rumberger BG, Keul J. Aerobic exercise training for cancer fatigue. *Med Sci Sports Exer*. 1998;4:475–478.
13. Dimeo FC, Tilmann MH, Bertz H, et al. Aerobic exercise in the rehabilitation of cancer patients after high dose chemo- therapy and autologous peripheral stem cell transplant. *Cancer*. 1997;79:1717–1722.
14. Gerber LH. Cancer rehabilitation into the future. *Cancer*. 2001;92(4Suppl):975–979.
15. Hewitt, M, Simone,. *Ensuring Quality Cancer Care*. Washing- ton DC: National Cancer Policy Board, 1999.
16. Hewitt, M. *From Cancer Patient to Cancer Survivor: Lost in nsition*. Washington DC: National Cancer Policy Board, 2005.

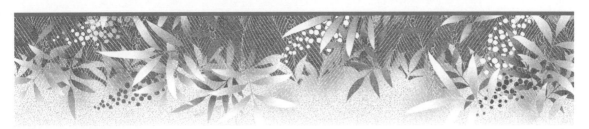

はじめに

　アメリカ疾病管理予防センターの推定によると、2008年6月現在、米国では約1100万人にがんの診断歴がある (1)。この数値は、脊髄損傷のサバイバー30万人未満と比較され、1971年のがん診断歴の推定人数300万人の3倍である(2,3)。現在、がん診断者の約65％が診断後5年以上の生存が見込めるのに対し、1950年代はわずか35％であった (4)。がん診断後の生存率が増えた原因は、早期診断と治療に負うところが大きく、がん診断に対する見方を根底から変えることになった。患者は〝がんの犠牲者〟ではなく、〝がんサバイバー〟と呼ぶことが増えた (2)。がん生存には高額の費用がかかる。がん診断患者は、外観を損なう手術、毒性の高い化学療法、無意識のうちに体をむしばむ放射線療法に望みをかけるかもしれない。こうした治療で命が救われ寿命が延びるかもしれないが、生活や機能のあらゆる点で著しい機能障害を引き起こす可能性がある。

　本書はがんサバイバーが機能や生活の質を回復するための原則と実践について、最新情報をまとめて届けるものである。リハビリテーション科医、理学療法士、作業療法士、看護師、腫瘍専門医、外科医、がんリハビリテーションに関心を持つその他の医療従事者を対象読者に想定している。がん患者のリハビリテーションが成功するためには、がんの種類とその治療について理解を実際に使えるものにする必要がある。そのために、腫瘍学、放射線腫瘍学、神経外科、整形外科、および放射線学など幅広い分野の世界屈指のがん専門家たちが原則のセクションを執筆し、様々ながんの種類とその評価・治療について基礎レベルの概説を行った。実践のセクションは、がんリハビリテーションからその他の様々な分野の専門家まで、さらに多彩な人材が執筆し、がんやその治療によって生じる具体的な機能障害・能力障害の同定、評価、治療まで詳しく述べている。

　がんリハビリテーションの領域は、四半世紀以上前にディーツが先駆けとなる研究を行って以来、飛躍的に成長し、変化を遂げた(5)。疾患の病態生理に関する理解が進み、画像診断法や電気診断法の向上、より有効性の高い薬や標的治療など治療選択肢が増えたため、がんサバイバーに利益をもたらす存在としてリハビリテーション科医は位置づけられるようになった。メモリアル・スローン・ケタリングがんセンターでは、がんリハビリテーションの専門家が診断・治療の計画に参加するようになった。リハビリテーションチームは神経筋・筋骨格の疼痛やがん関連の機能障害とその治療について評価し、治療するだけではなく、腫瘍専門医と密に協力して病状を見極め、治療の有効性を判断する。このような協力関係が生まれたのは、がん患者の生存率向上だけではなく、機能および生活の質の維持・向上に力点が置かれるようになった結果である。本書に書かれているがんリハビリテーションの原則の多くは、他のリハビリテーション専門分野からの借用である。がん患者の治療に関するある種の恐れや知識不足など様々な理由により、がんの治療ではこうした原則が適用されてこなかった。本書ががんリハビリテーション学の転機となり、芽吹いたばかりのこの新しい分野の下地となり、がん生存に率先的な役割を果たすことが、著者らの願いである。

REFERENCES

1. Centers for Disease Control (CDC). Notice to readers: cancer survivorship. June 2008. MMWR 2008;57:605–606.
2. CDC. Cancer survivorship: United States, 1971–2001. MMWR 2004;53:526–529.
3. The National SCI Statistical Center. Spinal Cord Injury Facts and Figures at a Glance 2008. Available at http://www.spinalcord.uab.edu/show.asp?durki=116979.
4. Ries LAG, Melbert D, Krapcho M, Stinchcomb DG, Howlader N, Horner MJ, et al. (eds). SEER Cancer Statistics Review, 1975–2005. National Cancer Institute. Bethesda, MD. Avail- able at http://seer.cancer.gov/csr/1975_2005/, based on November 2007 SEER data submission, posted to the SEER web site, 2008.
5. Deitz, JH, Jr. *Rehabilitation Oncology*. New York: Wiley& Sons; 1981.

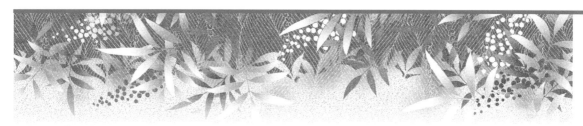

寄稿者一覧

Claudine Levy Campbell
クローディーン・レヴィ・キャンベル, 認定作業療法士
メモリアル・スローン・ケタリングがんセンター
　神経学部　リハビリテーション医学科
　　作業療法主任
(米国ニューヨーク州ニューヨーク)

Barrie R. Cassileth
バーリー・R・キャスリー, 理学修士, PhD
メモリアル・スローン・ケタリングがんセンター
　医学部　統合医療科　主任
(米国ニューヨーク州ニューヨーク)

Don S. Dizon
ドン・S・ダイゾン, 医師, 米国内科学会上級会員
ブラウン大学　ワーレン・アルパート・メディカル・スクール
　産婦人科学部　助教授
　腫瘍内科・統合医療科長
ウィメンズ・アンド・インファント・ホスピタル
　婦人科がんプログラム
　セクシュアリティ・インティマシー・不妊センター共同ディレクター
(米国ロードアイランド州プロビデンス)

Noel G. Espiritu
ノエル・G・エスピリトゥ, 理学療法学博士
メモリアル・スローン・ケタリングがんセンター
　神経学部　リハビリテーション医学科
　　主任理学療法士
(米国ニューヨーク州ニューヨーク)

Teresa W. Fitzpatrick
テレサ・W・フィッツパトリック, 理学療法士, MBA
メモリアル・スローン・ケタリングがんセンター
　神経学部　リハビリテーション医学科
　　リハビリテーション・マネージャー
(米国ニューヨーク州ニューヨーク)

Debora Julie Franklin
デボラ・ジュリー・フランクリン, PhD, 医師
トーマス・ジェファーソン大学　リハビリテーション医学部
　助教授　がんリハビリテーション長
(米国ペンシルベニア州フィラデルフィア)

Gail Louise Gamble
ゲイル・ルイス・ギャンブル, 医師
リハビリテーション・インスティテュート・オブ・シカゴ
　がんリハビリテーション　内科長
(米国イリノイ州シカゴ)

Sandy B. Ganz
サンディー・B・ガンツ, 理学療法士, 理学博士, 認定老年医学専門家
アムステルダム老人ホーム　がんリハビリテーション長
(米国ニューヨーク州ニューヨーク)

Susan V. Garstang
スーザン・V・ガースタング, 医師
ニュージャージー医科歯科大学
　物理療法・リハビリテーション部　助教授
(米国ニュージャージー州ニューアーク)

Jyothirmai Gubili
ジオザメイ・ギュビリ, 理学修士
メモリアル・スローン・ケタリングがんセンター
　統合医療科　副編集長
(米国ニューヨーク州ニューヨーク)

Georgi Guruli
ゲオルギ・グルーリ, 医師, PhD
バージニア・コモンウェルス大学医学部
　外科部　泌尿器腫瘍科長　准教授
(米国バージニア州リッチモンド)

寄稿者一覧

Robin C. Hindery
ロビン・C・ハインドリー, 理学修士
メモリアル・スローン・ケタリングがんセンター
　医学部　統合医療科　メディカル・ライター
(米国ニューヨーク州ニューヨーク)

Margaret L. Ho
マーガレット・L・ホー, 文学修士,
米国音声言語聴覚協会認定言語療法士
メモリアル・スローン・ケタリングがんセンター
　外科部　頭頸科　言語・嚥下科責任者
(米国ニューヨーク州ニューヨーク)

Jimmie C. Holland
ジミー・C・ホランド, 医師
メモリアル・スローン・ケタリングがんセンター
　精神行動科学部　精神科指導医
精神腫瘍学　ウェイン・E・チャップマン主席
(米国ニューヨーク州ニューヨーク)

Dory Hottensen
ドリー・ホッセン, 認定臨床社会福祉士
ワイルコーネル医療センター
　ニューヨーク・プレスビテリアン病院
　社会福祉部　緩和ケア　上級臨床社会福祉士
(米国ニューヨーク州ニューヨーク)

Elizabeth M. Kilgore
エリザベス・M・キルゴア, 医師, 理学修士,
米国医学物理学会上級会員・登録医学物理士
ジョージタウン大学メディカルセンター
　臨床リハビリテーション医学　助教授
ナショナル・リハビリテーション・ホスピタル
　がんリハビリテーションプログラム・ディレクター
(米国ワシントンDC)

Michael Krychman
マイケル・クリッチマン, 医師,
米国産婦人科学会上級会員
ホーグ・セクシャル・メディカル・センター　医長
性の健康・サバイバーシップ医学・南カリフォルニア
センター
　エグゼクティブ・ディレクター
(米国カリフォルニア州ニューポート)
南カリフォルニア大学　臨床学准教授
(米国カリフォルニア州ロサンゼルス)

Taryn Y. Lee
タライン・Y・リー, 医師
コーネル大学ワイル医科大学　老年学部
医学部助教授
ニューヨーク・プレスビテリアン病院　準指導医
(米国ニューヨーク州ニューヨーク)

Todd A. Linsenmeyer
トッド・A・リンセンマイヤー, 医師
ケスラー・リハビリテーション研究所　泌尿器科長
(米国ニュージャージー州オレンジ)
ニュージャージー医科歯科大学
　物理療法・リハビリテーション部　教授
　外科部　教授
(米国ニュージャージー州ニューアーク)

Veronica McLymont
ヴェロニカ・マクリモント, 医師, 登録食事療法士,
認定食事療法栄養士
メモリアル・スローン・ケタリングがんセンター
　食物栄養科長
(米国ニューヨーク州ニューヨーク)

Christina A. Meyers
クリスティーナ・A・マイヤーズ, PhD,
米国専門心理士協会
テキサス州立大学MDアンダーソンがんセンター
　神経生理学科　教授・主任
(米国テキサス州ヒューストン)

Rajaram Nagarajan
ラジャラム・ナガラジャン, 医師, 理学修士
シンシナティ大学医学部
　シンシナティ小児病院医療センター
　小児科学部　小児科学助教授
(米国オハイオ州シンシナティ)

Lora Packel
ローラ・パケット, 理学修士, 理学療法士,
認定心肺スペシャリスト
フィラデルフィア科学大学　理学療法部　助教授
(米国ペンシルベニア州、フィラデルフィア)

寄稿者一覧

Desiree A. Pardi
デザレイ・A・パーディ, 医師, PhD
コーネル大学ワイルコーネル医科大学
　老年学部　医学部助教授
ニューヨーク・プレスビテリアン病院　緩和ケア科長
(米国ニューヨーク州ニューヨーク)

Mackenzi Pergolotti
**マッケンジー・ペルゴロティ, 理学修士,
認定作業療法士**
メモリアル・スローン・ケタリングがんセンター
　神経学部　リハビリテーション医学科
　作業療法副主任
(米国ニューヨーク州ニューヨーク)

Cynthia G. Pineda
**シンシア・G・ピネダ, 医師,
米国医学物理学会上級会員・登録医学物理士**
ジョージタウン大学メディカルセンター
　臨床リハビリテーション医学助教授
ナショナル・リハビリテーション・ホスピタル
物理療法医員
(米国ワシントンD.C.)

David William Pruitt
デイビッド・ウィリアム・プルーイット, 医師
シンシナティ大学医学部
　シンシナティ小児病院医療センター
　小児科学部　小児科学助教授・臨床PMSR
(米国オハイオ州シンシナティ)

Annelise Savodnik
**アネリーズ・サバーニク, 理学療法士,
理学療法学修士, 認定リンパ浮腫療法士**
メモリアル・スローン・ケタリングがんセンター
　神経学部　リハビリテーション医学科
　上級理学療法士
(米国ニューヨーク州ニューヨーク)

Elizabeth Schack
**エリザベス・シャック, 登録看護士,
老年ナースプラクティショナー, 認定栄養専門家**
ワイルコーネル医療センター
　ニューヨーク・プレスビテリアン病院
　緩和ケア科　ナースプラクティショナー
(米国ニューヨーク州ニューヨーク)

Jessica Stiles
ジェシカ・スタイルス, 医師
メモリアル・スローン・ケタリングがんセンター
　精神行動科学部
(米国ニューヨーク州ニューヨーク)

David Martin Strick
デービット・マーティン・ストリック, PhD, 理学療法士
メイヨークリニック　上級リンパ浮腫療法士
(米国ミネソタ州ロチェスター)

Sharlynn M. Tuohy
シャーリン・M・トゥーイ, 理学療法士, 経営学修士
メモリアル・スローン・ケタリングがんセンター
　神経学部門　リハビリテーション医学科
　副主任理学療法士
(米国ニューヨーク州ニューヨーク)

Tracy L. Veramonti
トレイシー・L・ヴェラモンティ, PhD
ベイラー医科大学
　物理療法・リハビリテーション部　臨床助教授
メモリアル・ハーマン病院
　リハビリテーション&リサーチ研究所　神経心理学士
(米国テキサス州ヒューストン)

Talia R. Weiss
タリア・R・ワイス, 医師
メモリアル・スローン・ケタリングがんセンター
　精神行動科学部
(米国ニューヨーク州ニューヨーク)

Golda B. Widawski
**ゴルダ・B・ワイドウスキ, 理学療法士,
理学療法学修士**
ワイルコーネル医療センター
　ニューヨーク・プレスビテリアン病院
　リハビリテーション医学部門　上級理学療法士
(米国ニューヨーク州ニューヨーク)

Jill R. Wing
ジル・R・ウィング, 理学療法士, 理学療法学博士
メモリアル・スローン・ケタリングがんセンター
　神経学部　リハビリテーション医学科
　副主任理学療法士
(米国ニューヨーク州ニューヨーク)

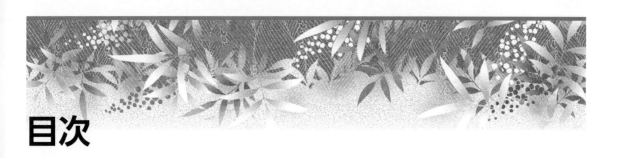

目次

がん医療に携わる医療者すべてに必携の書......辻 哲也......iii
日本語版発刊にあたって......高倉 保幸......v
これは画期的な書籍である......リン H. ガーバー......vi
はじめに......ix
寄稿者一覧......x

第1部 がんリハビリテーションの概説

01 がんの理学療法および作業療法における原則......3

疾患経過と病期......4
放射線治療と治療計画におよぼす影響......6
　体外照射で考慮すべき点......6
　小線源療法で考慮すべき点......7
　放射線誘発線維症治療で考慮すべき点......7
化学療法と治療計画におよぼす影響......8
手術と治療計画におよぼす影響......9
治療アセスメント......9
目標および治療計画の設定......10
　予防的介入......10
　回復的介入......10
　支持的介入......11
　緩和的介入......11
一般的注意......11
転移性がん......11
　骨......11
　脊髄圧迫......12
　脳......12
　肺......12
　骨髄抑制......12
がんの一般的な徴候・症状......13
特異的な徴候・症状......13
まとめ......14

02 がんの治療法......17

従来型物理療法......17
力学的治療......18
電気治療......18
治療機器の適応症......19
治療機器の禁忌症......19
特別な考慮......20
要約......21

03 運動療法......23

腫瘍学における運動療法の原則......23
　運動療法の目標......23
　運動療法が対処する機能障害の代表例......24
運動療法......25
　筋力増強運動......25
　有酸素運動......25
　関節可動域と柔軟性......25
　胸部理学療法（CPT）......25
　協調・バランストレーニング......26
運動療法で考えるべき点......26
　疲労......26
　疼痛......26

xiii

注意および禁忌	26
がんによる特定の状態に対する運動療法	27
ステロイドミオパチー	27
骨粗鬆症	28
放射線線維症	28
ニューロパチー	28
重症疾患	29
造血幹細胞移植	29
慢性の移植片対宿主病	30
緩和ケア	30
障壁	30
要約	30

04 術後リハビリテーション　35

乳房手術	35
感覚	35
リンパ浮腫	36
乳房再建術のための活動制限	37
乳房再建手術後の肩運動	37
組織エキスパンダーおよび有茎皮弁	37
遊離TRAM皮弁	39
仙骨切除術	39
合併症	40
術後ケア／リハビリテーション	40
頸部郭清術	41
骨盤内臓器全摘	43
患者の選択	43
術前の準備	43
手術手順	43
手術後のケア	44
まとめ	44

05 栄養ケア　47

抗がん治療と栄養の意味	47
化学療法	47
放射線療法	47
外科手術	47
栄養アセスメント	47

栄養療法	48
経口食事療法	48
経腸栄養法	49
非経口的栄養法	49
栄養による症状管理	49
嚥下困難	49
食欲不振および悪液質	49
便秘	49
下痢	49
悪心および嘔吐	49
患者の教育	49
栄養補助食品および漢方薬	51
まとめ	51

06 性に関する問題　53

ヒトの性：序論	53
外科治療と性機能不全	54
放射線治療	55
化学療法	55
内分泌治療	56
治療終了時の性	56
性機能不全についての患者の評価	56
性機能不全の治療選択肢	58
男性：勃起障害	58
女性：覚醒障害	59
女性：性交疼痛症	59
女性：腟痙	60
男性／女性：性欲減退	60
性セラピストの役割	60
性とシングルのサバイバー	61
まとめ	61

07 うつ病、不安、および心理社会的機能障害　65

精神的苦痛のスクリーニング	65
不安障害	69
うつ病（気分障害）	71
自殺リスクのアセスメント	75

管理 75
パーソナリティ障害および
　心理社会的機能障害 75
要約 77

08 小児がん患者の リハビリテーション 79

小児期の各種がんおよび
　リハビリテーションの問題 80
　白血病 80
中枢神経系新生物 85
悪性骨肉腫 87
その他の固形腫瘍 89
まとめ 89

09 老齢期の問題 93

脆弱性 93
認知症 93
せん妄 94
疼痛管理 96
うつ病 97
睡眠 98
多剤療法 98
栄養 98
入院後の退院計画 98
往診評価 99
移動能力と転倒移動能力 99
　ティネッティー歩行バランスツール 102
　ファンクショナルリーチテスト 102
　タイムアップアンドゴーテスト（TUG） ... 102
　6分歩行テスト 102
治療の持つ意味 102
まとめ 103

10 緩和的ケア 107

リハビリテーションと緩和ケア 107
T氏症例.1 108

考察.1 108
　症状アセスメント 108
　生物精神社会的アセスメント 108
T氏症例.2 109
考察.2 109
原因 109
　嘔吐中枢 109
　消化管 109
　前庭器 109
　化学受容体誘発帯 112
　脳皮質 112
悪心および嘔吐の管理 112
　非薬物治療 114
　薬理学的治療 114
食欲不振／悪液質の管理 114
非薬理学的治療 114
　薬理学的疲労 116
　うつ病 116
うつ病のリハビリテーション管理 116
T氏症例.3 117
考察.3 117
　ケアの目標についての話し合い 117
T氏症例.4 118
考察.4 119
　疼痛のアセスメントと管理 119
緩和ケアにおける疼痛の
　リハビリテーション管理 120
神経学的症状のリハビリテーション管理 120
　便秘 121
T氏症例.5 122
考察.5 122
　ホスピスでの理学療法 122
T氏症例.6 122
考察.6 123
　スピリチュアルな問題と意味の追求 ... 123
症例のまとめ 123
考察.7 124
　臨終の過程 124
　呼吸困難 125

呼吸困難の管理 125	マッサージ療法 139
酸素 126	リラクセーション療法 139
オピオイド 126	瞑想 139
その他 126	不安 140
せん妄 127	マッサージ療法 140
臨床アセスメント 127	マインド・ボディ療法 140
せん妄の管理 128	音楽療法 140
	うつ病 140
11　補完療法　137	マッサージ療法 140
	鍼治療 141
補完療法の概要 138	マインド・ボディ療法 141
マッサージ療法 138	悪心および嘔吐 141
鍼治療 138	鍼治療 141
催眠 138	マッサージ療法 142
フィットネス 139	マインド・ボディ療法 142
疲労 139	まとめ 142
鍼治療 139	

第2部　症状別のがんリハビリテーション

12　バランス機能障害と歩行機能障害　147	発現率、有病率、強度、および持続時間 ... 160
	病態生理学 162
がんにおけるバランス・歩行障害の原因 ... 149	治療関連の疲労 162
神経性 149	人口統計学的因子および疾患特異性 ... 163
筋骨格性 150	併存症の要因 164
全身性 151	貧血 164
歩行およびバランスの定義付け ... 151	電解質平衡異常と栄養パラメータ ... 164
がん患者の歩行および	内分泌 164
バランスのアセスメント 152	睡眠障害 164
歩行およびバランス障害の診断 ... 153	疼痛 164
治療およびリハビリテーション介入 ... 155	うつ病 165
まとめ 156	包括的な評価と治療 165
	介入 165
13　がん関連疲労　159	教育 165
	一般戦略 165
アセスメント 159	非薬理学的介入 166
スクリーニング 159	薬理学的介入 166
測定ツール 160	理学療法介入 166
	まとめ 168

14 コミュニケーションと嚥下機能障害 173

正常なコミュニケーション 173
正常な嚥下 173
聴力、発話、発声、言語、および
　嚥下に対するがんの影響 175
聴力、発話、発声、言語、および
　　嚥下に対する治療の影響 176
　　外科手術 176
　　化学療法と放射線治療 178
聴力、発話、言語、発声、および
　　嚥下の評価 180
聴力、発話、言語、発声、および
　　嚥下に対するリハビリテーション 181
まとめ 184

15 膀胱機能障害 193

がん発現後の排尿機能障害の原因 193
排尿障害の評価 194
　　泌尿器系の病歴 194
　　泌尿器の理学検査 195
　　泌尿器の臨床検査評価 195
　　上部尿路の泌尿器学的アセスメント ... 195
　　下部尿路の泌尿器学的アセスメント ... 195
　　尿流動態評価 195
　　膀胱負荷および排尿の評価 196
尿流動態検査所見／用語 196
排尿の生理学—排尿中枢 196
排尿機能障害の処置 197
　　概要 197
　　尿失禁または尿閉がある場合の
　　　行動治療選択肢 197
　　尿失禁・尿閉の支持療法の選択肢 198
　　尿流動態評価に基づく介入 199
　　膀胱に起因する尿失禁 199
　　尿道口または括約筋に起因する失禁 ... 200
　　膀胱に起因する尿閉 201
　　尿道口または

　　　括約筋に起因する尿閉に対する治療 ... 201
追跡 202
膀胱がん患者のリハビリテーション 202
　　表在性膀胱腫瘍の治療 203
　　浸潤性膀胱がんの治療 204
　　尿路変更術 204
　　尿禁制型ストーマ 205
　　QOL 208
まとめ 208

16 排便機能障害 213

正常な腸機能 215
神経因性腸機能不全 216
　　概要 216
　　脊髄腫瘍 216
　　放射線脊髄症 217
　　化学療法剤 217
　　神経因性排便機能障害 217
　　神経因性腸管のための
　　　排便プログラムの設定 218
オピオイド誘発性排便機能障害 218
排便機能障害のその他の原因 220
　　腫瘍関連の運動不全 220
腸管機能不全の薬物治療 220
まとめ 222

17 認知機能障害 225

神経認知障害の原因、アセスメント、
　　およびパターン 225
　　神経認知機能障害の原因 225
　　神経認知機能障害のアセスメント ... 226
　　神経心理学的障害の進行とパターン ... 227
　　生活機能およびQOLに対する
　　　神経認知症状の影響 227
　　エビデンスベースの認知的介入戦略：
　　　脳腫瘍患者対脳以外の悪性腫瘍患者 ... 228
　　包括的リハビリテーションプログラム ... 229
　　特定の神経認知症状に目標を定めた

代償的介入 ... 230
　　認知機能障害の薬理学的管理 ... 231
　　プリハビリテーション戦略：
　　　ある予防モデルについての考察 ... 232
　　情緒的苦痛と疲労 ... 232
　まとめ ... 233

18 日常生活活動　237

治療原則 ... 237
　整容 ... 237
　摂食 ... 238
　上半身の更衣 ... 238
　下半身の更衣 ... 238
　上半身の洗浄 ... 239
　下半身の洗浄 ... 239
　排尿排便 ... 239
　トイレ移乗 ... 239
　シャワーへの移乗 ... 240
　ベッド上の動作 ... 240
　省エネと身体力学 ... 240
　特別な配慮 ... 240
　頭頸部の手術／顔面再建手術 ... 240
　Tikhoff-Linberg法 ... 241
　腋窩リンパ節および
　　センチネルリンパ節の摘出 ... 241
　内側骨盤半切除術 ... 241
　外側骨盤半切除術 ... 241
　仙骨切除術 ... 242
　開頭術 ... 242
　肩甲骨離断術 ... 242
　脊髄圧迫／損傷 ... 242
　スリングを患者に合わせる ... 243
　グローブを患者に合わせる ... 243
　胸部保護パット ... 244
　サルミエント装具 ... 244
　肘用ガーター型装具 ... 244
　ポータル便器を患者に合わせる ... 245
　陰嚢サポート ... 245
　頭頸の前腕皮弁採取部のスプリント ... 245
　人工頭蓋骨 ... 245
　肩甲骨離断術用義手 ... 245
　手根管スプリント／
　　掌側型カックアップスプリント ... 245
　Tシャツを患者に合わせる ... 246
まとめ ... 246

19 リンパ浮腫　247

リンパ系の構造と機能 ... 247
リンパ浮腫の病態生理 ... 248
　原発性および続発性のリンパ浮腫 ... 249
　リスク因子 ... 249
　リンパ浮腫のグレード ... 249
　リンパ浮腫の診断 ... 250
リンパ浮腫の治療 ... 251
　リハビリテーション治療 ... 251
　薬学的治療 ... 255
　外科的治療 ... 256

第1部 がんリハビリテーションの概説

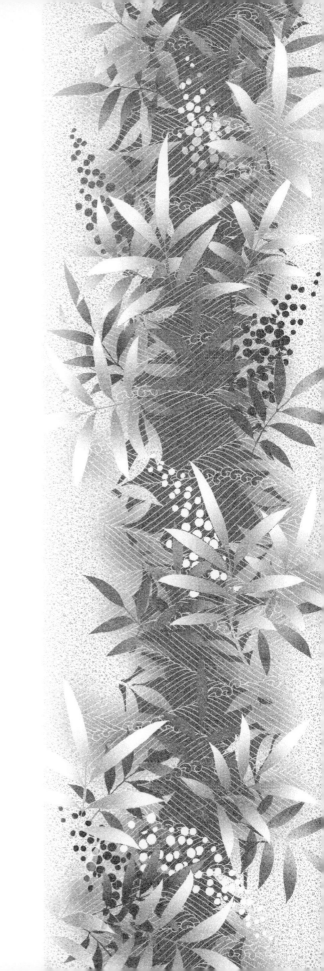

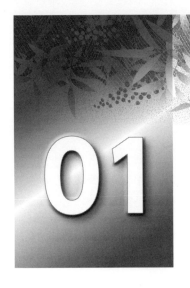

01 がんの理学療法および作業療法における原則

テレサ・W・フィッツパトリック

　早期発見、診断、治療の進歩により、がん患者の多くが生存できるようになった。新たにがんと診断された患者の50％以上が5年以上生存し(1)、早期がん患者の多くが平均寿命まで生きられる。積極的にがん治療を受けた患者もがんサバイバーも、全人的かつ体系的なアプローチを必要とする。がんとその治療の多くはあらゆる体組織に影響をおよぼすので、特に全人的な管理が必要である。理学療法、作業療法、言語聴覚療法に関係なく、安全で効果的な治療とその戦略上、診断時に基本的ながん組織の状態と病期を理解することがきわめて重要である。さらに、がんケアの流れの中で患者の現在の状態が目標設定と治療強度を左右し、療法士は設定した強度で目標に向かって患者を後押しすることができる。治療を全て終えたがんサバイバーは、がんとの闘いで積極的に治療を受けている患者よりも、より高度なリハビリテーションプログラムに耐えられる場合が多い。治療前の患者も高度なプログラムに耐えられる可能性が高い。しかし、がんが別の部位に転移した患者には、活動耐性と機能性のバラツキを吸収できるよう慎重に作成したプログラムが必要である。

　本章は疾患経過、ステージ分類を理解することの重要性とともに、がんケア流れの中での患者の状態、および一部のがん治療が治療中の患者の遂行能力に及ぼしうる短期的・長期的影響にもふれる。Dietz (2) によると、がん患者のための目標設定と治療計画は予防、回復、支持、緩和の4つに大きく分類できる。各分類で理学療法および作業療法が果たす役割を詳しく述べていく。さらに、がん患者に対する治療アセスメントと治療戦略の手引きになる一般的注意・特定の注意および禁忌についてもヒントが得られるだろう。定型的・標準的な計画書と違い、ガイドラインからは各患者独自の状態を評価し、治療の是非を秤にかけ、各症例に対し適時適切にケアを判断するための知識と専門的技術が得られる。

　今日、米国人の大多数が直接、理学療法サービスにアクセスすることが可能である。これは、患者が理学療法士のアセスメントを受け、治療を受ける前に医師の診察を受け、処方を受ける必要がないことを意味している。もちろんこの場合、治療診断を行うとき、鑑別診断の全てを検討したという責任はとらねばならない。従来の理学療法士紹介システムを経由するか、患者が直接来院するかに関係なく、療法士が診療するときは、レッドフラッグ、すなわちがんの経過を示す主な徴候に関する知識がきわめて重要である。本章では療法士が念頭に入れておくべきレッドフラッグについて記し、レッドフラッグが認められた場合に次に踏むべきステップについて示す。

キーポイント

- 積極的にがん治療を受けた患者もがんサバイバーも、全人的かつ体系的なアプローチを必要とする。
- がん患者のための目標設定と治療計画は予防、回復、維持、緩和の4つに大きく分類できる。
- がんの経過を示す〝レッドフラッグ〟すなわち主な症状に関する知識がきわめて重要である。
- 治療に対する有害反応が見られたり、原因不明の症状または外見上無関係な症状がある場合、治療計画の変更が必要か、紹介医の下で医学的評価のための再診を受けるか、あるいはその両方を行う必要があるかどうかを療法士が決める。
- 放射線による長期後遺症の大半は、ミクロレベルで血管構造や間質内に異常たんぱく質が蓄積し、組織の虚血・機能不全が起きることによる。この過程を放射線線維症、その後遺症を放射線線維症症候群と呼ぶ。
- 化学療法の投与計画は、理学療法や作業療法プログラムに大きく影響する。特に、化学療法剤の毒性による後遺症が著しい場合はそうである。
- 新患を治療する前に、患者の主訴、現往、治療経過、今後の治療計画、治療歴、在宅・就業時の機能レベル、これまでの治療目標をしっかりと理解しておかねばならない。

疾患経過と病期

　理学療法または作業療法の治療計画を立てるとき、病態を理解することが重要である。理学療法または作業療法の適切な行動方針を考える際に療法士が考慮する全要素は、診断時の腫瘍の大きさ、疾患が良性か悪性か、進行が遅いか速いか、他の部位に転移していないか、である。これは〝脳腫瘍〟の診断を例にするとよくわかる。予後不良で集学的ながん治療を長期間、頻繁に行う必要がある悪性の多形性神経膠芽腫と比べ、髄膜腫など良性で切除可能な脳腫瘍の場合、予後と治療計画が大きく違う。

　一連のがんケアの中での患者の状態が、療法士のアセスメントに影響するだけではなく、治療の目標・計画をも大きく左右する。治療の期間と頻度も、一連のがんケアの中での患者の状態に応じて違ってくる。治療計画を立てるとき、以下のように療法士は一連のケアを段階的に検討できる。

- 治療前：最近診断されたが、治療を始めていない。
- 治療中：疾患治癒を目標に積極的に治療中。初回治療または再発治療のいずれもありうる。
- 支持治療：がんの寛解または抑制を保つための長期維持化学療法、ホルモン療法、またはその他の抗腫瘍療法。
- 治療後／寛解：全てのがん治療が終わり、無病と考えられる状態。
- 緩和治療：治癒不能のがんに対する緩和ケア。

　がん治療に対する反応は患者ごとで違うが、効果的な治療計画を立てるためのアセスメント時に予期される事項、治療経過中での段階別の治療頻度と長さの決め方について、基本的ガイドラインを表01.1に示す。

表01.1　がんケアの治療の流れ

	アセスメント	治療の計画	頻度と期間
前治療	アセスメントは完全に行うこと。予定したがん治療が影響しそうな治療前の機能があれば全て記録する。	全身調整および筋力の前治療についての教育。治療開始後に起こりうる典型的な機能障害に対する心構えをさせる。	患者にがん治療の受け入れが整うまで通常1～2回の来院が必要。
治療中	症状の全てをアセスメントする(特に、患者が放射線治療または化学療法を受けている場合)。患者が疲れることが多いので、効率的なアセスメントが必要。ケア開始後に起きた変化を記録するために、各機能障害に特有な簡易アセスメントを全て行うこと。終了まで数回のアセスメントが必要なことがある。	各回の治療はまず機能的能力障害と教育に集中する。廃用症候群の予防のため、可能であれば全身の調整に取り組む。	運動療法以外の強度とそれが患者の状態に及ぼす影響によって、運動療法の頻度と期間は大きく変わる。期間は10～20週間、週1～2回の頻度。
支持治療	全身廃用症候群が特定愁訴の根本原因であることが多いので、全症状をアセスメントしなければならない。術部／照射部位は長期治療の影響を受けるため、制限の徴候および感覚／固有受容覚のアセスメントの結果に特に注意する。できれば前回のアセスメントの結果と比較する。	各回の治療は全身調整と特定の愁訴の対処に等しく配分する。この段階の患者は特定の愁訴があるが、根本的な衰弱があり、正しい体位をとれないために悪化することが多い。	在宅プログラムをどの程度こなせるかによって、週1～3回の範囲で頻度が変わる。期間は通常4～6週間。
治療後	全身廃用症候群が特定愁訴の根本原因であることが多いので、全症状をアセスメントしなければならない。術部／照射部位は長期治療の影響を受けるため、制限の徴候および感覚／固有受容覚のアセスメントの結果に特に注意する。できれば前回のアセスメントの結果と比較する。	各回の治療は全身のコンディショニングと特定の愁訴の対処に等しく配分する。この段階の患者は特定の愁訴があるが、根本的な体の衰弱があり、姿勢が悪くなるために悪化することが多い。	頻度は通常週2～3回。在宅プログラムをどの程度こなせるかによって、2～6週間の範囲で期間が変わる。
緩和	患者や介護者のQOLを向上させたり、改善の可能性がある機能障害および能力障害を特に集中してアセスメントする。	筋力を最大限に伸ばす治療に集中し、ADLが楽になるよう自助具を使ったトレーニングを行い、患者が常に安全な形で移動運動ができるようにする。	通常週1～2回の頻度。在宅プログラムやマシントレーニングが定着するまで、1～3週間かかることが多い。

略語：ADL＝日常生活活動

患者が寛解しているか、がん治療中か、どのような治療介入を受けているかが、治癒のための治療計画を立てる時に貴重なデータになる。望むらくは治療前に理学療法士や作業療法士が評価すれば、予期される機能制限に対する準備、治療後に必要なリハビリテーション介入(3)に関する教育の助けになるのだが、現在の医療市場ではその実現には多大な努力が必要である。問題がこじれて管理が難しくなるまで何もしないでいるよりも予防的アプローチをとる方が治療後の病的状態が軽くなる可能性があるとGanzらは示唆している(3)。ただし、治療前の治療アセスメントの有益性を保険会社に納得させるにはさらに研究が必要である。全てのがん治療を完了した患者、または少なくとも最高強度の治療を終えた患者は、制限や注意事項があったとしても少ない場合が多い。化学療法または放射線治療下で理学療法または作業療法を併用している患者は綿密なモニタリングが必要である。多くの理学療法および作業療法の外来クリニックにとって、がん治療中の患者、合併症の既往歴がある患者、複数の能力障害がある患者の診療には特有の課題がある。がん患者は、今現在の治療への反応を再評価するよう訓練を受けた有資格の療法士と一対一で向き合う時間がもっと必要なことが多い。がん患者が各回の治療から最大の利益を受けるには、その場でプログラムを調整することがもっと必要である。治療に対する有害反応が見られたり、原因不明の症状または外見上無関係な症状がある場合、治療計画の変更が必要か、紹介医の下で医学的評価のための再診を受けるか、あるいはその両方を行う必要があるかどうかを療法士が決める。

放射線治療と治療計画におよぼす影響

放射線治療は治癒または緩和を目的に、単独あるいは集学的治療計画の一環で用いることができる。放射線治療の目標は、できるだけ多く腫瘍を排除しつつ、周辺の正常組織は最大限温存し、照射を少なくすることである。

放射線治療への反応は、種類、量、長さ、曝露部位で決まる。効果は治療後すぐに現れることもあれば、数か月または数年を要することもある。表01.2に放射線治療に関連する副作用を一覧にしている。

表01.2　放射線治療の副作用

骨髄抑制、特に白血球減少症。
疲労および忍耐の低下。
皮膚の紅斑、軽度のやけどまたはタンニング、色素沈着。
湿性または乾性落屑、皮膚・粘膜の潰瘍、粘膜炎。
肺の外部照射による肺臓炎とそれに続く線維症。肺に埋込んだ放射線源によって血が混じった分泌物が出ることがある。
軟組織の線維症および萎縮によって関節可動域が減少する。
血管分布の減少およびリンパ浮腫による治癒遅延、ならびに照射組織からの冷温の伝達能力の低下。
脱毛症。
CNS作用：CNS組織は末梢神経よりも放射線への感受性が高い。
遅発性反応として放射線脊髄炎または脊髄の炎症が起きることがあり、不全麻痺または麻痺として表出する。
放射線宿酔：腹部照射でよく起きる全身疾患で、食欲不振、悪心・嘔吐、脱力として表出することが多い。
骨・関節の壊死、未熟な骨の成長遅延または成長不良(頻度は低い)。
腫瘍領域の放射線誘発性新生物(まれ)。
感情面の反応として、
　疼痛またはやけどへの恐怖
　脱毛症、皮膚の変化、および目に見える色素沈着によって起きる体に対するマイナスのイメージ
　生活様式の乱れ、経済的苦境、肉体的な変化・不快感で生じるうつ病および引きこもりの行動

出典：メモリアル・スローン・ケタリングがんセンターの放射線ガイドラインより転載。
略語：CNS＝中枢神経系。

以下のように、放射線照射には様々な方法がある。
1. 体外照射：体外からの放射線照射。腫瘍部位および周辺組織に集中して照射。
2. 小線源療法：放射線源を腫瘍床に埋込む。

体外照射で考慮すべき点

放射線治療中の患者を治療するとき、考慮すべき点がいくつかある。各患者の目標達成に加え、療法士は照射領域の皮膚が損なわれていないか注意を向けるべきである。皮膚の赤味や圧痛が起きたり、水疱ができることもある。これは乾性落屑として知られている。皮膚がこの

ような弱い状態にある間、照射領域にふれないよう特に注意が必要である。照射領域の治療は自動・自動介助関節可動域運動、緩徐な筋力運動、および機能的運動に限ることが多い。湿性落屑または開放性水疱ができた場合はいかなるときも、照射領域への治療は全て中止する。照射の継続中は骨が脆くなり、骨折のリスクがある。照射治療中はできるだけ骨に強い抵抗がかからないよう注意する。骨を守るために、照射治療中の骨の脆弱度に応じて患者の体重支持の方法を変える場合もある。どの補助具が適切かを評価し、理学療法士がフィッティングを行う。体重支持の制限事項を患者が必ず守れるようにして、トレーニングを完遂する。

小線源療法で考慮すべき点

小線源療法には基本的に、永久留置と一時留置の二種類がある。永久挿入小線源療法を受ける場合、放射線は時とともにゆっくりと消散し、体内の放射能がなくなる。線源留置によって体内から出される照射線量は通常低いが、基本的な注意を払った方がよい。普段通り治療ができるが、療法士は照射部位に長い時間手を置くことは避けるよう奨める。小線源療法中の患者を治療するときは、療法士の患者への曝露を最小限にする治療計画を立てて、当該患者の治療にあたるべきである。放射線源を使うのは前立腺がんおよび肺がんの治療時が多い。パートナーと共寝する患者には、照射部位／領域とパートナーが長時間密着することを避けるように奨める。

軟組織の肉腫および甲状腺がんの治療には一時的な線源留置を行う。甲状腺がん患者に放射性ヨードを飲ませ、直接甲状腺に線源を届け、がんを破壊する。放射性ヨードで治療中の患者は通常3日間隔離した後、投与後約1ヵ月間、曝露ガイドラインを守らせる。できれば、全ての治療サービスは放射性ヨードの投与前後に予定を入れておく。

一時線源療法として、抜去可能なカテーテルを通して腫瘍床の中心に線源を留置するという方法もある。線源を3～7日間留置したままにし、その間、患者の隔離を続ける。線源を外せば、直ちに患者の体内から放射線がなくなる。一時的な小線源療法を予定している患者は、線源留置の前に理学療法士(PT)と相談し、屋内の移動を一人でできるようにしておくべきである。患者が隔離中に全ての日常生活活動(ADL)を安全かつ独立して行えるようにするには、作業療法士(OT)との相談も必要だ。上記小線源療法で治療中の人の病室に入るときは放射線シールドを使用し、できるだけ患者との接触を短くする。

放射線誘発線維症治療で考慮すべき点

放射線誘発線維症(RIF)の発現は、照射線量、照射体積、分割照射スケジュール、過去・現在の治療、遺伝的感受性、および糖尿病などの併存症といった複数の因子に影響を受ける。RIFは照射完了後いつでも発現しうるが、症状は照射治療の完了後6ヵ月～5年後までに起きる場合が多く、無期限に進行しうる。元来、RIFの進行は緩やかで不可逆的と考えられていたが、その進行を修正できないともいえないことが最近の研究で示唆されている(4)。RIFのリスクが高いと思われる患者には早期に受動・能動的な理学療法を始めると有用である。たとえば、開口障害の早期徴候・症状がある患者には強制開口を奨める(5)。患者に放射線治療歴がある場合、担当療法士は照射領域周辺の皮膚および関節の柔軟性を評価すること。さらに、筋肉量、筋力、および協調性に不均整がないか療法士は評価する。放射線線維症の発現例には、照射領域および照射領域周辺部の軟組織を動かすと有益だろう。軟組織をマッサージしたり動かすことで領域周辺の血流を最大化できたら、ストレッチ運動および筋力増強運動を取り入れる。照射で損傷した筋肉はストレッチや筋力増強運動に正常な反応を示さないが、残った健康な筋肉組織を働かせるよう注意し辛抱強く行うことで、筋肉の長さが正常に近づき、筋力向上が可能になる。筋肉／皮膚の柔軟性が改善し、筋力が増すに従い、療法士は動きの質によく注意しなければならない。照射領域の運動の効率性と協調性を取り戻すための患者支援として、神経筋の再教育が必要なことがよくある。その例として、乳がん治療後の肩機能障害もまつわる話がよく取り上げられる。最初のステップは外科切除および放射線治療による軟組織・関節の制限のアセスメント・治療であることが多い。患者が自力で首と肩を適切なアライメントに保つことができるようになったら、筋肉強化を開始してよい。不適応な動きのパターンをやめ、適応するパターンを身につけることに集中した教育が患者には必要である。

化学療法と治療計画におよぼす影響

抗腫瘍化学療法剤の単独または併用が、がん抑制の一角をなすようになった。患者の治療参加に影響をおよぼしうる頻度の高い副作用、およびそのような副作用をおこす薬剤を表01.3に示す。化学療法の投与計画は、理学療法や作業療法プログラムに影響する。特に、化学療法剤の毒性による後遺症が著しい場合は大きく影響する。療法士は各患者の化学療法スケジュールを理解し、それに合わせて治療計画を立てる必要がある。バイタルサイン、臨床検査値、および末梢感覚を各回の治療前後・治療中にモニタリングし、運動中と回復中の患者の安全を確保する。骨髄抑制、心毒性・肺毒性、および末梢性ニューロパチーの徴候があった場合、ただちに腫瘍科医またはリハビリテーション科医と相談する。起こりうる副作用に関する知識は重要である。療法士は患者と頻繁に接触し（週2〜3回が多い）、毒性レベルが上がった時を見逃さず腫瘍科医の診察を受けさせる役を担うこと。

表01.3　化学療法の副作用とガイドライン

1. 骨髄抑制。骨髄は造血器官の一つなので、骨髄抑制により血液成分全ての産生が減少することになる。血球数が低いときの激しいレジスタンス運動や鋭利な道具が必要な活動は、禁忌のときがあるので、各回のリハビリテーションの前に全血球計算（白血球、血小板、ヘマトクリットまたはヘモグロビン）を入手することが重要である。

2. 血小板減少症（血小板数低値）
   血小板数のレベルに応じた治療をする。
   正常値：200,000〜500,000㎣
   30,000〜50,000㎣：内出血のリスクがあるため、レジスタンス運動または歩行プログラムから抵抗をかけない自動運動に変更すること。
   30,000/㎣未満：ベッドサイドで緩徐な運動ができる。
   20,000/㎣未満：最小限の運動にとどめる。
   上記の血小板数レベル別の治療制限は絶対ではないことに留意。急性と慢性の血小板減少症、安定した状態と出血傾向の状態などの要因によって、血小板数が同じでも活動レベルは患者によって変わることがある。

3. 白血球減少症（白血球数低値）：正常値：5,000〜10,000/㎣未満
   白血球減少症患者は極めて感染にかかりやすいので、他人との接触を制限し、厳格な衛生手順を守る。

4. 貧血
   正常値：　　　　　　　　　　　男性　　　　　　　女性
   ヘマトクリット（血球容量）　　　45%〜47%　　　　40%〜42%
   ヘモグロビン(g/100㎖)　　　　13.8〜17.2　　　　12.1〜15.1
   RBC（百万/㎣）5.0　　　　　　4.5
   貧血の患者は適度な酸素供給を維持しようと体が頑張るため、心拍数と呼吸数が増えることがある。療法士は運動／活動の前後や最中に、脈拍および血圧を注意深くモニタリングすること。患者も最小限の活動ですぐに疲れてしまうかもしれない。そのような場合、ベッドサイドでの体力維持のための運動プログラムを推奨する。貧血に対する反応は患者によって異なるが、ヘモグロビン値が8g/㎖以下になると症状が出る患者が多い。その時点で治療計画を頻繁に変更し、患者の状態を担当医師と相談する。

5. 心毒性。アドリアマイシンまたはダウノマイシンは不可逆的な心損傷を引き起こすことがある。虚血性心疾患などの合併症が発現しうるので、バイタルサインを頻繁に確認する。

6. 肺線維症。ブレオマイシンが肺線維症を誘発する恐れがあり、拘束性肺疾患を発症したり、ガス交換が難しくなる。

7. 末梢性ニューロパチー。ビンクリスチンが特に脱力および知覚異常を起こす恐れがある。近位よりも遠位の筋肉がその影響が出ることが多い。これにより、垂れ手、垂れ足、固有筋肉の筋力喪失、またはこれらが組み合わさって起きることがある。スプリント、背屈補助装具、および筋力増強運動が適応できる場合もある。
8. 線維症。静脈内投与薬の浸潤により、蜂巣炎が起きる場合がある。その結果、硬結浮腫および線維組織ができ、患者の関節可動域が制限されることがある。その場合、拘縮を予防するためにスプリントや関節可動域運動が必要なことがある。肺組織に線維症が起きた場合、呼吸困難になる恐れがある。バイタルサインを頻繁に確認する必要がある。
9. 胃腸毒性。中等度から重度の悪心、嘔吐、下痢、および粘膜内層の潰瘍が起きることがある。患者に忍容性があれば、筋力・耐久力を維持する治療を続けること。
10. 脱毛症。脱毛症はある種の薬剤の一時的な副作用である。手触りや色が若干変わる可能性があるが、化学療法の最中または終了後に毛髪は必ずまた伸びてくる。
11. 心理社会的な問題。表にあげた副作用のいずれもが、うつ病、不安、引きこもり、敵意など様々な感情的反応を引き起こすことがある。感情的反応はある種の薬剤が直接引き起こす副作用でもある。

上記以外の化学療法剤と頻度の高い副作用
ビンブラスチン：好中球減少症、血小板減少症、貧血、悪心、嘔吐、便秘
シスプラチン：腎機能不全、聴器毒性(耳鳴、難聴)、末梢性ニューロパチー
カルボプラチン：悪心、嘔吐、電解質変化、腎機能不全
イホスファミド：出血性膀胱炎、錯乱、精神病性うつ病
タキソール：心ブロック、徐脈、呼吸窮迫

出典：メモリアル・スローン・ケタリングがんセンターの化学療法ガイドラインより転載。

手術と治療計画におよぼす影響

がん手術後に行う理学療法および作業療法は、外科処置後の治療と同じだが、どのがん手術も患者のニーズに個別に合わせてある。小児骨肉腫の患肢温存術は腫瘍を切除し、機能をできるだけ温存するために行われるので、処置ごとに機能予後に違いが生じる。機能予後に影響する因子には下記のようなものがある。

- どの程度骨を切除したか
- 術部の安定にどのような装置を使ったか
- どの筋肉・神経を切除したか
- 機能的な動きを維持するため、どの筋肉を剥離し、いずれかの部位に再接着したか

療法士は手術報告書を読み、必要であれば外科医と相談し、術後の機能の可能性について理解を明確にしておくこと。術後の患者と同様、外科医から特に指示がない限り、術後1日目から歩くようがん患者に奨める。肺の状態を綿密にモニタリングし、必要であれば早期に胸の理学療法を始める。他の手術を受けた患者と同様、手術直後のケアでは、機能的動作と、適切な治癒を目的とした術部の保護に集中的に取り組む。術部が治癒したら、術後の機能と筋力の回復に外来サービスでの介助が必要ながん患者もいる。

治療アセスメント

新患を治療する前に、患者の主訴、現往歴、治療経過、今後の治療計画、治療歴、在宅・就業時の機能レベル、およびこれまでの治療目標をしっかりと理解しておかねばならない。治療経過の情報を収集するときは、詳細が大事である。受け入れのための初回診察では、可能であれば手術報告書とX線写真を調べる。放射線治療の照射

量および照射部位に注意し、照射領域の皮膚、筋肉、および神経の機能の追跡評価を完了させる。使用薬の種類、当該患者が頻繁に発現した副作用を含め、化学療法レジメンに注意する。一回のがん治療（併用治療）でも、疲労、全身脱力（特に体幹脱力）、および悪い姿勢をはじめ、全身の問題に繋がることがあるので覚えておきたい。卵巣がんの治療後18ヵ月以上生存した女性189名を対象にした研究で、初回がん治療後に再発した例も、無病になった症例も、慢性疲労と不安がみられた（6）。患者と患者の状態を前もって完全に理解しておけば、療法士はアセスメントの完了には特別な注意が必要かどうか、アセスメントをどこに集中させたいか、決めることができる。

がん患者のケアを専門とする理学療法士および作業療法士は、同じアセスメント技術と標準化した、いかなる状況にも用いられる検査法・測定法を使っている。しかし、受け入れ時の診察で得た情報に応じて、アセスメントの完了に用いる手法を変えてもよいのである。診断が似ているにもかかわらず、がん患者は異なる根治的治療を受ける可能性もあり、そうした治療に各人がそれぞれの反応を示すことだろう。今後は、様々な検査や方法に療法士は慣れていくべきである。患者に不足するものを最も映し出す検査・方法を選ぶと、後の再アセスメントで患者の経過がわかりやすくなるだろう。がんはどの年齢の患者でも影響が大きいので、一生涯の正常な発達に関する知識を持ち、理解することが重要だ。がんの診断・治療がもっともよく行われているのは高齢者層なので、がんとがん治療による機能障害が特に重大だ（7）。さらに、糖尿病、高血圧など年齢が関係する病態によって身体機能が低下しやすいため、がんとがん治療が機能障害におよぼす影響は高齢者で特に問題になるかもしれない（8）。

目標および治療計画の設定

がん患者およびサバイバーと目標を設定するときは、療法士、患者、患者の介護者、および担当医師との間で協力して行う。治療目標を設定するとき、療法士は患者に理学療法または作業療法で何を達成させたいか質問すること。「孫と遊べるようになるため、ベッドの上り下りが容易にできるようになりたい」、「杖をついたり、足をひきずらずにステージの上を歩いて、高校の卒業証書を受け取りたい」、「マラソンで走りたい」など、最終目標について明確な例を患者にあげてもらうようにする。患者の本当の希望がわかれば、短期目標と最終目標に近づけるための治療戦略を立てることができる。リハビリテーションプログラムの成功の鍵は、患者が積極的に参加することである。リハビリテーションチームは合理的なリハビリテーション目標を設定し、患者に生じた症状を考慮し、患者の快適を優先させることで、プログラムの達成が可能になる（9）。

患者の目標実現能力についての課題を療法士は幾度となく突きつけられる。これは著者の私見だが、達成不可能だからといって患者には最終目標を忘れろと言うべきではない。それよりも患者の最終目標を尊重し、患者と一緒になって、より現実的で機能がすぐに改善するような短期目標の設定を助ける努力をすべきだ。患者の機能改善を意図した目標は全て、最終目標に近づくためのものです、と何度も断言することが、患者にとって悦びになるかもしれない。

J. Herbert Dietz, Jr.は目標設定と治療計画を4つの基本分類に分け、現在でもその分類が使用できる（2）。

予防的介入

予防的介入は予期される能力障害を軽減し、患者教育に重点を置く。たとえば、術後の体重負荷の制限に備えた術前の教育およびトレーニングにより、患者は術後の不足に対する用意ができ、術後に動けない時間を最小限におさえ、注意しながら安全で効率的な移動トレーニングができる。術前トレーニングは、通常起きる術後疼痛や麻酔後の症状に左右されない。予防的介入法には患者の身体機能および全身健康状態を改善するアプローチもある。メモリアル・スローン・ケタリングがんセンターは、がん治療後に骨粗鬆症を発症するリスクを軽減するための知識と技能を主として患者に与える、5週間の集学的な骨粗鬆症教育・運動プログラムを提供している。

回復的介入

回復的介入は患者を以前の身体・心理・社会・職業的機能レベルに戻すことを目的にした手順である。乳房摘除術または頭頸部切除術を受けた患者の術後の関節可動域（ROM）運動は、このカテゴリーに入る介入の一例で

ある。術後の基礎的運動トレーニングおよび肺の調整などの急性期理学療法も回復的ケアの一例である。

支持的介入

支持的リハビリテーションは、実存する能力障害に適応するための方法を患者に教えることを第一とする。さらに、支持的リハビリテーションはがん進行による衰弱変化を最小限に抑えることを目指す。このカテゴリー内の作業療法士による介入には、セルフマネジメント、セルフケア、自立機能を補助する器機の使い方と手順を患者も教えることも含まれることがある。脳腫瘍切除後の患者は、記憶力および複雑な認知処理の改善の助けになる技法などの支持的介入を作業療法士から受けることが多い。切断術後の義肢に関する教育およびトレーニングは、支持的介入期のケアで療法士が果たすべき役割の一例である。

緩和的介入

緩和的介入の目標は、患者およびその家族にとって最良のQOLを達成することである(10)。終末期患者のリハビリテーションでは、機能の最適化と快適さのバランスの維持が重要な問題になってくる。進行がん患者で報告頻度の高い症状は疲労、疼痛、全身脱力であり(11)、衰弱の進行、介護者への依存、収まらない痛みと孤立に対する思い、および自立喪失が患者にとって一番の悩みの種である(12)。QOL全体に関し、患者と配偶者の間では体力、横臥位で過ごす時間、やりたいことができる能力が、最も高い位置づけを占める(13)。したがって、療法士は各患者と密に接触して機能目標を決め、筋力と機能をできるだけ長く維持できる後押しをする治療を行う。能力障害が増し、末期がんが進行中の場合、合併症を除去または最小限に抑え、快適に過ごしてもらい、サポートをすることを目標にした介入に徹する。緩和的介入の目標は、病期、患者の病態、認知、予後、および退院先の予定を念頭に、常時改め調整する。(14)。疼痛管理、拘縮・褥瘡の予防、不動が原因の必然以上の悪化の予防、および活力温存などを治療目標にすることが多い。無力症を軽減するために休息を増やすことと、廃用症候群の進行とのつりあいを見つけなければならない(15)。患者ケアの助けになる患者リフトなどの自助具の使用についての介助者のトレーニングが、このケアの段階で非常に重要である。

一般的注意

外科手術に特有な注意／制限事項および放射線治療に特有な制限事項を手術および放射線治療の計画段階で前もって話しておく。さらに、療法士ががん患者の治療にあたって認識すべき一般的注意がある。

転移性がん

骨

体の一部から別の場所にがんが転移して広がると、患者のケアに対する療法士のアプローチが劇的に変わることがある。たとえば骨転移の場合、どの骨がどの程度がんに冒されているか療法士は理解する必要がある。様々な因子が骨折リスクに影響するので、整形外科医に患者に骨折リスクがないか判断してもらうよう依頼する。整形外科医から情報が得られない場合、担当医に連絡をとり、患肢に安全に体重をかけてよいか判断してもらうことが大切である。骨転移患者が骨折に至るかを正確に判断することができないので、こうした患者を治療するときの一般的ガイドラインが主に共通認識を元に開発された(16)。骨折リスクを考慮し、定型の治療アセスメントに修正を加えること。患肢に対する徒手筋力テスト、受動・自動介助関節可動域運動は先送りにする。疼痛で制限がかかる可能性が高いので、自動関節可動域運動のみアセスメントする。患部に影響するレジスタンス運動は、一般に禁忌である。同様に、胸部打診、肋骨転移部へのバイブレーションは通常避けること(16)。下肢患部に体重を一部かけてもよい場合、歩行補助具やトラピーズ・バーなどの使用ができない可能性もあるため、療法士は患者の上肢の状態を注意に入れる。骨転移患者に向き合うときの治療目標には、骨を損傷させないための罹患骨周辺の筋肉強化、体重負荷制限および身体力学に関する教育を取り入れる。

脊髄圧迫

非外傷性脊髄圧迫が脊髄損傷リハビリテーションのための入院の33％〜79％を占める（17）。脊髄圧迫により有痛性・無痛性の脱力が突然発症するが、ゆっくりと現れることもある。硬膜外伸展により脊髄前部に集中して影響が出るので、運動異常が感覚障害に先立って現れ、通常、この逆の順に回復していく。急激に進む不全麻痺・麻痺が元に戻ることは稀である。膀胱機能および排便機能の喪失は予後不良の徴候で、通常不可逆的である（18）。脊髄圧迫が疑われる場合、医学的な緊急事態として扱い、照会先の専門家に直ちに連絡をとること。圧迫後の脊髄機能の回復は圧迫の範囲・時間と直接関連性があるため、迅速な診断および即座の治療が極めて重要である。脊髄腫瘍患者のリハビリテーションでは、症状緩和、生活の質(QOL)の改善、機能的自立、およびさらなる合併症の予防に重点を置く(18)。

脳

脳腫瘍には、リハビリテーションが必要なもっとも難しいがん診断のいくつかが含まれる。認知、意思疎通、行動、身体上の様々な欠陥によって、どのがん診断にもつきものの医学的・心理学的問題がかなり複雑化する(19,20)。脳転移が頭蓋内腫瘍の約半分を占める(18)。脳転移の原発巣で一番多いのは肺がんだが、乳がん、メラノーマ、腎臓がん、および精巣腫瘍も転移する。脳転移は緩和的治療がほとんどで、最適な治療を行っても生存時間の中央値は1年未満である(21)。脳転移がある患者と向き合う療法士は、患者の認知状態に変化がないか常にモニタリングすること。適切な把握と安全を確保するには、治療手引きと在宅プログラムの修正が必要な場合がある。認知アセスメントおよび安全意識の領域では特に作業療法が優れており、脳転移患者のケアに取り入れるべきである。全脳照射で脳転移を治療することが多いが、患者の認知にも影響する。全脳照射で治療中または照射から数日後の患者を担当する理学療法士および作業療法士は患者の認知および覚醒の変動を監視すること。その変化が頭蓋内圧の変化を示していることがある。頭蓋内圧の変化は概して、コルチコステロイドで治療する。全脳照射・手術の最中とその後、ベッドの頭側を30度挙上する必要があるかもしれない。治療では四つ這い位または骨盤を高くした活動は頭が下垂位になるので避けること。

肺

静脈の汚れた血が集中する肺組織は転移性疾患の頻発部位である。がんの既往歴があり、非定型の息切れや活動後に期待通りに息切れが収まらない患者、喀血、または空咳が続く患者は、担当家庭医に医学的フォローアップをしてもらうようにする。既知の肺疾患がある患者の場合、心拍数、呼吸数、および酸素飽和度をはじめとするバイタルサインを密に監視する。

骨髄抑制

化学療法は、正常な血液化学検査値から極端なずれを起こしうる。こうした変動は、理学療法または作業療法プログラムに安全に参加できる能力を著しく損なう。表01.3に関連する血液化学検査の正常値、および異常値に関連する徴候・症状、治療への影響を示している。入院急性期の患者の場合、概して臨床検査値を監視するが、外来患者の場合、療法士は監視をしないことが多い。がん患者に理学療法または作業療法を行うとき、化学療法で治療中または最近化学療法を完了した患者は全員、臨床検査値を監視することが重要である。変動が激しい傾向にあるため、がん患者で綿密に監視する臨床検査値は、ヘモグロビン／ヘマトクリット、血小板数、白血球数、およびINRである。表01.3は血液検査値の変動があるときの治療のガイドラインだが、決まったものではなく、標準ケアでもない。上記ガイドラインは、計画した治療的介入に関連する利益とリスクについて重大な決断を下そうとするとき、療法士の拠り所となるためのものである。治療の是非、どの治療を行うかを決定する際に、考慮すべき要素は下記のとおりである。

- 問題の検査値は慢性的に低い／高いのか？ その場合、異常な血液検査値を考えた上で、当該患者にどの治療を安全に行えるかを決めることが、最良の臨床的決断である。最小量の活動でも、ベッドでの安静が全体的な筋力・機能に及ぼす影響を打ち消すことができる。転倒リスクをなくすため、十二分な安全対策を講じること。このような患者の場合、治療計画を担当医に相談する必要があるかもしれない。
- 詳細な医学的検査が必要な急性の変化か？ もしそうならば、詳細情報が集まるまで待ってから決断する

のが望ましい。

がん患者は深部静脈血栓症（DVT）および肺塞栓症（PE）の罹患率が高い。繰り返すが、がん患者の複雑なニーズに対処するための定型的ケアや標準ケアを作ることは難しい。メモリアル・スローン・ケタリングがんセンターのDVTおよびPE管理ガイドラインを表01.4に示す。DVTを発現したあるいは発現リスクが高いがん患者を治療するときは、このガイドラインとともに患者別の症例情報を使って、最も有益かつ臨床的に安全な介入法を決める。

がんの一般的な徴候・症状

アメリカがん協会はがんに関連する一般的（非特異的）な徴候・症状のリストを発表しており、療法士が患者のアセスメントや教育をするとき、頭にいれておくべき重要なものである(22)。

原因不明の体重減少： 約5kg以上の原因不明の（偶発的）体重減少ががんの最初の徴候になることがある。特に、膵臓がん、胃がん、食道がん、肺がんが該当する。療法士は各患者の初回アセスメント時に、体重減少について調べること。

発熱： がんの場合、発熱がよく起きるが、進行がんの場合は特にそうである。がん患者のほぼ全員が、なんらかの時点で発熱を経験する。特にがんまたはその治療が免疫系に影響すると、体が感染と戦うのが困難になる。頻度は低いが、白血病またはリンパ腫の場合、発熱ががんの早期徴候の場合がある。

疲労： がんの進行とともに、疲労が重大な症状になることがある。しかし、白血病などのがん、あるいは大腸がんや胃がんのように出血を起こすがんでは、早期に疲労が現れることがある。

疼痛： 骨がんや精巣腫瘍では早期に現れる症状であり、進行がんでは、より頻発する症状である。

皮膚の変化： 皮膚がんと同様、体内がんも目に見える皮膚の徴候を引き起こしうる。黒っぽい皮膚（色素沈着過剰）、黄色（黄疸）、または赤色（紅斑）、そう痒感、または過度の毛髪成長などがそうである。

特異的な徴候・症状

前述の一般的症状とともに、がんの徴候になりうる以下の症状について療法士は患者と話し合い、監視する。各徴候にはがん以外の原因があるかもしれないが、できるだけ早く、医師の注意を喚起し、検討できるようにすることが重要である。

排便習慣または排尿機能の変化： 長期にわたる便秘、下痢、または便の大きさの変化が大腸がんの徴候になる可能性がある。排尿痛、血尿、または排尿機能の変化（頻尿または乏尿）が膀胱がんまたは前立腺がんに関係していることがある。排便・排尿機能の変化について報告があったときは、患者の医師に知らせること。

治癒しない皮膚病変： 皮膚がんは出血したり、治癒しない傷のようにみえることもある。長期にわたる口内の傷は口腔がんである可能性があり、ただちに処置する。特に噛みタバコを喫煙したり、たびたび飲酒する患者が該当する。陰茎または膣の傷は感染症または早期がんの徴候である可能性があり、見過ごさないこと。

異常出血または分泌液： 異常出血は早期がん、進行がんのいずれでも起こりうる。血痰は肺がんの徴候かもしれない。血便（あるいは黒色便）は、大腸がんまたは直腸がんの徴候かもしれない。子宮頸がんまたは子宮内膜（子宮の内側の膜）がんは膣出血の原因になりうる。血尿は膀胱がんまたは腎臓がんの徴候かもしれない。乳首からの出血性分泌物は乳がんの徴候かもしれない。

乳房またはその他の部位の肥厚またはしこり： 多くのがんは皮膚を通して感じられるものである。その多くは、乳房、精巣、リンパ節（腺）、体の軟組織である。しこりや肥厚はがんの初期または後期の徴候かもしれない。どんなしこりや肥厚でも、特に発見直後や大きさが増しているとき、患者は担当医に報告するべきである。

消化不良または嚥下障害： がん以外の原因で起きることが多いが、消化不良または嚥下障害は食道がん、胃がん、咽頭がんの徴候である場合がある。

最近変化した疣贅または色素性母斑： 疣贅、色素性母斑、そばかすを監視し、色、大きさ、形が変わったら報告するよう患者に勧める。さらに、疣贅、色素性母斑、そばかすの境界がはっきりしなくなったときも、医師にすぐに報告するよう伝える。皮膚病変はメラノーマの可能性があ

り、早期に診断すれば治療が成功する。

長引く咳または声がれ：咳が治まらない場合は、肺がんの徴候かもしれない。声がれは喉頭（発声器）甲状腺のがんの徴候かもしれない。

以上の徴候・症状はがんでよく見られるもので、その他の多くは頻度が低いので、本書に載せていない。治療中に上述の徴候に気づいた場合、あるいは患者から報告があった場合、主治医の診察を受けるよう患者に勧める。がんと無関係な場合、医師は必要に応じて調査・治療ができる。がんの場合、患者は治療が最も効果的な早期に治療するチャンスができる（22）。

	表01.4　DVT／PEの予防およびリハビリテーション治療ガイドライン
下肢	1. 肺塞栓症（PE）を伴う／伴わない急性下肢深部静脈血栓症（DVT）患者で下大静脈（IVC）フィルター留置術をうけていない場合、以下の抗凝固治療を行いながら**効果があれば**治療（理学療法、作業療法、リンパ浮腫には包帯法および徒手リンパドレナージ[MLD] を含む）を開始してもよい。 　　初回投与後でただちに治療効果が現れる低分子ヘパリン（LMWH）製剤が望ましい。モニタリングは不要である。汎用される薬剤は、エノキサパリン（クレキサン™）、ダルテパリン（フラグミン™）、およびtinzaparin（Innohep™）である。 　　未分画ヘパリンは治療効果が出るのに1～2日かかる場合があり、LMWHより出血合併症を起こしやすい。活性化部分トロンボプラスチン時間（APTT）を監視し、50～70になったら治療を開始してもよい。 　　ワルファリン（クマジン™）は治療効果が出るのに数日かかる場合がある。国際標準比（DMR）を監視し、2～3になったら治療を開始してもよい。 2. （PEを伴う／伴わない）急性下肢DVT患者でIVCフィルターを留置している場合、抗凝固状態に関係なく、ただちに治療を開始してよい。 3. 急性下肢DVT患者で抗凝固治療が不可能な場合やIVCフィルターを留置できない場合、PEおよび死亡リスクが極めて高い患者なので、緩和を目的とする場合を除き、治療すべきではない。予定した治療介入はいかなる場合も、患者の主治医またはリハビリテーション主治医と開始前に討議すること。
上肢	1. 上肢（UE）と肺の間の弁欠損に続発する上肢DVTは塞栓症を起こしやすい。フィルターでは予防できない。血栓を十分成熟させるため、**患者が抗凝固薬で3日以上の治療効果を示すまで、上肢レジスタンス運動または圧迫を伴う治療を開始すべきではない**。作業療法士の監督下で行う日常生活活動（ADL）のトレーニングは適切である。（抗凝固ガイドライン参照）。 2. 抗凝固薬で治療効果がない患者に上肢レジスタンス運動または圧迫を伴う治療を開始すべきではない。作業療法士の監督下で行うADLのトレーニングは適切である。

メモリアル・スローン・ケタリングがんセンター リハビリテーションのサービスポリシーおよび手順書から転載。

まとめ

理学療法および作業療法は大事だが、がんの管理およびがん治療の続発症には十分利用されていないツールである。3年以上生存した結腸直腸がん、肺がん、および前立腺がん患者500名の調査では、80％超が運動性に関係する問題（歩行、屈曲、挙上の困難）を訴え、そのうち50％超は問題が深刻だと報告している。大腸がん患者の41％、肺がん患者の69％および前立腺がん患者の40％が日常生活活動が困難だと報告した。こうした機能の問題は、平均カルノフスキー・パフォーマンス・ステータスが80％を超える比較的〝機能的な〟標本集団で起き、40％が調査の時点で活動性疾患の徴候がなかった（3）。機能状態のアセスメントでカルノフスキーのようなパフォーマンス・ステータス・スケールは感度が悪いことをこの研究は指摘するものである。よって、移動の問題または日常生活活動の困難が疑われるとき、医師は理

学療法士や作業療法士の勧告や診察結果を入手すべきである。

　がん患者のための理学療法および作業療法は、在宅、外来診療所、入院患者リハビリテーションセンター、または救急処置病院でできる。医学的治療の発展に伴い、がん患者の予後および生存年数が変わるので、理学療法および作業療法の介入の焦点も進化し、変わらなければならない。がん発症後のサバイバーが増えるにつれ、元のQOLの回復・改善の手助けをする資源が求められるようになった。理学療法士・作業療法士のようなリハビリテーション専門家こそががんサバイバーの目標達成を手助けする存在とされ、その技能を有している。多くの場合、生存率改善は、有毒ながん治療を安全に行えるようにする集学的治療の進歩に直接比例している。腫瘍学リハビリテーション・ケアの複雑さを理解する理学療法士・作業療法士が、患者とともに筋力・機能の維持を図ることで、有毒な治療に対する患者の耐性能力に多大な影響を与えることができる。

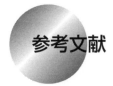

参考文献

1. Cole P, Rodu B. Declining cancer mortality in the United States. *Cancer*. 1996;78:2045.
2. Dietz JH Jr. *Rehabilitation Oncology*. Somerset, NJ: John Wiley & Sons; 1981:23–31.
3. Ganz PA, Coscarelli A. Cancer rehabilitation. In: Haskell CM, ed., *Cancer Treatment*, 5th ed. Philadelphia: WB Saunders; 1995:381–391.
4. Weiss E, Chung T. In: www.uptodate.com, Kavanagh B, Ross M, eds. Clinical manifestations and treatment of radiationinduced fibrosis. Last review for revision January 31, 2008.
5. Sciubba JJ, Goldenberg D. Oral complications of radiotherapy. *Lancet Oncol*. 2006;7:175.
6. Liavaag AH, Dorum A, Fossa SD, et al. Controlled study of fatigue, quality of life and somatic and mental morbidity in epithelial ovarian cancer survivors: how lucky are the lucky ones? *J Clin Oncol*. 2007;25(15): 2049–2056.
7. Sweeney C, Schmitz KH, Lazovich D, et al. Functional limitations in elderly female cancer survivors. *J Natl Cancer Inst*. 2006;98:521.
8. Guaralnik JM, LaCroix AZ, Abbott RD, et al. Maintaining mobility in late life. I. Demographic characteristics and chronic conditions. *Am J Epidemiol*. 1993;137:845–857.
9. Fattal C, Gault D, Leblond C, et al. Metastatic paraplegia: care management characteristics within a rehabilitation center. *Spinal Cord*. 2009;47(2):115–121.
10. Report of the WHO Expert Committee on Cancer Pain Relief and Active Supportive Care. Cancer pain relief with a guide to opioid availability. Technical Report Series 804. Geneva: World Health Organization; 1996.
11. Coyle N, Adelhart J, Foley KM, et al. Character of terminal illness in the advanced cancer patient: pain and other symptoms during the last four weeks of life. *J Pain Symptom Manag*. 1991;6:408–410.
12. Brietbart W, Chochinov H, Passik S. Psychiatric aspects of palliative care. In: Doyle D, Hanks G, Macdonald N, eds. *Oxford Textbook of Palliative Medicine*. New York: Oxford University Press; 1998:933–954.
13. Axelsson B, Sjoden PO. Quality of life of cancer patients and their spouses in palliative home care. *Palliat Med*. 1998;12: 29–39.
14. Santiago-Palma J, Payne R. Palliative care and rehabilitation. *Cancer Supplement: Cancer Rehabilitation in the New Millennium*. August 15, 2001;92(4):1049–1052.
15. Watanabe S, Bruera E. Anorexia and cachexia, asthenia and lethargy. *Med Clin North Am*. 1996;10:189–206.
16. Bunting RW, Shea B. Bone metastasis and rehabilitation. *Cancer Supplement: Cancer Rehabilitation in the New Millennium*. August 15, 2001;92(4):1020–1028.
17. McKinley WO, Seel RT, Hardman JT. Nontraumatic spinal cord injury: incidence epidemiology and functional outcome. *Arch Phys Med Rehabil*. 1999;80:619–623.
18. Kirshblum S, O'Dell MW, Ho C, Barr K. Rehabilitation of persons with central nervous system tumors. *Cancer Supplement: Cancer Rehabilitation in the New Millennium*. August 15, 2001;92(4):1029–1038.
19. Bell KR, O'Dell MW, Barr K, Yablon SA. Rehabilitation of the patient with brain tumor. *Arch Phys Med Rehabil*. 1998;79:S37–S46.
20. Mellette SJ, Blunk KL. Cancer rehabilitation. *Semin Oncol*. 1994;21:779–782.
21. Greenberg MS. *Handbook of Neurosurgery*. Vol. 1. Lakeland, FL: Greenberg Graphics; 1997:240–322.
22. American Cancer Society. *Signs and Symptoms of Cancer*. Atlanta GA, lasted revised November 30, 2007.

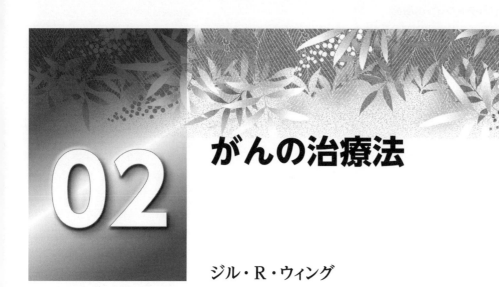

がんの治療法

ジル・R・ウィング

従来型物理療法 (physical agents) および力学的治療・電気治療は様々なリハビリテーションの状況で受け入れられている治療法で、多くの診断疾患に適応されている。実際のところ、従来型物理療法は何世紀も使用されてきた伝統的な治療医術で、文化の違いを超えて広く使用されてきた。臨床家はがん患者に物理療法を使うことをためらうかもしれないが、臨床症状のあらゆる点を細かく考察すれば、物理療法を安全に適応できる可能性がある。

物理療法をがん患者に適切に行うにはがんの発生と転移の生理学的な原則をよく理解することが重要である。体内に腫瘍があるからといって、物理療法が全く使えないわけではない。がん患者を治療するリハビリテーション臨床家は、アメリカがん協会が記したがんの徴候・症状(原因不明の体重減少、疲労、疼痛、皮膚の変化)を十分意識するべきである。具体的に言うと、徴候・症状には膀胱機能および排便機能、非治癒の傷、異常な出血、組織の肥厚またはしこりの存在、嚥下困難、疣贅または色素性母斑の変化、あるいは長引く咳または声がれなどがあるかもしれない (1)。物理療法の適応中および適応後を含めリハビリテーションの過程を通じて、臨床家はがん発生・再発の徴候・症状を意識し、それに応じて治療を変えたり、医学チームに通知するなどの対応をする。

多くのがん患者にとって、痛みは嫌な副作用である。疼痛は特定領域の腫瘍の増殖、転移による広がり、外科、化学療法、放射線治療、または生物治療などの治療が直接的な原因かもしれない。疼痛を治療しないと、疲労、日常生活活動・仕事・家事の遂行不能、機能的動作の制限に繋がりうる。外科的切除や再建術、化学療法、または放射線照射などの抗腫瘍治療の結果、身体機能障害が起きることもある。がん患者は治療の結果、皮膚、関節、筋肉、神経を損傷する恐れがあり、関節可動域、筋力、バランス、協調性、および移動の機能的障害に繋がりうる。リハビリテーション専門家ががん患者に対し、こうした機能障害を回復させる介入法として従来型物理療法および力学的治療・電気治療が使用できる適応症が多数あるのは確かである。

従来型物理療法

従来型物理療法はエネルギーや物質を様々な形で体系的方法で組織に適応するものである (2,3)。従来型物理療法は組織の伸展性の増加、創傷治癒率の増加、疼痛緩和、軟組織腫脹または炎症の軽減、瘢痕組織のリモデリング、あるいは皮膚病態の治療に適用される (2)。従来型物理療法には、寒冷療法(コールドパック、アイスマッサージ、局所冷却スプレー)、水治療(コントラストバス、プール、ホワール・プール)、光線療法(赤外線、レーザー、紫外線)、音療法(フォノフォレシス、超音波)、および温熱療法(乾熱、ホットパック、パラフィン)が挙げられるだろう (2)。従来型物理療法は機能トレーニング、用手療法、および運動療法など他の治療介入と併用されることが多い(3)。

第1部　がんリハビリテーションの概説

キーポイント

- 従来型物理療法は何世紀も使用されてきた伝統的な治療医術で、文化の違いを超えて広く使用されてきた。臨床徴候のあらゆる点を綿密に考慮すると、物理療法をがん患者に安全に適応できるだろう。
- 従来型物理療法は組織伸展性の増加、創傷治癒率の増加、疼痛緩和、軟組織腫脹または炎症の軽減、瘢痕組織のリモデリング、あるいは皮膚病態の治療に適用する。
- 力学的機器を循環改善、関節可動域の増加、疼痛軽減、浮腫軽減・抑制、または一時的維持が必要な領域の安定化に使用してもよい。
- 電気治療には、バイオフィードバック、イオン導入法、および電気的筋肉刺激（EMS）機能的電気刺激（FES）、神経筋電気刺激（NMES）、または経皮的電気刺激（TENS）などの電気刺激を含めてよい。
- 勿論、物理療法を悪性腫瘍患者に適応するときは、生理学的に考慮すべき点がいくつかある。
- この点、マウスの実験で血流や腫瘍の広がりを増強した超音波が特に懸念されるが、熱または電気治療の使用で微小転移巣の出現を裏付けた臨床研究でのエビデンスは今のところない。
- 表在熱および深部熱を含む物理療法を活動性腫瘍領域に直接適応しないこと。

力学的治療

力学的治療は関節の圧縮、圧迫、伸延による機械力をかける一連のデバイスを用いて行う(2,3)。力学的治療を循環改善、関節可動域の増加、疼痛緩和、浮腫軽減・抑制、または一時的支持が必要な領域の安定化に使用してもよい。力学的治療を圧迫療法(圧迫包帯、圧迫帯、テーピング、血管空気圧圧迫機器)、油圧式機器(立位保持装置、ティルトテーブル)、持続的他動運動装置(CPM)、および牽引装置(間歇牽引、姿勢牽引、持続牽引)に細分することがある(2)。

電気治療

電気治療とは組織に電流を流す一連の機器を使った治療のことである。電気治療は機能トレーニングの補助、筋力発生・収縮の補助、意図しない筋肉活動の減少、開放創傷・軟組織の治癒率の増加、受傷または手術後の筋力維持、疼痛緩和・軽減、軟組織の腫脹・炎症・制限の軽減・除去に適応される(2)。電気治療には、バイオフィードバック、イオン導入法、および電気的筋肉刺激（EMS）機能的電気刺激（FES）、神経筋電気刺激（NMES）、または経皮的電気刺激（TENS）などの電気刺激を含めてよい。

米国理学療法士協会の理学療法実践ガイド第2版によると、理学療法士は物理療法を以下に用いてもよい：神経圧迫の減少、疼痛・腫脹の緩和、軟組織障害・循環障害の軽減、気道クリアランスの増加、運動能の増大、身体能力の維持・増進、関節の動きの改善、組織灌流の向上、機能障害・機能制限・能力障害の予防・修復による身体機能の改善、浮腫の軽減、危険因子・合併症の減少(2)。同様に、電気治療を以下に用いてもよい：〝浮腫・腫脹の減少、活動・課題処理能力の増強、健康・体力の増加、身体能力の増強・維持、創傷治癒の増進、関節の動き・筋肉の能力・神経筋の能力の増加、組織灌流の増加、機能障害・機能制限・能力障害の予防・修復による身体機能の改善、危険因子・合併症の減少〟(2)。

治療機器の適応症

上で述べたように、臨床家は従来型物理療法および力学的治療・電気治療を様々な理由でがん患者への使用を決めてもよい。がん歴に関係なく、一般適応症の全てががん患者に該当する。さらに、物理療法および電気治療を使用する場合、がん患者集団に特有の適応症がある。

化学療法を受けた患者の脱毛を最小限に抑えるために寒冷療法を使ってもよい。クーリングキャップまたはクーリングジェルで頭皮の体温を下げると、化学療法サイクル中の脱毛量が減ることがある。臨床的に有効性が見られる症例もあるが、このテクニックを裏付けるエビデンスは決定的ではなく、事後の頭皮転移に関する問題にされている (4,5)。寒冷療法は化学療法中の患者の口腔粘膜炎の重症度を軽減するテクニックである。患者中心の調査および医師・看護師が行った試験でも粘膜炎の発現率低下が実証されている(6,7)。

TENSが化学療法中の患者の制吐に有効である可能性を示唆した研究が数報ある。TENS電極または電気刺激バンドを経穴 (Pc5、Pc6) に載せると、化学療法中と直後の悪心および嘔吐の発現率と重症度が低下する(8)。ただしこのテクニックを裏付けるエビデンスの質も低い。

治療機器の禁忌症

従来型物理療法および力学的治療・電気治療の使用では、全ての患者に一般的な使用禁忌が適応される。リハビリテーションの教科書には活動性悪性腫瘍患者はこうした物理療法の禁忌と書かれていることが多い。このため、腫瘍患者の治療で物理療法の使用が排除されているのだろう。しかし、使用上の注意や禁忌症についてもっと検討してから、がん患者に対する物理療法の使用安全性を決めるべきである。

勿論、物理療法を悪性腫瘍患者に適応するときは、生理学的に考慮すべき点がいくつかある。従来型物理療法および電気治療は細胞膜バリアを破壊したり、膜電位を変える可能性があり、異常細胞の増殖を刺激する。デザインによっては物理療法で組織の血流を増加させ、必須栄養素および酸素を治療領域に送り込むことが可能である。これによって腫瘍に必須栄養素を供給し、腫瘍の血管新生を介した転移の広がりを促すことで腫瘍増殖を助けることにもなるので、結果的に負の影響が生じる。電気治療および温熱治療を原発巣から離れた領域に用いることで微小転移が増大する可能性が懸念されている。この点、マウスの実験で血流や腫瘍の広がりを増強した超音波が特に懸念されるが、温熱治療または電気治療の使用で微小転移巣の出現を裏付けた臨床研究でのエビデンスは今のところない。最後に、従来型物理療法が放射線照射または化学療法で治療中の患者に対する治療効果を高める可能性が懸念されている。特に温熱治療により放射線照射の治療効果が高まり、血流を良くして組織に届く化学療法剤が増えることが心配されている(9)。

こうした一般的な懸念を考えると、がん患者に対する物理療法は絶対禁忌にすることが重要だ。患者ごとに個別に慎重に考えなければならない。

表在熱および深部熱を含む従来型物理療法を活動性腫瘍領域に直接適応することは絶対避けること。既に述べた通り、温熱治療は血流を高め、局所の代謝を増加させる可能性があるため、悪性腫瘍に必須栄養素や酸素を供給する恐れがある。さらに、増加した血流が腫瘍から老廃物の運び出しを助け、より効率的な増殖に寄与することになる。牽引などの力学的療法も悪性腫瘍領域に適応しないようにする。腫瘍は解剖学的レベルの細部の構造を不安定にさせる恐れがあり、物理的な力を加えると患者に骨折リスクを負わせる可能性がある。電気治療には膜電位および細胞膜バリアを変える力があり、腫瘍の異常増殖や制御不能の増殖を許す細胞を増やすことなる。

従来型物理療法を血流障害がある組織領域に使用しないこと (9)。表在熱・深部熱による物理療法や寒冷療法は局所血流量を変えることを目的としている。この領域への血液供給が障害を受けていたり、放射線照射の影響で損なわれていたりすると、上記療法によってすでに障害を受けた系に負担をかけることになる。さらに、治療領域の神経に十分血液が行き届かず、感覚欠如の機能障害が現れる。血流障害がある組織に従来型物理療法を適用すると、患者に組織損傷のリスクを負わせることになる。

出血リスクがある領域に物理療法を使わないこと(9)。

がん患者は高用量の化学療法を受ける可能性があり、血液の凝固能が低下し、出血リスクにつながる。同様に、がん患者は長期コルチコステロイドを服用する可能性があり、それも出血リスクを増大させる。こうした患者に温熱治療を使うと、出血の重症度がさらに上がる。

　物理療法を神経損傷・再生領域に使わないこと。一般に、従来型物理療法および電気治療は感覚機能障害がある患者に使用すべきではない。化学療法剤や放射線照射は神経組織を損傷しうるため、がん患者には特定のリスクがある。よって、化学療法または放射線照射で治療中の患者は物理療法の適応前に、感覚に異常がないか詳細なアセスメントを行うこと。感覚検査で異常がみられた患者は治療機器の使用で火傷や傷害を負うリスクがある。

　物理療法をデバイス移植領域に使わないこと (9)。一般に、ペースメーカーまたは除細動器、人工関節、または整形外科的再建に使うプラスチック・セメント製部品を装着している患者に物理療法機器を使わないこと。腫瘍形成が非定型なため整形外科で切除・再建術を受けたがん患者には、通常と異なる人工部品で組織の形状を再建するかもしれない。このような場合、部品の存在と位置を頭に入れるため、がん患者の手術手順を詳細にアセスメントすることを勧める。患者がデバイスを埋込んでいる可能性は他にも例がある。乳がん患者は、切除術後に組織エキスパンダーまたは乳房インプラントで再建術を受ける可能性がある。肝胆膵のがん患者には肝臓ポンプを埋込んでいることがある。重症の慢性疼痛がある患者または緩和治療期の患者にはモルヒネポンプを埋込んでいることがある。これは臨床の一例であり、これが全てではない。デバイス埋め込み領域への従来型物理療法または力学的治療・電気治療は禁忌である。

　力学的治療・電気治療を病的骨折のリスクがあると考えられる領域に使用しないこと。原発腫瘍または骨への転移性腫瘍が、安定性の土台である構造の完全性を損なう。アプロキシメーション、圧迫、伸延のいずれかによる物理的な力を不安定な領域に加えると、構造が壊れる確率が増す。電気刺激およびTENSを含め、電気治療は電気的インパルスを起こし、それが組織に運ばれる。このインパルスの振動が不安定な領域にかかることも、骨折のリスクを増大させる。

特別な考慮

　絶対禁忌をしっかり頭に入れた上で、臨床家は例外になる特殊な状況があることを考えなければならない。まず、こうしたケースは腫瘍増殖のリスク増加を上回る利益が患者にある場合だ。患者が初めてがんと診断され、治療を受けている最中の急性治療期か、治療後の亜急性期（一般に6〜12ヵ月後）では、前述の注意事項および禁忌を守ることが重要である。しかし、慢性的な治癒期または緩和期では全ての状況に該当するきまりはない (9)。患者の症状を症例ごとに考えるべきで、医学チームのメンバー全員の間で連絡を密にすることが大事だ。

　治療開始から約5年の治療慢性期では、患者の再発リスクが減少していく。がんの徴候・症状がないと腫瘍内科医が判断するか、直近の画像スキャンで陰性であった場合、一般的注意事項および禁忌のガイドラインの範囲内で物理療法が適応になる (9)。この段階で使用した物理療法が患者の腫瘍の状態に悪影響を及ぼすリスクは低い。ただし患者の過去の腫瘍歴を考え、臨床家は新たながんの発現・再発のあらゆる徴候・症状に注意を向け続けること。

　管理上の治癒期にあたるか、大半の基準で治療開始から5年を超えてがんの臨床徴候・症状がない場合、一般的注意事項および禁忌に関するガイドラインに従い物理療法を適応することができる。この段階で物理療法の使用が負の影響を与えるリスクは、一般集団のそれと同等である(9)。

　管理上の緩和期になると、身体のいかなる治療領域でも何らかの物理療法を使う場合は注意が必要である。この段階では、医学チームの代表者同士で真剣な討議が必要である。緩和が第一の目標という状況にあり、リハビリテーション専門家は症状を緩和してくれる従来型物理療法および力学的治療・電気治療を用いた技術を適応できる。この技術は少ないながらも腫瘍増殖および疾患進行に寄与する可能性がある。しかし、緩和の利益が腫瘍増殖の相対的リスクを上回る場合、物理療法の適応が妥当で容認できると共同チームで決定してもよい。

要約

　体内に悪性腫瘍があるからといって、物理療法が使えないわけではない。がん患者に対し従来型物理療法または力学的治療・電気治療を選択し適応するときには考慮すべき要素がたくさんある。抗腫瘍治療歴、治療関連の障害、活動性疾患の存在、および治療機器の留置については慎重に考えるべきである。こうした要素を深く考察し、医学チームと討議した時初めて物理療法が安全に適応できるだろう。腫瘍の医学的管理期全体を通じ、従来型物理療法および力学的治療・電気治療は患者の機能および生活の質の向上のためにリハビリテーション専門家が使用できる効果的なツールになりうる。

参考文献

1. American Cancer Society. *Detailed Guide: Cancer (General Information)*. November 13, 2007. Available at: http://www.cancer.org. Accessed August 4, 2008.
2. Guide to Physical Therapist Practice, Second Edition. Phys Ther. 2001;81:9–744.
3. Cameron MH. *Physical Agents in Rehabilitation from Research to Practice*. Philadelphia, PA: W.B. Saunders Company; 1999.
4. Tierney AJ. Preventing chemotherapy-induced alopecia in cancer patients: is scalp cooling worthwhile. *J Adv Nurs*. 1987;12(3):303–310.
5. Door VJ. A practitioner's guide to cancer-related alopecia. *Semin Oncol*. 1998;25(5):562–570.
6. Karagozoglu S, Ulusoy MF. Chemotherapy: the effect of oral cryotherapy on the development of mucositis. *J Clin Nurs*. 2005;14(6):754–765.
7. Nikoletti S, Hyde S, Shaw T, et al. Comparison of plain ice and flavoured ice for preventing oral mucositis associated with the use of 5 fluorouracil. *J Clin Nurs*. 2005;14(6):750–753.
8. Pearl ML, Fischer M, McCauley DL, et al. Transcutaneous electrical nerve stimulation as an adjunct for controlling chemotherapy-induced nausea and vomiting in gynecologic oncology patients. *Cancer Nurs*. 1999;22(4):307–311.
9. Goodman CC, Boissonnault WG, Fuller KS. *Pathology: Implications for the Physical Therapist*, 2nd ed. Philadelphia, PA: Saunders; 2003.

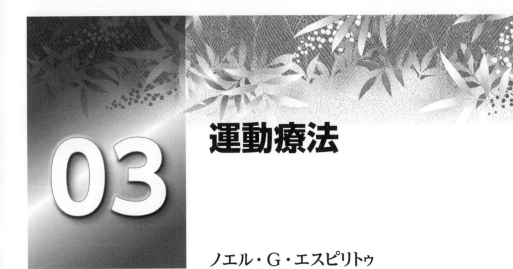

03 運動療法

ノエル・G・エスピリトゥ

　最近、がん患者の生存率が上昇の傾向にあり(1)、生活の質(QOL)および健康なライフスタイルが強調されるようになり、がんの管理で補助療法よりも運動療法の重要性が脚光を浴びている。運動は一般集団の心血管病のリスクを低減し、肥満・II型糖尿病、結腸がん、乳がん、骨粗鬆症の発現率を減らす（2-5）。がん患者では運動が疲労、うつ、不安を減らし、QOLを改善し、死亡リスクを低下させるとも言われている(6-14)。

　米国理学療法士協会の定義によると、運動療法は〝患者／クライアントが機能障害を修正・予防し、機能を向上させ、リスクを低減し、健康全般を良くし、健康な状態・安寧に近づくように、計画した身体動作・姿勢・活動を系統的に遂行・実施することである〟。腫瘍リハビリテーションでは、がんおよびその治療で生じる機能障害を予防・軽減し、機能を最大化し、がんの経過中も日常生活活動での独立性を高めることで、安寧およびQOLの改善が達成される。安全性と運動性を高めるため、運動療法にはレジスタンス・トレーニング、有酸素運動、ストレッチング、バランス、コーディネーション・トレーニングなど様々なテクニックが含まれる。適任者の指導の下で行えば、運動療法は自然で、非侵襲性で、薬剤を用いない、比較的リスクが少ない、安全な介入である。

腫瘍学における運動療法の原則

運動療法の目標

　以下の運動療法の目標は、H. J. Dietzが云うリハビリテーション全体の目標と一致する(6)。

1. 〝予防的─能力障害が起きる前の治療が能力障害の重度を下げたり、期間を短縮すると期待できるとき
2. 回復的─基本的社会的不利や元の疾患が残ることなく患者が疾病前の状態に戻り、報酬を伴う復職の予定が可能な場合
3. 支持的─進行中の疾患を抑制でき、患者が活動できる状態である程度の生産性があったとしても、元の疾患が残り、社会的不利が徐々に進んでいる状態で、適切な支持トレーニング・ケアにより忍容性が上がり、残存する能力障害の回避が期待できるとき
4. 緩和的─疾患が絶えず進行し、能力障害の増加が予期されるが、適切なプログラムにより、起こりうる合併症の一部を予防・軽減できるとき〟

　がんの経過を通じて、運動療法は腫瘍管理に良い役割を果たす（7-9,15,16）。診断早期および前治療期の運動療法の目標は大半が予防であり、心肺状態、筋力、および機能を最大限に良くし、化学療法、放射線照射、手術の副作用に打ち勝てる身体予備能を構築する。抗がん治

キーポイント

- 運動は一般集団の心血管病のリスクを低減し、肥満・II型糖尿病、結腸がん、乳がん、骨粗鬆症の発現率を減らす。がん患者の場合、運動が疲労、うつ、不安を減らし、QOLを改善し、死亡リスクを低下させるとさえ言われている。
- 米国理学療法士協会の定義によると、運動療法は〝患者／クライアントが機能障害を修正・予防し、機能を向上させ、リスクを低減し、健康全般を良くし、健康な状態・安寧に近づくように、計画した身体動作・姿勢・活動を系統的に遂行・実施することである〟。
- 全ての目標が適切で現実的であるよう、療法士は継続して患者のアセスメントを行う。
- 運動療法の利益が潜在的リスクを上回る場合（例：ヘモグロビン低値で衰弱した患者の運動および歩行トレーニング）、慎重さが必要ながらも運動を継続してよい。
- 放射線照射、手術、化学療法、および薬物療法はどれも、運動を安全に行う妨げとなりうる副作用がある。
- 医師、理学療法士、作業療法士、看護師、その他の医療従事者は、運動療法の実施の妨げになりそうな状態について情報の適切な共有を確保する必要がある。

療中および終了時、運動療法を用いて自立機能を回復させ、地域生活に戻る準備をする。永久的な能力障害がある患者、末期がん患者、予後が良くない患者は、平常機能の継続を可能にする維持を目指した運動療法で受益が続くかもしれないが、ある種の制限があり、適応が必要だったり、ある領域で注意が必要である。がんによる能力障害や急性の病態がなくがんを生き延びた場合、運動療法を正常年齢に合った強度に近づけるのが理想的である。このとき、一般集団と等しく運動による利益が得られることに重点をおく。このことが重要なのは、がんサバイバーは骨粗鬆症、肥満、糖尿病、心血管疾患などの慢性疾患のリスクが高いからである（10）。予後不良の患者および衰弱が著しい患者は運動療法を続け、快適に生きるための移動能力を高めるようにする。すなわち、寝返りを容易にし、褥瘡を予防し、移乗および歩行を改善するための全身筋力強化・コンディショニングを行う。

治療経過中に患者の目標を変えることは可能で、理学療法士および作業療法士が医学的状態や予後に応じて患者の目標を上げたり下げたりすることは珍しいことではない。全ての目標が適切で現実的であるよう、療法士は継続して患者のアセスメントを行う。

運動療法が対処する機能障害の代表例

がんおよび抗がん治療には機能障害や機能低下をもたらす神経、骨格筋、心肺の合併症がある。がんにおける機能障害の例とその原因となる条件を以下に示す。

1. 筋力低下—ステロイドミオパチー、ニューロパチー、長期の臥床安静（外科手術後など）、不活発な患者、危機的な疾患、脊髄圧迫、脳腫瘍、およびリンパ浮腫で見られる
2. 関節可動域減少—疼痛、筋性防衛・けいれん、放射線線維症（開口障害など）、頸部の攣縮、凍結肩がある患者、ニューロパチー、移植片対宿主病（GVHD）、リンパ浮腫、骨粗鬆症、脱力、および外科手術または骨折による固定後に見られる。
3. 持久力減少—放射線治療、化学療法、または外科手術の後（特に肺）、長期の臥床安静中、人工呼吸器装着患者、機能的予備能が少ない不活発な患者または高齢患者に見られる。
4. 協調性、バランス、および歩行の機能障害—脳腫瘍、髄膜疾患、脊髄圧迫、ニューロパチーの患者、長期固定後、および整形外科手術（仙腸骨関節切除術、手足切断、回転形成術、仙骨切除術など）で見られる。

運動療法

筋力増強運動

　筋力向上のための漸増レジスタンス運動（PRE）は筋肉負荷および適応の原則を元にしている。運動時の抵抗量を上げ、反復回数を増やすことで筋緊張が増大する。高負荷で反復が少ない運動は筋力を増やし、低負荷で反復が多い運動は筋持久力を上げる。抵抗量は使用技術によって変わる(11)。デロームの方法では10RN（最大反復回数）の50%、75%、100%で抵抗をかけ、それぞれ10回繰り返す（10RMは人が10回リフトをできる筋肉の最大限界の負荷量）。一方、オックスフォードの方法を用いた場合はこの逆になる(11)。ウエイトマシーン、ダンベル、セラバンド、プーリーで抵抗を作ることができる。レジスタンストレーニングは冠動脈疾患（CAD）および高血圧のリスク軽減に関連し、血糖管理を改善した(12)。1RMの65%～80%で10回2セット行う運動をサイクリングを併用してがんサバイバーが12週間監督下で行う試験（その後8週間の筋持久力運動を行う）の結果、レジスタン運動が実施可能で、筋力、心肺機能、およびQOLも改善することがわかった(13)。これ以外の研究でも、監督下でのレジスタンス運動プログラムが抗がん治療中の疲労、脱力、および機能低下などの多くの副作用を相殺できることが示されている(14,15)。

　急性病態のため激しい運動が禁忌の場合、または患者がRMアセスメントに耐えられないとき、患者の症状発現、主観的運動強度（RPE）およびバイタルサインを元に等級別に抵抗をかけることができる(16)。機能運動（座位足踏み、椅子からの立ち上がり、歩行運動）は、能力障害がある高齢患者の筋力を改善することが示されており(17)、患者の運動持久力が増強するまで、PREの代用になる。

有酸素運動

　有酸素運動では大きい筋肉群が継続的に反復収縮し、心血管コンディショニングの改善をもたらす。有酸素運動はQOL改善、疲労の軽減、がんサバイバーおよび抗がん治療を終えた患者のインスリン値減少および腰囲の縮小に関連する(15,18,19)。また肺がん手術前後のリハビリテーションの重要要素でもある(20-22)。通常、有酸素運動の強度は軽度から中等度（年齢補正心拍数（HR）の65%～85%、主観的運動強度（RPE）が"ややきつめ"の12-13）(18)で、最小有効時間は20～30分である。トレッドミル、サイクリングマシン、およびステッピングマシンはジムで使用できるが、地域社会では歩行、水泳、自転車に乗るよう勧めることが可能だ。有酸素運動は時間集約的なので、患者が一番楽しいと思えるような運動ができるようにすること。衰弱が著しく下肢が機能している患者には、座位でのレストレーター運動、座位・立位持久力を高める運動、強度漸増歩行運動が、大きな姿勢筋の収縮を促し、持久力向上に寄与できる。

関節可動域と柔軟性

　関節可動域（ROM）と柔軟性—関節をまたがる軟組織の力学特性の変化によって、拘縮が起きる(23,24)。ROM減少が機能低下と着替え、入浴、歩行など日常生活活動の困難に繋がる。

　筋が伸ばされたままでいると、軟部組織での線維芽細胞形成およびリモデリングが誘発される(24)。低トルク長時間のストレッチングは、高トルク短時間のストレッチングよりもROM増加に有効なことが多い(23)。しかし、ストレッチングの理想的な長さに関する報告は30秒(25)から20分以上(24)とまちまちである。このテクニックは時間集約的なので、可能であれば伸展ストレッチングができる装具の使用を考えること。機能ストレッチ（足関節底屈位拘縮に対する歩行運動および体重負荷運動）により、治療中に実施したストレッチングを補うこともできる。

胸部理学療法（CPT）

　CPTは、特に胸部・腹部・頭頸部の外科手術前後で肺の合併症リスクがある患者、肺がん放射線治療後の患者、ステロイドミオパチーがある患者、人工呼吸器装着患者、寝たきりの患者、動けない患者、歩行不能な患者、また衰弱が著しい患者に使用される。運動は体位ドレナージ、叩打法、振動および吸引とともにCPTの重要要素である。全般的目標は分泌物を体外に排出し、気道の換気を改善し、咳の効率を上げることである。横隔膜呼吸、胸式分節呼吸、口すぼめ呼吸に加え、咳の仕方やハフィングを患者に指導する。

協調・バランストレーニング

協調運動では全体の機能性を改善するために特定の課題の反復遂行が必要である。筋運動の正確なコントロール、タイミング、および連続性に重点が置かれる。バランストレーニングではいかなる動揺を与えた後でも身体重心（COG）に戻る能力を増強することを目指した運動を行う。必要に応じ、鏡の前か、Balance Master™を使ってフィードバックを得ながら体重移動運動を行う。上肢および姿勢筋を強化するレジスタンス運動は立位および歩行中の安定性の獲得に役立つ。

運動療法で考えるべき点

疲労

がん関連疲労（CRF）は、がん患者の約70〜100％に生じ、発現率が高い(26)。がん治療期(27,28)にCRFが増すことが多く、副作用対策として運動療法の必要性が最も大きくなるのはこの時期である。CRFの要因は様々で、疼痛、精神的苦痛、睡眠障害、貧血、栄養欠乏、廃用症候群、および共存症と相関性がある(26)。疲労緩和に対する運動の寄与を示す研究が数報あるものの(9,29,30)、安静が処方されることが多く、脱力、廃用症候群、さらなる疲労に繋がる可能性がある。集学的医療チームでもとりわけ医師は、患者に身体活動および運動の重要性を訴える姿勢をとる必要がある。治療の質を最大化できる力が患者にある間に、理学療法士・作業療法士は患者と共に治療の予定を組むよう調整できる。チームが必要と判断したら、適切な医療従事者（栄養士、精神科医など）に患者を紹介する。

疼痛

腫瘍関連のあらゆる損傷、がん治療、または無関係な原因からでも疼痛が起きる（31）。疼痛は患者が最も恐れる症状のひとつで、患者の快適、機能、およびQOLに大きな影響を及ぼす（31,32）。薬で疼痛を処置することが多いが、疼痛の原因をよく調べれば、疼痛の予防・管理に運動療法をもっと活用できると判明するかもしれない。外科手術後の患者に対する運動および授動術による早期介入が、関節拘縮および褥瘡など疼痛を起こしうる合併症の予防に有用な場合がある（31）。歩行テクニックを改善する運動、補助装置を使ったトレーニングで痛みがある下肢への体重負荷を減らすことで、歩行運動時の疼痛を緩和できる。拘縮部位および放射線照射領域（乳がん・頭頸部がんの患者の頸筋・肩筋・前部胸筋など）のストレッチングが肩・頸・上胸部の疼痛を和らげ、日常生活活動（ADL）での機能を改善し、自立を高めることができる。体位による背痛がある患者（脊椎、腹部、頭頸部、乳房の手術後など）に対し、体幹強化およびストレッチングが疼痛を減らし、腰背部の支持強化およびアライメントを促し、痛みを減らす。

運動療法の成果を明らかにするため、絶えず正確に疼痛を評価することが重要である。療法士は、疼痛の報告と、必要に応じた鎮痛薬の服用を患者に奨励する必要がある。鎮痛薬が効いているときに運動療法のタイミングを合わせる必要がある。療法士は悪心、認知機能障害、または呼吸窮迫などの鎮痛薬の副作用について患者を監視する必要がある。

注意および禁忌

腫瘍に対する運動療法の注意および禁忌は、施設または臨床家の優先によって変わるときがある。違いがあったとしても、何よりも**危害を与えてはならない**という第一の指針を守る。ただし特に救急処置が必要な状況で運動療法の利益が潜在リスクを上回るなどある種の場合（例：ヘモグロビン低値で衰弱した患者の運動および歩行トレーニング）、慎重さが必要ながらも運動継続の決定ができる。まず医師および患者と、次に医療チームと共に慎重に検討した場合のみ、こうした決定を下すべきである。疑問が残る場合、臨床家は施設倫理委員会に相談することを勧める。

運動療法を始める前に、詳細な理学的検査および患者の既往歴のアセスメントを行うことが重要である。放射線照射、手術、化学療法、および薬物療法はどれも、運動を安全に行う妨げとなりうる副作用がある。疼痛および息切れに関する愁訴を徹底的に調べること。医師、理学療法士、作業療法士、看護師、その他の医療従事者は、運動療法の実施の妨げになりそうな状態について情報の

適切な共有を確保する必要がある。療法士は患者の臨床検査値を監視して安全性を保証し、治療の前後または要時、バイタルサインを調べる必要がある。運動は常に有資格者の下で行うべきである。

胸痛、頭部ふらふら感、めまい、悪心、動悸など運動中の通常の注意以外に、がん患者に共通する運動中の注意として以下がある。

血液検査値：メモリアル・スローン・ケタリングがんセンター（MSKCC）発行の運動中の血液検査値に関するガイドラインについて第1章を参照。

静脈血栓塞栓症（VTE）：がん患者のVTEは死亡率増加に関連する(33-35)。固形腫瘍、加齢、感染、および白血球減少症が深部静脈血栓症（DVT）のリスクを増大させる(34)。入院や、化学療法、放射線治療、外科手術などの抗がん治療、不動、中心静脈カテーテル留置もVTEリスクを上昇させる(33,35,36)。

術後：術後がん患者に対しては、手術が複雑であったり、合併症リスクが高くなるため、より多くの注意が必要である。下肢整形外科手術、肉腫切除、皮膚病変切除、下顎骨移植用の腓骨摘出後の患者では、体重支持を制限されることが多い。治癒するまで通常、組織移植片または皮弁付近の関節可動域に制限がある。創傷離開を避けるため、切開部近辺の運動はゆっくり行う必要がある。頭蓋内圧増加予防、吸引・逆流の予防など様々な理由により、開頭術、開胸術、腹部手術、食道手術後の患者に対しては、全臥位の運動を避けることが多い。さらに、開頭術後の患者には等尺性運動の実施を避け、運動中にバルサルバ法（訳注：息をこらえて力を入れるように）を実行しないよう指導する。

脊髄手術（椎骨切除）を受けたばかりの患者の場合、重いウエイトを使った運動、背骨の回転・屈曲が禁忌である。

どの場合も患者に害が及んだり手術に影響しないよう、理学療法士・作業療法士およびケアに関わる臨床家は全員、外科チームから明確な指示を得ることが重要である。

心臓：急性リンパ性白血病（ALL）に使われるシクロホスファミドやドキソルビシン（アンスラサイクリン）などのある種の抗がん治療、およびリンパ腫に対する縦隔への放射線治療は心筋細胞に有毒である(37-40)。上記の方法で治療中の小児および青年のサバイバーは特に心筋症関連の心不全になりやすい(40,41)。運動を勧める前と運動中に医師がサバイバーの心臓の状態を評価する必要がある(39)。運動療法中のRPEおよびバイタルサインを常に監視する。等尺性運動や激しい等張力性運動よりも、軽度から中等度の強さの有酸素運動が好ましい(39)。

起立性低血圧：起立性低血圧の患者は転倒リスクが高いため、立位および歩行時の頭部ふらふら感や失神がないか、よく観察する(42)。立ちあがった直後と3分以内および残りの立位活動中に、収縮期血圧の20mmHg以上の低下または拡張期血圧の10mmHg以上の低下がないか、常に監視する。

治療後：放射線治療または化学療法の直後からどれくらい時間をおけば安全に運動を始められるか文献情報がない。2時間未満では治療の副作用を増やす傾向があるため、2時間以上が必要と推奨されている(16)。

がんによる特定の状態に対する運動療法

ステロイドミオパチー

ミオパチーはステロイドによる抗がん治療中の患者に見られる身体を衰弱させる病状である。脳・脊髄の浮腫軽減のため高用量ステロイドで治療中の患者（43,44）、および移植片対宿主病の治療として骨髄移植を受けた患者（45）が特に影響を受ける。その発現は潜行性で、ステロイド治療開始から15日後と早い(43)。筋力低下の程度により、機能障害は軽度から重度にわたる。近位上下肢、特に四頭筋の脱力(46)が生じ、歩行、階段昇り、椅子からの立ち上がりが困難になる。呼吸筋脱力による呼吸困難が見られることもある(43)。

全身の筋力改善とコンディショニングができる運動療法プログラムが患者に有益である。重大な脱力がある患者には介助関節可動域運動、ベッド上での移動トレーニング、移乗トレーニングが必要な場合がある。衰弱が著しい患者に歩行器などの適切な補助具を提供し、歩行を支援し、安全性を高め、機能性を向上させる。インセンティブ・スパイロメーターの使い方および呼吸エクササイズの実施方法について、患者に指導する。トレッドミルまたはサイクリングマシンを使った有酸素運動が全身の持久力改善に役立つ。踏み台や階段を使った運動が下肢の筋力強化と機能改善に重要である。がん患者の筋障害がある筋肉に対する筋強化運動の有効性データは少ない。免疫抑制のためステロイドを使用中の心臓移植

患者に関するある研究で、6ヵ月のレジスタンス運動後に骨格筋の筋力増加が示された（47）。別の研究では、ステロイドミオパチーのラットを使った実験で強化運動後に筋肉萎縮が生じており、中程度の強さの運動を勧める（48）。どんな場合も、障害がある筋肉へのレジスタンス運動は、極度の筋肉疲労が起きないようにして、我慢できる程度に行うべきである。

骨粗鬆症

骨粗鬆症で骨量が減少すると、転倒および骨折のリスクが増大する(49,50)。転倒を防ぐ運動には、姿勢、筋力、バランス、および柔軟性のトレーニングが含まれる(51)。ウエイトを使った姿勢のトレーニングおよび背伸筋の強化は、脊柱後弯症患者のバランスおよび歩行を改善することがわかっている(52)。ダンベル、アンクル・ウエイト、セラバンドを使ったレジスタンス運動が上下肢の筋力増強に役立つ。高齢者の転倒予防には代償的機序で上肢筋力が必要で(53)、骨粗鬆症の女性の場合は膝伸筋力が静的・動的なバランスを増進する(54)。

背伸筋の強化が姿勢を改善し、骨粗鬆症での椎骨骨折リスクを減らす（55,56）。腹臥位でのレジスタンス体幹伸展運動はレベルや運動強度を下げても（最大等尺性背伸筋力の15％）、背筋力の増加に有効である（55,57）。虚弱で腹臥位がとれない患者は仰臥位で枕で支持すると、背中の等尺性伸展運動ができる。体幹の屈曲、重いウエイトをつけた運動、および過度の体幹回旋は椎骨骨折を起こす場合があるので避ける（58）。荷重負荷およびレジスタンス運動(49)により、骨に過重な負担をかければ骨量を上げることができる。

放射線線維症

放射線線維症は治療の数年後に判明することが多い遅発性の不可逆的な放射線治療の合併症である（59）。放射線による直接的な細胞傷害で皮膚、筋肉、神経、筋膜および骨などの組織が損傷し、線維性組織による虚血、収縮が起きる(59,60)。神経組織に傷害が及ぶと、遠隔効果が見られる(61)。肉腫、乳がん、頭頸部がんのため高エネルギーの放射能を照射された患者が影響を受けることが多い（59,62,63）。組織損傷により疼痛、脱力、感覚障害、およびROM減少が起き、その結果衰弱が起きる。頭頸部の放射線治療後、照射部位の結合組織は柔軟性を失う(顎関節、頸椎、肩周辺)。同様に、乳がんに対する放射線治療後、頸椎、胸椎、前胸部、肩が影響を受ける。

運動療法の目標は、ROM増加、放射線照射領域の収縮した軟部組織の再編成を促すこと(筋膜テクニック、瘢痕リリースマッサージ、関節授動術、収縮緩和および静的ストレッチングを使用)、弱った筋肉の強化などである。頭頸部がんまたは乳がんのため照射を受けた患者は通常、前部筋肉に影響が出るので、頸部および肩の外旋後引および背筋を伸展させるストレッチングを行うこと。通常、障害がある肩を屈曲、外転および外旋で伸ばす必要がある。

ニューロパチー

外科手術、化学療法、および放射線治療の副作用としてニューロパチーが生じる（64-68）。能力障害の程度は神経損傷の程度に依存する。大腿ニューロパチーは開創器のブレードで神経が伸展・圧迫されることで生じる骨盤外科手術の合併症である（65）。四頭筋の脱力が起きることが多く、患者が外科手術後に歩こうとして転倒するという特徴がある。通常、理学療法を紹介し、介助関節可動域運動、バランス運動、膝関節装具のフィッティングおよび歩行トレーニングを行う。筋肉を酷使せず、段階的な四頭筋の強化を行う。

脊髄副神経を温存したとしても、頸部郭清術で神経が損傷し、肩の機能障害や機能不全が起きることがある（69）。僧帽筋が影響を受け、肩甲帯の不安定および腕外転の困難・疼痛に繋がる(69,70)。凍結肩とともに肩甲が下がったり、肩甲骨前突、翼状肩甲骨になることが多い。自動介助関節可動域運動および外転・外旋ストレッチングなどの運動療法を行い、柔軟性を維持・増加する。屈曲および外転のエクササイズの最中に回旋筋腱板のインピンジメントが起きないよう注意しなければならない。胸筋および前胸部のその他の筋肉が固い場合、そのストレッチングが通常、適応される。菱形筋および肩甲挙筋を含め、肩甲帯の筋肉強化が安定性にとって重要である。上僧帽筋の筋力を増強するにはウエイトを使った肩すくめをやってもよい。

化学療法剤には神経細胞に有毒なものがあり、知覚・運動ニューロパチーを誘発しうる（71）。プラチナ化合物は知覚ニューロパチーを誘発し、治療終了の数ヵ月後に悪化する場合がある（71,72）。遠位しびれ感および固有受容性の喪失は、感覚性運動失調および歩行困難に繋がる。ビンクリスチンは、遠位脱力、感覚異常、および

筋伸展反射喪失を伴う感覚性・運動性多発ニューロパチーを起こしうる(72)。しびれや握力減少により、書く、ボタンを留めるなどの動作が難しくなる(73)。セラパティ(訳注：握力を維持・増強するための治療粘度)を使った握力強化、細かな運動協調性、および巧緻運動が上肢機能の改善に役立つ。足首背屈の筋力低下で不安定になり、垂れ足が起きた症例もある(67)。腓腹筋など強い拮抗筋をストレッチすることが、衰弱した筋肉の中での正しい筋肉のアライメントの維持に必要かもしれない。筋力増強のために、アンクル・ウエイトやセラバンドを使った遠位下肢のレジスタンス運動を採用してもよい。閉鎖性連鎖運動、スクワット、バランス・ボード／パッドやウォッブル・ボード／パッドを使った片足立ちが足首の筋力・安定性、固有受容性、および姿勢反応を改善し、足首の捻挫防止に有用である。立位、歩行中、踵・爪先歩行、およびタンデム歩行(継ぎ足歩行)中のバランス運動も歩行の安定性を高める。全身コンディショニングおよび有酸素運動は心血管の健康状態を良くし、筋持久力を上げるのに有用である(67)。

重症疾患

筋肉の脱力および萎縮は回復を遅らせ、人工呼吸からの離脱を妨げる重症疾患合併症である(74,75)。集中治療室(ICU)での筋機能不全は、多臓器不全、ステロイド、神経筋接合部遮断薬、人工呼吸、抗生物質、および不動と関連がある(74-76)。重症疾患多発ニューロパチーと重症疾患ミオパチーは疾病分類上別のもので、呼吸筋および全身の筋力低下を引き起こし、移動障害や機能障害を伴う。腓骨神経麻痺などの絞扼神経障害により、垂れ足が生じる(77)。長期臥床安静で拘縮が起き、特に手足を快適な位置にして眠ると顕著である。ICUでの運動療法は、不動による合併症を防ぎ、関節可動域を維持し、筋力／呼吸器の状態／心血管の状態を改善し、機能を最大にすることに重点を置く。介助自動関節可動域運動に続いて、膝屈曲筋およびアキレス腱などこわばりやすい組織にストレッチングを行う。徒手またはベッドの柵に結びつけたセラバンドを用いてレジスタンス運動を行い、筋力を増やす。寝返りや移乗などベッド上での移動の機能トレーニングが持久力および筋力を向上させる。喀痰を支援する胸部理学療法および呼吸筋を強化する呼吸運動が特に有益である。レストレーターのペダルを踏むなどの有酸素運動で持久力を改善させることができる。可能であれば、座位・立位から歩行へとバランストレーニングを進める。

造血幹細胞移植

造血幹細胞移植(HSCT)を受ける患者に対する化学療法、放射線照射、コルチコステロイドなどの前処置療法には、肺疾患、筋骨格の筋力低下、および機能低下を起こす副作用がある(78,79)。高用量化学療法関連の疲労、貧血、好中球減少、および血小板減少が移動能力をさらに減少させる。

HSCT中のQOL改善、身体能力向上、および疲労低減に対する運動の利益を力説する研究がいくつかある(19,80-82)。中程度の強さの有酸素運動およびレジスタンス運動がQOLに関係する身体的健康を向上させるとも言われている(82)。患者の機能的予備能の増加を目標に、治療開始前に外来でなんらかの運動プログラムを始めるのが望ましい。

HSCTの間、理学療法士・作業療法士の指導の下にトレッドミル、サイクリングマシン、セラバンド、ウエイトを使って毎日、有酸素運動および筋力強化運動を続ける必要がある。虚弱または脱力および能力障害が著しい患者には、関節可動域運動、および寝返り、移動トレーニング、バランス運動、短距離歩行運動などの機能運動で十分だろう。呼吸器機能改善のために、インセンティブ・スパイロメトリー、横隔膜呼吸およびレジスタンス呼吸運動を導入する。運動を行うのに十分なヘモグロビンおよび血小板数であることを確認するため、臨床検査値を毎日確認しなければならない。ヘモグロビンおよび血小板数が慢性的に低い患者は、可動のために筋力および持久力の増加が必須であれば、監督下で運動療法を続けてもよい。必要であれば、医師が低めのヘモグロビンおよび血小板パラメータを設定してもよい。療法士は患者に合った治療を考えて提供し、治療の前後最中に継続的に好ましくない症状がないか、患者を監視する必要がある。安全かつ適切な運動の実施を保証するには、医師、看護師、療法士、患者の間のコミュニケーションが不可欠である。正確な心拍数の測定法および在宅運動プログラムの実施法について、患者に指示すること。

慢性の移植片対宿主病

慢性GVHDは患者の機能およびQOLに重大な影響を与える同種HSCTの遅発性合併症(100日後に発現)である(46,83)。コラーゲン沈着による皮膚の強皮症様

変化(84,85)で鑑別され、皮膚ツッパリ感、関節可動域減少、関節拘縮、および姿勢の変化が起きる。柔軟性が少ない肥厚した線維性皮膚、屈曲姿勢や、時折バランスをとりにくくなるなどの症状を示す患者が多い。

軟部組織を伸ばす介入として外科手術が可能とする文献報告があるが、成功率にばらつきがある(84,85)。保存治療として、装具および理学療法・作業療法がある。運動療法の目標は、姿勢を改善し、皮膚・筋肉の長さや関節可動域を回復し、機能を増やすことである。柔軟性および関節可動域を増やすために、皮膚横断マッサージ、関節授動術、体幹・四肢屈筋のストレッチングを適応する。腰・膝の伸筋の強化が姿勢、バランス、および歩行の改善に必要である。患者に適切なスキンケア、関節可動域運動、セルフストレッチ運動の指導をする。

緩和ケア

運動療法は緩和ケアを受けている患者に禁忌ではない。余命数ヵ月と予想される症例でさえ、QOLおよび機能の改善に運動療法が役立つ。緩和ケアを受療中の患者も運動プログラムへの参加を望んでいる(86)。これは機能的独立に価値と尊厳が置かれているからだろう。重度の能力障害がある疾患末期では、最小限の可動に必要な筋力の維持、快適さ、および褥瘡潰瘍や有痛性拘縮などの臥床安静による合併症予防に運動療法が役立つ。

障壁

がんに依る様々な難題と抗がん治療への反応は人によって違う。効果的な運動プログラムへの参加を妨げる様々な障壁があるだろう。よくある障壁は疼痛、悪心、疲労、時間と社会的支援の欠如、および生活上の責務だと数名の研究者が報告している(31,87-89)。障壁があることの認識および否定的感情も、運動に対する患者の態度に影響しうる(90)。プログラムの成功は大部分が患者自身の動機づけにかかっているので、患者の熱意ある運動参加を妨げる様々な障壁を認識することが大切だ。障壁があるとわかったら迅速な対処が必要である。時間不足、優先事項、他の仕事や家庭の責任があると訴える患者には在宅運動プログラムを与えて必要な外来訪問回数を減らしたり、時間管理や保育・介護のアドバイスをしてくれる社会事業を紹介してもよい。

がんおよび治療の種類、さらに運動療法(診断、治療前、治療中、治療後)のタイミングによっても障壁に違いがあるだろう。治療(化学療法など)中は認知障害、疲労・悪心がより顕著になるかもしれない(87)。進行癌(32)の期間は疼痛がより激しい場合がある。

うつ病、難聴や視力低下など年齢に関連する知覚・運動障害が、高齢患者の運動療法への反応に影響しうる。多文化社会では、言語が少数派の人々の障壁になりうる。

要約

がんの診断は人生を変える出来事である。抗がん治療を開始すると身体活動が減るため、抑制と治療が最優先になる。しかしながら、運動とがん患者のQOL改善に重点が置かれるようになってきているのは幸いである。運動療法は疼痛・疲労などのがん症状の軽減への寄与が大きく、同時に日常生活動作での患者の機能・独立の回復にも貢献できるからである。がん患者に対する運動療法の実施を成功させるには、疾患経過、がんおよび抗がん治療の副作用、運動上の注意、禁忌、および治療への障壁に関する知識を必要とする。アセスメントは継続的かつ包括的に、治療は個人に合わせて考えたものにする必要がある。目標は明確に定義し、現実的でなければならない。リハビリテーション腫瘍学では運動療法の科学・テクニックが進化を続けており、がん患者が直面している今の難問への答えを出すにはさらに多くの研究が必要である。

参考文献

1. Espey DKDK, Wu XCX-C, Swan JJ, et al. Annual report to the nation on the status of cancer, 1975–2004, featuring cancer in American Indians and Alaska Natives. *Cancer*. 2007;110(10):2119–2152.

2. Kesaniemi YYK, Danforth EE, Jensen MMD, Kopelman PPG, Lefèbvre PP, Reeder BBA. Dose-response issues concerning physical activity and health: an evidence-based symposium. *Med Sci Sports Exerc*. 2001;33(6 Suppl):8.
3. Howard RA, Freedman DM, Park Y, Hollenbeck A, Schatzkin A, Leitzmann MF. Physical activity, sedentary behavior, and the risk of colon and rectal cancer in the NIH-AARP Diet and Health Study. *Cancer Causes Control*. 2008;19(9):953.
4. Kruk JJ. Lifetime physical activity and the risk of breast cancer: a case-control study. *Cancer Detect Prev*. 2007;31(1): 18–28.
5. Haskell WLWL, Lee IMIM, Pate RRRR, et al. Physical activity and public health: updated recommendation for adults from the American College of Sports Medicine and the American Heart Association. *Med Sci Sports Exerc*. 2007;39(8):1423–1434.
6. Dietz, JH, ed. *Rehabilitation Oncology*. 1st ed. New York: John Wiley & Sons, Inc.; 1981.
7. Kelm JJ, Ahlhelm FF, Weissenbach PP, et al. Physical training during intrahepatic chemotherapy. *Arch Phys Med Rehabil*. 2003;84(5):687–690.
8. Dimeo FF, Schwartz SS, Fietz TT, Wanjura TT, Böning DD, Thiel EE. Effects of endurance training on the physical performance of patients with hematological malignancies during chemotherapy. *Support Care Cancer*. 2003;11(10):623–628.
9. Monga UU, Garber SLSL, Thornby JJ, et al. Exercise prevents fatigue and improves quality of life in prostate cancer patients undergoing radiotherapy. *Arch Phys Med Rehabil*. 2007;88(11):1416–1422.
10. Demark-Wahnefried W, Aziz NM, Rowland JH, Pinto BM. Riding the crest of the teachable moment: promoting longterm health after the diagnosis of cancer. *J Clin Oncol*. 2005;23(24):5814–5830.
11. Fish DEDE, Krabak BJBJ, Johnson-Greene DD, DeLateur BJBJ. Optimal resistance training: comparison of DeLorme with Oxford techniques. *Am J Phys Med Rehabil*. 2003;82(12):903– 909.
12. Tanasescu MM, Leitzmann MFMF, Rimm EBEB, Willett WCWC, Stampfer MJMJ, Hu FBFB. Exercise type and intensity in relation to coronary heart disease in men. *JAMA*. 2002;288(16):1994–2000.
13. De Backer ICIC, Van Breda EE, Vreugdenhil AA, Nijziel MRMR, Kester ADAD, Schep GG. High-intensity strength training improves quality of life in cancer survivors. *Acta Oncol*. 2007;46(8):1143–1151.
14. Galvão DADA, Nosaka KK, Taaffe DRDR, et al. Resistance training and reduction of treatment side effects in prostate cancer patients. *Med Sci Sports Exerc*. 2006;38(12):2045–2052.
15. Dimeo F, Schwartz S, Wesel N, Voigt A, Thiel E. Effects of an endurance and resistance exercise program on persistent cancer-related fatigue after treatment. *Ann Oncol*. 2008;19(8):1495–1499.
16. Drouin JSJS, Beeler JJ. Exercise and urologic cancers. *Urol Oncol*. 2008;26(2):205–212.
17. Krebs DEDE, Scarborough DMDM, McGibbon CACA. Functional vs. strength training in disabled elderly outpatients. *Am J Phys Med Rehabil*. 2007;86(2):93–103.
18. Daley AJAJ, Crank HH, Saxton JMJM, Mutrie NN, Coleman RR, Roalfe AA. Randomized trial of exercise therapy in women treated for breast cancer. *J Clin Oncol*. 2007;25(13):1713–1721.
19. Dimeo FF, Fetscher SS, Lange WW, Mertelsmann RR, Keul JJ. Effects of aerobic exercise on the physical performance and incidence of treatment-related complications after high-dose chemotherapy. *Blood*. 1997;90(9):3390–3394.
20. Jones LWLW, Peddle CJCJ, Eves NDND, et al. Effects of presurgical exercise training on cardiorespiratory fitness among patients undergoing thoracic surgery for malignant lung lesions. *Cancer*. 2007;110(3):590–598.
21. Cesario AA, Ferri LL, Galetta DD, et al. Post-operative respiratory rehabilitation after lung resection for non-small cell lung cancer. *Lung Cancer*. 2007;57(2):175–180.
22. Spruit MAMA, Janssen PPPP, Willemsen SCSCP, Hochstenbag MMMMH, Wouters EFEFM. Exercise capacity before and after an 8-week multidisciplinary inpatient rehabilitation program in lung cancer patients: a pilot study. *Lung Cancer*. 2006;52(2):257–260.
23. Usuba M, Akai M, Shirasaki Y, Miyakawa S. Experimental joint contracture correction with low torque—long duration repeated stretching. *Clin Orthop Relat Res*. 2007;456:70–78.
24. Harvey LLA, Herbert RRD. Muscle stretching for treatment and prevention of contracture in people with spinal cord injury. *Spinal Cord*. 2002;40(1):1–9.
25. Bandy WWD, Irion JJM. The effect of time on static stretch on the flexibility of the hamstring muscles. *Phys Ther*. 1994;74(9):845–850; discussion 50.
26. Mock VV, Atkinson AA, Barsevick AA, et al. NCCN practice guidelines for cancer-related fatigue. *Oncology*. 2000;14(11A):151–161.
27. de Jong NN, Candel MMJJM, Schouten HHC, Abu-Saad HHHH, Courtens AAM. Prevalence and course of fatigue in breast cancer patients receiving adjuvant chemotherapy. *Ann Oncol*. 2004;15(6):896–905.
28. Jereczek-Fossa BABA, Marsiglia HRHR, Orecchia RR. Radiotherapy-related fatigue. *Crit Rev Oncol Hematol*. 2002;41(3):317–325.

29. Dimeo FFC, Stieglitz RRD, Novelli-Fischer UU, Fetscher SS, Keul JJ. Effects of physical activity on the fatigue and psychologic status of cancer patients during chemotherapy. *Cancer*. 1999;85(10):2273–2277.
30. Schwartz AAL, Mori MM, Gao RR, Nail LLM, King MME. Exercise reduces daily fatigue in women with breast cancer receiving chemotherapy. *Med Sci Sports Exerc*. 2001;33(5): 718–723.
31. Silver JJ, Mayer RSRS. Barriers to pain management in the rehabilitation of the surgical oncology patient. *J Surg Oncol*. 2007;95(5):427–435.
32. Benedetti CC, Brock CC, Cleeland CC, et al. NCCN practice guidelines for cancer pain. *Oncology*. 2000;14(11A): 135–150.
33. Geerts WHWH, Pineo GFGF, Heit JAJA, et al. Prevention of venous thromboembolism: the Seventh ACCP Conference on Antithrombotic and Thrombolytic Therapy. *Chest*. 2004;126(3 Suppl):338S–400S.
34. Lin JJ, Wakefield TWTW, Henke PKPK. Risk factors associated with venous thromboembolic events in patients with malignancy. *Blood Coagul Fibrinolysis*. 2006;17(4):265–270.
35. Tagalakis VV, Levi DD, Agulnik JSJS, Cohen VV, Kasymjanova GG, Small DD. High risk of deep vein thrombosis in patients with non-small cell lung cancer: a cohort study of 493 patients. *J Thorac Oncol*. 2007;2(8):729–734.
36. Falanga AA, Zacharski LL. Deep vein thrombosis in cancer: the scale of the problem and approaches to management. *Ann Oncol*. 2005;16(5):696–701.
37. Lipshultz SESE. Exposure to anthracyclines during childhood causes cardiac injury. *Semin Oncol*. 2006;33(3 Suppl 8):14.
38. Simbre VCVC, Duffy SASA, Dadlani GHGH, Miller TLTL, Lipshultz SESE. Cardiotoxicity of cancer chemotherapy: implications for children. *Paediatr Drugs*. 2005;7(3):187–202.
39. Adams MJMJ, Lipshultz SESE. Pathophysiology of anthra- cycline- and radiation-associated cardiomyopathies: implications for screening and prevention. *Pediatr Blood Cancer*. 2005;44(7):600–606.
40. von der Weid NXNX. Adult life after surviving lymphoma in childhood. *Support Care Cancer*. 2008;16(4):339–345.
41. Lipshultz SESE. Heart failure in childhood cancer survivors. *Nat Clin Pract Oncol*. 2007;4(6):334–335.
42. Karvinen KHKH, Courneya KSKS, North SS, Venner PP. Associations between exercise and quality of life in bladder cancer survivors: a population-based study. *Cancer Epidemiol Biomarkers Prev*. 2007;16(5):984–990.
43. Batchelor TTT, Taylor LLP, Thaler HHT, Posner JJB, DeAngelis LLM. Steroid myopathy in cancer patients. *Neurology*. 1997;48(5):1234–1238.
44. Hempen CC, Weiss EE, Hess CFCF. Dexamethasone treatment in patients with brain metastases and primary brain tumors: do the benefits outweigh the side-effects? *Support Care Cancer*. 2002;10(4):322–328.
45. Lee HHJ, Oran BB, Saliba RRM, et al. Steroid myopathy in patients with acute graft-versus-host disease treated with high-dose steroid therapy. *Bone Marrow Transplant*. 2006;38(4):299–303.
46. Jones LWLW, Demark-Wahnefried WW. Diet, exercise, and complementary therapies after primary treatment for cancer. *Lancet Oncol*. 2006;7(12):1017–1026.
47. Braith RRW, Welsch MMA, Mills RRM, Keller JJW, Pollock MML. Resistance exercise prevents glucocorticoid-induced myopathy in heart transplant recipients. *Med Sci Sports Exerc*. 1998;30(4):483–489.
48. Uchikawa KK, Takahashi HH, Hase KK, Masakado YY, Liu MM. Strenuous exercise-induced alterations of muscle fiber cross-sectional area and fiber-type distribution in steroid myopathy rats. *Am J Phys Med Rehabil*. 2008;87(2):126–133.
49. Kohrt WMWM, Bloomfield SASA, Little KDKD, Nelson MEME, Yingling VRVR. American College of Sports Medicine Position Stand: physical activity and bone health. *Med Sci Sports Exerc*. 2004;36(11):1985–1996.
50. Englund UU, Littbrand HH, Sondell AA, Pettersson UU, Bucht GG. A 1-year combined weight-bearing training program is beneficial for bone mineral density and neuromuscular function in older women. *Osteoporos Int*. 2005;16(9):1117–1123.
51. Sinaki MM, Brey RHRH, Hughes CACA, Larson DRDR, Kaufman KRKR. Balance disorder and increased risk of falls in osteoporosis and kyphosis: significance of kyphotic posture and muscle strength. *Osteoporos Int*. 2005;16(8):1004–1010.
52. Sinaki MM, Lynn SGSG. Reducing the risk of falls through proprioceptive dynamic posture training in osteoporotic women with kyphotic posturing: a randomized pilot study. *Am J Phys Med Rehabil*. 2002;81(4):241–246.
53. Tang PPF, Woollacott MMH. Inefficient postural responses to unexpected slips during walking in older adults. *J Gerontol A Biol Sci Med Sci*. 1998;53(6):80.
54. Carter NDND, Khan KMKM, Mallinson AA, et al. Knee extension strength is a significant determinant of static and dynamic balance as well as quality of life in older community-dwelling women with osteoporosis. *Gerontology*. 2002;48(6):360–368.

55. Hongo MM, Itoi EE, Sinaki MM, et al. Effect of low-intensity back exercise on quality of life and back extensor strength in patients with osteoporosis: a randomized controlled trial. *Osteoporos Int.* 2007;18(10):1389–1395.
56. Sinaki MM, Itoi EE, Wahner HHW, et al. Stronger back muscles reduce the incidence of vertebral fractures: a prospective 10 year follow-up of postmenopausal women. *Bone.* 2002;30(6): 836–841.
57. Hongo MM, Itoi EE, Sinaki MM, Shimada YY, Miyakoshi NN, Okada KK. Effects of reducing resistance, repetitions, and frequency of back-strengthening exercise in healthy young women: a pilot study. *Arch Phys Med Rehabil.* 2005;86(7): 1299–1303.
58. Lin JTJT, Lane JMJM. Nonpharmacologic management of osteoporosis to minimize fracture risk. *Nat Clin Pract Rheumatol.* 2008;4(1):20–25.
59. Johansson SS, Svensson HH, Larsson LLG, Denekamp JJ. Brachial plexopathy after postoperative radiotherapy of breast cancer patients—a long-term follow-up. *Acta Oncol.* 2000;39(3):373–382.
60. Davis AMAM, Dische SS, Gerber LL, Saunders MM, Leung SFSF, O'Sullivan BB. Measuring postirradiation subcutaneous soft-tissue fibrosis: state-of-the-art and future directions. *Semin Radiat Oncol.* 2003;13(3):203–213.
61. Stubblefield MDMD, Levine AA, Custodio CMCM, Fitzpatrick TT. The role of botulinum toxin type A in the radiation fibrosis syndrome: a preliminary report. *Arch Phys Med Rehabil.* 2008;89(3):417–421.
62. Davis AMAM, O'Sullivan BB, Turcotte RR, et al. Late radiation morbidity following randomization to preoperative versus postoperative radiotherapy in extremity soft tissue sarcoma. *Radiother Oncol.* 2005;75(1):48–53.
63. Jensen KK. Measuring side effects after radiotherapy for pharynx cancer. *Acta Oncol.* 2007;46(8):1051–1063.
64. Fanning JJ, Carol TT, Miller DD, Flora RR. Postoperative femoral motor neuropathy: diagnosis and treatment without neurologic consultation or testing. *J Reprod Med.* 2007;52(4):285–288.
65. Corbu CC, Campodonico FF, Traverso PP, Carmignani GG. Femoral nerve palsy caused by a self-retaining polyretractor during major pelvic surgery. *Urol Int.* 2002;68(1):66–68.
66. Polomano RCRC, Farrar JTJT. Pain and neuropathy in cancer survivors. Surgery, radiation, and chemotherapy can cause pain; research could improve its detection and treatment. *Am J Nurs.* 2006;106(3 Suppl):39–47.
67. Carter GTGT. Rehabilitation management of peripheral neuropathy. *Semin Neurol.* 2005;25(2):229–237.
68. Argyriou AA, Polychronopoulos P, Iconomou G, Chroni E, Kalofonos HP. A review on oxaliplatin-induced peripheral nerve damage. *Cancer Treat Rev.* 2008;16(3):231–237.
69. Lloyd SS. Accessory nerve: anatomy and surgical identification. *J Laryngol Otol.* 2007;121(12):1118–1125.
70. Chaukar DDA, Pai AA, D'Cruz AAK. A technique to identify and preserve the spinal accessory nerve during neck dissection. J Laryngol Otol. 2006;120(6):494–496.
71. Windebank AJAJ, Grisold WW. Chemotherapy-induced neuropathy. *J Periph Nerv Syst.* 2008;13(1):27–46.
72. Dropcho EJEJ. Neurotoxicity of cancer chemotherapy. *Semin Neurol.* 2004;24(4):419–426.
73. Verstappen CCCP, Koeppen SS, Heimans JJJ, et al. Dose-related vincristine-induced peripheral neuropathy with unexpected offtherapy worsening. *Neurology.* 2005;64(6):1076–1077.
74. Winkelman CC. Inactivity and inflammation: selected cytokines as biologic mediators in muscle dysfunction during critical illness. *AACN Clin Issues.* 2004;15(1):74–82.
75. Schweickert WDWD, Hall JJ. ICU-acquired weakness. *Chest.* 2007;131(5):1541–1549.
76. Latronico NN, Shehu II, Seghelini EE. Neuromuscular sequelae of critical illness. *Curr Opin Crit Care.* 2005;11(4):381–390.
77. Herridge MSMS. Long-term outcomes after critical illness: past, present, future. *Curr Opin Crit Care.* 2007;13(5):473–475.
78. White ACAC, Terrin NN, Miller KBKB, Ryan HFHF. Impaired respiratory and skeletal muscle strength in patients prior to hematopoietic stem-cell transplantation. *Chest.* 2005;128(1):145–152.
79. Soubani AAO, Miller KKB, Hassoun PPM. Pulmonary complications of bone marrow transplantation. *Chest.* 1996;109(4):1066–1077.
80. Carlson LLE, Smith DD, Russell JJ, Fibich CC, Whittaker TT. Individualized exercise program for the treatment of severe fatigue in patients after allogeneic hematopoietic stem-cell transplant: a pilot study. *Bone Marrow Transplant.* 2006;37(10):945–954.
81. Dimeo F, Schwartz S, Fietz T, Wanjura T, Boning D, Thiel E. Effects of endurance training on the physical performance of patients with hematological malignancies during chemotherapy. *Support Care Cancer.* 2003;11(10):623–638.
82. Hayes SS, Davies PPSW, Parker TT, Bashford JJ, Newman BB. Quality of life changes following peripheral blood stem cell transplantation and participation in a mixed-type, moderate-intensity, exercise program. *Bone Marrow Transplant.* 2004;33(5):553–558.

83. Fraser CJ, Bhatia S, Ness K, et al. Impact of chronic graftversus-host disease on the health status of hematopoietic cell transplantation survivors: a report from the Bone Marrow Transplant Survivor Study. *Blood*. 2006;108(8):2867–2873.
84. Kim JB, Liakopoulou E, Watson JS. Successful treatment of refractory joint contractures caused by sclerodermatous graft versus host disease. *J Plast Reconstr Aesthet Surg*. 2007;61(10):1235–1238.
85. Beredjiklian PPK, Drummond DDS, Dormans JJP, Davidson RRS, Brock GGT, August CC. Orthopaedic manifestations of chronic graft-versus-host disease. *J Pediatr Orthop*. 1998;18(5):572–575.
86. Oldervoll LMLM, Loge JHJH, Paltiel HH, et al. Are palliative cancer patients willing and able to participate in a physical exercise program? *Palliat Support Care*. 2005;3(4):281–287.
87. Rogers LLQ, Courneya KKS, Shah PP, Dunnington GG, Hopkins-Price PP. Exercise stage of change, barriers, expectations, values and preferences among breast cancer patients during treatment: a pilot study. *Eur J Cancer Care*. 2007;16(1):55–66.
88. Custodio CMCM. Barriers to rehabilitation of patients with extremity sarcomas. *J Surg Oncol*. 2007;95(5):393–399.
89. Stubblefield MDMD, Bilsky MHMH. Barriers to rehabilitation of the neurosurgical spine cancer patient. *J Surg Oncol*. 2007;95(5):419–426.
90. Perna FMFM, Craft LL, Carver CSCS, Antoni MHMH. Negative affect and barriers to exercise among early stage breast cancer patients. *Health Psychol*. 2008;27(2):275–279.

術後リハビリテーション

シャーリン・M・トゥーイ
アネリーズ・サバーニク

　本章ではいくつかの腫瘍関連手術におけるリハビリテーションの意味は何かを重点的に扱う。特有で複雑ながん患者の機能およびQOLを、理学療法士・作業療法士が安全かつ有効に回復に導けるようにすることが目標である。ここで取り上げるのは、乳房手術、仙骨切除術、頸部郭清手術、および骨盤内臓器全摘手術である。

　外科手術の直後は手術に関する厳密な注意事項を守ることが重要であるが、不動によって機能障害の進行、移動能力減少、および合併症が起きやすくなるなどの後遺症に繋がるので、リハビリテーションではできるだけ早く安全に患者が完全な機能を取り戻すことに重点を置いて努力を続けること。

乳房手術

　乳腺腫瘤摘出、乳房切除、腋窩リンパ節郭清、および再建を含め、乳房手術からの患者の回復にリハビリテーションは極めて重要な役割を果たす。効果的なリハビリテーションは、過去の施療および各患者のケアの現況・ニーズに基づいた患者教育および運動療法プログラムの開発で成り立つ。患者の教育・リハビリテーションは理学療法士と一対一で、またはグループ環境で行える。グループクラスは乳房手術の前または直後に実施できる。

　術後すぐの肩および上肢の授動により、乳房手術に関連する病態を軽くできるかもしれない(1)。しかし腕の運動の早い開始と遅い開始について文献上相反するエビデンスがあり、運動開始が遅い場合は有意な利益がないと報告されている(2)。メモリアル・スローン・ケタリングがんセンター(MSKCC)では、術後1日目に腕運動を始めることを奨励している。この戦略が正常な上肢機能の回復および機能的独立を最大限によくする一方、合併症を最小限に抑えるとMSKCCは考えている。

　早期患者のリハビリテーションの目標は、外科手術後に経験しうる感覚に関して個別に教育し、リンパ浮腫とは何かを教え、リスクがある患者(腋窩リンパ節郭清を受けた患者)にリンパ浮腫に対する注意について話し合い、上肢・肩の運動を教え実行することである。患者教育で伝えた情報を補強するための冊子を提供するべきである。患者教育で取り上げるべき内容について以下に記す。

感覚

　乳房手術後、種々の感覚を経験する場合がある。外科手術後に患者に教える3種類の感覚には切開感覚、波及感覚、および幻影感覚がある。

　切開感覚とは、腕を上げていくと切開部自体が引っ張られる感覚とされる。運動ルーチンの最中でも、切開部が治癒途上で腕を上げて引っ張られる感じがあれば、やめるよう指示する。活動中に切開感覚が起きた場合は、

キーポイント

- 外科手術の直後は手術に関する厳密な注意事項を守ることが重要であるが、不動によって機能障害の進行、移動能力減少、および合併症が起きやすくなるなどの後遺症に繋がるので、リハビリテーションではできるだけ早く安全に患者が完全な機能を取り戻すことに重点を置いて努力を続けること。
- 術後すぐに肩および上肢を動かすと、乳房手術に関連する病態を軽くできるかもしれない。
- 乳房切除後早期患者のリハビリテーションの目標は、外科手術後に起きうる感覚に関して個別に教育し、リンパ浮腫とは何かを教え、リスクがある患者(腋窩リンパ節摘出を受けた患者)にリンパ浮腫に対する注意について説明し、上肢・肩の運動を教え実行することである。
- 乳がんの局所領域管理のため腋窩リンパ節摘出(ALND)が必要な患者は生涯、リンパ浮腫になりやすい。
- 術後の制限によって、治癒途上の皮膚切開創、皮弁、および患部組織の完全性を守る。再建後の美容術も同様である。
- 仙骨の部分・全切除術の術後合併症として、深部静脈血栓症(DVT)、肺炎、下肢の筋力減少、感覚消失、排便・排尿機能障害、性機能不全、失血、および創感染がある。
- 頸部郭清術の続発症として、頸部関節可動域減少、肩筋・僧帽筋の筋力減少、外観の損傷、疼痛、および日常生活活動・職務遂行の不能がある。
- 婦人科がんに対する骨盤内臓器全摘は徹底した切除による超根治的外科手術で、数週間は座ることができず、女性の排便・排尿・性交機能の変化を含め、重大な機能的移動能力の変化をもたらす。

運動をやめ、深呼吸運動を行うよう指示すると、引っ張られる感じを和らげるのに役立つ。引っ張られる感じが減ったら、問題の運動・活動を続けても安全である。しかし患者が深呼吸をしたにもかかわらず引っぱられる感じが続く場合は、問題の動作に関しては無痛関節可動域で行うよう制限しなければならない。

波及感覚とは、手術部位と同側の肩・肩周辺、体側部、または手術部位と同側の腕のあらゆる箇所に感じる通常ではない奇妙な感覚とされる。波及感覚が外科手術後に起きても異常ではなく、発現しても不安にならなくてよいと患者に告げる。ストレス、疲労、および冷感がそれぞれ単独または合同で波及感覚の程度を上げるのに寄与しうる。波及感覚は通常6ヵ月後に消失するが、最長1年続くことがある。

幻影感覚とは除去した乳房や乳首がまだあると思う感覚とされる。乳房切除術とは、乳房を取り除くことである。このため、腕や脚が切断されるのに似た幻影感覚が起きても驚きではない。乳房の温存または再建を選択した患者が幻影感覚を訴えることは稀である。幻影感覚も手術後6ヵ月で静まることが多いが、最長1年、またはそれ以上続くこともある。理学療法または作業療法でテクニックを指導し、幻影感覚の軽減に役立ててもらう。

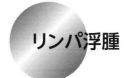

リンパ浮腫

乳がんの局所領域管理のため腋窩リンパ節郭清(ALND)が必要な患者は生涯、リンパ浮腫になりやすい(3)。センチネルリンパ節生検を受ける患者はALND歴がある患者と比べ、リンパ浮腫の発現リスクが有意に低い(4)。これに対し、ALND歴がある患者の方がリンパ浮腫を発現する確率が高く、2%〜56%と報告されている(5)。ALNDと放射線照射が組み合さるとリンパ浮腫の発現に相乗的な影響を与え、ALND単独より8-10倍リスクが高くなる(5)。

リンパ浮腫に対する一生涯の注意についての情報提供を受けるのは患者教育クラスが最初のときである女性が多いため、今の自分の状態に落胆し、怖れ、怒りを覚えるかもしれない。医療従事者として理学療法士・作業療法士は、リンパ浮腫がALNDに一律に起きる後遺症ではなく、予防または早期発見と治療がリンパ浮腫状態の緩和に有効だと元気づけることができる。外科手術の前に、医師はリンパ浮腫への注意について患者と話しをするとよい。

乳房再建術のための活動制限

　乳房切除後に再建術を受けなかった場合、手術後の活動に制約はない。こうした患者に手術後の活動および運動中の疼痛または切開部が引っ張られる感じが起きることは少ない。乳房切除後の乳房再建術を選択する女性が多い。患者は乳房切除の直後、あるいは時間が経ってから再建術を受けてもよい。

　術後の制限によって、治癒途上の皮膚切開創、皮弁、および患部組織の完全性が守られる。再建後の美容術も同様である。MSKCCでの手技ごとの注意事項を表04.1にまとめている。制限事項は患者によって変わる場合があるので、乳房外科医および形成外科医に確認し、どんな制限でも明瞭にしておくことが肝要である。

　患者全員に指導をし、術後1日目に運動を始める。運動処方は患者が受ける手術の種類によって異なる。腕の病態軽減を促す運動を行うよう指示し、できるだけ早く機能を術前レベルに戻すようにする。制限については運動開始前に患者と一緒に検討する。医師が設定した関節可動域（ROM）制限ガイドラインの範囲内で患者は運動を行う必要がある。

- 各手術のROM制限については表04.1を参照。どんな外科手術の後も肘関節ROMには制限がないので、洗浄、身繕い、整髪、帽子・ウィッグを被るなどの日常生活活動を行えるだろう。
- 6週間、術側で2kg強以上の物を持ち上げないこと。
- 6週間、手術領域が弾んだり揺れたりする活動をしないこと。これは走らない、踊らない、激しい性活動をしないという意味である。外科手術後にサイクリングマシンに乗ること、歩くことは奨励される。

乳房再建手術後の肩運動

　乳房再建手術後の術後リハビリテーションプログラムは7つの運動で構成される。表04.2は運動を一覧にしており、実施した再建手技の種類別に、回復期のどの時点で特定の運動を始めるかがわかる。上肢運動を図04.1に示す。

組織エキスパンダーおよび有茎皮弁

　術後、最初の2週間は肩関節を動かす範囲を90°以下にして運動1～5を行う。切開創が治癒したら（通常術後14日以内）、残りの運動をプログラムに加える。この時、90°の制限を外す。

表04.1　手技および制限			
外科手術の内容	肩ROM矢状・前額面制限（2週間）	術側での2kg強の物体挙上制限（6週間）	胸壁を弾まない・震動させない（6週間）
乳房手術（再建術なし）	制限なし	なし	なし
組織エキスパンダー	90°	あり	あり
有茎TRAM（横行腹直筋）皮弁	90°	あり	あり
遊離TRAM皮弁（内乳動脈）	90°	あり	あり
遊離TRAM皮弁（胸背動脈）	45°	あり	あり
広背筋皮弁	60	あり	あり

第1部 がんリハビリテーションの概説

表04.2 外科手術後の運動					
運動	再建なし	組織エキスパンダー	広背筋皮弁	有茎TRAM皮弁	遊離TRAM皮弁
1. 深呼吸	術後1日目	術後1日目	術後1日目	術後1日目	術後1日目
2. 肩回し	術後1日目	術後1日目	術後1日目	術後1日目	術後1日目
3. ウィング	術後1日目	術後1日目	術後1日目	術後1日目	術後1日目
4. 腕回し	術後1日目	術後1日目	術後1日目	術後1日目	術後1日目
5. 内回旋ストレッチ	術後1日目	術後1日目	術後1週目	術後1日目	術後2週目
6. 壁クロール屈曲運動	術後1日目	術後2週目	術後2週目	術後2週目	術後2週目
7. 頭の後ろで手を組む	術後1日目	1ヵ月	1ヵ月	1ヵ月	1ヵ月

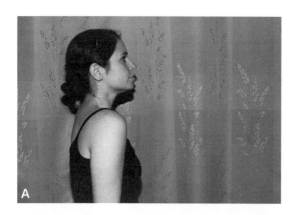
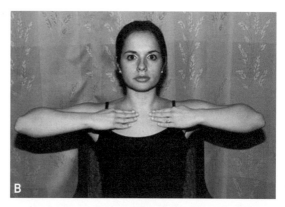
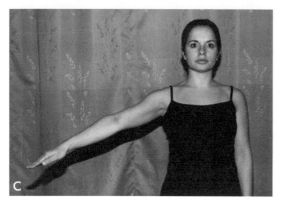
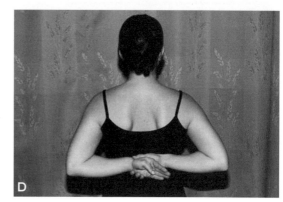

図04.1　A-D

乳房再建手術後に行う上肢運動には(A) 肩回し(両肩を時計回り、反時計回りに回す)、(B) ウィング(両腕を鎖骨の上に添え、横から上へ腕を外転させる)、(C) 腕回し(肘を伸ばし体幹を回旋させずに肩を時計回りおよび反時計回りに回す)、(D) 内旋ストレッチ(背中の後ろで手を組み、背中の中心に向かって持ち上げる) がある。

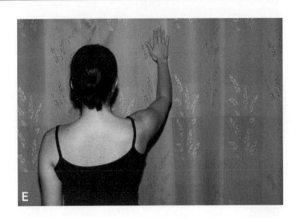
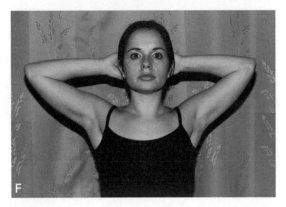

図04.1　EおよびF

(E) ウォール・クロール(適切なROMを得るには上下左右を対称にする必要があるので注意)、約30cm離れて壁に向かって立ち、患手を持ち上げて壁に触れ、胸壁または肩が引っ張られたり、伸びているという感覚が得られるまでゆっくりと壁を上らせる。(F) 頭の後ろで手を組む(両手を組み、頭の後ろに持っていき、いったんその状態が安定したら、ゆっくり両肘を左右に開く。

遊離TRAM皮弁

　術後、最初の2週間は適切なROM制限ガイドラインに従い、運動1～4を行う。遊離横行腹直筋(TRAM)皮弁で手術を受けた患者は、筋肉および切開部が引っぱられるのを防ぐため、胸椎・腰椎を前に曲げた状態でいるよう指導する。切開創が治癒したら(通常術後14日以内)、制限を外して残りの運動をプログラムに加える。

　各運動をそれぞれ10回繰り返し、毎日5セット行う。セット数および反復回数は、組織の治癒経過と各人の痛みに対する耐性を元に調整する。術後6週間以内に肩関節可動域が正常に戻る。関節可動域制限が持続する場合は医師に知らせるよう指示する。医師はROMおよび機能が完全に戻るよう理学療法または作業療法を処方してもよい。

仙骨切除術

　仙骨切除術では、仙骨およびその周囲組織の腫瘍を有効に除去または腫瘍を減量するため、仙骨の一部または全体を切除する。仙骨部分切除術では、腫瘍と関連した仙骨組織の一部および神経のみを除去する。仙骨全切除術では、仙骨全体およびその神経を除去する。腫瘍の種類および広がりによって、腫瘍を有効に除去・減量するのに必要な外科手術の程度が決まる。外科手術は単刀直入な方法だとしても、その複雑性ゆえ長期合併症が持続することがある。排便・排尿機能を制御する神経は仙骨を通っているため、患者が永久的な失禁に陥る可能性がある。外科手術または他の抗がん治療を受けている大半の患者と同様、こうした患者の治癒率は診断時の腫瘍のステージ・グレード、外科手術が必要な場合は明確なマージンが得られること、化学療法または放射線治療による補助療法で陽性反応が得られることで決まる(6)。

　外科手術には原発腫瘍の除去による治癒的なものと、転移性病巣で起きる症状の緩和による対症療法的なものがある。仙骨全切除術(図04.2)は稀で、脊椎骨盤再建術(7,8)が必要な場合がある。仙骨全切除術は、前・後側外科的アプローチで腫瘍を露出して主要腫瘍血管を確認・結索し、前部仙骨部分切除術(9)を行うという二段階手順で行う。創傷欠損部を閉塞するには、腹直筋皮弁をハーヴェストし、後仙骨切除術を行い、筋皮弁を使って閉じる(8)。

　仙骨切除術後に腰仙骨接合部を再建すれば、外科手術後より早く動ける可能性が研究で示唆されている(9)。脊椎仙骨盤再建では腸骨翼の間にサージカルプ

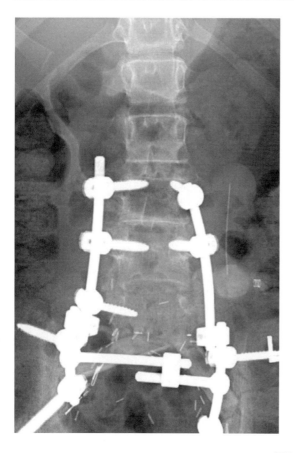 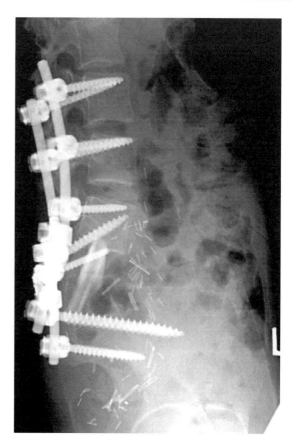

図04.2

骨原性肉腫患者に対する仙骨全切除術後の再建ハードウェアのX線写真

レートを留置し、向かい合う骨同士を固定することもある。また、脊柱および骨移植片を支持するために脊椎インストゥルメンテーションを行い、腸骨翼同士の融合を促すこともある(9)。

合併症

術後合併症として、DVT、肺炎、下肢の筋力減少、感覚消失、排便・排尿機能障害、性機能不全、失血、および創感染がある(6)。排便・排尿機能障害の場合、自己導尿、自己摘便、または人工肛門造設を必要とする場合がある。S3椎骨より下部の切除の場合、括約筋機能を維持できる。両側S2～S4神経根切除は、男性の尿失禁・便失禁および性的不能を引き起こすが、S2神経根の片側を温存すれば排便コントロールを維持できる(6)。

術後ケア／リハビリテーション

外科手術の程度に応じて術後1～5日間、患者を臥床安静させる。特に筋皮弁を使った場合は、患者を特殊なエアフローマットレスに寝かせ、褥瘡の予防を助け、術部の治癒効率を上げる。表面が液体で柔らかくベッド上で動きにくくなるので、この種のベッドでは移動が悪くなる患者が多い。ベッドの上方にトラピーズ・バーを設置すればベッド移動が良くなるので強く推奨する。皮膚損傷の可能性をさらに減らすには、まず寝返りから始めて、早

期にベッド移動のトレーニングを開始することが重要だ。術部のひきつりを減らし快適になるよう、患者の膝の間に枕を置き、股関節を圧縮する。治癒を促し健康で傷のない皮膚を取り戻すために医師は体位交換スケジュールを決め、看護スタッフおよび患者はこのスケジュールを強化する。

よくある注意事項として、患者は外科手術後すぐに座ってはいけないと言われるが、それには次の2つの理由がある。座ることで縫合部に剪断力がかかることがあり、筋皮弁を使った場合、皮弁の生存能を維持することが治癒促進に極めて重要である。このため離床許可が出たとき、安全のためまず理学療法士が患者の移乗を開始し、患者と介護者全員に移乗の教育をすることが重要である。

外科手術後、コードや管が患者にたくさんついており、ベッドからの移乗が困難になる。座位制限によるDVTおよび肺炎のリスクが高く、徹底した排痰手順を開始する。この排痰手順は、症状に応じた叩打法および振動マッサージ、インセンティブ・スパイロメトリー、および深呼吸エクササイズから成る。医学的に問題がないとされたら、歩行運動を再開する。特に何日間も臥床安静していた場合は、歩行再開が困難を伴うことがある。起立効果の問題が生ずる場合がある。創傷部や皮弁の完全性、患者のバランス、安全な身体運動が保証できるよう、ベッドから安全に移乗するテクニックについて患者とそのケアに関わるスタッフ全員を教育する際に理学療法士の活躍の場がある。

仰臥位または側臥位から立位への体位変換は切開創があるので座位を避けて行うことが多い。形成外科医および整形外科医は、立位に移るため30秒以下の非常に短い時間ならベッドの端に座ることに同意することもあるだろう。患者が側臥位から立位に移り、正常のバイタルサインでめまいの愁訴もなく立位をそのまま維持できたら、ステップまたは足踏みのような歩行の前段階の動作を始めてもよい。起立位で5～10分後経過後、起立効果の徴候がなければ、理学療法士は歩行訓練または歩行運動を始めてもよい。頭部ふらふら感があった場合は止まる必要があり、その際座ることができなければ、初めは歩行を短距離に制限することを勧める。バイタルサインが安定すれば患者が耐えられる程度に、歩行距離を毎日伸ばす。

理学療法の初日に緩めの運動療法も始める。外科医が指示したROM制限に従う限り、患者はベッド上で足首、膝、腰の自動関節可動域（AROM）運動を行うことができる。

こうした患者は外科手術後最長6～8週間座る許可が下りないこともあるので、下肢筋力に加えレジスタンスバンドまたはダンベルで上肢筋力を最適な状態にすることが重要である。離床時間を増やしても耐えられれば、立位の運動を始めてもよい。

前述のような仙骨切除術後の患者状態があるので、治癒の初期段階は座る許可が下りない。一般に、この注意は切開部に剪断力がかからないようにするためのものである。仙骨切除術部位の縫合の向きによるが（術医にもよる）、30分以内であれば座面の高いハイチェアなら座ることを許される。短時間である理由は術部に過度の剪断力または圧をかけずに、心肺の健康、姿勢筋の持久力、および飲食のために、起立位で得られる利益を確保するためである。

こうした患者の大半が、ベッド移動（主にベッドに戻ること）、歩行、および階段昇りでさえも、介助を最小限するという目標を外科手術後2～3週間内に達成する。最も難しい問題は、排便や排尿の失禁が残る可能性である。こうした患者は一般に仙骨切除術後に院内リハビリテーション・センターに行かないので、医師が救急処置環境で排便・排尿の再訓練のリハビリテーションを担うことになる。排便・排尿機能に関係する二次的な問題は永久に続くことがあり、最長1年にもなりうる失禁のトレーニングが必要な場合がある。失禁のリハビリテーションの訓練を受けた理学療法士ならば実施可能である。

頸部郭清術

頭頸部がん患者も特有な術後に考慮すべき点がある。頭頸部がんでは様々なレベルの頸部郭清が行われる。頸部郭清術後の肩痛を報告する患者数は有意に多い(19)。主訴には頸部関節可動域減少、肩筋・僧帽筋力減少、外観の損傷、疼痛、および必要な日常生活活動・職務遂行の不能がある。疼痛経験患者の多くは副神経の切除・損傷によりこの神経に障害が起きている。外科手術中の神経牽引による血液供給減少または神経伸展損傷もこれに含まれることがある。副神経が損傷をしたとき、頸神経叢による神経支配が運動機能に寄与する場合があるが、頸神経叢の分枝がいくつ温存されるかによって変わる(11)。

手術直後の患者は一般に7〜14日間入院する。再建術を受ける患者もいるので、皮弁の監視が必要である。経口栄養摂取ができず、経管栄養法による栄養補給が必要な患者が多い。ほぼ全ての患者が気管切開を受け、吸引指導が必要である。徹底した排痰を必要とし、手術後レジメンの一環で頻回の吸引とともに行う。頭頸部の外科手術を受けた患者は通常、手術後まもなく歩行できる。下顎骨再建のため腓骨を利用する場合、術後に荷重制限が課されるので、理学療法士は患者に歩行トレーニングを行う必要がある。最初の2週間は頸部ROM制限が課され、切開部および頭頸部領域内の組織構造が引っ張られないようにする。2週間後、頸部の運動性を取り戻すための緩めのAROM運動を開始できる。また正常なアライメントおよび有効な呼吸パターンに近づくよう姿勢訓練と良い姿勢を保つ習慣について指導する。

術後の放射線治療を受ける予定の患者には、術後に顎関節（TMJ）機能障害の評価および開口測定を行うこと。放射線治療が開始したら、ROM低下がある患者は全員、ダイナスプリントまたはセラバイトなどの器具の寸法を取り、それ以上のROM減少を防ぎ、開口能力を失う可能性を抑える。口が開かないと噛み砕く力が無くなり、口腔衛生ができなくなり、最悪の場合、ストローを使うことすらできなくなる。開口障害が発現した場合は、理学療法でも治療が非常に難しい。残念ながら、開口能力がかなり低下した後になって初めて理学療法を紹介される患者が多い。こうした患者に頭頸部への放射線療法を行う状況では、注意深い患者の監視を第一にする。各種の軟部組織授動テクニック、関節授動術、物理療法、および運動を組み入れる理学療法士は、こうした患者の治療で必要かつ有用な役割を果たす。ボツリヌス毒素の注射が筋肉弛緩に有用で、理学療法士は開口治療がしやすくなる。頭部、顔、顎の筋肉のアセスメントの訓練を受けた理学療法士が頭頸部を詳細に評価すればこうした患者に有益である。さらに、姿勢のアライメントと同様、上半身全体も無視できない。放射線療法または外科手術の前と最中の早期教育および慎重な監視は開口障害の症状緩和に必須である。

頸部郭清術後のその他の後遺症として、副神経損傷・切除による頸部機能障害、姿勢機能障害、肩機能障害、および肩甲帯の神経行動不能症が起こりうる（12）。副神経損傷の影響は肩甲骨を安定させる主体である僧帽筋に及ぶ。僧帽筋は肩甲骨の挙上、回転、後退など肩甲上腕リズムに寄与する。副神経が損傷すると、肩甲上腕リズムが損なわれ、肩甲帯が不安定になる。これは疼痛のみならず、能力障害および外観の損傷にもつながる。肩甲骨が横にずれ、下に回り込み、肩が下がり、翼状肩甲になるためである。こうした患者は肩甲骨の位置運動感覚の自覚がないことが多い。

ROMまたは関節運動性を改善するために、受動または自動介助ROMの理学療法テクニックを利用してもよい。患者も肩関節、頸椎、または鎖骨の授動術を必要とする場合がある。当然、運動性亢進関節または弛緩関節への授動術を行わないよう、慎重なアセスメントが必要である。こうした患者の症状に応じて筋力強化、神経筋再教育、および痛みを和らげる物理療法手段を提供するため、理学療法介入が必要である。僧帽筋の中心・下部ほど上僧帽筋の筋力強化を行ってはいけない。肩甲骨後退・肩甲骨下制運動は重力排除した位置で行うよう指導することが重要で、能力に応じて難度を上げる。運動方法として、仰臥位肩甲骨後退、側臥位固有受容体神経筋促進法（PNF）パターン、腹臥位時計運動、または側臥位肩甲骨後退を行ってよい。肩甲骨・肩関節、および姿勢全体の適切なアライメント・位置を監視し改善を促す能力がある理学療法士は、患者が独りで位置を維持できるようになるまで、重要な役割を果たす。

神経無動作症の患者は肩甲骨の位置運動の自覚が低下しているため、リハビリテーションが極めて難しい。神経筋再教育テクニックはリハビリテーション介入の重要な一部である。そのテクニックの一部に、テーピング、PNF、ボディブレードエクササイズ、鏡を使った視覚フィードバック、および動作の徒手促通なども入る。こうした患者のリハビリテーションでは、姿勢の教育・反復も大変重要である。

放射線治療または外科手術であるかにかかわらず、頭頸部の抗がん治療を受けた患者は全員、治療前に詳細に評価し、治療中追跡するのが理想である。こうした患者の治療はがんの縮小・排除ができれば成功することが多いが、身体・心理・社会面の衰えのため、QOLがかなり低下することになる。早期教育、監視、および追跡により長期間のリハビリテーション介入の必要がなくなり、放射線維症の影響を和らげることができる。患者およびサバイバーのQOLを最大化するため、医師は患者治療への理学療法士の参加を早い段階で訴え、リハビリテーションプログラムに理学療法士を参加させるべきである。

骨盤内臓器全摘

婦人科がんに対する骨盤内臓器全摘は子宮、卵管、卵巣、子宮傍組織、膀胱、直腸または直腸一部、腟、尿道、および一部の挙筋を切除する超根治的外科手術である。がんの位置、放射線維症の有無、患者の解剖学的構造、および術後の見込みに基づき、外科医は前方アプローチか後方アプローチかを決める。肛門、尿道、および一部の外陰の切除のため、時に補助的アプローチ(会陰式)が必要である。

この果断な手順をとることは稀で、MSKCCでは年に10症例ほどしかない。骨盤限局の進行婦人科がん患者の5年生存率は50%である (13,14)。他の治療選択肢が失敗、または使用できないとき、骨盤内臓器摘出が最終的に行なわれる。この外科手術は適切なマージンがある、がんの完全切除を意図している。そのため、問題となる婦人科がんが骨盤に限局していることが条件である。それより遅いステージでは局所組織に浸潤してがんが広がっているため、進行子宮頸がんに対しては除臓術を考えることが最も多い。卵巣がんおよび子宮内膜がんはリンパ管、血管、または腹膜管を介して骨盤を越えて広がり、ずっと早期に転移する傾向があり、骨盤内臓器摘出の候補に卵巣がんおよび子宮内膜がんは考えにくい。骨盤内臓器摘出後の5年生存率はわずか20%〜40%である (15,16)。進行外陰がんと診断された女性に除臓術はほとんど役に立たないが、放射線治療および化学療法による単独療法で適切に治療できることが判明している(17,18)。腟がん、横紋筋肉腫、その他の婦人科がんの治療に臓器摘出が使われてきた。最終的には、保存的治療が失敗したときはいつでも、骨盤内臓器全摘が婦人科がんの治療として考えられる。

患者の選択

心理検査および医学的検査の両者を基に患者を選択する。女性は身体イメージの重大な変化を受け入れる準備をしなければならない。性的機能の変化以外にも、人工肛門造設および回腸導管という2つの新しいストーマのケアをする可能性を認識しなければならない。集中治療室での滞在時間を含め長期入院もありうるので、患者と話し合わなければならない。切除不能のがんとわかったら、術中に手術を中止する可能性を認識しなければならない。骨盤全摘手術の候補患者はすでに手術を受けた他の女性とよく話し、手術の重大性に対する洞察を得ておくとよいとされる。

がんの存在の確認、切除不能・転移性がんの証拠を見つけるには医学的検査が必要である。外科医はまず3つの転移性症状を検討する。その3つとは一側性脚浮腫、同側性坐骨神経痛、および水腎症で、どの症状も後側方骨盤側壁への転移性がんを示す。上記症状が1つまたは2つある女性は、転移性疾患の可能性が高く、骨盤内臓器摘出の候補に不適当である。

全体として、全身が長時間の手術、大規模な体液移動、輸血、および栄養補給に耐えられるのに十分健康な状態でなければならない。理学検査で、外科医は悪液質、鼠径・鎖骨上リンパ節腫大、肝腫大、または腹部内腫瘤があるか調べる。触知可能なリンパ節の生検を行い、転移性疾患がないか調べる。

腹部・骨盤・胸部CT-PET走査などの画像検査を行い、転移性疾患がないか評価する。さらに診断的腹腔鏡検査法による臨床検査として、リンパ節生検、腹膜液の吸引、および生検があり、いずれも転移性疾患の検出の助けになる (19,20)。細胞検査およびS状結腸鏡検査を済ませてから、膀胱または直腸を温存する計画を決める。

術前の準備

患者が適切な候補で臓器摘出を選択する場合は、術前の準備をしなければならない。術後の体液管理のため中心ラインおよびメディポートを留置する。外科手術後数日から数週間経口摂取ができないこともあるので、術前術後に完全静脈栄養 (TPN) が使う場合がある。感染リスクを減らすために抗生物質を予防として処方する。時間が許す場合は、外科医は鉄補充療法を開始して貧血を治療し、ヘモグロビン値を11g/dLに上げる。手術当日の朝、造瘻術チームは皮膚の皺およびベルト・ウエストバンドを巻く場所を避けるように注意してストーマ造設部位に印をつける。最後に、無気肺および肺炎のリスクを減らすため、患者にインセンティブ・スパイロメーターを術後に使うよう指示する。

手術手順

患者の腰、太腿、および膝をあぶみで支え、低砕石位にさせる。この体位は、腹部骨盤検査と切除可能性の検討

が同時でき、特に会陰式および筋皮移植片再建術に良い。正中線切開を行い、必要に応じて上方にも切開を広げ、上腹部および下腹部両方を調べる。術医は転移性疾患がないか、横隔膜、肝臓、胆嚢、胃、脾臓、網、大腸および小腸、腹部・骨盤の腹膜などの腹部臓器を調べる。異常所見のある部位を生検し、凍結切片を病理検査にかける。次の段階は、骨盤リンパ節および傍大動脈リンパ節から全ての転移性病巣を取り除くことである。両リンパ節にがんがないことがわかったら、骨盤の検査に移る。

臓器摘出は会陰式で前部、後部、または全体に及ぶかもしれない。前部臓器摘出は後部の腟と直腸を残し、膀胱、尿道、および腟前部の除去を含む。前部臓器摘出は子宮頸および上腟に限局した腫瘍に優先的に行う方法である。後部臓器摘出は直腸に浸潤した原発ステージIVの子宮頸がんの治療のために行う。後部臓器摘出では、膀胱および尿道を残す。肛門、腟道、および一部の外陰切除を含めた会陰式臓器全摘では重大な骨盤欠損ができ、薄筋または腹直筋から採取した大きい筋皮弁で修復することが多い。術医がナイロン製の大きい骨盤パックによる骨盤内充填を選ぶ場合も時折ある。

実施した臓器摘出の種類に応じて、腟の再建が必要な場合がある。腟粘膜のかなりの部分を残せる場合が最も良い手術である。特に会陰式を行うとき、薄筋および腹直筋など大きい筋皮弁が新腟腔移植片として最良である。

術後の排尿機能については心強い結果が得られており、ストーマを介して定期的に導尿することで排尿コントロールを維持できる女性が大半である。排尿組織に及ぶ術後合併症は50％を超え、特に照射後の患者で発現率が高い。しかし狭搾、結石、瘻、漏れ、および感染症などの合併症は追加手術の必要なく治療されている（21-23）。

手術後のケア

術後のケアでは体液バランスが不可欠で、骨盤欠損が大きい女性は特にそうである。この患者集団では相当量の血清漏出が起きるだろう。ヘマトクリット値、プロトロンビン時間、および血清タンパク質値を含む臨床検査値を全て綿密に監視する。

外科手術後、特に骨盤再建術を受けた場合、数日間臥床安静にする。骨盤パックを入れた患者は手術から72～96時間後にパックを取り除くまで臥床安静にする。新腟を含め筋皮弁で骨盤を再建した患者は、外科手術後に数日間臥床安静にする。形成外科医から正式許可が下りたら、その後ベッドから出て移動運動を行う。こうした患者は急性期医療中、皮膚および筋皮弁の完全性を維持するために専用のプレッシャーリリーフ・ベッドで就寝する。このような患者は術後平均4～6週間、座る許可が下りない。

長期臥床安静後の外科手術の直後は、徹底的な排痰が不可欠である。この患者集団への理学療法、呼吸器治療、および看護の全てに肺の衛生が関わる。排痰は、安静時および身体活動時のパルスオキシメーターおよび呼吸数の定期的な監視、両肺野の聴診、ポジショニング、インセンティブ・スパイロメトリーや叩打法および振動マッサージを含む深呼吸運動、さらに術後の肺合併症軽減のための患者および介護者両者の教育をも含む。

離床移動の医学的許可が下りたら、理学療法が最初の移動を支援する。すべてのコード、管、および排液管を考慮に入れて、理学療法士は各患者の筋力および移動能力性を評価する。一般に座ることは数週間許可されないので、患者は離床就床の適切なテクニックについて教育を受けなければならない。数日間の臥床安静および体液アンバランスのために、最初の離床で起立性低血圧を示すことがある。理学療法士は最初の起立時の血圧をしっかりと監視し、起立性低血圧の症状があれば全て外科チームに報告しなければならない。

一般的な下肢運動レジメンを理学療法で利用してもよい。筋力および柔軟性を増やすため、緩めの自動運動または自動介助関節可動域運動について患者教育を行うとよい。特に筋皮弁再建術を受けた患者は、下肢の受動関節可動域運動の実施を延期すること。歩行時の苦労を軽減する補助具が患者にとって有益で、最終的に患者のバランスと安全性が向上する可能性がある。急性期医療入院後、あらゆる身体活動のレベルを上げていくには、形成外科で解決しなければならない。

まとめ

本章は、適切な教育および介入がなければ、QOLに負の影響を与えうるタイプの手術に対するリハビリテーションの意味について記した。本章は手術後の特殊な病態に対するリハビリテーションの意味について重点的に扱ったが、早期介入および監視によりこうした症状の負

の影響を緩和することができる。がん診断に対する治療の種類とは無関係に、その治療や他の治療の併用が人の身体、精神、感情に影響を与える。医療従事者には患者全体を診る義務があり、患者の健康に影響する全ての要因に注意を払うことで、総合的転帰を改善する能力がある。QOLに負の影響を与える転帰を見分け、リハビリテーションサービスを患者に適切に紹介すれば、患者が満足し、最も大切なQOLも改善し、総合的に優れた転帰が得やすくなるだろう。

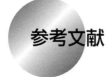

参考文献

1. Box RC, Reul-Hirche HM, Bullock-Saxton JE. Results of a randomized controlled study of postoperative physiotherapy. *Breast Cancer Res Treat*. September 2002;35–50.
2. Shamley DR, Barker K, Simonite V. Delayed versus immediate exercises following surgery for breast cancer: a systematic review. *Breast Cancer Res Treat*. April 2005;90(3):263–271.
3. Otto S. *Nursing Oncology*. St. Louis MO: Mosby, Inc.; 2001:137–139.
4. *Francis, W, Abghari P, Du W, Rymal C, Suna M, Kosir M*. Improving surgical outcomes: standardizing the reporting of incidence and severity of acute lymphedema after sentinel lymph node biopsy and axillary lymph node dissection. Am J Surg. November 2006;192(5):636–639.
5. Sakorafas, G, Peros, G, Cataliotti, L, Vlastos, G. Lymphedema following axillary lymph node dissection for breast cancer. *Surg Oncol*. November 2006;12(3):153–165.
6. Malawer M, Sugarbaker P. Musculoskeletal cancer surgery: treatment of sarcomas and allied diseases. Kluwer Academic Publishers; 2001:Chapter 27.
7. Zileli M, Hoscoskun C, Brastianos P, Sabah D. Surgical treatment of primary sacral tumors: complications associated with sacrectomy. *Neurosurg Focus*. 2003;15:1–8.
8. Zhang HY, Thongtrangan I, Balabhadra RS, Murovic JA, Kim DH. Surgical techniques for total sacrectomy and spinopelvic reconstruction. *Neurosurg Focus*. August 15, 2003;15(2):E5.
9. Doita M, Harada T, Iguchi T, et al. Total sacrectomy and reconstruction for sacral tumors. *Spine*. 2003;28(15):296–301.
10. *van Wilgen C, Dijkstra P, van der Laan B, Plukker J, Roodenburg J*. Shoulder and neck morbidity in quality of life after surgery for head and neck cancer. Head Neck. October 2004;26(10):839–844.
11. *Cappiello J, Piazza C, Nicolai P*. The spinal accessory nerve in head and neck surgery. Curr Opin Otolaryngol Head Neck Surg. April 2007;15(2):107–111.
12. *Parliament M, Courneya K, Seikaly H, Jha N, Scrimger R, Hanson J*. A pilot study of a randomized controlled trial to evaluate the effects of progressive resistance exercise training on shoulder dysfunction caused by spinal accessory neuropraxia/ neurectomy in head and neck cancer survivors. Head Neck. June 2004;26(6):518–530.
13. Berek JS, Howe C, Lagasse LD, Hacker NF. Pelvic exenteration for recurrent gynecologic malignancy; survival and morbidity of the 45-year experience at UCLA. *Gynecol Oncol*. 2005;99:153.
14. Goldberg GL, Sukumvancih P, Einstien MH, et al. Total pelvic exenteration: the Albert Einstein College of Medicine/Montefiore Medical Center Experience (1987 to 2003). *Gynecol Oncol*. 2006;101:261.
15. Morris M, Alvarez RD Kinney WK, Wilson TO. Treatment of recurrent adenocarcinoma of the endometrium with pelvic exenteration. *Gynecol Oncol*. 1996;60:288.
16. Barakat RR, Goldman NA, Patel DA, et al. Pelvic exenteration for recurrent endometrial cancer. *Gynecol Oncol*. 1999;75:99.
17. Phillips B, Buchsabaum Hj, Lifshitz S. Pelvic exenteration for vulvovaginal carcinoma. *Am J Obstet Gynecol*. 1981;141:1038.
18. Boronow RC, Hickman BT, Reagan MT, Smith RA. Combined therapy as an alternative to exenteration for locally advanced vulvovaginal cancer. II. Results, complications, and dosimetric and surgical considerations. *Am J Clin Oncol*. 1987;10:171.
19. Kohler C, Tozzi R, Possover M, Schneider A. Explorative laparoscopy prior to exenterative surgery. *Gynecol Oncol*. 2002;86:311.
20. Plante M, Roy M. Operative laparoscopy prior to a pelvic exenteration in patients with recurrent cervical cancer. *Gynecol Oncol*. 1998;69:94.
21. Houvenaeghel G, Moutardier V, Karsenty G, et al. Major complications of urinary diversion after pelvic exenteration for gynecologic malignancies: an 89-patient series. *Gynecol Oncol*. 2003;89:155.
22. Ramirez PT, Modesitt SC, Morris M, et al. Functional outcomes and complications of continent urinary diversions in patients with gynecologic malignancies. *Gynecol Oncol*. 2002;85:285.
23. Karsenty G, Moutardier V, Lelong B, et al. Long-term follow-up of continent urinary diversion after pelvic exenteration for gynecologic malignancies. *Gynecol Oncol*. 2005;97:524.

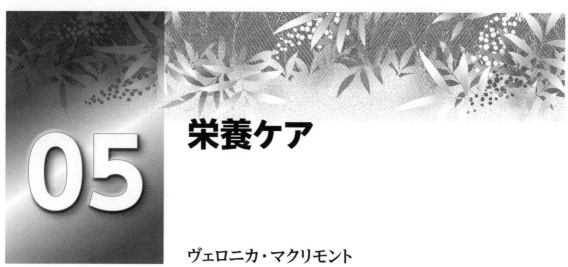

05 栄養ケア

ヴェロニカ・マクリモント

栄養はがん患者の管理に不可欠な構成要素である(1)。悪性疾患患者の栄養状態は腫瘍、抗腫瘍治療、または関連合併症の影響を受けることがある(2)。大手術、化学療法、および放射線療法などの治療ががん患者の摂食能力および食べる意欲を妨げることが多い(3)。

抗がん治療と栄養の意味

化学療法

患者の栄養状態を変える可能性がある化学療法の副作用として、悪心、嘔吐、食欲不振、粘膜炎、食道炎、疲労、および便秘、膨満、または下痢などの排便習慣の変化がある。消化管の内側を覆う細胞の損傷のため、正常な消化管機能も影響を受ける場合がある。これがさらに栄養状態を悪くする消化・吸収の変化をもたらす(4)。シスプラチン、ドキソルビシン、およびフルオロウラシルなどの抗腫瘍薬が、悪心、嘔吐、食欲不振、腹痛、下痢、発熱、口内炎、粘膜炎および食物嫌悪などの重い胃腸症状を誘発することで、間接的に食物摂取量または吸収に影響を与えうる(5)。

放射線療法

頭頸部、胸部、腹部、または骨盤に放射線治療を受けている患者は、栄養障害のリスクが高い(6)。例えば頭頸部への放射線治療によって治療領域の粘膜炎が起きるが、これは第2週の治療中に発現することが多い。この副作用は治療を通じて持続し、その後徐々に消える。頭頸部がん患者の大半が口内乾燥症、嚥下痛(嚥下時の灼熱感)、および治療第2週/第3週の間の無味覚症(味覚の不在)を経験する(7-10)。さらに、口腔照射がだ液の産生を減少させうる。この唾液の欠乏は口内乾燥症を引き起こし、味覚を鈍感にさせ、嚥下障害を起こす(11)。

外科手術

外科手術後、多くの患者が疲労、疼痛および食欲不振を経験し、通常の食事を摂取できない。また外科手術が適切な栄養摂取に対する力学的・生理学的な障壁を作ることがある。例えば、腸を切除した患者は吸収不良を経験する場合がある(12)。

栄養アセスメント

がん患者の栄養ケアは個別の配慮が必要である(13)。栄養失調リスクの識別には栄養スクリーニング

キーポイント

- 栄養はがん患者の管理に不可欠な構成要素である。
- 悪性疾患患者の栄養状態は腫瘍、抗腫瘍治療、または関連合併症の影響を受けることがある。
- 大手術、化学療法、および放射線療法などの治療ががん患者の摂食食能力および食欲を妨げることが多い。
- 患者の栄養状態を変える可能性がある化学療法の副作用として、悪心、嘔吐、食欲不振、粘膜炎、食道炎、疲労、および便秘、膨満、または下痢などの排便習慣の変化がある。消化管の内側を覆う細胞の損傷のため、正常な消化管機能も影響を受ける場合がある。
- 頭頸部、胸部、腹部、または骨盤に放射線治療を受けている患者は、栄養障害のリスクが高い。
- 外科手術後、多くの患者が疲労、疼痛および食欲不振を経験し、通常の食事を摂取できない。
- 一般に、栄養失調リスクの識別には栄養スクリーニングが不可欠で、その後栄養アセスメントで栄養診断を行い、適切な介入法を決定し、栄養ケアの転帰を監視・評価する。
- がん患者の栄養管理には、経口食事療法、経腸栄養法、および非経口的栄養法がある。
- 登録栄養士は食欲不振、味覚の変化、疲労、口内乾燥、または悪心など患者から報告があった栄養関連の問題を検討し、治療選択肢を討議すること。
- 化学療法／放射線治療中の栄養補助剤（特に高用量の抗酸化物質または漢方薬）の併用は薬剤と栄養補助剤の相互作用による問題が起きうる。

が不可欠である（14）。スクリーニングの次に栄養ケアプロセスの第一段階である栄養アセスメントを行い、それを元に栄養診断を行い、適切な介入法を決め、栄養ケアの転帰を監視・評価する（13）。登録栄養士は栄養関連の問題およびその原因について明らかにするため、以下の患者／クライアント情報を入手すること。

食物／栄養の履歴：食物・栄養の摂取、患者／クライアントの栄養関連の知識
生化学検査データ、医学的検査：電解液、脂質プロファイル、グルコースなどの検査値
身体計測値：身長、体重、体格指数
理学検査所見：口腔衛生、身体的外見、筋肉消耗
クライアントの病歴：薬剤、栄養補助剤、既往歴、社会・家族歴（13,15）

患者による主観的総合評価（PG-SGA）は、栄養介入、他科紹介、および栄養状態のアセスメントの優先順位決定に使用可能な迅速かつ非侵襲性の安価な方法である（16）。PG-SGAは患者が記入するもので、体重変化、食物摂取、症状、および機能性に関する質問を含む。患者は0～4の4段階で回答し、評点の合計が集計される。合計が高い場合は栄養失調であることを示す（12）。

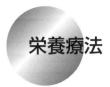

栄養療法

がん患者の栄養管理には、経口食事療法、経腸栄養法、および非経口的栄養法がある（17）。

経口食事療法

食べることができるが、消化管障害のため特別食が必要な患者の栄養を経口食事療法で改善できる（18）。入院がん患者の場合、食欲不振、薬物療法による味覚の変化、食物摂取のタイミングなどが食物摂取不良の理由として挙げられている。従来の配食システムは各食事の24時間前にメニューが配られる。しかし、オンデマンドで食事を供給する「ルームサービス」式配食システムが総食物摂取量および患者満足度を改善することが示されている（19）。

経腸栄養法

がん関連の栄養失調の予防・治療に経腸栄養法治療は重要である。胃または小腸に栄養チューブを留置することで、がん患者に最も多い食物摂取障害の原因をいくらか解消できる。例えば経腸栄養法により、口腔咽頭、食道、胃、または十二指腸が閉塞・欠損した患者に栄養を適切に供給できる(17)。

非経口的栄養法

非経口的栄養法はタンパク質、炭水化物、脂肪、ビタミン、ミネラル、およびその他の栄養の混合物から成る経静脈栄養補給である。経腸栄養法が禁忌、不成功、または不適当な状態に対してのみ行われる(20)。例えば、患者の消化管が機能不全の場合に非経口的栄養法を適応してもよい(21)。完全静脈栄養(TPN)の無作為化試験では、抗がん治療中患者の「選択下位群」のみ利益があることが示された(17)。

栄養による症状管理

嚥下困難

中等度から重症の嚥下困難または口腔期の能力が低い患者は食事の監督を必要とする。ピューレ状およびプリン状の食物は摂取してもよいが、歯ごたえがあるもの、生の果物または野菜およびナッツ類は除く。咀嚼能力がある場合、ピューレ状の食物はより歯ごたえがあるものにし、刻む、すり潰すなど加工処理を施した食事にする(22,23)。

食欲不振および悪液質

食欲不振および悪液質はがん患者によくある栄養失調の原因である。食欲不振(食欲または食べる意欲の喪失)はがん患者によくある症状である。悪液質は脱力および体重/脂肪/筋肉の減少を起こす消耗症候群である(24)。がんおよび各種抗がん治療法の両方が悪液質に寄与する(18)。がん誘発性の食欲不振/体重減症候群がある患者は、コルチコステロイドおよびプロゲステロンなどの食欲増進剤が有益な場合がある。しかし患者が拒否する場合は、食欲増進剤が禁忌になる場合がある(25)。

便秘

便秘はがん患者によくある問題で、抗がん治療の副作用のトップ10に入ると考えられる(27)。便秘の寄与因子として、鎮痛薬、身体活動の減少、および食物繊維を含む液体/食物の摂取不十分などの低栄養が挙げられる(26)。便秘は頻発するが、その発現の予測と予防については患者によって差がある(27)。

下痢

下痢に関連する不快感および腹部けいれんにより、経口食物摂取量が大幅に減少しうる。下痢に寄与する恐れのある要因の中には抗生物質治療、ストレス、不安がある(28)。下痢が解消しない場合、または喪失を補充できない場合は、脱水症、電解質バランス異常(障害)および体重減が生じうる(29)。

悪心および嘔吐

患者が嘔吐を伴わない悪心または悪心と関連がない嘔吐を経験する場合もある。様々な薬剤が制吐薬として使用される。悪心および嘔吐は食事の管理で問題が解消しない場合があるが、患者の経口食物摂取量を調整すれば症状の程度を下げられる場合が多い(6)。

患者の教育

登録栄養士は食欲不振、味覚の変化、疲労、口内乾燥、または悪心など患者から報告があった栄養関連の問題を討議すること。食事中リラックスするよう患者に勧める。あまり我慢しなくても食べられる物、好きな物を食べる重要性を患者に助言すること(12)。

表05.1に栄養関連の副作用および患者への推奨事項を示す。

表05.1　栄養関連の問題

栄養関連の副作用	栄養に関する患者への推奨
味覚の変化／喪失	香りの強い食物を選ぶ。 ぴりっとスパイスが利いた食物を試す。ただし口またはのどが痛くなる場合は、避ける。 金属味がしにくくなるようプラスチックの食器を使う。
粘液性唾液／口内乾燥	食事・軽食の前と日中、洗口液（水1Lに塩小さじ1およびベーキングパウダー小さじ1）を使う。 ご飯、麺類、パン、じゃがいもなどのでんぷん質の食物には肉汁を加える。 パン、クラッカー、およびビスケットをコーヒー、牛乳、またはスープに浸して柔らかくする。 唾液を増やすため、レモンまたはライムのような酸味の強い食物を試す。 ただし口またはのどが痛くなる場合は、避ける。 水を少量ずつこまめに飲む。
下痢	食物は1回の量を減らし、食べる回数を増やす。 全粒粉パン・シリアル、生野菜、豆、ナッツ、およびフルーツなどの高繊維質の食物を避ける。 揚げ物、油分が多いもの、スパイスが利いた食物を避ける。 牛乳、乳製品で下痢を起きる場合は避ける。 リンゴジュース、水、薄いお茶、澄んだスープ、またはジンジャーエールなど、透明な液体を十分飲む。 軽い下痢の場合、便通がなるべく起きないようバナナ、米、アップルソース、およびトーストを含む食事を試す。
悪心および嘔吐	1日の間に少量ずつ頻回食べる。 食事中ではなく、食前食後の1時間以上空けて液体を飲む。 食物をよくかむ。 飲食はゆっくりとする。 甘すぎる物、揚げ物、または脂肪が多い食物を避ける。 強いにおいがしないよう冷温また室温の食物を食べる。 料理のにおい、煙、または香水のような強いにおいを避ける。 朝の吐き気が問題である場合は、シリアル、トースト、あるいはクラッカーなど乾燥食品を食べてから起きる。ただし口またはのどが痛くなる場合は、避ける。 要時、医師が制吐剤を処方してもよい。
便秘	温かい液体を十分飲む。 全粒粉パン・シリアル、生野菜、豆、ナッツ、およびフルーツなどの高繊維質の食物を食べる。 身体活動を増やす。
口腔・食道粘膜炎	カスタード、プディング、クリームスープ、アイスクリーム、ミルクセーキなど酸味のないもの、刺激が少ないもの、スパイスをあまり効かせない食品を食べる。 滑らかさが均一な食品を食べる。 味覚の疲労を抑えるために同じ飲食物ばかり摂らない。
嚥下困難	水分を増やすために肉汁またはソースを食物に加える。 混合食品または市販のベビーフードを食べる。 カロリーおよびタンパク質を補給する市販の栄養補助剤およびミルクセーキを入れる。

表05.1　栄養関連の問題

栄養関連の副作用	栄養に関する患者への推奨
疲労	鉄分が豊富な食品を食べる。 適量のカロリーおよびタンパク質を摂取するために2～3時間ごとに少量ずつ頻繁に食事/軽食を摂る。 カロリーおよびタンパク質を補給する市販の栄養補助剤およびミルクセーキを入れる。 利便性のために、缶詰、冷凍保存食、冷凍食品などの市販品といったすぐに食べられる食品を取り入れる。 食事を宅配してもらう。 すぐに食べられる物を小分けして用意しておく。

栄養補助食品および漢方薬

薬草およびその他の栄養補助食品など、生物学を基礎にした補完代替医療ががん患者の間で汎用されている(30-32)。

化学療法/放射線治療中の栄養補助剤(特に高用量の抗酸化物質または漢方薬)の併用は薬剤と栄養補助剤の相互作用による問題が起きうる(33,34)。漢方薬の中には化学療法剤との相互作用、放射線治療への皮膚の感作、危険な血圧変動、および外科手術中の麻酔薬との望ましくない相互作用を起こすため、積極的に治療中の患者は漢方薬の使用をやめるように告げること(35)。

まとめ

多くの患者にとって、がんおよびがん治療の副作用により、体重維持、体組織分解の阻止、組織再建、感染との戦いに必要な栄養を摂取することが難しい(24)。摂食を妨げる症状には食欲不振、悪心、嘔吐、下痢、便秘、口中潰瘍、嚥下障害、および疼痛がある。食欲、味覚、嗅覚、十分な食物を食べる/食物から栄養を吸収する能力が影響を受ける場合がある(25)。栄養状態悪化により、QOLの低下、機能の低下、治療への反応低下が起こりうる。がん患者の栄養スクリーニングおよびアセスメントにより、栄養失調のリスクがある患者を識別できる。特別食、経口栄養補助剤、および経管食事法などの栄養介入により、患者の転帰を変えることができる(25)。

参考文献

1. Cimino JE, McLymont V. Nutrition and cancer across the continuum. In: *Topics in Clinical Nutrition*. ASPEN Publishers, Inc; 2000:1.
2. Donaldson SS, Lenon RA. Alterations of nutritional status: impact of chemotherapy and radiation therapy. *Cancer*. 1979;43:2036–2052.
3. Ross BT. Cancer's impact on the nutrition status of patients. In: Bloch AS, ed. *Nutrition Management of the Cancer Patient*. Rockville, MD: Aspen Publishers 1990:11.
4. Chemotherapy and nutrition implications. In: Elliott L, Molseed LL, McCallum PD, Grant B, eds. *The Clinical Guide to Oncology Nutrition*, 2nd ed. Chicago, IL: American Dietetic Association; 2006:75.
5. Darbinian J, Coulston AM. Impact of chemotherapy on the nutrition status of the cancer patient. In: Bloch AS, ed. *Nutrition Management of the Cancer Patient*. Rockville, MD: Aspen Publishers; 1990:161–169.
6. The current role of nutrition in patients with cancer. Minneapolis, MN: Novartis Nutrition Corporation; 2003:9.
7. *Xerostomia*. Chicago, IL: American Dietetic Association Nutrition Care Manual, 2008. (Accessed January 28, 2008, at *http://www.nutritioncaremanual.org/index.cfm?Page=Nutritional_Therapy&topic=17392&headingid=17426#17426.*)
8. *Swallowing Pain or Burning*. Bethesda, MD: Medline Plus, 2006. (Accessed January 31, 2008, at *http://www.nlm.nih.gov/medlineplus/ency/article/003116.htm.*)

9. *Taste and Smell Alterations*. Chicago, IL: American Dietetic Association Nutrition Care Manual, 2008. (Accessed January 28, 2008, at *http://www.nutritioncaremanual. org/index. cfm?Page=Nutritional_ Therapy&topic=17389&headingid=17423#17423.*)
10. Kyle UG. The patient with head and neck cancer. In: Bloch AS, ed. *Nutrition Management of the Cancer Patient*. Rockville, MD: Aspen Publishers; 1990:57.
11. Bradford KL. Dysphagia and the cancer patient. In: Bloch AS, ed. *Nutrition Management of the Cancer Patient*. Rockville, MD: Aspen Publishers; 1990:68.
12. Capra S, Ferguson M, Reid K. Cancer: impact of nutrition intervention outcomenutrition issues for patients. *Nutrition*. 2001;17:769–772.
13. International dietetics and nutrition terminology (IDNT) reference manual: standardized language for the nutrition care process. Chicago, IL: American Dietetic Association; 2007:8.
14. Erskine J, Perrett J. Prevalence of nutrition screening in ambulatory cancer patients and its relationship to nutrition intervention: a pilot study. *Oncol Nutr Conn*. 2006;14:1–6.
15. Lacey K, Pritchett E. Nutrition care process and model: ADA adopts road map to quality care and outcome management. *J Amer Diet Assoc*. 2003;103:1061–1072.
16. Thoresen L, Fjeldstad I, Krogstad K, Kaasa S, Falkmer UG. Nutritional status of patients with advanced cancer: the value of using the subjective global assessment of nutritional status as a screening tool. *Palliat Med*. 2002;16:33–42.
17. Shils ME, Shike M, Ross AC, Caballero B, Cousins RJ. *Modern Nutrition in Health and Disease*, 10th ed. Philadelphia, PA: Lippincott Williams and Wilkins; 2006:1297–1299.
18. Shike, M. Nutrition therapy for the cancer patient. *Hematol Oncol Clin North Am*. 1996;10:221–234.
19. McLymont V, Cox S, Stell F. Improving patient meal satis with room service meal delivery. *J Nurs Care Qual*. 2003;18:27–37.
20. Escott-Stump S. *Nutrition and Diagnosis–Related Care*, 5th ed. Philadelphia, PA: Lippincott Williams & Wilkins; 2002:691.
21. Mercadante S. Parenteral verses enteral nutrition in cancer patients: indications and practice. *Support Cancer Care*. 1998;6:85–93.
22. American Dietetic Association. National dysphagia diet: standardization for optimal care. In: *National Dysphagia Diet Task Force*. Chicago, IL: American Dietetic Association; 2002:10–19.
23. American Dietetic Association. *Dysphagia*. Chicago, IL: American Dietetic Association Nutrition Care Manual, 2008. (Accessed January 28, 2008, at http://www.nutritioncaremanual. org/index.cfm?Page=Nutritional_The rapy& topic=17381&headingid=17415#17415.)
24. National Cancer Institute Overview of Nutrition in Cancer Care. Nutrition in Cancer Care (PDQ®). Bethesda, MD: National Cancer Institute, 2007. (Accessed January 15, 2008, at http://www.cancer. gov/cancertopics/pdq/supportivecare/nutrition/ Patient.)
25. Jatoi A. Pharmacologic therapy for the cancer anorexia/weight loss syndrome: a data-driven, practical approach. *J Support Oncol*. 2006;4:499–502.
26. Constipation. American Cancer Society, 2007. (Accessed January 31, 2008, at http://www. cancer.org/docroot/MBC/content/MBC_2_3X_ Constipation.asp.)
27. Lau PM, Stewart K, Dooley M. The ten most common adverse drug reactions (ADR's) in oncology patients: do they matter to you? *Support Care Cancer*. 2004;12:626–633.
28. *Gastrointestinal Complications: Diarrhea*. Bethesda, MD: National Cancer Institute, 2006. (Accessed January 15, 2008, at *http://www. cancer.gov/cancertopics/pdq/supportivecare/ gastrointestinalcomplications/Patient/page6/print*.)
29. Shield J, Mullen MC. Patient education materials. In: *Supple ment to the Manual of Clinical Dietetics*, 3rd ed. Chicago, IL: American Dietetic Association 2001:9.
30. Hyodo I, Amano N, Egushi K, et al. Nationwide survey on complementary and alternative medicine in cancer patients in Japan. *J Clin Oncol*. 2005;23:2645–2654.
31. Molassiotis A, Fernandez-Ortega P, Pud D, et al. Use of comple mentary and alternative medicine in cancer patients: a European survey. *Ann Oncol*. 2005;16:655–663.
32. Kumar NB, Hopkins K, Allen K, et al. Use of complementary/integrative nutritional therapies during cancer treatment: implications in clinical practice. *Cancer Control*. 2002;9:236–243.
33. Labriola D, Livingston R. Possible interactions between dietary antioxidants and chemotherapy. *Oncology (Williston Park)*. 1999;13:1003–1008; discussion 1008, 1011–1012.
34. Seifried HE, McDonald SS, Anderson DE, et al. The antioxidant conundrum in cancer. *Cancer Res*. 2003;63:4295–4298.
35. Cheng B, Hung CT, Chiu W. Herbal medicine and anaesthesia. *Hong Kong Med J*. 2002;8:123–130.

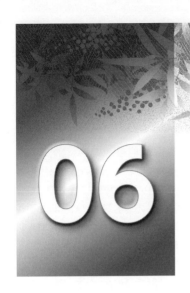

06 性に関する問題

ドン・S・ダイゾン
マイケル・クリッチマン

　アメリカがん協会（American Cancer Society）によると、毎年130万人以上が新たにがんと診断されている(1)。幸いにも治療・診断における技術的進歩および医学の発展によって、がんから生き残る患者人口が増えた。がんサバイバーの約62％が最初の診断から5年以上生存すると予想され、2000年時点で1000万人近いがんサバイバーが米国に生存している(2)。このため、診断・治療終了後もがん・治療の後遺症が極めて長く持続しうると認識されるようになり、がん生存に関する新たな研究・治療への関心を集めることになった。患者ががんになる前の「通常の」暮らしを取り戻せると思うのは妥当ではない。治療終了時に新しい正常の感覚を獲得する患者が多いが、多くの問題が残っており、その中でも重要なのが性欲障害および性機能不全である。すなわち、性的欲望の変調や性的反応の要素である生理的変化である(3)。

　どんながん患者もがんの診断や治療によって性に関する副作用を起こしやすいが、性機能不全について得た情報の大多数は前立腺／膀胱がんと診断された男性、乳がん・婦人科がんと診断された女性の研究に由来する。本章では、性機能不全の問題を振り返り、評価戦略、治療選択肢について論じ、性生活リハビリテーションについて考察する。

ヒトの性：序論

　性機能不全を論じるには、ヒトの性に関する知識の素地が不可欠である。ヒトの性は静的な概念ではなく、動的かつ多次元である。それはAndersen他が性の自己スキーマと名付けた性に対する個人の見解の形成を助ける対人・生物学・心理学・文化的なメカニズムの産物で、自分自身の性に対する自らの考え方を理解し確認するための方法である(4,5)。各人が性に関して私的かつ独自の概念を持っているので、人種、性別、および年齢に関係なく一律に適用できる単一なアプローチおよび性に関する意見を押しつけることはできない。

　正常な性機能について我々が理解するところの多くは、性的反応を構成する生理学的変化の特徴（興奮期、安定期、絶頂期、収束期）を明らかにしたMastersおよびJohnsonの研究に基づいている (6)。男女両方に適用できるモデルを作るため、ある代替モデルでは〝欲望〟を興奮期の前触れに含めているが、女性全員が全ての段階を経験することはないとも言える (7)。この研究は性機能不全に関連する診断の分類に使う一連の枠組みになり、アメリカ精神医学会（American Psychiatric Association）および世界保健機構（World Health Organization）が採択している(3,8)。

　では、どういう人に性機能不全のリスクがあるのか？全米保健社会生活調査（National Health and Social

キーポイント

- ヒトの性は静的な概念ではなく、動的かつ多次元で、性に対する自らの考え方の形成を助ける対人・生物学・心理学・文化的なメカニズムの産物である。
- 性機能不全をがん治療の副作用と考えることが多いが、診断時に性機能不全がすでにあることも多いと認識することが重要である。
- 卵巣摘出術によりエストロゲンが突然欠乏し、更年期症状、腟の薄化・乾燥が誘発され、生殖能喪失により心理的に自己像を下げることになりかねない。
- 根治的な前立腺摘徐術後の尿失禁および勃起障害の発現率は30％〜98％と報告されており、前立腺がんに対する放射線療法で勃起障害が起きる割合は男性の70％にのぼる。
- 男女とも化学療法の影響を受けやすく、ほぼ全ての薬剤が悪心、下痢、疲労、または脱力を起こしうる。またその全てが無関心およびリビドー喪失に寄与しうる。
- 抗がん治療が成功し、病気がなくなった後でも、患者は身体像に関する悲嘆／落胆／うつ症状、再発の不安、および性的な問題を経験する場合がある。
- 担当するがん患者が異性愛の相手がいると思い込んでいる医療従事者が多い。バイセクシュアルや同性愛の関係もがんで影響を受ける可能性があり、伝統的な異性関係と同様、上記のグループにとっても性は重要である。
- 性に関するアセスメントは「他の誰かの責任」と思ってしまっては不十分である。性に関する問題を経験している患者が医療提供者との間で率直にその話を持ち出すと思い込むことも思慮に欠ける。
- 性に関する問題が明らかになり、医師が対処に確信を持てない場合は、性に関する診療クリニック、性問題に詳しい精神科医または臨床心理士、または初回評価および追跡調査の両方を行うその他の専門職に照会することを考える。
- 性機能不全の評価アプローチは個別化しなければならないが、詳細な既往歴の調査から始め、包括的な全身理学検査および生殖器検査、ならびに心理検査、性心理検査まで行う。
- 性に関する主訴がある患者は生活様式を修正し、QOLを向上・改善する行動に変えることが常に奨励されている。
- シングルのがんサバイバーは未来のパートナーの誰もが支えになり、理解してくれるわけではないと理解することが重要である。そうした悩みを打ち明けられても対処する力がなく、より親密になることを拒否するパートナーもいるかもしれない。しかし必ずしもそうなると考えるべきではない。

Life Survey）でLaumann他は、精神的苦痛、社会的地位、およびトラウマになる性的経験が性機能不全の主なリスクであることを明らかにし、同研究ではそれらを性欲低下、性的疼痛、または興奮障害と定義した(9)。性機能不全をがん治療の副作用と考えることが多いが、診断時に性機能不全がすでにあることも多いと認識することが重要である。局所進行前立腺がんの治療を完了した男性を対象にした郵送調査により、診断時に勃起障害がある男性は最大36％にのぼるとShoverは推定した (10)。女性の場合の数字はさらに高く、がんと診断された女性の最高90％に性に関する悩みが起きるとAndersonは報告した。

外科療法と性機能不全

男女とも手術手技が直接、性機能に影響を与えうるが、男女で原因が全く異なることがある。

根治的前立腺摘徐術は長期間のがん抑制に効果があることが示されているが、前立腺がん患者を対象とする研究で、尿失禁および勃起障害を含め高度の病的状態を起こしうることが明らかにされている。勃起障害は根治的前立腺摘徐術を受けた男性の30％〜98％で報告されている（11-13）。その病態生理には神経血管束の直

接/間接的な損傷や内・副陰部動脈の損傷が絡んでいる。さらに、ペニスの平滑筋の萎縮/線維症および神経変性をはじめ、根治的前立腺摘徐に由来する長期後遺症が生じ、性的不全に寄与したり、悪化させたりする。こうした状況で、重要な解剖学的構造および神経血管組織が崩壊し、勃起障害が起きる。幸いにも前立腺を残すか、精嚢面を残す後部膀胱摘出を伴う外科手術により、性的機能の温存に成功している (14-16)。このような手法は膀胱限局の早期疾患患者に対してのみ選択することが肝要である。

女性の場合、骨盤内臓切除によって生理的・心理的な傷害が起き、性機能を直接損ねる。閉経前の女性も卵巣摘出術を受けたほぼ直後に不可逆的な閉経に至る。卵巣摘出術によりエストロゲンが突然欠乏し、更年期症状、腟の薄化・乾燥が誘発され、生殖能喪失により心理的に自己像を下げることになりかねない。エストロゲンおよびテストステロンの両方に影響を与えるホルモン環境のこうした変化が、女性の性的副作用の一因である可能性が高いことが研究で明らかにされている (17)。早期卵巣がん患者を2年間追跡した推定調査では、50%以上が性生活に悪い影響があったと感じ、最高75%が良くて〝まあまあ〟の性生活だと感じている (18)。性の喪失に関して、3分の1が中程度以上の損失感を報告している点はさらに重要である。子宮摘出を受けた女性でも類似の調査結果が出ている。子宮頸がん、腟がん、または外陰がんの外科的治療を受けると解剖学的変化が起き、腟短縮または手術癥痕化・線維症の誘発によって性交疼痛（苦痛を伴う性交）を誘発する恐れがあり、付随して移動能力にも影響する。その結果、快適な体位をとることが難しくなり厄介になるため、腟挿入の回避が起こりうる。

乳がんの外科手術も性機能不全をもたらす可能性があり、乳腺腫瘍摘出および乳房切除術のいずれもが性の変化と関連している。その原因は、身体像および自尊心の重大な変化をはじめとする心理学的なものから、外科手術した区域の感覚消失または知覚過敏から生じる解剖学的なものまで様々である。外科手術の合併症でもあるリンパ浮腫も性活動中の快感に影響を与えうるので、親密な行動が難しくなったり性行痛が起きる場合がある。以上のことが複合して性機能を超えるより大きな問題を起こし、パートナーとの関係にも影響する。

放射線療法

放射線療法の自己の性に対する影響について、詳細な報告がなされている。前立腺がんのため放射線療法を受けた男性の場合、勃起機能障害の発現率は推定70%と高い。幸いにも小線源療法などオーダーメードの局所治療アプローチにより、重症の副作用を軽減できる可能性がある。乳がんの女性の場合、放射線療法によって皮膚の肥厚/拘縮、肌目・色の変化、または症例によって慢性乳房痛につながりうる皮膚の変化が起こりうる。乳房への放射線療法も線維症、皮膚の肥厚、時に乳腺痛などの変化をもたらし、そのいずれも女性の性欲または性的能力に影響を与えうる。骨盤照射を受ける女性の場合、腟への直接照射によって腟の線維症が起こり、短縮した腟円蓋が硬直・硬化して深い挿入を受け入れる能力に重大な影響を与え、性活動中の生殖骨盤器官およびクリトリスの感度にも影響する。ある研究で、外科手術、放射線療法、または外科手術と放射線療法の併用治療を受けた子宮頸管がん患者を評価した (19)。その結果、腟短縮に一致する症状を訴えたのは外科手術を受けた患者の1%未満だった。しかし、放射線療法を受けた女性の80%近くが腟に関係する性的変化があると報告している。こうした変化は持続する傾向もあり、子宮頸管がん患者追跡調査の5年目まで性機能不全が報告されている (20)。最終的に性的感覚またはオルガスムが以前よりも衰え、強くなくなり、同レベルの興奮・覚醒に達するまで長くかかるなど、性活動の強度低下をもたらす。

化学療法

男女とも化学療法の影響を受けやすく、ほぼ全ての薬剤が悪心、下痢、疲労、または脱力を起こしうる。またその全てが無関心およびリビドー喪失に寄与しうる。月経前の女性の場合、化学療法で卵巣障害が誘発され、急激なエストロゲン喪失が突然起きる。これによって腟膜の薄化を含め多数の影響が現れ、それに伴い附属器の乾燥、早期更年期症状、および興味の欠如が起きる。こうした変化のために挿入中に性交疼痛および擦傷が起き

る場合があり、時に出血を伴うこともある。アンスラサイクリンおよびタキサンなどの一部の薬剤によるほぼ全身の脱毛症は、性的魅力についての人の認識に影響を及ぼしうる。本章の著者らはリポソーム化ドキソルビシンが関係する腟の紅斑異感覚の症例も報告し、腟粘膜および直腸を含め、化学療法の皮膚に対する副作用が粘膜にも悪い影響を及ぼす可能性があることを明らかにした(21)。

内分泌療法

乳がんおよび前立腺がんの両方とも、ホルモン分泌阻害により治療することが多い。男性では、化学的または外科的なアンドロゲン除去が前立腺がんの治療に有用であることが明らかにされている。残念ながら、両者とも性的不能を起こしたり、リビドーを減少させることで、性に多大な変化をもたらすことがほぼ確実である。ある研究では、化学的または外科的なアンドロゲン遮断の開始から1年後に男性の80%以上が上記の問題を経験している(12)。

アロマターゼ阻害薬(レトロゾール、アナストロゾール、エキセメスタン)および選択的エストロゲン受容体モジュレーター(タモキシフェン)はテストステロンのエストラジオールへの変換を阻害し、循環血液中のエストロゲン値を有意に下げる。これは乳がん治療を目的としているが、閉経期症候群を悪化させる可能性があり、骨減少症および骨粗鬆症を引き起こしうる。女性の性的機能に対するタモキシフェンの影響を調べた研究結果は一致しておらず、決定的でない。乳房がん予防試験(Breast Cancer Prevention Trial)では、タモキシフェン使用者と非使用者との間で性的機能にわずかな差があったとされる(22)。これに対し、タモキシフェンで治療中の女性に性的反応周期のどの段階にも変化がないことをMortimerは明らかにした(23)。アロマターゼ阻害薬の特に性に対する波及効果を検討するには、より科学的な試験が必要である。

治療終了時の性

抗がん治療が成功し、病気がなくなった後でも、患者は身体像に関する悲嘆／落胆／うつ症状、再発の不安、および性的な問題を経験する場合がある。

男性の場合、前立腺がんに対する治療後に性関連の症状が増加することが調査で明らかになったが、調査対象の男性の大半が支援も詳細な評価も求めなかった(24)。前立腺がん治療後の性機能不全の発現率は60%を超え、外科療法を受けた男性は80%にのぼると推定されている(25)。

Andersenは、婦人科がんサバイバーの性に関する問題の発現率を明らかにするため、縦断的研究を行った(26)。Andersenは早期がんサバイバー47名とインタビューを行い、以前に良性疾患と診断された女性18名および対照の健康な女性57名と比較した。追跡1年目、女性がんサバイバーの約50%が1つ以上の性に関する問題があると診断され、性に関する問題全てについて(性欲抑制、興奮期の問題、オルガスム欠如、または性交疼痛症)他の2群と比較して発現率が有意に高かった。他にも、治療後の性機能不全の発現率は30%〜100%と報告されている。女性の大半が性欲低下と性行時の痛み(性交疼痛症)を報告している。白血病またはホジキン病のサバイバーの4分の1近くが性機能不全に悩んでいる。早期子宮頸管がんサバイバーを対象にしたある調査で、パートナーとの関係が有意義な性機能不全の予測因子のひとつであることがわかった(27)。

性生活リハビリテーションの計画にパートナーを含めることの重要性は過小評価できない。がんと診断された時点で人間関係の力学がしばしば変化する。パートナーが役割を交代し、介護者になるか主な稼ぎ手に代わる場合がある。そして当の本人は家庭の役割のこうした変化に容易に対応できないかもしれない。婚姻関係の緊張および金銭的不安も大きなストレスの源になりうる。抗がん治療中であっても、再発の脅威、早死、および外観の損傷などその他の懸念に加え、経済的問題、雇用および保険の問題も全て噴出する。

性機能不全についての患者の評価

担当するがん患者が異性愛の相手がいると思い込んでいる医療従事者が多い。バイセクシュアルや同性愛の関係もがんで影響を受ける可能性があり、伝統的な異性関係と同様、上記のグループにとっても性は重要である。ゲイおよびレスビアンが経験する可能性がある性に関す

る問題に医療従事者は敏感になるべきである。受付窓口は懐を大きくし、詮索するような態度を控えるべきである。医療従事者も性的指向の異なる男性・女性がいることに気づき、文化的に寛容であるべきである。

　性機能不全への取り組みで難しい点の1つは、性機能不全が問題であるという認識の欠如である。治療と抑制だけが腫瘍科医の目標になっていることがあまりにも多く、業務に忙殺される環境では、性、生殖能、ルーチンの医学的追跡調査といった他の問題は社会事業相談員やプライマリー・ケア・プロバイダーなど他の提供者に委ねられている。がんサバイバーのケアをどのように調整するか明確な理解がないと、性などの問題は放置されることが多い。その証拠に、性および親密な行為の重要性の評価を目的とし、29ヵ国の40〜80歳の男女26,000名を登録した世界的調査が行われたが（28）、性および親密な行為について医師が考察することはなく、これがまさに世界的現象であることが判明したのである。米国では、過去3年以内に性に関する問題について医師から質問されたことがあると報告した割合はわずか14％であった。したがって、性に関するアセスメントは「他の誰かの責任」と思うのは十分ではない。性に関する問題を経験している患者が医療提供者との間に率直にその話を持ち出すと思い込むことも思慮に欠ける。ある世論調査が25歳以上の成人500人を対象に調査し、患者が担当医師に性に関する問題を打ち明けるのが嫌だったとする割合と理由を評価した（29）。調査の結果、問題が軽く扱われることが不安と回答した人は71％、性の問題の話し合いが不快と医師に思われるのではないか不安と回答した人が68％、治療選択肢がなかったと回答した人が76％であった。Bachmann他によると、医療従事者と患者の間でこの〝聞かざる・言わざる〟式コミュニケーションをさらに推し進めて医師が直接質問をしない場合、性の問題を自発的に報告した患者はわずか3％だった（30）。これに対して直接質問すると、この数字は20％に近づいた。開業医の場合、診療業務の負担でがんに直接関係する症状またはその治療の副作用（化学療法に関係する副作用）以外の症状の検討ができなくなることがしばしばある。ニューイングランドで開業している婦人科腫瘍科医を対象に行った調査で、新患の過去の性的経験の聞き取りを行う医師は半分未満で、80％が性に関する問題の調査にかける時間が十分なかったと感じていた（31）。性に関する問題について患者と話す時間が十分あったと感じたのはわずか20％で、男性（85％）および女性（73％）の回答者も同様の感想を述べた。

　性機能不全の評価アプローチは個別化しなければならないが、詳細な既往歴の調査から始め、包括的な全身理学検査および生殖器検査、ならびに心理検査および性心理検査まで行う。女性の場合、包括的で詳細な婦人科学的評価をも含む。しばしば多くの患者に、性的な健康および性的反応の周期に直接影響を与える医学的状態および疾患が根底にある。管理されていない高血圧、高コレステロール血症、貧血、または基礎的な甲状腺機能障害などの慢性疾患を確認し、治療するべきである。関節炎が移動能力に影響し、快適な体位が取れにくくなる場合がある。管理されていない糖尿病が生殖器の骨盤領域の神経や血管の機能を妨げる可能性があり、血流および血液充満ならびに骨盤充血・興奮に影響を与える場合がある。カンジダ（酵母菌）、細菌性腟症およびトリコモナス症など生殖器の基礎的感染症を治療すること。貧血および慢性疲労などの基礎疾患を除外するには、全血球計算を含む完全血液像検査、完全な脂質プロファイル、さらにプロラクチン値も有用な可能性がある。大半の薬剤クラスが女性の性的反応周期に影響し、性に関する問題を起こしうる。抗うつ薬および降圧薬の多くが性欲、覚醒、およびオルガスムを変化させうる。

　スクリーニングの質問を数項目組み込むことで患者は安心感を得て、きまり悪さを感じそうな個人的な情報を打ち明けても大丈夫と思えるようになる。「何か他に話したいことがありますか？」から始まって、「覚醒、性欲、またはオルガスムに問題がありますか？」などより具体的な性についての質問まで、自由形式の質問は性についての愁訴を引き出すには良い戦略である。一般問診票に質問を入れることも、患者がこうした話題を持ち出す機会を提供するひとつの方法である。

　性に関する問題があるとわかり、医師が対処に確信を持てない場合は、性に関する診療クリニック、性問題に詳しい精神科医または臨床心理士、その他の専門職に照会し、初回評価および追跡調査の両方を依頼することを考える。性機能不全の原因は複雑で多面的なことが多く、頻繁にパートナーを巻き込む多様なアプローチを治療計画に取り入れること。

性機能不全の治療選択肢

性に関する主訴がある患者は生活様式を修正し、QOLを高め、改善する行動に変容することが常に奨励されている。バランスのよい栄養豊富な食事療法と積極的な有酸素運動計画の併用、たばこおよび不法薬物の使用を止め、飲酒量を最小限に抑えることはすべて奨励される。疲労が問題であれば、頻繁に仮眠をとり、十分休養がとれた時分に性行を予定すると有用である。

治療終了時は、最初の診断時と比べて外観が大きく異なる可能性がある。脱毛症、体重減少または増加、および手術の後遺症はいずれも、患者の自分像に影響を与えうる。これが男性または女性としての自分に対する見方に悪い影響を与え、患者が引きこもりまたはうつ病になり、患者もそのパートナーも負担を強いられる恐れがある。身体像についての問題は男性では女性と比べてほとんど認識されていないが、同様に障害になる場合があり、医療提供者の注意を必要とする。

女性のための『ルック・グッド・フィール・ベター(きれいになって、気分よくしましょう)』プログラムは女性がん患者に提供されている無料サービスで、身体像を取り戻す新しい革新的な方法を学び、がんによる容姿の変化に対処する。このプログラムはアメリカがん協会、トイレ化粧品・香料工業協会(Cosmetic, Toiletry and Fragrance Association)および全米美容協会(National Cosmetology Association)の共同事業で、患者の身体イメージを高める新しいテクニックを教える資格を持つ美容コンサルタント、皮膚・ネイルケア専門家、およびプロのメイクアップ・アーティストをがんサバイバーに斡旋する。

ストーマがある患者の場合、バッグの見た目、悪臭および漏れに対する不安に悩み、自尊心および内面的精神に影響が及び、新しい友人関係や性的関係を追求する能力が抑えられる可能性がある。ストーマとのつきあいが永久になる可能性を受け入れることが、こうした問題を克服する第一歩である。バッグを頻繁に交換して社交行事に備えれば事故の恐れが多少緩和できる可能性があり、袋の中に入れられる専用の防臭錠を使えば嫌な匂いを最小限に抑えるのに有用かもしれない。親密な人との出逢いに備え、バッグ自体を覆うバッグカバーもある。食事を修正すれば、バッグの膨張と臭いの軽減に有用だろう(表06.1)。最後に、ストーマバッグにかかる圧が最小になる快適な体位を選ぶことを奨励する。

表06.1	ストーマ患者の食事の注意点
問題	リスク増加に関連する食物
通過障害／腸閉塞	セロリ、ココナッツ、トウモロコシ、コールスロー、ドライフルーツ、グレープフルーツ、ナッツ、エンドウ豆、ポップコーン、米
ガス産生／臭い	マメ科植物、キャベツ、芽キャベツ、アボカド、アーティチョーク、アスパラガス、ブロッコリー、ホウレンソウ、メロン、リンゴ、プルーン、チーズ、魚、卵、炭酸飲料
下痢	キャベツ、いんげん、バターミルク、アップルソース、タピオカ、ご飯、ミルク、ヨーグルト

男性：勃起障害

根治的前立腺摘徐を受けた男性の場合、選択肢が確かに存在する。残念ながら一般に遵守状態が悪いとされ、1年目の中止率はほぼ50%である(32)。選択肢としては患者教育から陰茎プロステーシスまである。恐らく患者が受け止めなければならない最も大事なことは、勃起障害がすぐに直ると期待できないことである。根治的前立腺摘徐術の後、最大の回復は外科手術から約18ヵ月後まで見られないことが試験で示唆されている(33)。勃起機能の回復に役立てるために陰茎リハビリテーションプログラムが開発されている。治療の柱は血管作動薬で、すなわち経口Ｖ型ホスホジエステラーゼ(PDE5)阻害剤を単独またはその他の血管拡張薬の陰茎海綿体内注射と併用する(表06.2)。術後経過の早期に治療を開始し、最長9ヵ月後まで続ける必要があるかもしれない(34,35)。

上記リハビリテーションプログラムの使用を裏付ける十分なデータがある。たとえば、Mulhallは根治的前立腺摘徐を受けた男性を対象に経口シルデナフィルの試験を行った(36)。試験では非反応者に陰茎海綿体内注射を行い、両群をプラセボ群と比較した。自然な勃起回復を達成した割合を含め、薬理学治療による転帰改善が示

06 性に関する問題

表06.2　PDE5阻害剤			
	シルデナフィル（バイアグラ）	バルデナフィル（レビトラ）	タダラフィル（シアリス）
初回用量	50mg	10mg	10mg
投与頻度	1日1回	1日1回	1日1回
半減期	4時間	4時間	17.5時間
作用持続時間	最長4時間	最長4時間	最長36時間

略語：GUV、グアノシン一リン酸
機序：ペニスの海綿体の栄養血管内壁を覆う平滑筋細胞のサイクリックGMPがV型ホスホジエステラーゼで分解されるのを阻害

された。真空勃起装置も勃起障害（ED）に対する非薬理学的な選択肢で、治療を遵守した患者の有効率は50％を超える。PDEV阻害剤の使用により性的満足が得られた割合が77％に増加したことが実証されている（37）。Stephenson他も『Surveillance, Epidemiology, and End Results（SEER）』[訳注：米国国立がん研究所（NCI）が1972年に開始したがん患者登録制度]のデータを使って、PDEV阻害剤の使用および治療結果を報告している（38）。Stephensonによると、外科手術または放射線療法による限局性前立腺がんの治療を受けた男性1,900名以上を対象にした調査で、回答者の50％以上がED治療を使用していた。陰茎プロステーシスの使用は稀だったが、使用者のうち50％超が有用性を感じていた。これに対し、シルデナフィルの服用者のうち有用性を報告したのはわずか12％であった。

女性：覚醒障害

女性が性的反応性および自分の生殖器の解剖学的構造について無知なのはよくあることで、性的刺激・覚醒に対する正常な生理反応があっても実感していない場合がある。このため資料が自己認識の重要な手段になり、パンフレット、本、ビデオ、その他の視覚教材などの多数の持ち帰り資料で教育の強化、今後の参考に役立ててもらう。官能的な読み物の一覧を患者に提供してもよいかもしれない。出典元は複数あり、『女性の性の健康財団（Women's Sexual Health Foundation）』、『国際女性性機能学会（The International Society for the Study of Women's Sexual Health、ISSWSH）』、『北米更年期学会（North American Menopause Society、NAMS）』、および『米国産婦人科学会（ACOG）』などが利用できる。

女性の性に関する愁訴の治療に処方可能な食品医薬品局（FDA）認可済みの装置がある。Eros™クリトリス刺激装置（CSD）として知られているこの装置はバッテリーで作動し、クリトリス領域に付けて真空吸引する。これがクリトリス組織の血流増加と血液充満の促進を助けるとされる。子宮頸管がん治療を受けた女性13名を対象にSchroderが行った予備試験で、女性性機能指数（Female Sexual Function Index）で測定した3ヵ月後の性機能がベースラインと比べ統計学的有意に改善したことが実証された（39）。改善は粘膜の色・腟の濡れの改善および出血・潰瘍形成の減少と関連していた。しかしEros CSDは高価な装置で、オナニーによる刺激と比較した無作為対照試験は行われていない。

女性：性交疼痛症

エストロゲンは女性性機能に必要な各種ホルモンのうちの1つである。エストロゲン補充は女性の性的覚醒の管理および性交疼痛症緩和の鍵を握る。中枢の覚醒、末梢の性的反応、および骨盤の性的反応はエストロゲンに依存し、場合によりテストステロン値に依存する。エストロゲンは泌尿生殖系に影響を与え、上皮成熟・増殖および血管分布・血流増加を促進するだけではなく、腺分泌も促す。エストロゲン減少が血流増加・血液充満の低下を引き起こし、萎縮性腟炎を増悪し、性交疼痛症に繋がり、副次的な結果として性欲を下げる可能性がある。とは言え、エストロゲン補充療法を行うかどうかはがん治療の文脈で考察しなければならない。抗エストロゲン治療がまだがん治療の柱であるエストロゲン受容体陽性乳がん患者は特にそうである。さらに、エストロゲンが心保護効果を示さず、血栓塞栓疾患の発現率増加に関連したという『女性の健康イニシアチブ（Women's Health

Initiative)』のデータを特に考慮に入れて、心血管の健康上のリスクを考えなければならない(40-42)。

それでも、性機能不全に悩む女性に対し、エストロゲン治療が最も効果的な治療になる場合がある。エストロゲンの腟への局所使用は腟萎縮に効果的で、全身吸収量がわずかな製品が多い。17α-エストラジオールの腟錠を処方する性専門医療従事者が多く、患者の報告によると使い易く、クリーム剤ほど痕が残らず、エストロゲンリングの挿入と比べて使用技術があまりいらないとされる。

薬理学的製剤に加え、非薬剤付加型の非ホルモン性腟保湿剤を自由に局所使用することで、腟萎縮の症状緩和の代わりになりうる。汎用塗布剤の一つがReplens™で、72時間以上持続し、一塗り分を取分ける便利なアプリケーターが付いている。本製品は正常で健康な腟環境に近いpH3.0に調整されている。『ノース・セントラルがん治療グループ (North Central Cancer Treatment Group)』が行ったプラセボ対照試験では腟萎縮の対処に関してReplensを評価し、有効性がみとめられた(43)。Replensは処方せんなしで購入でき、コンドームを損なわず、腟を覆う粘膜の弾力性および柔軟性の維持に有用である可能性がある。ビタミンEオイルも腟の保湿剤として使用できる。ビタミンE座薬を使うときは下着が汚れる場合があるので、薄いパッドを装着するよう指示する。こうした腟保湿剤に過敏な女性もおり、製品の使用開始後に腟の愁訴が増えた場合は、詳細な評価を行うこと。

腟の乾燥・萎縮がある女性の場合、挿入時に水を基質とする腟潤滑剤の使用を奨励する。殺菌物質、芳香物質、着色剤、および香味料を含有する潤滑剤を使わないこと。これらの添加物がすでに敏感な腟粘膜を刺激する場合がある。同様に、黄色ワセリン、ベビーオイル、またはオリーブオイルなど家庭用品は腟細菌叢の自然なバランスを乱すことがあるので、避けること。

女性：腟痙

骨盤外科手術後の患者は腟短縮、腟狭窄、および瘢痕組織形成により挿入が妨げられ、腟の痛みや骨盤の不快が起き、性行動を回避するようになる場合がある。解決策のひとつとして、側位、騎乗位など代替となる性交体位についてカップルを教育する。挿入中の腟の不快感を最小限に抑えるため、強く深い挿入は控える。動きや移動性が悪い場合は枕または羽根布団を使うと、性的行為の環境を快適に整えることができるだろう。

腟を長く、広げやすくするための性生活リハビリテーションプログラムの一環で腟拡張器が処方される場合がある。腟拡張器は等級付けされている腟挿入具で、様々なサイズがあり、通常プラスチックまたはシリコンでできている。腟拡張器は水を基質とする潤滑油とともに使用する。使用頻度は1日1回10～15分間、または遵守を促すため起床直前の午前中に週3回以上使うことを推奨する。

男性／女性：性欲減退

女性に対するテストステロン補充については困惑させるような対立データがあって論争が続いている。また、安全データが不足しており、このことが特に再発がない生存に関係することを考えると、がん治療後のルーチン使用は推奨しない。テストステロンはエストロゲンに変換または芳香族化されうるので、腫瘍増殖を再活性化、促進、または刺激する可能性があるという懸念がある。さらにテストステロン産物は顔・身体の発毛増加（男性型多毛症）、体重増加、陰核肥大症、抜け毛症（全身性脱毛症）、脂質プロファイルの変化、肝臓または血液検査値の変化を含め、いくつかの重篤な副作用のリスクを伴う。テストステロン補充薬を服用した女性も感情の変化を報告している。本書刊行現在、FDA承認済の女性用アンドロゲン製品はない。

性セラピストの役割

女性の性に関する愁訴の原因は複雑で、状況的問題が診断の根幹の一部を成すため、適切な性に関するカウンセリング・治療を行わないと包括的な治療計画として完全ではない。性に関して悩む患者の対処について教育・訓練を受けた有資格の性セラピストが、性に関する愁訴を治療するのが一番良い。性セラピストは、身体像および親密さ・性・自尊心・気分の変化を含む性心理の問題、さらにがんおよび抗がん治療の波及効果についても対処できる資格を有している。また、ニーズおよび特定の愁訴に応じて、夫婦／個別／カップル／グループ治療が患者に有益な場合がある。概して、教育・カウンセリング／サポート・症状管理を含め、簡単な性心理介入で利益が得られる患者が大半である。腟痙治療のために腟

拡張器を処方するとき、精神療法医および臨床心理士が極めて有効な存在になりうる。厳重な監視および医師／性心理セラピストとの接触がコンプライアンスの改善を促し、性症状の改善を支援することができる。

ある種の臨床状態では副専門家による評価を仰いだ方が妥当な場合がある。相談先として腫瘍科医、社会福祉士、栄養士、運動セラピスト、および精神科医が挙げられるだろう。性に関する問題を扱う臨床医および補助スタッフの一覧を、性生活リハビリテーションプログラムに参加する患者がいつでも利用できるようにすべきである。性交が不可能と思われる終末期であっても、親密な行為および感情面での結び付きは可能だと伝え、提供者は患者とそのパートナーを安心させる必要がある。性的な喜びの応酬は、官能マッサージ、口腔・デジタル・性交以外の方法で刺激し、愛撫することで達成できる。

性に関する愁訴はしばしば複雑で、性医学の分野で訓練を受けた医療従事者と精神療法医が共同で治療にあたる必要がある。親密な行為および性機能はQOLにしばしば不可欠な側面なので、臨床医にとって大きな懸念であるはずだ。包括的な性の健康評価およびそれを元に決めた治療は、開かれた対話を促すことで性の健康を増進し、先行ガイダンスを行い、性に関する考え方・感じ方が正常であるか確認することを目標とする。性の健康管理専門家チームが治療計画を個別に作成・実行して患者を教育し、患者が自分自身の信念・価値感で決めた性のライフスタイルを実現できるようにする。

地方および国の支持団体である『全米性教育・カウンセリング・治療協会（American Association for Sex Education, Counseling and Treatment；AASECT；www.aasect.org）、米国生殖保健専門家協会（Association of Reproductive Health Professionals, ARHP）は、患者の人間関係／家族関係および自分自身の内にある性に関するこうした問題を患者が解決する一助として、患者に有用な詳細情報の提供や支援ができる。

性とシングルのサバイバー

がんサバイバーは異性または同性との生産的、健康的な関係を持ち、親密な感情的結びつきを欲する。シングルのがんサバイバーが直面する最も困難な問題のひとつは打ち明けること、つまり、いつ病気について未来のパートナーと話し合うのが適当かということである。乳房が1つしかないことを打ち明ける〝適切な時〟が何時なのか、性的に不能である可能性や先が長くないことを何時話し合うべきか、といったことである。これを話し合う頃合に良い悪いがないことを知るのは重要である。それは個人にもよるし、新しいパートナーとの気安さのレベルにもよる。未来のパートナーの誰もが支えになり、理解してくれるわけではないと理解することが重要である。そうした悩みを打ち明けられても対処する力がなく、より親密になることを拒否するパートナーもいるかもしれない。しかし必ずしもそうなると考えるべきではない。

デートをするがんサバイバーが増え続ける状況の中、より安全なセックスに関する問題が依然重要である。避妊および性感染症の問題を話し合うことは常に重要である。避妊については、ホルモン避妊薬、コンドームおよび殺精子剤の使用、ならびにペッサリーなど多くの選択肢がある。結局、自分自身を他の病気から守るには分別を守るべきなのである。他の病気とはC型肝炎ヒト免疫不全ウイルス(HIV)および他の性感染症(STD)のリスク軽減をも含む。

まとめ

性の健康は人間としての存在に不可欠かつ基本的な要素である。がんと診断されてもこれが否定されることはなく、性生活の維持を望むことは現実的ではないと思い込ませてはいけない。生存の問題については思いやりと患者に対する細心の注意を払うことが重要であり、性は贅沢ではなく、権利であるとみなすべきである。性は複雑で多面的な現象であって、知識がある性専門の医療従事者による詳細な包括的評価および治療計画を必要とする。治療はしばしば生物学的介入および心理的介入の両方を伴い、これによりがんサバイバーのQOLの問題を上手く改善することができる。

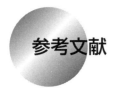

参考文献

1. http://www.cancer.org/downloads/STT/282, 2006 Estimated US Cancer Cases; accessed 4/7/2007.
2. Ganz PA. A teachable moment for oncologists: cancer survivors, 10 million strong and growing! *J Clin Oncol.* 2005;23(24): 5458–5460.
3. Basson R, Berman J, Burnett A, et al. Report of the international consensus development conference on female sexual dysfunction: definitions and classifications. *J Urol.* 2000;163(3): 888–893.
4. Hordern A. Intimacy and sexuality for the woman with breast cancer. *Cancer Nurs.* 2000;23(3):230–236.
5. Andersen BL. Surviving cancer: the importance of sexual selfconcept. *Med Pediatr Oncol.* 1999;33(1):15–23.
6. Masters WH, Johnson VE. *Human Sexual Response.* Boston: Little Brown & Co.; 1966.
7. Kaplan HS. *Disorders of Sexual Desire and Other New Concepts and Techniques in Sex Therapy.* New York: Brunner/ Mazel Publications; 1979.
8. World Health Organization. *ICD 10: Internal Statistical Classification of Disease and Related Health Problems.* Geneva: World Health Organization; 1992.
9. Laumann EO, Paik A, Rosen RC. Sexual dysfunction in the United States: prevalence and predictors. *JAMA.* 1999;281(6):537–544.
10. Schover LR, Fouladi RT, Warneke CL, et al. Defining sexual outcomes after treatment for localized prostate carcinoma. *Cancer.* 2002;95(8):1773–1785.
11. Bianco FJ, Jr., Scardino PT, Eastham JA. Radical prostatectomy: long-term cancer control and recovery of sexual and urinary function ("trifecta"). *Urology.* 2005;66(5 Suppl):83–94.
12. Katz A. What happened? Sexual consequences of prostate cancer and its treatment. *Canadian Family Physician Medecin de Famille Canadien.* 2005;51:977–982.
13. Schover LR, Fouladi RT, Warneke CL, et al. The use of treatments for erectile dysfunction among survivors of prostate carcinoma. *Cancer.* 2002;95(11):2397–2407.
14. Colombo R, Bertini R, Salonia A, et al. Overall clinical outcomes after nerve and seminal sparing radical cystectomy for the treatment of organ confined bladder cancer. *J Urol.* 2004;171(5):1819–1822; discussion 1822.
15. Muto G, Bardari F, D'Urso L, Giona C. Seminal sparing cystectomy and ileocapsuloplasty: long-term followup results. *J Urol.* 2004;172(1):76–80.
16. Rozet F, Harmon J, Arroyo C, Cathelineau X, Barret E, Vallancien G. Benefits of laparoscopic prostate-sparing radical cystectomy. *Expert Rev Anticancer Ther.* 2006;6(1):21–26.
17. Judd HL, Judd GE, Lucas WE, Yen SS. Endocrine function of the postmenopausal ovary: concentration of androgens and estrogens in ovarian and peripheral vein blood. *J Clin Endocrinol Metab.* 1974;39(6):1020–1024.
18. Stewart DE, Wong F, Duff S, Melancon CH, Cheung AM. What doesn't kill you makes you stronger: an ovarian cancer survivor survey. *Gynecol Oncol.* 2001;83(3):537–542.
19. Abitbol MM, Davenport JH. Sexual dysfunction after therapy for cervical carcinoma. *Am J Obstet Gynecol.* 1974;119(2): 181–189.
20. Bergmark K, Avall-Lundqvist E, Dickman PW, Henningsohn L, Steineck G. Vaginal changes and sexuality in women with a history of cervical cancer. *N Engl J Med.* 1999;340(18): 1383–1389.
21. Krychman ML, Carter J, Aghajanian CA, Dizon DS, Castiel M. Chemotherapy-induced dyspareunia: a case study of vaginal mucositis and pegylated liposomal doxorubicin injection in advanced stage ovarian carcinoma. *Gynecol Oncol.* 2004;93(2):561–563.
22. Day R, Ganz PA, Costantino JP, Cronin WM, Wickerham DL, Fisher B. Health-related quality of life and tamoxifen in breast cancer prevention: a report from the National Surgical Adjuvant Breast and Bowel Project P-1 Study. *J Clin Oncol.* 1999;17(9):2659–2669.
23. Mortimer JE, Boucher L, Baty J, Knapp DL, Ryan E, Rowland JH. Effect of tamoxifen on sexual functioning in patients with breast cancer. *J Clin Oncol.* 1999;17(5):1488–1492.
24. Galbraith ME, Arechiga A, Ramirez J, Pedro LW. Prostate cancer survivors' and partners' self-reports of health-related quality of life, treatment symptoms, and marital satisfaction 2.5–5.5 years after treatment. *Oncol Nurs Forum.* 2005;32(2):E30–E41.
25. Heinrhich-Rynning T. Prostate cancer treatments and their effects on sexual functioning. *Oncol Nurs Forum.* 1987;14(6):37–41.
26. Andersen BL, Anderson B, deProsse C. Controlled prospective longitudinal study of women with cancer: I. Sexual functioning outcomes. *J Consult Clin Psychol.* 1989;57(6):683–691.
27. Donovan KA, Taliaferro LA, Alvarez EM, Jacobsen PB, Roetzheim RG, Wenham RM. Sexual health in women treated for cervical cancer: characteristics and correlates. *Gynecol Oncol.* 2007;104(2):428–434.
28. The Pfizer Global Study of Sexual Attitudes and Behaviors. Available at: http://www.pfizerglobalstudy.com/study/studyresults.asp. Accessed 5/7/2007.

29. Marwick C. Survey says patients expect little physician help on sex. *JAMA*. 1999;281(23):2173–2174.
30. Bachmann GA, Leiblum SR, Grill J. Brief sexual inquiry in gynecologic practice. *Obstet Gynecol*. 1989;73(3 Pt 1):425–427.
31. Wiggins DL, Wood R, Granai CO, Dizon DS. Intimacy and the gynecologic oncologist: survey results of the New England Association of Gynecologic Oncologists (NEAGO). *J Psychosoc Oncol*. 2007;25(4):61–70.
32. Zippe CD, Raina R, Thukral M, Lakin MM, Klein EA, Agarwal A. Management of erectile dysfunction following radical prostatectomy. *Curr Urol Rep*. 2001;2(6):495–503.
33. Walsh PC. Nerve grafts are rarely necessary and are unlikely to improve sexual function in men undergoing anatomic radical prostatectomy. *Urology*. 2001;57(6):1020–1024.
34. Montorsi F, Althof SE, Sweeney M, Menchini-Fabris F, Sasso F, Giuliano F. Treatment satisfaction in patients with erectile dysfunction switching from prostaglandin E(1) intracavernosal injection therapy to oral sildenafil citrate. *Int J Impot Res*. 2003;15(6):444–449.
35. Padma-Nathan H, McCullough AR, Giuliano F, et al. Postoperative nightly administration of sildenafil citrate significantly improves the return of normal spontaneous erectile function after bilateral nerve-sparing radical prostatectomy. *J Urol*. 2003;169(Suppl): 75; (abstract 1,402).
36. Mulhall J, Land S, Parker M, Waters WB, Flanigan RC. The use of an erectogenic pharmacotherapy regimen following radical prostatectomy improves recovery of spontaneous erectile function. *J Sex Med*. 2005;2(4):532–540; discussion 40–42.
37. Raina R, Lakin MM, Agarwal A, Ausmundson S, Montague DK, Zippe CD. Long-term intracavernous therapy responders can potentially switch to sildenafil citrate after radical prostatectomy. *Urology*. 2004;63(3):532–537; discussion 8.
38. Stephenson RA, Mori M, Hsieh YC, et al. Treatment of erectile dysfunction following therapy for clinically localized prostate cancer: patient reported use and outcomes from the Surveillance, Epidemiology, and End Results Prostate Cancer Outcomes Study. *J Urol*. 2005;174(2):646–650; discussion 50.
39. Schroder M, Mell LK, Hurteau JA, et al. Clitoral therapy device for treatment of sexual dysfunction in irradiated cervical cancer patients. *Int J Radiat Oncol Biol Phys*. 2005;61(4):1078–1086.
40. Rossouw JE, Anderson GL, Prentice RL, et al. Risks and benefits of estrogen plus progestin in healthy postmenopausal women: principal results From the Women's Health Initiative randomized controlled trial. *JAMA*. 2002;288(3):321–333.
41. Hsia J, Criqui MH, Rodabough RJ, et al. Estrogen plus progestin and the risk of peripheral arterial disease: the Women's Health Initiative. *Circulation*. 2004;109(5):620–626.
42. Anderson GL, Limacher M, Assaf AR, et al. Effects of conjugated equine estrogen in postmenopausal women with hysterectomy: the Women's Health Initiative randomized controlled trial. *JAMA*. 2004;291(14):1701–1712.
43. Nachtigall LE. Comparative study: Replens versus local estrogen in menopausal women. *Fertil Steril*. 1994;61(1):178–180.

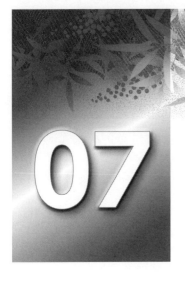

07 うつ病、不安、および心理社会的機能障害

ジミー・C・ホランド
タリア・R・ワイス
ジェシカ・スタイルス

　患者にとって最も大きな問題は、がんの診断後に〝普通に戻れるか〟ということである。生きることで最も重要な身体的・心理的・職業的・社会的・性的な機能が正常に戻るか、とも言い換えられる。患者中心の医療が進み、健康関連の生活の質 (HRQOL) が強く意識されるようになったため、このことはより重要になった。患者の一番の要望を考えると、リハビリテーション腫瘍学の発展が遅いことには注意が必要だ。また、ここ30年間に精神-腫瘍学という下位専門領域が患者ケアに不可欠な領域として発展するまで、腫瘍学の心理学的側面は無視されていた (1)。この過去の様相は、がんが長い間死刑宣告と見なされていたため、リハビリテーションが治療後の重要な選択肢として認知されなかったという事実に一部関係している。患者は皆、すぐに死ぬだろうと思われていたのである。20世紀中頃では、患者が治療後1年間生存しないと四肢切断をしても義肢を受け取ることができなかった。がんの情動ストレスも同様に見向きもされず、患者は診断および予後について質問をしないものとされ、心理的救いを求めるという概念は意志の低さの証しと思われていた。今日、こうした問題の対応は改善されたが、資源が豊富で重要と思われている伝統的な腫瘍治療法の中で、リハビリテーションと心理社会的ケアは相変わらず〝心許ない〟存在のままだ。しかし患者と家族にとっては重要なのだ。

　現在、リハビリテーション腫瘍学は成長し、拡大を続けている学問分野である。リハビリテーション腫瘍学ほど患者のモチベーションや協力が大事ながん治療の領域は他にないだろう。〝通常に戻る〟というリハビリテーションの目標を完全に達成できない患者の場合、精神障害および心理的・社会的な問題が理由として一番多い。今日のリハビリテーション科医は、よく見られる不安およびうつ病の問題の有病率とその対処法、および専門家に照会するタイミングを意識しなければならない (2,3)。本章は、心理社会的ケアを日常的臨床腫瘍治療に融合するため米国総合がんセンターネットワーク (National Cancer Centers Network、NCCN) が開発し確立した臨床実践ガイドラインについて述べる (4)。ガイドラインの第一原則は、精神的苦痛があり心理社会的な介入を必要としている患者を迅速に識別するための簡易スクリーニングツールの使用である。このスクリーニングは、精神医療従事者、ソーシャルワーカー、または聖職者にいつ紹介するとよいかがわかるアルゴリズムになっている。また本章は、不安、うつ病、ならびにがんケアのあらゆる側面（特にリハビリテーション）を複雑にするパーソナリティ障害および素質と関係がある心理社会的機能障害に対処するための臨床実践ガイドラインを概説する。

精神的苦痛のスクリーニング

　歩行リハビリテーションで忙しいリハビリテーション科医に共通の問題は、「この患者の精神的苦痛のレベルは〝普通〟か、〝普通でない〟か、治療すべきか?」という問いに迅速に答えを出すことだ。がん患者約5,000名を

キーポイント

- 患者にとって最も大きな問題は、がんの診断後に〝普通に戻れるか〟ということである。生きることで最も重要な身体的・心理的・職業的・社会的・性的な機能ができる限り正常に近い状態に戻るか、とも言い換えられる。
- 〝通常に戻る〟というリハビリテーションの目標を完全に達成できない患者の場合、精神障害および心理的・社会的な問題が理由として一番多い。
- 発現率の高い不安および抑うつ症状を日常的に念頭に入れた〝患者全体〟の治療でリハビリテーション科医を支援するために、米国総合がんセンターネットワーク（National Cancer Centers Network、NCCN）は『Panel on Management of Distress in Cancer（がんの精神的苦痛の管理に関する研究班）』を設立し、合意およびエビデンスに基づく臨床実践ガイドラインを開発した。
- 忙しい歩行リハビリテーションでリハビリテーション科医に共通の問題は、「この患者の精神的苦痛のレベルは〝普通〟か、〝普通でない〟か、治療すべきか？」という問いに迅速に答えを出すことだ。
- がん患者約5,000名を対象にした大規模調査により、患者全体の35％に重大な精神的苦痛の経験があることが明らかになった。
- 患者が心理的要因のためリハビリテーションの推奨事項を遵守できない場合、十分な機能回復の達成が遵守如何に掛かる可能性があるので、原因を明らかにし、正すことが重要である。
- 不安は疾患の全段階で患者によく見られる苦痛の形態である。
- 医学的問題または薬物治療が患者の不安を引き起こしている可能性を認識することが重要だ。すべての医学的要因が除外されるまで、不安が〝心理的なもの〟と思うことは賢明でない。
- 疼痛が不安の第一原因である。
- 最初に患者のリハビリテーション評価を行うリハビリテーション科医にとっての難題は、がんのような生命を脅かす疾患で通常起きうる悲嘆が、詳細な精神医学的評価および治療に相当するレベルにまで達するかどうか、またそれがいつかを決めることである。
- 明確な介入および治療がある不安およびうつ病と比べ、パーソナリティ障害（例：怒りっぽい、芝居がかっている、不安、依存性）は長期持続する特徴があり、変化に激しく抵抗する反応の形態である。

対象にした大規模調査により、患者全体の35％に重大な精神的苦痛の経験があることが明らかになった（3）。この割合は脳腫瘍、膵がん、および肺がん患者でさらに高かった。しかしながら大抵のがんセンターの認識では、精神的苦痛の評価や治療を受けた外来患者は10％未満である。

発現率の高い不安および抑うつ症状を日常的に念頭に入れた〝患者全体〟の治療でリハビリテーション科医を支援するために、米国総合がんセンターネットワーク（National Cancer Centers Network、NCCN）は1997年に『Panel on Management of Distress in Cancer（がんの精神的苦痛の管理に関する研究班）』を設立した（5）。研究班は合意およびエビデンスに基づく臨床実践ガイドラインを開発した。同ガイドラインは毎年更新されている。American Psychosocial Oncology Society（米国心理社会腫瘍学協会）はこれらのガイドラインを採用し、同会のハンドブック『腫瘍学臨床医のための早見参考書：がん症状管理の精神・心理的側面』の基礎にした（6）。同書は〝精神診療の知恵袋〟が手軽に利用できる小型のハンドブックで、診療所・病院の回診での使用に適している（6）。www.apos-society.orgでネット注文が可能である（訳注：現在リンクは消されているが、書誌名で検索すると別の様々なサイトで購入可能）。

本ガイドラインは、多忙な腫瘍科およびリハビリテーション科外来で精神的苦痛のレベルを迅速に篩い分けする方法として開発され、それにより心理学的領域をルーチン受診の一部に組み入れてもらうことを意図している。腫瘍科医およびリハビリテーション科医が処置を行うときの手引きになり、より詳細な評価や治療が必要な場合に適切な心理社会学専門家にトリアージするにあたっての推奨が記されている。

07 うつ病、不安、および心理社会的機能障害

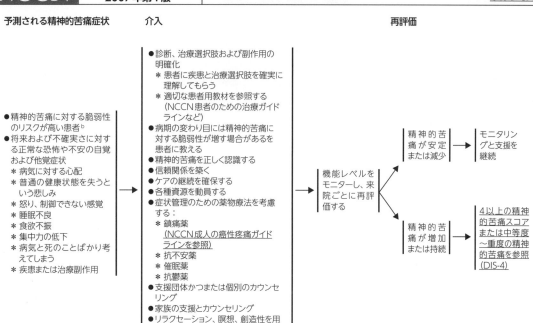

図07.1

精神的苦痛緩和治療―症状、介入、および再評価。参考文献27から許可の上転載。

　NCCN研究班はまず、〝心理学〟と〝精神医学的〟、という用語が精神病患者のように呼ばれることを恐れる人に毛嫌いされるとした。「精神的苦痛(distress)」という単語は、生命を脅かす疾患に向き合う患者が経験する様々な心理的・社会的・霊的な問題を網羅し、受け入れられやすく、正常という印象を与え、後ろめたさを感じさせない用語として選ばれた。リハビリテーションチーム、特にリハビリテーション科医とリハビリテーション診療所の看護師は患者全員の心のケアの〝前線〟に立ち、良い心理社会ケアの提供を支える柱である。ソーシャルワーカーを置いている診療所が大半だが、患者各人にいつも目を配ることはできない。前線の仕事をを十分にこなすには、リハビリテーション科医は苦痛に共通する症状を鑑別し、患者の機能喪失に共感を示し、信頼関係を背景に関心と思いやりを示すことができなければならない。図07.1（NCCN DIS-5）にチームが意識すべき頻度の高い予測可能な精神的苦痛の症状および評価・介入をまとめている。次回来院で改善が見られない場合は患者の再評価を行い、ソーシャルワーカーまたは精神医療従事者に紹介することを評価・介入のときにチームは認識しておくこと(7)。図07.2（NCCN DIS-B）に精神的苦痛のリスクが高い患者、およびがん患者が精神的に脆弱になる時期をまとめている(8)。

　NCCNガイドラインは上記と同じ枠組みで新患のスクリーニングを行うことを強く推奨している。この枠組みにより、米国での疼痛管理は著しく改善している。疼痛について尋ねるときは現在、「あなたの疼痛の大きさを0～10の10段階で表わすとどれくらいですか？」と質問する。この尺度は患者にわかりやすく、主観的な自分の苦痛の程度を正確に報告してくれる。同様にNCCNの精神的苦痛ガイドラインでは、0～10の10段階の『苦痛温度計』を使って「苦痛は0～10の尺度のどのあたり

第1部　がんリハビリテーションの概説

腫瘍学実践ガイドライン
―2007年第1版
精神的苦痛の管理

ガイドライン索引
精神的苦痛の管理　目次
原稿、参考文献

心理社会的精神的苦痛をもつ患者の特徴[c]

精神的苦痛のリスクが高い患者[d]
- 精神障害／薬物等の濫用の既往
- 抑鬱／自殺未遂の既往
- 認知障害
- コミュニケーション障害[e]
- 重度の併発疾患
- 社会的問題
  * 家族／介護者の対立
  * 不十分な社会的支援
  * 独居
  * 金銭的問題
  * 医療に対するアクセス制限
  * 幼い、または不要が必要な子ども
  * 若年；女性
  * その他のストレス因子

脆弱性が増す時期
- 疑われる症状の発見
- 精密検査中
- 診断の確定
- 治療待機中
- 治療様式の変更
- 治療の終了
- 治療後の退院
- 生存者としての生活のストレス
- 医学的追跡および調査
- 治療の不成功
- 再発／進行
- 進行癌
- 人生の終焉

---

[c] 部位特異的症状とその腫瘍な心理社会的結果については Holland, JC, Greenberg, DB, Hughes, MD, et al. Quick Reference for Oncology Clinicians: The Psychiatric and Psychological Dimensions of Cancer Symptom Management. (腫瘍科臨床医のための早見表：癌の症状管理の精神医学的および心理学的側面) (Based on NCCN Distress Management Guidelines [NCCN精神的苦痛管理ガイドラインに基づく])。 IPOS Press, 2006.を参照。www.apos-society.org, から入手可能。
[d] NCCN緩和ケア腫瘍学臨床実践ガイドラインより。www.nccn.org, から入手可能。

注意：特に指定のない限り推奨事項はすべてカテゴリー2Aである。
臨床試験：NCCNは、すべての癌患者に対する最良の管理法は臨床試験にあると考えている。臨床試験への参加が特に勧められる。

2007年第1版、2006年8月10日©2006 著作権所有、National Comprehensive Cancer Network, Inc. NCCNの書面による許可なく本ガイドラインおよびイラストを複製することは、いかなる形態においても禁止する。NCCN 2007年第1版『精神的苦痛の管理』ガイドラインより許可を得て転載。本ガイドラインの最新版および完全版はオンラインwww.nccn.org、で閲覧のこと。

DIS-B

図07.2

精神苦痛管理における心理社会的患者の特徴。参考文献27から許可の上転載。

ですか？」と質問することを勧めている。タッチスクリーンまたは紙と鉛筆を使い、待合室で患者に回答してもらうことが可能だ（図07.3 [NCCN DIS-A]）(9)。この一項目の尺度で「大ざっぱな」アプローチをかけ、スコアが4以上の場合は通常、腫瘍学看護師がより具体的な質問を行う。腫瘍学看護師はしばしば心理社会的な質問を追加で行う。APOSウェブサイト(www.apos-society.org.)に、看護師のための精神的苦痛スクリーニングに関する一連の無料オンライン講座がある。

　初期の検証試験により、病院不安抑うつ尺度(Hospital Anxiety Depression Scale、HADS)の臨床の〝事例性(caseness)〟のスコアと比べ、5以上のスコアが臨床上適切なカットオフ値であることが示されたが、後の試験スコアで4の方が正確であることが確認できた(10-13)。〝苦痛温度計〟と同じページにある〝問題リスト〟では、苦痛の理由(実用面の問題、家族、感情的、霊的、または宗教的心配)を患者に特定してもらう。身体症状のリストは、患者が医者に伝えなかった場合の問題の確認に役立つ。〝問題リスト〟でチェックが入った問題の性質によって、紹介先をソーシャルワーカー(実用的・心理社会的ニーズ)にすべきか、精神医療従事者(重度の精神障害、特に薬物治療が必要な可能性がある場合)、または聖職者(霊的危機にあるとき、精神的な大きな支えを聖職者に求める患者が多いため)にすべきかが決まる。図07.4（NCCN DIS-4）は簡易スクリーニングツールの使用アルゴリズムを示しており、精神的苦痛のカットオフ値(-4以上)により、詳細な心理学的評価のため他科を紹介すべき患者、およびリハビリテーションチームおよび

07 うつ病、不安、および心理社会的機能障害

精神的苦痛の管理

NCCN® 腫瘍学実践ガイドライン — 2007年第1版

ガイドライン索引
精神的苦痛の管理　目次
原稿、参考文献

精神的苦痛測定のためのスクリーニングツール

使い方：まず、今日までの1週間の精神的苦痛の大きさを最もよく表わしている数字に丸を付けてください。

極度の精神的苦痛　10
9
8
7
6
5
4
3
2
1
精神的苦痛なし　0

次に、今日までの1週間に問題となったものを示してください。必ずすべての項目の「はい」か「いいえ」にチェックして下さい。

はい いいえ **実用面の問題**
□ □ 子どもの世話
□ □ 住居
□ □ 保険／金銭
□ □ 移動手段
□ □ 仕事／学校

家族の問題
□ □ 子どもとの関係
□ □ パートナーとの関係

情緒的問題
□ □ 抑鬱
□ □ 恐怖
□ □ 緊張
□ □ 悲しみ
□ □ 不安
□ □ 普段の活動に対する興味の喪失

□ □ **霊的／宗教的心配**

はい いいえ **身体の問題**
□ □ 外観
□ □ 入浴／着衣
□ □ 呼吸
□ □ 排尿の変化
□ □ 便秘
□ □ 下痢
□ □ 摂食
□ □ 倦怠感
□ □ むくんだ感じ
□ □ 発熱
□ □ 移動
□ □ 消化不良
□ □ 記憶／集中力
□ □ 口のただれ
□ □ 悪心
□ □ 鼻の乾燥／鼻づまり
□ □ 痛み
□ □ 性生活
□ □ 皮膚の乾燥／痒み
□ □ 睡眠
□ □ 手足のうずき

その他の問題：＿＿＿＿＿＿＿＿＿＿＿
＿＿＿＿＿＿＿＿＿＿＿＿＿＿＿＿＿＿

DIS-A

2007年第1版、2006年8月10日©2006 著作権所有、National Comprehensive Cancer Network, Inc. NCCNの書面による許可なく本ガイドラインおよびイラストを複製することは、いかなる形態においても禁止する。NCCN 2007年第1版『精神的苦痛の管理』ガイドラインより許可を得て転載。本ガイドラインの最新版および完全版はオンライン www.nccn.org.で閲覧のこと。

図 07.3

苦痛温度計および精神的苦痛の迅速スクリーニング。参考文献27から許可の上転載。

地域共同体の人的資源による管理を継続すべき患者を決める様子がわかる (14)。

上記ガイドラインは、ベースラインスクリーニングを行う初回来院から確実に心理社会的な側面を総合的ケアの一部に取り入れ、臨床的に妥当な場合または治療を移行する（治療から緩和など）場合にも再度心理社会的検査を行うようにするためのものである。患者が心理的要因のためリハビリテーションの推奨事項を遵守できない場合、十分な機能回復の達成が遵守如何に掛かる可能性があるので、原因を明らかにし、正すことが重要である。リハビリテーション科医が遭遇する精神的苦痛のうち頻度が高い症状は不安とうつ病である。そのいずれか、または両方ともが治療を妨害する可能性がある。不安とうつ病の管理について以下で概説する。

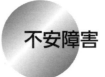

不安障害

不安は疾患の全段階で患者によく見られる苦痛の形態である。不安は軽度の場合が多く、安心させることで対処するが、より重度の場合は評価して原因を明らかにし、治療を見いだす必要がある。不安障害の管理に関するNCCNガイドラインは、不安障害の認識、鑑別診断、および治療を考えるための有用な枠組みになっている（図 07.5 [NCCN DIS-14]）(15)。ガイドラインは疾患への恐れから起きる可能性がある不安だけではなく、医学的病態／薬物療法が原因で起きる可能性がある不安に

第1部 がんリハビリテーションの概説

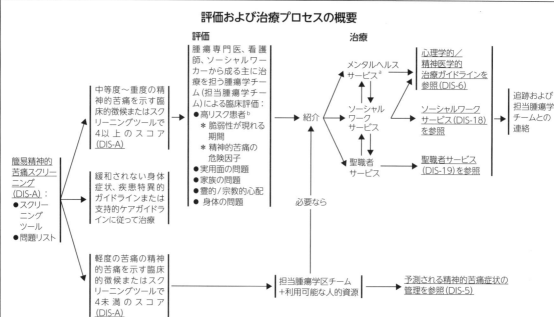

図 07.4

評価および治療プロセスの概要。参考文献 27 から許可の上転載。

共通する徴候を概説している。

　症状は主として身体的(頻脈、発汗、不穏、ペーシング、振戦、不眠症、口腔乾燥)または心理学的(恐怖、疾患／治療／近日中に行う予定の施療などに特有の問題に対する不安)なものがあるだろう。疾患に対する反応が不安の元である場合、状況に左右されることが多く、不安を伴う適応障害と呼ばれる。第一に注意すべき点は、医学的問題または薬物治療が患者の不安を引き起こしている場合を認識することだ。すべての医学的要因が除外されるまで、不安が「心理的なもの」と思うことは賢明でない。疼痛が不安の第一原因である。適切な疼痛管理で痛みが低減する。表 07.1 に不安を誘発する可能性がある医学的原因および薬剤のうち頻度の高いものをまとめている。断酒またはオピオイドの投与中止後、急性の不安および震えが初期症状として現れる場合がある。病気になる前に不安があったかどうか、既往歴も調べる。不安に

は全般性不安障害、パニック障害、または恐怖性障害(PTSD)、化学療法への条件反射(不安を伴う悪心・嘔吐)、または強迫性障害(OCD)などがある。慢性不安障害がある患者は、病気を背景に症状の悪化をしばしば経験する。OCD の患者は特に決断能力やプログラムをこなす能力がないことでリハビリテーション中に不安になる可能性が高く、いかなる新しい施療／薬物療法にも不安で恐怖を感じる。

　不安には精神薬理療法および心理学療法を行う。通常使用される薬剤はベンゾジアゼピン系、選択的セロトニン再取り込み阻害薬(SSRI)、および低用量抗精神病薬である。ベンゾジアゼピン系は即効性があるため有用で、初めは抗不安効果の発現が遅め(最長 2〜3 週後)の SSRI と併用することが多い。表 07.2 に汎用される薬剤と用量をまとめている。患者はしばしばベンゾジアゼピン系への依存を恐れる。依存歴がない患者では非現

07 うつ病、不安、および心理社会的機能障害

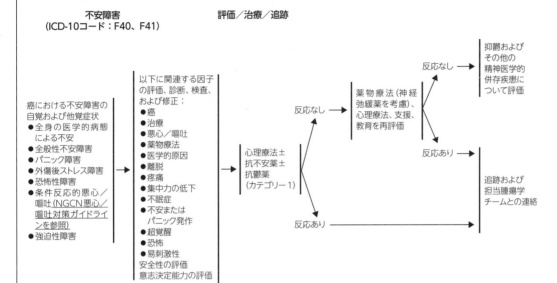

図07.5

不安障害の評価、治療、および追跡。参考文献27から許可の上転載。

実的な恐れであるが、使用を促し、依存症防止のために監視すると伝えて安心させなければならない。

非薬理学的介入では、いくつかの形式の心理療法およびカウンセリングが有用である。

- 問題になる症状（不眠症など）のコントロールに注意しながら、リハビリテーションチームが支援および元気づけをする
- 個別またはグループでの支持的精神療法のため、ソーシャルワーカーまたは精神医療従事者を紹介する
- 症状の認知再構成、誘導イメージ療法、リラクセーション、および瞑想によって患者を助ける認知行動療法
- インターネット、チャットルーム、およびバーチャルグループは容易にアクセスできすぐに手に入るが、概ね監視されていない。

疾患の全段階で支持的介入および行動介入の無作為化比較試験が行なわれている。米国およびオーストラリアにおけるメタ解析により、臨床実践ガイドラインに心理療法をエビデンスに基づく介入法として含めることの妥当性を裏付ける証拠が得られている（16, 17）。リハビリテーションチームは大半の状況因性不安感の治療に成功しているが、その原因が既存の不安障害であるときは、精神医療従事者への紹介が有用だろう。OCDおよび全般性不安障害はしばしば治療に抵抗し、ともに有意にがん治療およびリハビリテーションの管理を複雑にしうる。

うつ病（気分障害）

最初に患者のリハビリテーション評価を行うリハビリテーション科医にとっての難題は、がんのような生命を脅かす疾患で通常起きる悲嘆が、詳細な精神医学的評価お

表07.1　不安の医学的原因および薬物療法に関連する原因	
代謝性	高カリウム血症／低体温症／低血糖症／低ナトリウム血症
腫瘍関連性	譫妄(不穏、激越)／疼痛／中枢神経系新生物／カルチノイド症候群／腫瘍随伴障害
内分泌性	副腎性／甲状腺性／上皮小体性／脳下垂体性／褐色細胞腫
心血管性	不整脈／うっ血性心不全／心筋梗塞／狭心症／弁膜症
肺性	肺塞栓症／喘息／慢性閉塞性肺疾患／気胸／肺水腫
薬物療法	コルチコステロイド／制吐剤として使用した神経遮断薬(アカシジア)／交感神経刺激薬／抗生物質(セファロスポリン系抗生物質、アシクロビル、イソニアジド)
離脱	アルコール、オピオイド、鎮静催眠薬、カフェイン

および治療に相当するレベルに達するかどうか、またそれがいつかを決めることである。不安と同じく、うつ病を起こしうる医学的因子や薬剤がある。精密検査では、鑑別診断で広範囲の矯正可能な潜在的原因を考慮に入れなければならない。がんに対する通常の反応の一部と考え、有意な抑うつ症状を軽く扱わないことが重要である。がんの身体的症状とうつ病の身体的症状が似ている(不眠症、疲労、集中力低下など)という事実もあり、難しい。抑うつ気分がコーピングの障壁になり始めたとき、または不眠症、疲労、または精神的苦痛が重大になったとき、これは最も頻度の高いうつ病性障害である状況因性うつ病であることを表し、抑うつ症状を伴う適応障害と呼ぶ。この患者の大半はリハビリテーションチームが元気づけをしたり、特定の症状(不眠症、疲労など)を標的にした薬物療法で上手く対処できる。

しかし、抑うつ症状の医学的原因が多数あるため、持続的で重度の症状には注意深い精密検査が必要である。この抑うつ症状が中程度のレベルの場合を亜症候群性うつ病と呼び、精神的損害ではあるが大うつ病性障害の基準(不機嫌、快感消失、絶望感、罪意識、睡眠／食欲／集中力の変化、人生が無意味に感じる、自殺念慮で特徴づけられる)に達しないことを示す。大うつ病は亜症候群性障害より頻度は低いが、自殺行為のリスクが最も大きくなる。躁病はがん患者に通常見られないが、薬物療法に対する反応として、あるいは双極性障害が既存する患者にしばしば見られる。

表07.2　不安の治療に汎用される薬剤			
薬剤	商標名	初回用量(mg)	維持用量(mg)
SSRI：選択的セロトニン再取込み阻害薬 　エスシタロプラム[a] 　Fluoxetine[a] 　パロキセチン[a] 　セルトラリン[a]	レクサプロ Prozac (日本未承認) パキシル ジェイゾロフト	10〜20 10〜20（毎朝） 20（毎朝） 20〜25（毎朝）	10〜20 20〜60 20〜60 50〜150
ベンゾジアゼピン系 　アルプラゾラム 　クロナゼパム 　ジアゼパム 　ロラゼパム	ソラナックス、コンスタン リボトリール、ランドセン セルシン、ホリゾン ワイパックス	0.25〜1.0 1.5〜2.0 2〜10 0.5〜2.0	6〜24時間ごと、PO 6〜24時間ごと、PO 6〜24時間ごとにPO/IV 4〜12時間ごとにPO/IM/IVP/IVPB

略語：IV：静脈内投与；IM，筋肉内投与；IVP，静注プッシュ；IVPB；静脈内注入；PO，経口投与。
出典：参考文献6

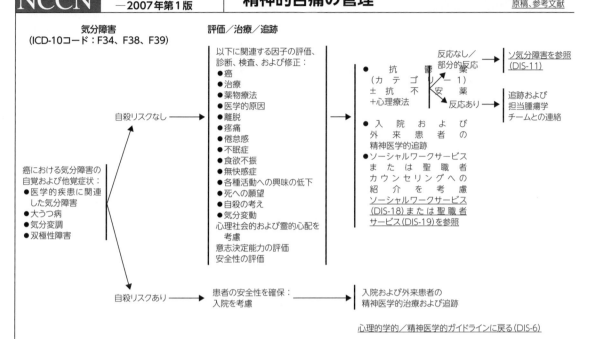

図07.6

気分障害の評価、治療、および追跡。参考文献27から許可の上転載。

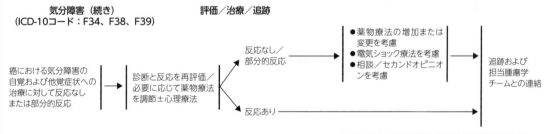

図07.7

気分障害の評価、治療、および追跡。参考文献27から許可の上転載。

表07.3	抑うつ症状を引き起こす医学的原因
緩和されない疼痛	うつ病および緩和されない疼痛に対する恐れの重大な原因。 医師への自殺幇助の依頼を大きく左右する要因。
薬物療法	コルチコステロイドが顕著な気分変調を起こす場合がある。 オピオイド、鎮痛剤、αインターフェロン、およびインターロイキン-2が特に関連する。 ビンカアルカロイド、L-アスパラギナーゼ、プロカルバジン。
代謝性	電解質異常(特にナトリウム)、甲状腺および上皮小体機能。
がん	膵腫瘍、潜伏腫瘍、脳腫瘍、およびCNSリンパ腫。

略語:CNS=中枢神経系。
出典:参考文献6を修正。

気分障害の認識・管理のためのNCCNガイドライン(図07.6, 07.7 [NCCN DIS-10およびNCCN DIS-11])(18,19)は、よく見られる気分障害、症状の評価、およびうつ病に寄与する可能性がある要因の評価について概説している。原因の確定後、医学的問題を治すか、可能であれば薬物療法(インターフェロンなど)を中止する方向で治療が行われる。問題を起こしている薬剤の除去ができず、うつ病に対する治療を始めなければならないこともよくある。自殺リスクがある患者は直ちに他科に紹介すること。

表07.3によくあるうつ病の医学的原因をまとめている。自殺念慮を引き起こす可能性が最も高いのは、容赦ない持続的な疼痛である。薬物療法、化学療法剤、代謝異常、およびある部位のがんが、より大きなうつ病と関連している。うつ病の症状、疲労、不安、および集中力低下を引き起されるときの炎症誘発性サイトカインの役割が明らかになってきている(20,21)。これにより、大うつ病と膵がんなどとの関連性が説明できるかもしれない。

表07.4 うつ病の治療に汎用される薬剤				
SSRI:選択的セロトニン再取込み抑制剤				
Fluoxetine[a]	Prozac	5〜10	5〜40	程度が様々な胃腸窮迫、悪心、頭痛、不眠症、不安増大、性機能不全。セルトラリン、シタロプラム、およびエスシタロプラムはP450系とわずかながら相互作用を起こす。
セルトラリン[a]	ジェイゾロフト	25〜50	25〜200	
パロキセチン[a]	パキシル	5〜10	5〜40	
Citalopram[a]	Celexa	10〜20	10〜40	
エスシタロプラム[a]	レクサプロ	5〜10	5〜20	
新規抗うつ薬				
Bupropione	Wellbutrin、Wellbutrin SR、Wellbutrin XL	75	75〜300	賦活化、素因がある場合は発作;性機能不全なし
ベンラファキシン	イフェクサー SR	18.75	18.75〜225	賦活化、悪心、不安、鎮静、発汗、高血圧
デュロキセチン	サインバルタ	20〜30	20〜60	
ミルタザピン	レメロン、リフレックス	7.5〜15	7.5〜45	賦活化、悪心、不安 鎮静、体重増加;崩壊錠あり
覚せい剤および覚醒状態を促す薬剤				
Dextroamphetamine	Dexedrine	2.5	5〜30	心臓合併症の恐れ;激越、不安、悪心
メチルフェニデート	リタリン、コンサータ	2.5	5〜10、1日2回	
モダフィニル	モディオダール	50	50〜200	賦活化。悪心、心臓への有害作用;通常は良好に治療

[a] 液剤が市販されている。 出典:参考文献23

自殺リスクのアセスメント

うつがひどい患者全員に、自殺念慮について尋ねること。その信念に反し、自殺念慮について尋ねてもリスクを増大させることはなく、それどころかリスクが減少する。肯定的な答えの場合は、「生きる価値がないという考えがあるか？」などの問いかけをより直接的な質問とともに行ってもよい。大半の患者が「考えた」ことを認め、「事がひどくなれば、実行に移すだろう」と表現する。しかし、がん患者が他と比べて自殺未遂や自殺が多いことはない。リスクが高い（より慎重な監視下にある）と考えるべき患者は持続的な疼痛、進行がん、うつ病の既存、またはアルコール・物質乱用がある患者である。せん妄がある患者は抑うつ気分が背景にあり、衝動を抑え難いリスクが高く、突発的に近い自殺未遂を時々起こす。

管理

うつ病は心理学的介入および精神薬理学的介入により治療する。リハビリテーションチームからの心理的な支援は不可欠である。支持心理療法・認知行動心理療法への紹介は、臨床試験のメタ解析で有意な根拠による裏付けがなされている(22)。オーストラリアと米国では、うつ病以外の医学的疾患の知見と同じように、根拠に基づく臨床実践ガイドラインに心理療法による介入が含まれている(17,22)。

気分障害がある患者は概ね抗うつ薬による治療を受けるが覚醒剤の投与も受け、急速に覚醒が改善し、疲労を減らせる場合がある。表07.4に汎用薬をまとめている。向精神薬に関してがん患者を対象にした比較試験はほとんどないが、その少数の試験のメタ解析により、有効性とガイドラインに含めることの裏付けがなされている(17,22)。

パーソナリティ障害および心理社会的機能障害

心理社会的機能障害の原因で最も多く厄介なのは、パーソナリティ障害である。明確な介入および治療がある不安およびうつ病と比べ、パーソナリティ障害は長期持続する特徴があり、変化に激しく抵抗する反応の仕方

表07.5　パーソナリティ障害のタイプとその主な要素

タイプ	主な要素
妄想性	人への猜疑心 人から攻撃されるとすぐに察知 人を敵か友人かに分ける 他人に秘密を打ち明けない 人を許さない
スキゾイド	平板な感情 本質的に孤独な傾向 批判にも称賛にも無関心 親しい友人のや親密な関係の著しい欠如
統合失調型	魔術的な思考または奇妙な信念を持つ 社交の場で不安を示す 妄想様観念 異常な認識の経験
反社会性	法に従わない 義務の無視 衝動的 怒りっぽい、攻撃的
境界性	見捨てられることへの恐れ 自殺行為 気分不安定性 慢性的な空虚感
演技性	安易に影響されやすい 感情がすばやく変化 芝居がかった感情 挑発的または性的な行動
自己愛性	自分が「特別である」という信念 共感の欠如 傲慢 特権意識
回避性	人より劣っていると感じる 新しい関係に臆病 決まり悪さを避けようとする 社交の場で排除されることへの恐れ
依存性	委ねられることへの恐れ 自信の欠如 人から安心を得ないと物事を決定できない 他者の拒絶を恐れて反対意見を述べることができない
強迫性	細部に気を取られている 完全主義の傾向 融通がきかない、頑固 価値がない物でも捨てることができない
特定不能のパーソナリティ障害	他のいかなるパーソナリティ障害も当てはまらない場合に限る。 さらに2つ以上の特定のパーソナリティ障害の特徴を持ち、個々では基準を満たさない場合。

出典：参考文献6

第1部 がんリハビリテーションの概説

表07.6 パーソナリティ障害のスクリーニングおよび評価

心理学的疾患歴の調査	触れてはいけない話題のアセスメントでも、率直であること。 精神的苦痛またはパーソナリティ障害の病歴がある患者は、将来その両方に苦しむ可能性がより高い。 パーソナリティ障害は診断が難しい。 重大な共存症が存在するパーソナリティ障害もある。 共存症により、主なパーソナリティの鑑別診断が難しくなる。 第1軸障害はパーソナリティ障害の鑑別を複雑にする。
医師の視点	パーソナリティ障害がある患者の担当医師は正しい診断をする必要はないが、患者の行動には対処しなければならない。 患者を型にはめて見ないようにすること。 担当の患者、とりわけ感情的反応を誘発させる患者に対する自分自身の感情に気付くこと。
地域社会／組織で利用可能かどうかに応じて、精神医療従事者、ソーシャルワーカー、臨床心理士、または精神科医に紹介する[a]。	精神医療従事者の診察を受けるのは、がん患者の方が一般人よりも多い（7.2%対5.7%）。 患者が医師および医療スタッフに異議を唱える場合、精神医療提供者の支援を受けるのが賢い選択である。

[a] 日常診療で精神医療提供者と関係を作っておくことは常に有用である。精神医療提供者は、パーソナリティ障害も併存するがん患者の対応という難しい課題を理解し、敬意を持つべきである。頻繁にフィードバックを行い、患者の状況をディスカッションすることが関係者全員に役立つ。 出典：参考文献6

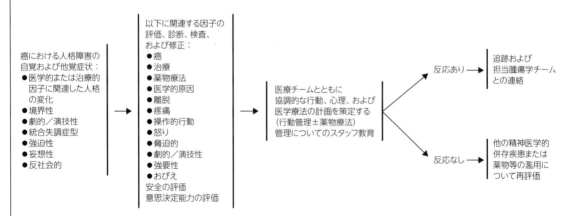

図07.8

パーソナリティ障害の評価、治療、および追跡。参考文献27から許可の上転載。

を示す。パーソナリティ障害のタイプおよびその重症度によって、管理の原則が決まる。過度に不安がる、人を操るのが上手い、怒りっぽい、疑い深い、または妄想性の人はチームにとって特に厄介になる。このような難しい患者に対しては、チームのメンバー全員が問題を意識し、必ずチームが一丸となって患者に向き合うようにするとよい。

精神障害の診断と統計マニュアル（第4版）（DSM-IV）はパーソナリティ障害をタイプおよび主な要素で主要な10種類に分類している（表07.5）(6)。

こうしたパーソナリティ障害の医療現場での対応について初めて記したのがKahanaとBirbringである。特に重大なうつ病または不安が存在する場合、パーソナリティ障害は診断が難しい。しかし、パーソナリティ障害はしばしば治療の遵守に大きな影響を与え、がん治療や最良の結果を得るための臨床リハビリテーションにさえ従わなくなる（24）。パーソナリティ障害の患者はリハビリテーションに必要な抑制および忍耐力に欠けることが多い。パーソナリティ障害の患者に対し医師はしばしば憎悪をかき立てられるが、こうした非協力的な難しい患者に対して苛立ちや怒りを感じてしまうのも無理からぬことである。こういう感情に気付き、（同じように感じている）チームと共有することが重要である。境界型患者はその表出行動（自殺の素振り、治療スタッフに対し激高する、断続的な薬物乱用など）のため、特にやっかいである。表07.6にパーソナリティ障害の識別・評価法をまとめている(6)。

図07.8（NCCN DIS-17）にパーソナリティ障害患者の対処についてのNCCNガイドラインの概要を示す（25）。対処の原則は数項目ある。行動に制限をかけたり、難しい行動または人を操る行動の内容をチームメンバーに通知する。パーソナリティ障害の患者は、「あなたは素晴らしいけど、X先生は酷いね」などと人を操るような仕掛けをして、スタッフを「分裂させよう」とする。管理の計画を作るときは、チームメンバーの合意を得る。行動契約書を患者と一緒に書く必要があるかもしれない。当該契約書は患者が規則を遵守できなかった場合、治療継続を拒否するための根拠になる(26)。

要約

ルーチンのがんケアおよびリハビリテーションに精神・心理学的な側面が取り入れられることが増えてきた。これはリハビリテーションに必要なステップで、NCCNガイドラインを使えば用で容易にできる。精神的苦痛のコントロールは、患者の健康、ならびに人とのコミュニケーション・通常の家庭生活・治療の遵守・完全なリハビリテーションを行う能力の要になることが多い。重症で急激な精神的苦痛（うつ病と不安はしばしば一緒に起きる）およびパーソナリティ障害は、がん治療およびリハビリテーションを妨げ、治療不遵守の主な理由になりうる。根拠に基づく臨床実践ガイドラインができていることは、大きな前進である。心理社会的ケアの質の指標が開発中であり、リハビリテーションセンターやサービスが患者ケアの心理社会的側面の管理ガイドラインをどれだけ遵守するかに関して説明責任が生まれる最初の契機になるだろう。

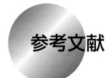

参考文献

1. Holland J. History of psycho-oncology: overcoming attitudinal and conceptual barriers. *Psychosom Med.* 2002;64:206–221.
2. Holland JC; Boettger S. Depression and anxiety. In: *Handbook of Supportive Care in Oncology.* Manhasset, NY: CMP Healthcare Media, Oncology Publishing Group; 2005.
3. Zabora J, BrintzenhofeSzoc K, Curbow B, et al. The prevalence of psychological distress by cancer site. *Psycho-Oncology.* 2001;10:9–28.
4. Holland JC, Anderson B, Breitbart W, et al. The NCCN distress management clinical practice guidelines in oncology. *J NCCN.* 2007;5:66–98.
5. Holland JC, Anderson B, Breitbart W, et al. The NCCN distress management clinical practice guidelines in oncology. *J NCCN.* 2007;5:66–98.
6. APOS Institute for Research and Education. *Quick rence for Oncology Clinicians: The Psychiatric and Psychological Dimensions of Cancer Symptom Management.* Charlottesville, VA: IPOS Press; 2006.

7. Expected Distress Symptoms, Interventions, Re-Evaluation (DIS-5). Reproduced with permission from the NCCN. v.1. 2007. *The Complete Library of NCCN Clinical Practice Guidelines in Oncology.* v.1.2007 Distress Management. Jenkintown, Pennsylvania: National Comprehensive Cancer Network.
8. Psychosocial Distress Patient Characteristics (DIS-B). Reproduced with permission from the NCCN. v.1. 2007. *The Complete Library of NCCN Clinical Practice Guidelines in Oncology.* v.1.2007 Distress Management. Jenkintown, Pennsylvania: National Comprehensive Cancer Network.
9. Screening Tools for Measuring Distress (DIS-A). Reproduced with permission from the NCCN. v.1. 2007. *The Complete Library of NCCN Clinical Practice Guidelines in Oncology,* v.1.2007 Distress Management. Jenkintown, Pennsylvania: National Comprehensive Cancer Network.
10. Hoffman B, Zevon M, D'arrigo M, Cecchini T. Screening for distress in cancer patients: the NCCN rapid-screening measure. *Psycho-oncology.* 2004;13:792–799.
11. Akizuki Y, Akechi T, Nakano T, Uchitomi Y. Development of an impact thermometer for use in combination with the distress thermometer as a brief screening tool for adjustment disorders and/or major depression in cancer patients. *J Pain Symptom Manage.* 2005;29(1):91–99.
12. Jacobsen P, Donovan K, Trask P, et al. Screening for psychologic distress in ambulatory cancer patients. *Cancer.* 2004;103(7):1494–1502.
13. Ransom S, Jacobsen P, Booth-Jones M. Validation of the distress thermometer with bone marrow transplant patients. *Psycho-Oncology.* 2006;15(7):604–612.
14. Overview of Evaluation and Treatment Process (DIS-4). Reproduced with permission from the NCCN. v.1. 2007. *The Complete Library of NCCN Clinical Practice Guidelines in Oncology.* v.1.2007 Distress Management. Jenkintown, Pennsylvania: National Comprehensive Cancer Network.
15. Anxiety Disorder (DIS-14). Reproduced with permission from the NCCN. v.1. 2007. *The Complete Library of NCCN Clinical Practice Guidelines in Oncology.* v.1.2007 Distress Management. Jenkintown, Pennsylvania: National Comprehensive Cancer Network.
16. Fricchione G. Clinical practice. Generalized anxiety disorder. *N Engl J Med.* 2004;351(7):675–682.
17. National Breast Cancer Centre and National Cancer Control Initiative. *Clinical Practice Guidelines for the Psychosocial Care of Adults with Cancer.* National Breast Cancer Centre, Camperdown, NSW; 2003.
18. Mood Disorder (DIS-10). Reproduced with permission from the NCCN. v.1. 2007. *The Complete Library of NCCN Clinical Practice Guidelines in Oncology.* v.1.2007 Distress Management. Jenkintown, Pennsylvania: National Comprehensive Cancer Network.
19. Mood Disorder (DIS-11). Reproduced with permission from the NCCN. v.1. 2007. *The Complete Library of NCCN Clinical Practice Guidelines in Oncology.* v.1.2007 Distress Management. Jenkintown, Pennsylvania: National Comprehensive Cancer Network.
20. Cleeland CC, Bennet GJ, Dantzer R, et al. Are the symptoms of cancer and cancer treatment due to a shared biologic mechanism? A cytokine-immunologic model of cancer. *Cancer.* 2003;97:2919–2925.
21. Musselman DL, Miller AH, Porter MR.Higher than normal plasma interleukin-6 concentrations in cancer patients with depression: preliminary findings. *Am J Psychiatry.* 2001;158:1252–1257.
22. Jacobsen P, Donovan Z, Swaine Z, Watson I. Management of anxiety and depression in adult cancer patients: toward an evidence-based approach. In: *Oncology: An Evidence-based Approach.* New York, NY: Springer-Verlag; 2006.
23. Holland J, Alici Evcimen, Y. Common psychiatric problems in elderly patients with cancer. *American Society of Clinical Oncology Educational Book.* 2007:307–311.
24. Feinstein R. Personality traits and disorders. In: Blumenfield MS, ed. *Psychosomatic Medicine.* Philadelphia: Lippincott Williams & Wilkins; 2006:843–865.
25. Management of Personality Disorders (DIS-17). Reproduced with permission from the NCCN. v.1. 2007. *The Complete Library of NCCN Clinical Practice Guidelines in Oncology.* v.1.2007 Distress Management. Jenkintown, Pennsylvania: National Comprehensive Cancer Network.
26. Muskin P. Personality disorders. In: Holland J, ed. *Psycho- Oncology.* New York: Oxford University Press; 1998: 619–629.
27. The National Comprehensive Cancer Network. *Distress Management Clinical Practice Guidelines in Oncology.* NCCN Dis-5. Vol. 1; 2008: Available at http://nccn.org.

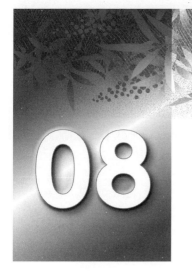

08 小児がん患者の
リハビリテーション

デイビッド・ウィリアム・プルーイット
ラジャラム・ナガラジャン

　毎年米国で診断されるすべてのがんのうち、小児悪性腫瘍が約1%を占める。小児がんは稀とは言え、米国では約12,400人の小児および20歳未満の青少年（0～14歳　8,700例、15～19歳　3,800例）ががんと診断されることになる（1）。小児集団における特定のがん診断の発現率は年齢によって異なる（図08.1）。15歳未満の小児では、急性リンパ芽球性白血病（ALL）および急性骨髄性白血病（AML）が全がん診断の31%、次いで中枢神経系（CNS）がんが全診断の20%を占める。白血病およびCNSがんを合わせると、15歳未満の小児の全がん診断の半数を占める。15～19歳の青少年のがん診断の分布は大きく異なり、リンパ腫（25%）、胚細胞腫瘍／性腺腫瘍・がん腫（14%）、およびその他の上皮性腫瘍（20%）がよく診断されるがんである。

　20歳までにがんを発現する人の総合尤度は300人中約1人である（1）。0～14歳の小児の生存率は、がん診断後5年間の全生存率が28%と推定されていた1960年代から劇的に改善した（2）。生存率の改善は続いており、1990年代にがんと診断された小児および青少年の3年生存率は80%を超え、5年生存率は75%を超えた（3）。現在、長期サバイバーは45,000人いると推定されており、1,000人中1人ががんサバイバーである（4,5）。しかしこうした改善にもかかわらず、小児がんは依然として小児の疾患関連の死亡原因の上位4位以内に入る（図08.2）（6）。

　小児がんの治療の様式および攻撃力は多様で、化学療法、外科治療、放射線療法、および生物学的治療をいかようにも組み合わせることができる。こうした治療およびがんの位置によって、機能障害、活動、または参加に影響を与える病的状態が起こりうる。小児および未成年患者への悪影響を最小限に抑え、独立性と機能の回復を最大化する際に、小児リハビリテーションは大事な要素である。各種のがんおよびその治療が原因で起きる特定の機能障害が、子供の年齢相当な活動を左右する移動能力、セルフケア、コミュニケーション、認知、心理的・社会的機能に影響を与える場合がある（表08.1）（7-9）。小児科の障害管理の目標には、障害を最小限にすること、学校・レクリエーション・仕事など生活における年齢相当の役割をこなす活動を最大化することが含まれる。能力障害の軽減に有用な主に6つのカテゴリーの介入戦略により、障害があっても最大の自立性を得ることに努力を向ける（10）。これには（1）二次的な能力障害の予防または矯正、（2）影響を受けた器官の機能を強化すること、（3）影響を受けていない器官で機能を強化すること、(4) 機能促進のため自助具を使うこと、(5) 社会的・職業的環境を修正すること、(6) 患者の遂行および患者／家族の教育強化に心理テクニックを使うことが挙げられる。小児リハビリテーションでは、治療プログラム、自助具、補装具、および義肢の処方は年齢および子供の発達レベルに適し、成長・発育途上であることを考慮したものでなければならない。

第1部　がんリハビリテーションの概説

キーポイント

- 0～14歳の小児生存率は、1960年代の5年生存率28%だったが、1990年代に75%以上に改善した。
- 急性リンパ球性白血病（ALL）の治療と関連したリハビリテーション問題で最も多いのは末梢性ニューロパチーとミオパチーである。
- 血小板数が30,000以上の場合は中等度の激しさの運動、10,000～20,000の場合は低インパクトの有酸素運動（ただしレジスタンス運動を除く）が許容できるが、血小板数が10,000未満の場合の運動は推奨しない。
- 放射線療法や化学療法中にリハビリテーションを受ける小児の場合、疼痛、悪心、食欲不振、便秘、眠気、忍耐力低下がリハビリテーションの処方および予後に影響を与える可能性があるため、チームは監視する。
- 難聴はシスプラチンに関連し、個体の易罹病性に加え、過去または併用の全脳照射、既存の難聴、腎機能低下、点滴速度が速い、他の耳毒性薬物療法の使用、超低年齢、および累積用量が多い場合、さらにリスクが高くなる。
- 伝統的に患肢切断が悪性骨腫瘍の主要な治療であったが、やがて患肢温存術が開発され、その結果、切断術の割合は現在、全症例の5%～15%に過ぎない。
- 小児がん患者の場合、1つ以上の慢性疾患の30年間の推定累積発現率は73.4%、2つ以上の慢性疾患が39.2%、重症または生命を脅かす病態が42.4%である。

小児期の各種がんおよびリハビリテーションの問題

白血病

小児白血病は診断の30%近くを占め、小児期に最も発現率が高い悪性疾患である。2つのタイプの白血病、ALLおよびAMLのうち、ALLの方が有病率が高い

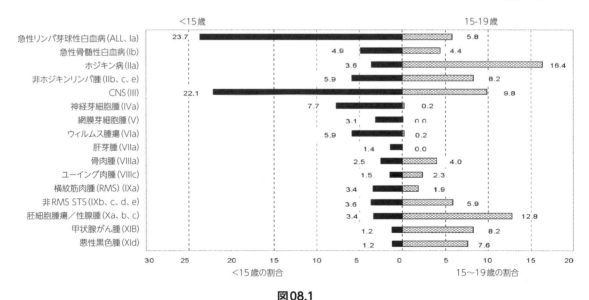

図08.1

1992～2001年の小児（0～14歳）および青少年（15～19歳）の各がん診断の分布。小児がん国際分類（International Classification of Childhood Cancer）による15歳未満および15～19歳（全人種、男女）の診断群別および下位群別分布（%）。CNS、中枢神経系；RMS、横紋筋肉腫；STS、軟部組織肉腫。（発現日は米国国立がん研究所の『Surveillance, Epidemiology, and End Results (SEER)』のデータによる。参照3から許可を得て転載。）

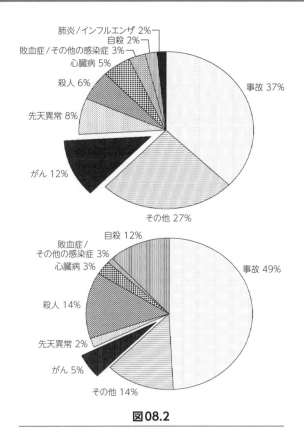

図08.2

2001年米国での小児の主な死因。(A) 1〜14歳の小児および(B) 15〜19歳の青少年の死因。(死亡に関するデータは国立保健統計センター(National Center for Health Statistics)の公共用ファイルに由来する。参考文献3から許可を得て転載。)

(85%)。小児ALLの治癒率は近代化学療法の到来前(1950年代)の事実上ゼロだったが、現在無再発生存率が約80%に伸び、現代医療の真のサクセスストーリーとしてしばしば引きあいに出される(11)。小児白血病患者に対しては、リハビリテーションチームが白血病による短期・長期両方の合併症に注意し、白血病治療を監視する必要がある。

ALLの治療中によく起きるリハビリテーションの問題は、末梢性ニューロパチーおよびミオパチーに関するものである。全治療を通じてコルチコステロイド治療が汎用される。治療のある期間中、コルチコステロイドを長期投与するが(導入および遅延強化療法)、それ以外の治療期間中はステロイドのボーラス投与を行う。それにより無痛で左右対称性の近位筋力低下の症状を経験する小児もいる。下肢筋力低下により椅子からの立ち上がりまたは階段昇降の困難、および上肢筋力低下による頭上動作の困難を訴える場合がある。筋電図検査で評価されないタイプIIの線維が選択的に萎縮するため、電気診断で有意な異常が検知される可能性は低い(12)。投薬を中止するか用量を減らせば、通常、ミオパチーは可逆性である(13)。特定の用量のステロイドがミオパチーを引き起こすことを裏付けるエビデンスは現在なく、ミオパチーの発現リスクを増大させる遺伝子多型性に関する情報もない。筋肉強化運動および持久運動によって糖質ステロイドが誘発する筋肉萎縮および筋力低下を低減できるが、解消はできない(14)。運動プログラムでは、受動ストレッチングおよび近位筋肉関節の正しいポジショニングに力を注ぐようにする。

ビンクリスチンはALL治療に不可欠で、治療全体を通じて使用される。ビンクリスチンは軸索性の感覚運動多発ニューロパチーを起こしうる。これに伴い、遠位筋伸展反射の喪失および感覚異常などの総体的症状が起き、その後限局的な遠位筋力低下が発現する。筋力低下が四肢の近位側に進むことがあるが、通常、減量または投薬中止で回復する(13)。疼痛管理ではガバペンチンなどの神経因性疼痛治療薬を使うのが典型で、初回1回用量を5mg/kgとし、8〜35mg/kg/日を1日3回に漸増する(15)。障害が起きている筋肉構造の受動ストレッチング、および機能欠如に対処するための適切な装具の使用に治療の力点をおくようにする。筋力低下で垂れ足が起きた場合は、患者に合わせて成形した短下肢装具を勧める。ステロイド誘発性ミオパチーおよびビンクリスチンニューロパチーの診断には筋骨格・神経学的精密検査が不可欠で、薬物療法の修正が必要であるかどうか見定めるには小児腫瘍科医との連絡が重要である。

ALL治療中は血液検査の異常がよく見られ、患者の持久力および運動能力に悪影響を及ぼしうる。治療の経過中または治療後に汎血球減少症が起きることが多く、治療プログラムの中で特定の指標を監視することが小児医療では重要だ。一般に、血小板数が30,000〜50,000の場合は中等度の激しさの運動、10,000〜20,000の場合はレジスタンス運動を除く低インパクトの有酸素運動が考えられる(16)。血小板数が10,000未満の場合の運動は推奨されていない(17)。ヘモグロビン値が7.5g未満の場合も運動の中止が提案されている(16)。さらに、治療による白血病および白血球減少を背景にした易感染性に留意しなければならない。

第1部　がんリハビリテーションの概説

表08.1　機能に対する抗がん治療の影響

治療	病態生理学	機能障害	能力障害	修飾因子
外科的切除	不明	外科手術の位置・範囲、年齢、および運動タイプに応じた欠損	障害の領域に関係した機能制限	
後頭蓋窩手術	不明	小脳性無言症 高位言語・認知障害が起きる可能性	言語コミュニケーションの制限により社会スキルおよび学業成績に影響する可能性	
全脳照射	神経/膠細胞変性 神経膠症 増殖性/壊死性血管障害 脱髄	認知機能障害：学習障害；記憶↓；注意力の問題；言語障害；実行機能↓；言語/遂行IQ↓	学術能力↓ コミュニケーション能力↓ 言語障害・遅滞↓； 行動力・社会的能力・職業適能力に影響する可能性	影響は、CNSへの照射量および照射体積と正の関係あり、曝露時の小児の年齢と負の関係がある。 くも膜下注入または メトトレキセート高用量静脈内投与で影響が増す。
	脳血管症が関係する虚血事象 進行性/硬化性白質脳症	虚血の位置・範囲に関係した機能障害	認知症、構音障害、運動失調、痙直など、影響を受けた全区域で著しい機能障害の可能性	脳卒中の場合と同様のリハビリテーション管理
	後頭蓋窩にまたどとき GRHに対する負の影響	低身長	自己イメージ、社会的能力に影響を与える可能性	治療にメトトレキセートが含まれる場合によく見られる
脊椎照射	放射線脊髄炎が起きる可能性	痙性四肢麻痺または対麻痺	傷害の程度に応じた移動能力・ADLの機能障害	青少年の問題リストに挙げた美容術
		中枢性排便・排尿機能障害	排尿・排便の特別なプログラムが必要な可能性	脊髄損傷の場合と同様の管理
	椎骨発育不良	低身長、側彎症、脊柱後弯症のリスク増大	自己イメージの変容および社会的能力↓	青少年の特定の心理社会的影響に対する美容術

(続く)

82

08 小児がん患者のリハビリテーション

表08.1 機能に対する抗がん治療の影響（続き）

治療	病態生理学	機能障害	能力障害	修飾因子
縦隔照射	血管損傷、線維症	肺線維症 肺臓炎	拘束性の肺変化に応じた能力障害。重症の場合はADL・運動耐容能を有意に制限	放射線療法が向上したため、ここ二十年で照射が誘発する遅発性肺毒性は減少。
	ごく低年齢の場合、肺・胸壁両方の発育を妨げる恐れ	肺容量減少、容積弾性率低下、およびCO$_2$拡散量低下		
	壁側心膜の線維症（発現率最高）、筋線維芽細胞の内膜増殖、コラーゲン・脂質蓄積	収縮性心膜炎、心筋障害（稀）、伝導系障害・冠状動脈疾患	心機能障害の程度に関係した機能制限	
メトトレキセート	急性脳卒中様脳症、慢性白質脳症（進行性脱髄性脳症）を含む神経毒性	認知障害、発達上の遅れ、学習問題、協調運動・高位スキルに障害がある潜在的運動障害	学業成績への影響、年齢相応のADL自立↓；運動競技、チームスポーツへの参加制限の可能性；自尊心・社会的能力への影響	全脳照射によって神経毒性が強まる。 自立と効率アップが必要な高学年で起こる学業問題について監視するよう親に注意する。
	骨障害	くも膜下投与で、GBSに類似した上行性神経根症が起きる可能性	筋力低下の程度に応じた移動能力・ADL障害を伴う運動機能の喪失	
		骨粗鬆症/病的骨折のリスク増加、骨痛	影響を受けた区域の運動性・ADLの制限	累積毒性
コルチコステロイド	タイプⅡ筋線維の選択的萎縮	ミオパチー	近位筋力低下による移動能力減少 病的骨折のリスク増加	投薬中止または減量により可逆的。
		骨粗鬆症、無腐性壊死 発育不全	腰痛、歩行異常 自尊心および社会能力への影響	増量した場合、小児の荷重関節の骨壊死リスク↑

（続く）

表08.1 機能に対する抗がん治療の影響（続き）

治療	病態生理学	機能障害	能力障害	修飾因子
ビンクリスチン／ビンブラスチン	軸索性の感覚運動性多発ニューロパチー		手の機能障害、垂れ足、および歩行困難を起こす可能性がある感覚異常、神経症疼痛、および遠位部筋力低下。	CMTの存在で神経毒性が顕著になる。通常、治療終了までは減量での回復。通常、ビンブラスチンによる神経毒性はごく軽度。
	仙髄からの遠心路および求心路の機能障害、自律神経ニューロパチー	直腸排便運動機能障害	ADL・快適に影響を与えうる便秘	
アンスラサイクリン（ドキソルビシン、ダウノルビシン）		不整脈、伝導異常、左心室機能低下、慢性心筋症が起こりうる。	年齢相応のADL遂行能力の低下、持久力低下、運動耐容能減少、スポーツ参加能力の制限、自尊心および社会的能力に影響する可能性。	照射反応を強める。低年齢ほど毒性増加。
シスプラチン	コルチ器の有毛細胞損傷	高音障害型感音性難聴耳鳴	低年齢小児のコミュニケーションスキルおよび今後の発話／言語発達に影響；社会的能力に影響する可能性	耳毒性・神経毒性の影響は累積的。
		可逆性の末梢性感覚ニューロパチー	感覚異常／神経症疼痛がADL・快適を妨げる可能性	投与中止後に症状が進行する場合がある。
カルボプラチン	コルチ器の有毛細胞の軽度喪失または欠損	高音障害型感音性難聴	低年齢小児のコミュニケーションスキルおよび今後の発話／言語発達に影響；社会的能力に影響する可能性	影響は累積的。耳毒性・腎毒性はシスプラチンより弱い。
シクロホスファミド／イホスファミド	泌尿器系代謝産物アクロレインによる出血性膀胱炎が起きる可能性	眠気を伴う可逆性の神経毒性、方向感覚喪失、嗜眠、幻覚	年齢相応のADL遂行能力に悪影響。	高用量シスプラチンの事前投与で神経毒性リスクが増加した。メチレンブルーでの可逆性または予防可能。
		腎機能喪失の可能性		メスナの使用で発現減少。

略語：ADL, 日常生活活動；CMT, シャルコー・マリー・トゥース病；GBS, ギラン・バレー症候群；GHRH, 成長ホルモン放出ホルモン

アンスラサイクリンなどの抗腫瘍薬の心毒性および心臓照射でも小児の機能遂行を損い、リハビリテーション計画に影響を与えうる。急性の心毒性は稀である。大半の心毒性は遅発性で、曝露時の年齢および曝露量など複数の因子に依存する。心毒性に対する治療を受けた小児にはベースライン時に心エコーを行い、定期的に心臓の追跡検査の予定を組む。運動時の安全性に関する注意を行うとき、心臓の問題に関するあらゆる知識が重要である(18)。心エコーおよび心電図の推奨は、アンスラサイクリン曝露量、照射量、および曝露時の年齢に基づいて行う。心エコーで駆出率が低い場合、低有酸素運動活動のみが推奨されてきた (19)。心室性期外収縮または心房性／心室性不整脈の最近の発症、あるいは虚血パターンの何らかの証拠／懸念がある場合は運動を避け、運動プログラムをさらに進めるかどうかを小児心臓科医と相談すべきである(19,20)。

骨格系に対する小児ALL治療には短期・長期の影響があり、その中に骨減少症、骨粗鬆症、無腐性壊死(AVN)、および脊椎変形が含まれる。これらはステロイド、メトトレキセートおよび全脳脊髄照射によって起きる場合がある。ALL治療後1年間で骨密度が増える場合があるが、骨折リスクは依然として高いことを示唆するデータもあり、二重エネルギーX線吸収測定法(DEXA)スキャンでアクセスできない骨構造の変化が関連している可能性を示唆している (21)。小児ALLの5％に発現するAVNは、骨密度減少が関係する疾患の一つで、治療中に起きるのが通常だが、治療後13年間と長い潜伏期がある。AVNに繋がる危険因子はコルチコステロイド治療と放射線治療である。遡及的研究では、年齢が高い未成年（10〜20歳）および女性の発現率が高いことが明らかになっている (22-24)。同用量のプレドニゾンと比べ、デキサメタゾンは白血病に対する効果が高く、骨毒性も強いようである (25)。累積曝露量が増加するとリスクも増加する(26)。AVNは無症状の場合もあるが、激しい疼痛、関節腫脹、関節可動域制限を起こし、最終的に関節損傷および関節破壊が生じる場合もある(23,27)。AVNは大腿骨頭を侵すことが多く、大腿骨頭すべり症を伴う場合もあるが、様々な関節で起きる可能性があり、多病巣性が典型である。大腿骨頭長破壊の可能性を考慮しなければならないので、AVN評価には小児整形外科医を参加させ、外科的介入の必要を決めるようにする。非外科的治療として、非ステロイド性抗炎症薬および理学療法サービスがある(28)。

ALL治療後の肥満の有病率は16％〜56％で、全脳照射、ステロイド治療、運動不足、および摂食量増加によって起きる (29)。その他のリスク因子は治療時の年齢が4歳未満、女性、甲状腺機能低下症および家族性の脂質異常症などの関連する医学的状態である (30)。小児ALLの成人サバイバーの場合、＞20Gyの全脳照射は肥満に関連し、特に0〜4歳で治療を受けた女児の場合は顕著であった (31)。全脳照射を併用しない化学療法でも小児ALLのサバイバーの肥満に繋がる場合がある。青少年期に起きる肥満は、成人発症型糖尿病、高血圧、脂質異常症、および心血管病を含め、いくつかの一般的な成人健康問題と強い関係がある (30)。治療中および治療後に、運動を基本とする余暇活動および運動プログラムへの参加を開始し、維持管理することが、減量および関連共存症の対処に役立つ。

白血病治療の遅発性神経認知作用に関し、最大のリスクはCNS照射またはくも膜下腔内(IT)化学療法を受ける小児に生じる。低線量の全脳照射およびIT化学療法によるCNS予防的治療には有意な副作用がないと示唆する初期の報告があるものの、この治療が脳スキャンの異常所見、知的・精神運動機能障害、および神経内分泌異常をもたらす可能性があるとするエビデンスが多数ある(32-34)。こうした異常の発現はCNS予防的治療の強度と相関するようである(34)。X線断層撮影(CT) 走査画像で病巣が治療開始の7〜9年後にやっと見える場合があるという観察結果から、長期の追跡が極めて重要である。追跡検査では異常を早期に確認し、治療介入を考えられるよう神経心理学検査を入れるべきである。検査で異常がわかった小児／青少年患者の認知機能を改善する戦略には、言語聴覚士および作業療法士の関与が不可欠である。さらに子、親、教育者からの支援の求めに再入学支援員がいつでも応じられるようにし、『個別教育計画』（訳注：米国の法律で定められた障害を持つ子に対する特別支援教育）を調整し、最適な教育環境が提供できるようにすべきである。

中枢神経系新生物

頭蓋内腫瘍は発現率が2番目に高い小児がんの種類である。生後2〜3歳までテント上腫瘍が上位を占めるが、その後10歳までテント下腫瘍の発現率が高い。青年後期および成人期になるとテント上腫瘍が再び圧倒的

になる。ほぼ小児および青少年にだけ発生する髄芽腫およびテント上原始神経外胚葉性腫瘍など、ある種の胎児組織腫瘍がある。多形性膠芽腫を含め、グレードの高い神経膠腫については、小児の発現率は成人よりずっと低い(35)。

大半の小児脳腫瘍に対する治療法は外科的切除で、診断および切除範囲に応じてその後放射線治療や化学療法を行う。各治療法は一時的および長期効果のいずれとも関連する可能性があり、生存期間、機能的転帰、およびQOLに影響するかもしれない(36)(表08.1)。外科手術・麻酔・術後ケアの改良により、手術関連の病的状態は大いに減少したものの、外科的切除は小児の年齢・術前の臨床状態、腫瘍の種類、位置、および切除範囲によって重大な神経学的病態をもたらす場合がある(37)。

放射線治療の導入によって多くのCNS腫瘍患者の生存期間が有意に改善したが、重大な病的状態ももたらしている。放射能誘発性の傷害または白質脳症の程度は、小児の年齢の他、部位、線量、CNS照射体積と直接関係がある。全脳照射後の脳の組織学変化には、ニューロン脱落、神経膠症、および増殖性・硬化性血管障害などがあるだろう(38)。4〜5歳になる前に治療を受けた小児は、5歳以上の小児よりも認知機能障害のリスクが高い(39)。その有害作用は、知的能力、学業成績、社会的能力、行動、および将来の職能に大きな影響を与えうる(9)。7歳未満で全脳照射を受けた小児は2年後のIQが平均27点低下したが、7歳以上の小児の場合は再評価で有意な差が見られなかった(40)。全脳照射を受けた小児は受けなかった小児と比べ、言語・動作性IQ、知覚運動スキル、言語発達、および注意/実行スキルで有意な障害があった(41)。さらに、痙性対麻痺または四肢麻痺を伴う放射性脊髄炎が脊髄照射に起因する場合がある。側弯症および脊柱後弯症は低年齢児の椎骨への照射で起きうる。白質脳症の他に末梢神経障害、ミオパチー、および難聴を含めた化学療法の遅発性作用が小児リハビリテーション医学専門家が対処でき、中心となる分野である。

照射や化学療法の期間中にリハビリテーション・サービスを受ける小児の場合、リハビリテーションの処方および予後診断に影響を与えうる疼痛、悪心、食欲不振、便秘、眠気、および持久力低下など、治療関連の症状に注意を払わなければならない。薬物療法、カウンセリング、およびリラクセーションテクニックを含め、上記症状を支援する戦略が適切であれば、リハビリテーション専門家が推奨して進めてもよいだろう。

CNS腫瘍では腫瘍の位置および治療の結果として運動障害がよく起きる。治療の後遺症でよくあるのが末梢性ニューロパチーで、腓骨ニューロパチーによって垂れ足など局所運動障害が起きる。これはビンクリスチン治療でよく見られる。ステロイドミオパチーに起因する近位運動筋力低下もこの集団でよく見られる。ごく低年齢で診断・治療を受けた小児の場合、年齢相応の粗大／微細運動の指標達成の遅れ／退行によって、化学療法による遅発性作用または治療後遺症を初めて疑うことになるかもしれない。上記診断が疑われる場合、神経腫瘍科医との連絡が治療決定プロセスに不可欠で、治療の修正が必要になるかもしれない。理学療法または作業療法のアセスメントおよび推奨も筋力強化、移動、および微細運動の問題の取り組みに重要である。治療計画の最適化および新たな症状の検知には治療中の療法士とのコミュニケーションが不可欠である。歩行障害および移動能力・持久力の不足による問題軽減に対処するための装具装着の推奨も、リハビリテーション専門家が着手する。

視力障害および聴覚障害を含めた感覚障害も、腫瘍の位置と医学的介入などが組み合わさって起きる問題かもしれない。リハビリテーション計画の一環で精密な眼科アセスメントを行い、視覚機能を監視すること。視力喪失、視野欠損、注視麻痺、および不随意眼球運動はどれも視力を損ね、機能障害をもたらす可能性がある。頭蓋内圧上昇も視覚機能に影響する場合があるので、視覚変化がCNS腫瘍の疾患自体または疾患進行を表わす症状の可能性がある。作業療法士は視覚運動障害および視知覚障害の対処に加え、視覚障害の代償戦略に対応することができる。視力障害の影響が機能に及ぶ場合、リハビリテーション計画の一環で視覚障害専門家にも相談すべきである。学業推進には『個別教育計画』の提供を含めた学校サービスを実施する必要がある。

化学療法剤による難聴はシスプラチンおよびカルボプラチンでよく起き、難聴についてもリハビリテーションチームは監視しなければならない。シスプラチン毒性リスクの増加に関与する因子は個体の易罹病性に加え、過去または現在の全脳照射、既存の難聴、腎機能低下、点滴速度が速い場合、他の耳毒性薬物療法の使用、超低年齢、および累積用量が多いことである(42)。照射は感覚神経性難聴に関連し、50〜54Gyを超える線量を照射後小児の10%〜15%に起き、比較的遅発性で一側性が多い顕著な難聴である(35)。ベースライン時に聴覚評価を行ってから化学療法の開始する必要があり、治療

計画で決めた間隔で定期的な再評価をする。補聴器、聴覚訓練装置の使用、または手話の指導などの介入が機能的自立性の改善に有用だろう。

後頭蓋窩腫瘍に見られる口腔運動機能障害は、下部脳神経が冒された結果起きる。言語聴覚士が必要と判断すれば、ベッドサイドでの嚥下検査またはビデオX線透視検査による評価で嚥下機構の臨床評価を行い、小児に安全に食事を与えられるかどうか確認するのがよい。特に咽頭感覚障害が存在する場合、不顕性誤嚥が延髄機能障害によく見られる所見であることを認識することが大事だ(9)。

全脳照射だけではなく特に半球およびテント上の正中線腫瘍など腫瘍の位置に関係する認知障害もリハビリテーション計画の一環で監視しなければならない。神経心理学検査に加え、学校の専任仲介者を指名し、最適な教育計画が実施できるようにする。3歳未満の小児は、適切な治療および親の教育により発達指標の達成度を評価し促進する早期介入プログラムに登録するべきである。治療から数年経っていてもフィードバックを特に書面で親および学校に提供した場合、教育介入による読み書きの改善が見られる（43）。中・高等学校からの移行に対応する職業奉仕も、さらなる教育または雇用機会への移行を支援する重要な介入である。

悪性骨腫瘍

すべての小児がんの6%を悪性骨腫瘍が占める。これは21歳未満の小児新患者が年間約650～700例いることを表しており、そのうち最も有病率の高い悪性骨腫瘍診断は骨肉腫(60%)とユーイング肉腫(33%)である。悪性骨腫瘍の大半が青少年期に診断され、ピークは15歳だが、発現ピークの年齢は男女で異なる。男児の発現ピークは15～17歳の間で、女児のピーク年齢は13歳である。これは男女に特有な思春期の急成長に一致する。疾患の部位別に発現率が高いのは遠位大腿骨、近位脛骨、および近位上腕骨である。患者全体の3分の2が下肢および骨盤に原発巣を持っている(2,44)。

悪性骨腫瘍の治療はかなり広範囲に及び、悪性骨腫瘍のタイプおよび病期によって異なるので、正確な確定診断が重要である。一般に診断は骨髄生検を元に行う。診断が確定し、病期の判定が終わったら、治療を開始できる。小児悪性骨腫瘍によくある種類については、術前補助化学療法を約2～3ヵ月間行い、その後で原発病巣を外科的に切除して局所管理を行う。外科手術後に、術後化学療法を行う。疾患の診断および部位によるが、別の部位に病巣がある場合は、追加の手術および時に放射線療法も必要である(44,45)。

悪性骨腫瘍の治療には外科的な局所管理が不可欠な要素だが、患者に重大な影響を与えうる。腫瘍の大多数が下肢に発現することが多かったため、昔は下肢切断が最適な治療法であった。下肢以外の部位の腫瘍に対しては広範切除が行われた。やがて患肢温存術を行うと患者の機能およびQOLが改善するという前提の下、患肢温存手術が開発された。その結果、現在、切断の割合は全症例のわずか5%～15%である。患肢温存手術の手技は、臨床的シナリオ、外科医の専門知識、再建のサイズ、部位、および患者の年齢により異なる。四肢温存手術には体内プロテーゼによる再建術、同種移植再建術、体内プロテーゼ-同種移植再建術、および関節固定術がある（44）。特に肉腫が成長板に及んでいる場合は、身体の成熟が外科手術の種類を決める際に考慮すべき重要なポイントである。有意な成長可能性がある場合の手術選択肢は、拡張型体内プロテーゼ、回転形成術による再建、または四肢切断である。

外科手術後は活動が制限されるが、術医、再建術の種類・規模によって制限に差がある。手術後に患者が機能・筋力・関節可動域を伸ばし維持するには、整形外科の承認を得た上で適切なリハビリテーションおよび理学療法を始めることが重要である。筋力が低く終には拘縮が起き、その後手足を使わなくなって移動能力が損なわれることが懸念される場合、リハビリテーションチームが関与しなければならない。また、疼痛がサバイバーの参加および治療計画の遵守を妨げる可能性があるため、急性・慢性ともに適切な疼痛管理に取り組む必要がある。

四肢切断後のリハビリテーション管理には、最初の皮膚管理と最後のソフト・ドレッシングによる創傷治癒の促進および浮腫管理がある。治療はまず義肢のトレーニングに集中し、四肢切断部位の近位関節可動域の維持、中殿筋および大殿筋の強化、さらに義肢装着前に必要であれば移動支援機器を使った移動と移乗のトレーニングを目標にする。義肢の装着後、全面に義肢が触れた状態での歩行およびバランスのトレーニング、義肢の正しい脱着トレーニング、さらにスキンケアが重要である。化骨形成、左右の脚長の相違、および義肢の性能不良をなどの四肢切断による合併症、さらに義肢磨耗が関係する皮膚

損傷を監視することが、リハビリテーションチームに重要な役目である。

患肢温存術後のリハビリテーションは四肢切断後よりも難しく、手技の種類、手術の規模・範囲によって決まる。早期に積極的なリハビリテーションプログラムを行うことがより良い転帰をもたらす (46)。運動療法は手術の1～2日後に始められることが多い(46,47)。筋皮弁を使わなかった場合、立つのは人工関節置換術後1週間以内が適切だろう (47)。手術の2週間後から松葉杖を2本使ってゆっくりと体重をかけられるようになり、数ヵ月かけて徐々に全体重をかけられるようになるだろう (46)。全大腿骨置換術または近位大腿骨置換術を受けた患者の場合、2～4週間、腰を外転させた状態で床上安静にし、その後3ヵ月の腰外転装具装着を推奨する場合がある (48)。同種移植再建術を受けた小児および青少年は、ドナーの同種移植片と自家骨の治癒を良くするため、体重負荷の制限期間を延ばすことが多い。患肢への荷重を許可する前に、術医はしばしば何ヵ月も経過観察をする場合がある。

原発性骨腫瘍を切除し脚延長型人工関節置換術を受けた小児の50%近くは、装具または歩行補助具を使わなくてもよいだろう(47)。遠位大腿骨腫瘍切除後に、脚延長型人工関節置換術または人工膝関節置換術を行い、四頭筋構造を温存した場合は、補助なしで歩行できる可能性が高い (47,49)。患肢温存術または四肢切断を受けた小児のリハビリテーションに必要なのは、早期授動術、歩行トレーニング、および継続的な監視により積極的な参加を促すことである。

患肢温存術後は合併症が起き、厄介である(50)。合併症は早発性と遅発性の2期に分けられる。早期合併症は創傷治癒に関係することが多く、四肢切断および患肢温存術のいずれの後にも見られる。遅発性の合併症は、四肢切断の場合(温存肢の問題、幻肢痛、骨過形成など)と各種患肢温存術の場合(骨癒合不全、インプラント破損、感染など)とで差がある。合併症が化学療法の遅れ、その後の複数回の外科的修正手術または置換術、および慢性疼痛に繋がることもある。合併症の頻度は患肢温存術後、特に遅発性が多いと報告されているが、手技および材料の改善とともに頻度は減少する可能性が高い。小児がんサバイバーの平均余命が長く、患肢温存術後の手術合併症の発現を考えると、初回の手術後に生じるこうした付加的な問題をアセスメントし、患者に注意を促す適切なリハビリテーション・サービスがあることが重要だ。

悪性骨腫瘍に対する化学療法は徹底的で、サバイバーに長期副作用を起こしうる。治療の遅発効果は多岐にわたり、心臓機能障害、二次性悪性腫瘍、および受精能の問題などがある (表08.1)。こうした遅発効果の発現にはムラがあり、治療関連の要因 (化学療法の種類およびスケジュール)、疾患関連の要因(肉腫の部位・大きさ)、および宿主の遺伝的傾向 (化学療法剤の代謝の仕方) に左右される。急性合併症(悪心、疲労、ニューロパチー、貧血)もあり、身体活動低下が起こりうる。なんらかの床上安静または手術後の体重負荷制限が相まって、廃用症候群および日常生活活動の障害に繋がりうる。このため、小児科医はコンディショニング、筋力、および関節可動域を改善する介入の機会がないか注意しなければならない。

Childhood Cancer Survivor Study (小児がんサバイバー試験、CCSS) の数試験で、小児がんサバイバーの長期転帰を調べた。CCSSは14,000名が集まった小児がんサバイバーの最大のコホート研究である。参加者は26の共同研究施設のいずれかで1970～1986年の間に診断され、その後5年以上経過した患者である(悪性骨腫瘍1,000例超) (51)。特に、1試験では慢性疾患を『有害事象共通用語規準 (CTCAE) v3.0』でグレード分類して調べた。30年間の推定累積発現率は、1つ以上の慢性疾患が73.4%、2つ以上の慢性疾患が39.2%、重症または生命を脅かす病態が42.4%であった。全体的に、骨腫瘍サバイバーは慢性疾患および複数の病態に陥るリスクが最も高い部類に入った (脳腫瘍およびホジキン病サバイバーを含む) (52)。骨腫瘍サバイバーは重い病態に陥るリスクも高かったが、これは治療の時間枠に行なわれた四肢切断の件数が比較的多かったためかもしれない。CCSSの第2試験では、全身的健康、精神健康、機能障害、活動制限、疼痛、および不安を含め、小児がんサバイバーの健康状態のアセスメントを行った。白血病サバイバーと比較し、悪性骨腫瘍サバイバーは精神健康以外の全領域で、有害な健康転帰を報告する割合が高かった。がんまたはその治療の結果、機能制限、活動状態、および疼痛への影響が最も大きかった(52)。第3の試験では、身体能力および日常活動を中心に調査し、悪性骨腫瘍サバイバーの3分の1に身体的制限があり、11%が健康状態の悪化、就業または学業の能力に制限があったことを明らかにした。全体としてやはり悪性骨腫瘍サバイバーが遂行の限界、ルーチン活動を行う能力の制限、および就業／学業の能力制限を訴える割合が高い部類に入った (53)。下肢または骨

盤の悪性骨腫瘍サバイバーの自己式調査法のQOLおよび機能を調べた第4試験で、QOLおよび機能は比較的良かったものの、ある特定の下位群にリスクがあった点は重要である（54）。上記の悪性骨腫瘍サバイバーは過去に治療を受け、現在の管理および外科的技術を反映していない可能性があるが、機能的転帰の最大化を後押しするには長期アセスメントが必要であることを示した点で上述の研究は重要である。

その他の固形腫瘍

小児集団で発現率が高いその他の固形腫瘍として神経芽細胞腫（7%）および横紋筋肉腫（3%）がある（55,56）。神経芽腫は自然消退するものから、化学療法、放射線治療、外科手術、および骨髄移植など相当量の治療を必要とする腫瘍活動状態にあるものまで、様々な生物学的挙動を示す。不幸なことに、神経芽細胞腫患者の大多数に高リスクの疾患があり、広範な治療を必要とする。神経芽細胞腫は主に腹部にできるが、交感神経系内のどこにでも存在し、広く転移する能力がある。横紋筋肉腫も化学療法、放射線治療、および外科手術を含め、相当な量の治療が必要な場合がある。一般に結合組織および筋肉に見られることが多く、最も頻発する部位は四肢、頭頸部、および泌尿生殖器管である。他のがんと同様、神経芽細胞腫および横紋筋肉腫の両方に使用される化学療法の急性効果は大きく、廃用症候群およびニューロパチーに繋がりうる。外科手術および照射関連の機能障害も起こる可能性があるが、介入の部位（腹部および膀胱／前立腺手術・再建術、頭頸部照射）によって異なる。腫瘍または治療の結果起きる機能障害および能力障害を個別に評価することがこうした患者のケアに不可欠で、機能転帰の最大化に長期追跡が必須である。

まとめ

小児リハビリテーション医学が腫瘍患者のケアに関わることは重要で、急性期、すなわち大半の診断疾患の治療期間中、および家庭／学校／就業環境での機能自立の問題に影響する治療関連合併症の診断を支援する長期追跡中のいずれでも大事だ。機能障害、その後の能力障害、および参加レベルの領域での評価を含め、小児腫瘍患者の適切なアセスメントは、小児リハビリテーション医学専門家が力を注ぐべき面である。小児リハビリテーション医学専門家の役割には、運動の推奨・注意の促し、治療への紹介、および神経心理学検査など最適治療法の見極めに加え、学校介入コーディネーターと協働での適切な教育サービスの確保などがあるだろう。移動、日常生活活動、コミュニケーション、認知、および治療中治療後の参加といった領域で自立して適切な機能を発揮できることが、小児リハビリテーションの総合的目標である。

参考文献

1. Ries LA, Percy CL, Bunin GR. Introduction-SEER pediatric monograph. In: Ries LA, Smith M, Gurney JG, et al., eds. *Cancer Incidence and Survival among Children and Adolescents: United States SEER Program 1975–1995*. Bethesda, MD: National Cancer Institute, SEER Program, NIH; 1999:1–15.
2. Ries LA, Smith M, Gurney JG, et al., eds. *Cancer Incidence and Survival among Children and Adolescents: United States SEER Program 1975-1995*. Bethesda, MD: National Cancer Institute, SEER Program, NIH; 1999.
3. Gurney JG, Bondy ML. Epidemiology of childhood cancer. In: Pizzo PA, Poplack DG, eds. *Principles and Practice of Pediatric Oncology.* Philadelphia: Lippincott Williams and Wilkins; 2006:1–13.
4. Herold AH, Roetzheim RG. Cancer survivors. *Prim Care: Clinics in Office Practice*. 1992;19(4):779–791.
5. Peckham VC. Learning disabilities in long-term survivors of childhood cancer: concerns for parents and teachers. *Int Disabil Stud*. 1991;13(4):141–145.
6. Minino AM, Heron MP, Smith BL. *Deaths: Preliminary Data for 2004*. National Center for Health Statistics 2006;Vital Health Stat Series No. 19(54).
7. Balis FM, Holcenberg JS, Blaney SM. General principles of chemotherapy. In: Pizzo PA, Poplack DG, eds. *Principles and Practice of Pediatric Oncology,* 4th ed. Philadelphia: Lippincott Williams & Wilkins; 2002:237–308.

8. Dreyer ZE, Blatt J, Bleyer A. Late effects of childhood cancer and its treatment. In: Pizzo PA, Poplack DG, eds. *Principles and Practice of Pediatric Oncology*, 4th ed. Philadelphia: Lippincott Williams & Wilkins; 2002:1431–1461.
9. Michaud LJ. Ried SR, McMahon MA, Pruitt DW. Rehabilitation of the child with cancer. In: Pizzo PA, Poplack DG, eds. *Principles and Practice of Pediatric Oncology*, 5th ed. Philadelphia: Lippincott Williams & Wilkins; 2006:1399–1413.
10. Delisa JA, Currie DM, Martin GM. Rehabilitation medicine: past, present, and future. In: Delisa JA, Gans B, eds. *Rehabilitation Medicine: Principles and Practice*. Philadelphia: Lippincott-Raven; 1998:3–32.
11. Margolin JF, Steuber CP, Poplack DG. Acute lymphoblastic leukemia. In: Pizzo PA, Poplack DG, eds. *Principles and Practice of Pediatric Oncology*, 5th ed. Philadelphia: Lippincott Williams & Wilkins; 2006:538–590.
12. Dumitru D. *Electrodiagnostic Medicine*. Philadelphia: Hanley & Belfus; 1995.
13. Stubgen JP. Neuromuscular disorders in systemic malignancy and its treatment. *Muscle Nerve*. 1995;18(6):636–648.
14. Sliwa JA. Acute weakness syndromes in the critically ill patient. Arch Phys Med Rehabil. 2000;81(3 Suppl 1):S45–S52.
15. Galloway KS, Yaster M. Pain and symptom control in terminally ill children. *Pediatr Clin North Am*. 2000;47(3):711–746.
16. Gerber LH, Vargo M. Rehabilitation for patients with cancer diagnoses. In: Delisa JA, Gans B, eds. *Rehabilitation Medicine: Principles and Practice*, 3rd ed. Philadelphia: Lippincott-Raven; 1998:1293–1317.
17. James MC. Physical therapy for patients after bone marrow transplantation. *Phys Ther*. 1987;67(6):946–952.
18. Dickerman JD. The late effects of childhood cancer therapy. *Pediatrics*. 2007;119(3):554–568.
19. Gerber L. Rehabilitation of the cancer patient. In: Devita H, Hellman S, Rosenberg SA, eds. *Cancer: Principles and Practice of Oncology*. Philadelphia: Lippincott-Raven Publishers; 1997.
20. Nori SL, Magill D. Rehabilitation. In: Keating RF, Goodrich JT, Packer RJ, eds. *Tumors of the Pediatric Central Nervous System*. New York: Thieme Medical Publishers; 2001:502–510.
21. van der Sluis IM, de Muinck Keizer-Schrama SM, van den Heuvel-Eibrink MM. Bone mineral density in childhood acute lymphoblastic leukemia (ALL) during and after treatment. *Pediatr Blood Cancer*. 2004;43(2):182–183; discussion 4.
22. Arico M, Boccalatte MF, Silvestri D, et al. Osteonecrosis: an emerging complication of intensive chemotherapy for childhood acute lymphoblastic leukemia. *Haematologica*. 2003;88(7): 747–753.
23. Burger B, Beier R, Zimmermann M, Beck JD, Reiter A, Schrappe M. Osteonecrosis: a treatment related toxicity in childhood acute lymphoblastic leukemia (ALL)—experiences from trial ALL-BFM 95. *Pediatr Blood Cancer*. 2005;44(3):220–225.
24. Mattano LA, Jr., Sather HN, Trigg ME, Nachman JB. Osteonecrosis as a complication of treating acute lymphoblastic leukemia in children: a report from the Children's Cancer Group. *J Clin Oncol*. 2000;18(18):3262–3272.
25. Ito C, Evans WE, McNinch L, et al. Comparative cytotoxicity of dexamethasone and prednisolone in childhood acute lymphoblastic leukemia. *J Clin Oncol*. 1996;14(8):2370–2376.
26. Halton JM, Wu B, Atkinson SA, et al. Comparative skeletal toxicity of dexamethasone and prednisone in childhood acute lymphoblastic leukemia. *J Pediatr Hematol Oncol*. 2000; 22(369).
27. Ojala AE, Paakko E, Lanning FP, Lanning M. Osteonecrosis during the treatment of childhood acute lymphoblastic leukemia: a prospective MRI study. *Med Pediatr Oncol*. 1999;32(1):11–17.
28. Crawford A. Orthopedics. In: Rudolph CD, Rudolph AM, Hostetter MK, Lister GE, Siegel NJ., eds. *Rudolph's Pediatrics*. 21st ed. New York: McGraw-Hill; 2003:2419–2458.
29. Gregory JW, Reilly JJ. Body composition and obesity. In: Wallace WH, Green DM, eds. *Late Effects of Childhood Cancer*. London, United Kingdom: Arnold; 2004:147–161.
30. Bhatia S, Landier W, Robison L. Late effects of childhood cancer therapy. In: DeVita V, Hellman S, Rosenberg S, eds. *Progress in Oncology 2002*. Sudbury, MA: Jones and Bartlett Publications; 2003:171–201.
31. Oeffinger KC, Mertens AC, Sklar CA, et al. Obesity in adult survivors of childhood acute lymphoblastic leukemia: a report from the Childhood Cancer Survivor Study. *J Clin Oncol*. 2003;21:1359–1365.
32. Brouwers P, Riccardi R, Fedio P, Poplack DG. Long-term neuropsychologic sequelae of childhood leukemia: correlation with CT brain scan abnormalities. *J Pediatr*. 1985;106(5):723–728.
33. Ochs J. Neurotoxicity due to central nervous system therapy for childhood leukemia. *Am J Pediatr Hematol Oncol*. 1989;11:93–105.
34. Ochs J, Mulhern R, Fairclough D, et al. Comparison of neuropsychological functioning and clinical indicators of neurotoxicity in long-term survivors of childhood leukemia given cranial radiation or parenteral methotrexate: a prospective study. *J Clin Oncol*. 1991;9:145–151.

35. Blaney SM, Kun LE, Hunter J et al. Tumors of the central nervous system. In: Pizzo PA, Poplack DG, eds. *Principles and Practice of Pediatric Oncology*, 5th ed. Philadelphia: Lippincott Williams & Wilkins; 2006:786–864.
36. Siffert J, Greenleaf M, Mannis R, Allen J. Pediatric brain tumors. *Child Adolesc Psychiatr Clin N Am*. 1999;8(4):879–903.
37. Packer RJ. Childhood medulloblastoma: progress and future challenges. *Brain Dev*. 1999;21(2):75–81.
38. Poussaint TY, Siffert J, Barnes PD, et al. Hemorrhagic vasculopathy after treatment of central nervous system neoplasia in childhood: diagnosis and follow-up. *Am J Neuroradiol*. 1995;16(4):693–699.
39. Duffner PK, Cohen ME, Anderson SW, et al. Long-term effects of treatment on endocrine function in children with brain tumors. *Ann Neurol*. 1983;14(5):528–532.
40. Radcliffe J, Packer RJ, Atkins TE, et al. Three- and four- year cognitive outcome in children with noncortical brain tumors treated with whole-brain radiotherapy. *Ann Neurol*. 1992;32(4):551–554.
41. Copeland DR, deMoor C, Moore BD, 3rd, Ater JL. Neurocognitive development of children after a cerebellar tumor in infancy: a longitudinal study. *J Clin Oncol*. 1999;17(11):3476–3486.
42. Freilich RJ, Kraus DH, Budnick AS, Bayer LA, Finlay JL. Hearing loss in children with brain tumors treated with cisplatin and carboplatin-based high-dose chemotherapy with autologous bone marrow rescue. *Med Pediatr Oncol*. 1996;26(2):95–100.
43. Anderson VA, Godber T, Smibert E, Weiskop S, Ekert H. Cognitive and academic outcome following cranial irradiation and chemotherapy in children: a longitudinal study. *Br J Cancer*. 2000;82(2):255–262.
44. Link M, Gebhardt M, Meyers P. Osteosarcoma. In: Pizzo PA, Poplack DG, eds. *Principles and Practice of Pediatric Oncology*, 4th ed. Philadelphia: Lipincott Williams & Wilkins; 2002:1051–1089.
45. Ginsberg S, Woo S, Johnson M, Hicks M, Horowitz M. Ewing's sarcoma family of tumors: Ewing's sarcoma of bone and soft tissue and the peripheral primitive neuroectodermal tumors. In: Pizzo PA, Poplack DG, eds. *Principles and Practice of Pediatric Oncology*, 4th ed. Philadelphia: Lipincott Williams & Wilkins; 2002:973–1016.
46. Ham SJ, Schraffordt Koops H, Veth RP, van Horn JR, Molenaar WM, Hoekstra HJ. Limb salvage surgery for primary bone sarcoma of the lower extremities: long-term consequences of endoprosthetic reconstructions. *Ann Surg Oncol*. 1998;5(5):423–436.
47. Frieden RA, Ryniker D, Kenan S, Lewis MM. Assessment of patient function after limb-sparing surgery. *Arch Phys Med Rehabil*. 1993;74(1):38–43.
48. Eckardt JJ, Kabo JM, Kelley CM, et al. Expandable endoprosthesis reconstruction in skeletally immature patients with tumors. *Clin Orthop Relat Res*. 2000(373):51–61.
49. Kawai A, Muschler GF, Lane JM, Otis JC, Healey JH. Prosthetic knee replacement after resection of a malignant tumor of the distal part of the femur. Medium to long-term results. *J Bone Joint Surg Am*. 1998;80(5):636–647.
50. Nagarajan R, Neglia JP, Clohisy DR, Robison LL. Limb Salvage and amputation in survivors of pediatric lower-extremity bone tumors: what are the long-term implications? *J Clin Oncol*. 2002;20(22):4493–4501.
51. Robison LL, Mertens AC, Boice JD, et al. Study design and cohort characteristics of the Childhood Cancer Survivor Study: a multi-institutional collaborative project. *Med Pediatr Oncol*. 2002;38(4):229–239.

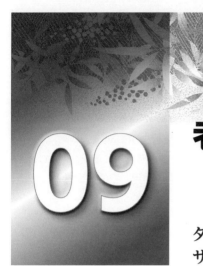

老齢期の問題

タライン・Y・リー
サンディー・B・ガンツ

　アメリカ人の寿命が延び、2030年までに65歳超の人口は3600万人から7200万人に増加し、米国人口の20％を占めると予想されている（1）。85歳を超える人は960万人になると推定されている。がんの発現は年齢を重ねるとともに増加し、全悪性腫瘍の60％が65歳以上の人に発現する（2）。その多くが種々の治療計画に向けての準備または治療後の回復のため、リハビリテーションが必要になる。地域社会に住むメディケア受益者のうち、65歳以上の27％、80歳以上の35％が排尿排便、移乗、食事、整容、入浴、着替えなど基本的日常生活活動（BADL）のうち1項目以上で遂行が困難である（3）。高齢がん患者の場合、この数値は50％にのぼるかもしれない。さらに、高齢がん患者の75％が電話を使う、旅行、買い物、食事の準備、家事、薬の服用、金銭管理を行う能力など、1項目以上の手段的日常生活活動（IADL）に手助けを必要とする可能性がある（4）。治療的または緩和的ケアの処方を受けているかどうかに関わらず、高齢がん患者の医療の一環でリハビリテーションを行うと、生理的・身体的・精神的健康が改善することが実証されている(5-10)。

　高齢者集団はベースラインの機能的能力レベルにバラツキがある患者が集まった異質な集団である。がんはがん以外の慢性疾患と共存し、高齢患者のケアを複雑なものにする可能性がある。老年期アセスメントには、高齢患者の医学的・認知・心理社会的・機能的な状態の評価が含まれる。老年医学およびリハビリテーション医学ともに、患者の機能の最大化を第一目標に、集学的チームでケアに取り組むことが重要である。

　本章は高齢がん患者のリハビリテーションに影響を与えるいくつかの共通的問題を取り上げ、そうした問題を対処する老年学的アプローチについて論じる。

　老化は代謝障害、腎機能低下、脂肪蓄積増加、アルブミン値減少、および筋肉量減少などの生理的変化を伴う（11）。こうした変化は、高齢患者の場合、臓器系が傷害されたときの恒常性を維持する全身の予備能が低くなる結果に繋がる可能性がある。社会的・経済的資源の減少も、日常生活のあらゆるストレスに対する高齢がん患者の脆弱性に追い打ちをかける。脆弱リスクがある高齢患者は85歳以上が多く、複数の日常生活活動（ADL）で支援を必要とするか、重度の併発症があるか、あるいは認知症、せん妄、またはうつ病など1つ以上の老年性症候群を示す(11)。

　認知症とは、覚醒中の患者の正常機能を損なうほどの後天的な記憶喪失と定義される。その有病率は加齢に

キーポイント

- 米国では2030年までに65歳超の人口は3600万人から7200万人に増加し、人口の20%を占めると予想されている。
- 地域社会に住むメディケア受益者のうち、65歳以上の27%、80歳以上の35%が排尿排便、移乗、食事、整容、入浴、着替えなど基本的日常生活活動（BADL）のうち1項目以上で遂行が困難である(3)。
- がんはがん以外の慢性疾患と共存し、高齢患者のケアを複雑なものにする可能性がある。
- 老化は代謝障害、腎機能低下、脂肪蓄積増加、アルブミン値減少、および筋肉量減少などの生理的変化を伴う。こうした変化は、高齢患者の場合、臓器系が傷害されたときの恒常性を維持する全身の予備能が低くなる結果に繋がる可能性がある。
- 85歳超の50%がある程度の認知障害を持っているかもしれない。
- 入院がん患者の14%〜55%、高齢がん患者の38%にせん妄が存在する。
- 高齢がん患者の場合、疼痛を積極的に治療する。
- 高齢者集団はうつ病の有病率が高く、高齢がん患者集団では50%にのぼるかもしれない。
- 高齢患者では睡眠障害がよく見られ、リハビリテーション中の活力度に影響を及ぼしうる。
- 高齢患者の薬剤処方を見直し、多剤服用および転倒などの薬剤関連有害事象をできるだけ抑えるようにする。
- 低栄養状態は、基礎の悪性疾患、食欲不振、認知症（食べることを忘れる）、金銭的不安定、身体的／環境的障壁のため食物を手にできない場合、嚥下不能、不適切な歯列、味覚を変える薬剤の効果、うつ病、および疼痛に起因する場合がある。
- 高齢患者の身体機能の客観的評価に使用するアセスメントツールにはティネッティー歩行バランスツール、ファンクショナルリーチテスト、タイムアップアンドゴーテスト、6分歩行テストがある。
- 高齢者に対するケアアプローチは、患者の医学的・機能的状態だけではなく、金銭的、心理社会的、および環境的状況も考慮に入れ、個別に合わせなければならない。

より増加する。85歳超の50%がある程度の認知障害を持っているかもしれない(11)。Flood他は、老年腫瘍科に入院した人の27%に記憶障害があることが判明したと報告している(4)。

記憶喪失の原因で最も多いのはアルツハイマー病である。しかし血管性認知症も有病率が高く、混合型認知症（アルツハイマーと血管性の両方）の場合もしばしばある(12)。Folsteinのミニメンタルステート検査（MMSE）が記憶障害のスクリーニング検査によく使われる(13)。スコアが24以下の場合、記憶の問題が疑われる。ただし各人の教育水準によってスコアのカットオフ値が異なる場合がある(14)。認知障害をさらに評価するため、神経精神科医が精密検査を行ってもよい。

現在、認知症に対する治療はない。ドネペジルなどのアセチルコリンエステラーゼ阻害薬を試すことがある(15)。アセチルコリンエステラーゼ阻害薬は消化管の副作用を起こす場合がある。別の薬剤として、N-メチル-D-アスパラギン酸（NODA）受容体拮抗薬のメマンチンが中等度から重度の認知症患者を対象に開発された

(16)。しかし、どの薬剤クラスも記憶喪失を元に戻すことはない。こうした薬剤はせいぜい記憶の悪化を防ぐだけで、認知症に伴う激越などの問題行動を幾分抑制するぐらいはできるかもしれない(17)。

患者は治療推奨事項を守らなければならないため、記憶障害はケア（薬剤の服用、化学療法／放射線治療の予定、退院後の指示事項）のいずれにも影響する。記憶障害は治療全体およびリハビリテーションの目標にも影響を与える。重い認知症の場合、家族はリスクの高い積極的な治療計画をやめ、緩和治療を選択してもよい。

せん妄

せん妄とは短時日で現れ、パターンに変動性がある意識・注意・認知の障害と定義される。せん妄は入院がん患者の14%〜55%に存在する(18)。高齢がん患者の

有病率は38%で、終末期ではその割合が増える(18)。せん妄患者は理学療法や作業療法に参加できないので、疾患からの総回復時間が長くなる可能性がある。年齢、末期疾患、共存症、および基礎的な認知障害のため、特に高齢患者はせん妄になりやすい(19)。

患者の精神状態の変化は感染、心筋梗塞、尿閉、糞便埋伏、出血、その他の代謝異常など急性の医学的変化を表わしている可能性がある。がん患者の場合、急な錯乱発現に関連する医学的事象として肝/腎不全、低酸素症、腫瘍随伴症候群、高カルシウム血症、高/低ナトリウム血症、および全脳照射などがあるだろう(20)。

薬物療法を新たに追加すれば、せん妄が起こる可能性が出てくる。高齢患者は薬剤の吸収、分布、代謝、および排泄能力が非高齢者と異なるため、薬物動態プロファイルに違いが出る可能性がある(21)。腫瘍患者の場合、インターフェロン、インターロイキン-2、メトトレキセート、フルオロウラシル、ブレオマイシン、カルムスチン、シスプラチン、イホスファミド、ステロイド類、制吐薬、ベンゾジアゼピン系、およびオピオイド類が錯乱を起こす場合がある(18)。長期継続してきた薬(ベンゾジアゼピン系、アルコール、オピオイド類、ステロイド類)の服用継続を怠った場合、または薬物療法(鎮痛剤)を適量投与しなかった場合、せん妄が起きうる。さらに、多剤療法または薬物相互作用がせん妄を起こす場合がある。

低活動性のせん妄の方が頻度が高いので、出現した場合は特に診断が難しいことがある(22)。無気力または静穏な患者は注意を引く可能性が低く、特に熟知した患者でなければ医療従事者が気づく可能性は低い。カテーテルを引き抜いたり、酸素マスクを剥がすなど興奮した患者は気付かれる可能性が高い。新たな医学的徴候がないか見極めるためあらゆる努力をする。Inouye他が開発したConfusion Assessment Method(錯乱評価法、CAM)(図09.1)がせん妄の検出に使用できる(23)。せん妄患者は病状が重くて死亡率が高く、病院および介護施設での滞在日数が長い(22)。基礎疾患が見つかり対処したとしても、せん妄の解消には数週間から数ヵ月を要するかもしれない(24)。

せん妄の根本的原因の調査中、せん妄患者の激越を急いで管理する必要があり、必要な検査および治療に差し支えるかもしれない。低用量の統合失調症治療薬(ハロペリドール0.5mg、オランザピン2.5mg、リスペリドン0.25mg)を試してもよい(25)。オランザピンには口中ですぐに溶ける口腔内崩壊錠もある。パーキンソン様症状がある患者の場合、クエチアピンを使えば錐体外路への

Confusion Assessment Method(錯乱評価法)

特徴1　急な発現および経過の変動
特徴1は家族または看護師の話でわかることが多く、次の項目に該当する。
　患者の精神状態がベースラインから明らかに急に変化した。その日の(異常)行動は不安定で、症状が出たり退いたり、または悪化したり軽くなったりする傾向があった。

特徴2　不注意
次の項目に該当する。
すぐに気が逸れたり、話の内容を追い続けるのが難しいなど、注意力に問題があった。

特徴3　まとまりのない思考
次の項目に該当する。
取り留めのない的外れな会話、不明確または非論理的な思考の流れ、意表をつくような話題の切り替えなど、患者の思考にまとまりがない、論理に一貫性がない。

特徴4　意識レベルの変化
次の質問で〝覚醒(正常)〟以外に該当する。
　当該患者の意識レベルを総合的評価は、覚醒(正常)、覚醒亢進(過覚醒)、嗜眠(眠気、容易に覚醒)、昏迷(覚醒困難)、または昏睡(覚醒不能)。

図09.1

Confusion Assessment Method(錯乱評価法)。譫妄の診断には特徴1および2、ならびに3または4に該当する必要がある。(参考文献23から許可を得て転載。)

副作用が起きる可能性が低い(26)。統合失調症治療薬への忍容性がない患者には、ベンゾジアゼピンの低用量投与(ロラゼパム0.5mgを経口または静脈内投与)が必要かもしれない(25)。しかし、薬剤を使った鎮静および身体拘束は激越および錯乱を悪化させうるので、最小限にとどめるよう努力する。

可能な限り、激越に対しては薬物療法以外の処置法を用いる(19)。各患者の傍について絶えず1対1で見守り安全性を確保する方が、望ましくない影響をもたらしうる薬物治療または制限を指示するよりも好ましい。大きな音でさらに刺激を受けることのないように努める。必要でなければ、尿道カテーテルまたは静脈ラインなどの

第1部　がんリハビリテーションの概説

侵襲装置の使用を中止する。錯乱状態になる可能性を少なくするため、眼鏡、補聴器、または増幅器で感覚障害を矯正する(27)。窓付きの部屋および時計またはカレンダーがあると、患者が時間の感覚を取り戻すのに役立つ。毎日予測可能な時に行う放射線治療、理学療法、およびレクリエーション治療など、定期的な活動計画が錯乱を最小限に抑えるために有用である(28)。家族および友人に頻繁に訪問するよう奨励することはせん妄の発現リスクが高い患者を安心させ、新しい環境への順応に役立つ。

疼痛管理

疼痛は多くの腫瘍患者が訴える症状で、最適機能の達成能力に影響を及ぼす。高齢がん患者の場合、疼痛を積極的に治療する。記憶障害がある患者の疼痛アセスメントは難しいかもしれない。記憶障害がある患者の疼痛源を見つけるには、詳細な理学的検査が特に重要である。認知症が進んだ患者の場合、しかめっ面、うなる、防御姿勢、泣く、食事の拒否、好戦的態度、体の硬直、および錯乱増大などの行動上のサインが、患者の疼痛の特徴を知る手がかりになるだろう(29)。過去にどのような治療が疼痛軽減に役立ったかについて、家族および介護者が重要な情報を提供できる。認知症が進んでない患者の場合、視覚スケール（人の表情）または数値化スケール（「0から10の10段階で、無痛を0、想像しうる最悪の疼痛を10とすると、今どれぐらいの疼痛があるか？」）を使って疼痛評価ができる(30)。

軽度から中等度の疼痛がある（および有意な肝臓機能障害がない）患者の場合、アセトアミノフェンが望ましい薬剤である。1日用量が3,000〜4,000mgを超えない限り、アセトアミノフェンは高齢患者に対し安全に使用できる。うっ血性心不全、消化性潰瘍疾患、出血傾向、または腎不全がある患者には非ステロイド性抗炎症薬（NSAIDs）の使用を避ける。弱いオピオイドμ受容体作動薬であるトラマドール（トラマール™）はノルエピネフリンおよびセロトニンの再取込みも阻害する。その結果、トラマドールは錯乱、発作、およびセロトニン症候群を起こしうる(21)。全身性経口薬の必要性を最小限にするため、筋骨格疼痛または神経因性疼痛に対してはLidoderm（訳注：米国で販売されているリドカイン局所パッチ5％製剤、日本でもテープ剤、液剤など各種剤形で販売されている）などの局所麻酔パッチを試すこともある。コルチコステロイドは精神副作用を示す場合がある。神経因性疼痛に使う三環系抗うつ薬は錯乱、起立性低血圧、尿閉および心臓の不整脈を起こしうるため、高齢患者に対しては慎重に使うこと。ガバペンチンおよびプレガバリンなどの抗痙攣薬も高齢患者に過度の鎮静または錯乱をもたらす場合がある。

オピオイドの用量を個別に適切に調節する限り、麻薬の忍容性は一般に良好である。オピオイド治療を始めるとき、高齢患者では半減期が長く、若年患者よりも作用への感受性が高い可能性があることを念頭に入れる(31)。特にオピオイド投与の開始時または増量を急ぎすぎると、呼吸抑制、傾眠状態、および錯乱などの副作用が起きることがある。数日後、こうした副作用を忍容できるようになる(31)。ただし、便秘に対しては不寛容なので、便秘は積極的に治療する。可能であれば、飲水量を増やし、体を動かすことを勧める。プルーンジュースなどの自然治療が役に立つ場合がある。峻下剤を使う前に、糞便埋伏および宿便について患者をアセスメントする。禁忌症がなければ、手で宿便を取り除いたり、浣腸療法を行ってから便秘を和らげる経口薬を使う必要があるかもしれない。軟下剤および刺激薬（センナビサコジル）または浸透圧性緩下剤（ソルビトール、ラクツロース）を含む通常の便秘治療法を常に、オピオイド治療の開始と同時に行う。効果的な排便には定期の浣腸が必要な患者もいるかもしれない。

Propoxyphene（Darvocet™。訳注：心毒性があり本書発刊以降の2010年米国他での販売中止）はアセトアミノフェンほど効力がなく、半減期が長く、その代謝体は運動失調およびめまいを起こしうる(32)。コデインも弱いオピオイドで、コデインの代謝酵素がない人には無効である(11)。メペリジン（オピスタン™）には（特に腎不全の患者の）体内に蓄積して不安、振戦、発作を起こしうる活性代謝体がある(31)。ペンタゾシン（ソセゴン™）などの受容体への作動性と拮抗性が混ざったオピオイドは、すでにモルヒネなどのフルアゴニストオピオイドを服用中の患者に対し、鎮痛作用の打ち消しや退薬症状を招く恐れがある。メタドンは半減期が長いので、高齢者には慎重に使う(32)。オピオイド治療が初めての患者またはオピオイド治療を開始したばかりの患者にフェンタニル経皮吸収パッチを使わないこと。薬剤がパッチではなく皮膚に溜り、半減期が72時間以上あるので、薬物送達を止めようとしてパッチを外しても効果がない(31)。フェ

ンタニルパッチはすでに高用量の麻酔（経口モルヒネ60 mg/日以上または相当量）を使用中で、数日間以上この用量が忍容できる患者のみに使用すること。

高齢患者はオピオイドに対する感受性が増している場合があるが、モルヒネ、hydromorphone、オキシコドン、およびフェンタニルを慎重に使えば忍容性は良い。腎不全患者の場合、神経毒が蓄積する可能性があり、モルヒネの使用はあまり好ましくないかもしれない（21）。激しい疼痛がある非高齢がん患者と同様、高齢患者でも適量のオピオイドを長期間使用していれば、疼痛を抑えられる用量まで適切に増量してもよい。しかし、オピオイド投与歴のない高齢患者の場合、副作用を回避するには短時間作用型製剤のみで投与を開始し、用量を調節する。

高齢者集団はうつ病の有病率が高く、高齢がん患者集団では50%にのぼるかもしれない（4）。うつ病はリハビリテーション治療への有効な参加への動機づけに影響を与えうるため、その発見と治療が重要である。インターフェロン、インターロイキン-2、ビンクリスチン、ビンブラスチン、プロカルバジンおよびアスパラギナーゼなどの化学療法剤はうつ病を起こしうる（33）。甲状腺機能低下症、不適切な疼痛管理、およびがんそのものがうつ病に寄与する場合がある。高齢者用うつ尺度(Geriatric Depression Scale)（図09.2）はうつ病のスクリーニングにしばしば使用される（34,35）。または「悲しいと感じたり、気分が落ち込むことがよくあるか?」などの単純な質問がうつ病発見の近道かもしれない。

うつ病管理には心理療法および認知行動療法が使用される。薬物療法を追加したら、その投与開始および漸増時に「低量で開始し、ゆっくり進め」という推奨に従うことが多い。一般に、セロトニン再取込み阻害剤は患者に安全に使用できる。よくある有害作用には胃腸副作用が関係するだろう。非定型薬剤にはミルタザピン、bupropion、およびベンラファキシンがある(36)。鎮静および食欲促進作用を理由に、ミルタザピンが選択される場合がある。Bupropionには興奮性があり、発作性疾患がある患者への使用は避けるべきである。ベンラ

高齢者用うつ尺度（短縮版）

この1週間の気分を最も良く表わす項目を選んでください。
1. あなたは、あなたの人生に、ほぼ満足していますか？　　　　　　　　　　　　　　　　　　　　　はい／**いいえ**
2. これまでやってきたことや、興味があったことの多くを止めてしまいましたか？　　　　　　　　**はい**／いいえ
3. あなたは、あなたの人生は空しいと感じていますか？　　　　　　　　　　　　　　　　　　　　**はい**／いいえ
4. しばしば、退屈になりますか？　　　　　　　　　　　　　　　　　　　　　　　　　　　　　　**はい**／いいえ
5. あなたは、たいてい、機嫌がよいですか？　　　　　　　　　　　　　　　　　　　　　　　　　はい／**いいえ**
6. あなたに、何か悪いことが起ころうとしているのではないかと、心配ですか？　　　　　　　　　**はい**／いいえ
7. たいてい、幸せだと感じていますか？　　　　　　　　　　　　　　　　　　　　　　　　　　　はい／**いいえ**
8. あなたは、しばしば無力であると感じていますか？　　　　　　　　　　　　　　　　　　　　　**はい**／いいえ
9. 外出して新しいことをするよりも、自宅にいるほうが良いと思いますか？　　　　　　　　　　　**はい**／いいえ
10. たいていの人よりも、記憶が低下していると思いますか？　　　　　　　　　　　　　　　　　　**はい**／いいえ
11. 現在、生きていることは、素晴らしいことだと思いますか？　　　　　　　　　　　　　　　　　はい／**いいえ**
12. あなたは、現在のありのままのあなたを、かなり価値がないと感じますか？　　　　　　　　　　**はい**／いいえ
13. あなたは、元気一杯ですか？　　　　　　　　　　　　　　　　　　　　　　　　　　　　　　　はい／**いいえ**
14. あなたの状況は絶望的だと、思いますか？　　　　　　　　　　　　　　　　　　　　　　　　　**はい**／いいえ
15. たいていの人は、あなたより良い暮らしをしていると思いますか？　　　　　　　　　　　　　　**はい**／いいえ

太字の回答1項目につき1点。5点以上は鬱病を示唆する。

図09.2

高齢者用うつ尺度（参考文献34、35から許可を得て転載。）

ファキシンは高血圧を起こす場合がある。新規抗うつ薬デュロキセチンが神経因性疼痛治療に有用な場合がある（33）。三環系抗うつ薬は不整脈および抗コリン性副作用（口渇、便秘、尿閉、鎮静、錯乱、起立性低血圧）を起こしうる。このクラスで最も望ましい薬剤は副作用が少ないノルトリプチリンである。モノアミンオキシダーゼ阻害薬には有害作用および薬物相互作用の恐れがあるため、精神科医が綿密に追跡できる患者のみに処方するべきである。頭蓋内腫瘍のエビデンスがない重いうつ病患者には、電気ショック療法を考えてもよい。頭蓋内腫瘍の主な副作用は短期記憶喪失である。

睡眠

高齢患者では睡眠障害がよく見られ、リハビリテーション中の活力度に影響を及ぼしうる。気分障害がある場合、精神状態を治療するだけで鎮静薬を追加する必要なく睡眠が改善することがある。睡眠不足は薬物療法、疼痛、息切れ、および頻尿が原因かもしれない。こうした寄与因子への対処に努める。特にせん妄傾向のある患者には、温かい飲み物、リラクセーション音源、またはマッサージなどの薬物を使わない方法を試してもよい（27）。鎮静剤がすでに効いて有害作用がなければ、注意して続けてもよい。残念ながらどの睡眠剤も錯乱、過鎮静、日中の眠気、および依存症を起こしうる。睡眠薬を求める患者には、依存性のない睡眠薬として鎮静作用がある抗うつ薬トラゾドンを低用量（25〜100mg）で試してもよい（36）。

多剤療法

薬剤処方を見直し、多剤服用および転倒などの薬剤関連有害事象をできるだけ抑えるようにする。ジフェンヒドラミンなどの抗コリン薬は錯乱を起こしうるので、可能であれば避ける。ベンゾジアゼピン系は慎重に処方する。不安、悪心、または激越の治療が必要な場合、できるだけ低用量で短時間作用薬（ロラゼパム）を試す（36）。ジゴキシンを使用中の患者の場合（特に腎不全の患者）、毒性が出ないよう用量を監視する。すべての薬物療法、とりわけ抗生物質は腎臓に分布する。新しい薬は常に注意して処方することを勧める。万一有害反応が起きたらすぐに投与を中止できるよう、新しい薬を始めるときは一度に1種類にとどめるように努める。配合剤ではない薬剤の方が用量調節が明確なので好ましい。副作用を最小限にし、治療利益を最大化するため、予測される身体活動の30分前に鎮痛薬を投与する。

栄養

低栄養状態は、基礎の悪性疾患、食欲不振、認知症（食べることを忘れる）、金銭的不安定、身体的／環境的障壁のため食物を手にできない場合、嚥下不能、不適切な歯列、味覚を変える薬剤の効果、うつ病、および疼痛に起因する場合がある。（11）。栄養失調は外科手術および治療からの回復能に悪影響を与える。栄養失調は高齢者の全体的な機能状態に寄与するため、今後の治療選択肢にも影響する。栄養状態評価（Mini Nutritional Assessment）ツールを低栄養状態のスクリーニングに使用してもよい（37）。粘膜炎および疼痛は積極的に治療すべきである。嚥下アセスメントの訓練を受けた療法士（作業療法士や言語聴覚士）が嚥下障害の診断および治療の両方を支援できる。食事内容は自由にさせ、患者の好物で食事を補うよう家族に奨励する。ビタミンおよび栄養補給剤を提供してもよい。薬物療法を変えることが摂食増進に有用かどうか見極めるため薬物療法を見直すこと。食事に身体介助が必要な場合がある。必要に応じて義歯を利用したり、均一な柔らかさまたは均一なピューレ状の食事にする。

入院後の退院計画

入院後、高齢がん患者には複数の退院選択肢がある。医学的、身体的、および機能的に問題がなく過ごせる場合は、サービスを受けずに帰宅してもよい。ある程度の支援が必要な場合は、帰宅して在宅介護サービスを受けるのもよい。帰宅までの安全な退院計画が立てられない

場合は、高齢者施設などの経験と技能がある介護施設に行き、短期リハビリテーションまたは長期養護ケアを受けてもよい。あるいは急性期リハビリテーション施設でリハビリテーションを受けるのが適切な場合もある。さらに、退院後、入院してホスピスプログラムを受けるか、在宅でホスピス在宅介護サービスを受けるという選択肢がある。

患者が特定の基準を満たせば、リハビリテーション施設への入院介護費用はメディケアで償還されるだろう。急性期入院リハビリテーションを受けるには、患者は最低毎日3時間の治療に耐えることができ、資格条件に該当する診断が下りていなければならない。患者がすでに3日間入院し、治療を必要とするか、メディケア指定の(介護)技能を必要とする場合、メディケアは高齢者介護施設での一時滞在費も償還してくれる（当初20日間は100%、その後の80日間は80%）。当初100日を過ぎて高齢者介護施設レベルでのケアの継続が必要な場合は、患者はその滞在費を支払わなければならない。患者が長期介護保険に入っている場合は、保険で費用の一部をカバーできるかもしれない。患者がメディケイドに入っている場合は、介護施設滞在費の残債をカバーできるだろう。

在宅介護サービスの費用もメディケアで償還される。在宅介護サービスでは訪問看護、理学療法、作業療法、言語療法のサービス、さらに可能であれば毎週数日数時間の介護士による在宅介助を受けられる。外来および入院のいずれでも在宅介護サービスの紹介を開始できる。しかし、こうしたサービスは一時的に過ぎず、患者が特別な技能による介護を必要としなくなるか、リハビリテーションの進歩が頭打ちになれば終了する。

患者は外来理学療法、作業療法、および言語療法に週数回参加し、リハビリテーションを続けてもよい。患者が改善を示し続ける限り、医者が指示した外来リハビリテーション治療計画の費用はやはりメディケアで償還される。

ホスピス患者もメディケアで費用が償還される。治療に参加できて正の利益を示す限り、こうした患者は、在宅か入院かに関係なく、リハビリテーション・サービスを受け続けることができる。

患者がメディケア保険以外にも保険を使った場合は、保険会社は前述の退院リハビリテーション選択肢のいずれについても保険適用金額を制限する場合がある。

往診評価

在宅治療中の患者の場合、医療従事者にとって往診は医学的および機能的な回復に対する経済的・身体的・環境上の障壁を評価する絶好の機会である。Home safety evaluation (住環境の安全性評価)とも呼び、看護師、理学療法士、または作業療法士が実施してもよい。

台所・冷蔵庫、浴室、寝室のつくり、薬瓶、フロアカバー、および住居全般の整理の具合を調べることで、患者がどのように生活し、患者のニーズについて豊富な情報が得られる。Home safety evaluationの結果、手すり、補高便座、シャワーベンチ、ホイヤーリフト、およびポータブル便器を追加することもある。

患者の介助を改善するためにソーシャルワーカーを紹介してもよい。紹介先には、ミールズオンホイールズ(Meals on Wheels。訳注：食事を自力で調達できない高齢者等に食事を届けるため1950年代に欧米を中心に広がった有志事業)、Friendly Visitor Program(フレンドリービジタープログラム。訳注：定期的に高齢者等の家を訪れ、話し相手になる、新聞を読む、散歩に行くなど日常生活介護以外の主にメンタルサポートを主目的にした有志事業)、地域社会の支援事業サービス、および往診医があるだろう。介護車両サービスの申し込みも可能で、金銭面および長期療養プランニングで患者に助言・支援もできるだろう。

移動能力と転倒移動能力

種々の治療法の開始前後および実施中に、高齢がん患者は多数の機能障害・制限を示す場合がある。こうした患者は機能的活動に不寛容で、廃用症候群・疲労、筋肉量減少に繋がり、機能的筋力の不足、有酸素能力の低下に至る可能性がある(38,39)。こうした障害が機能の依存に繋がり、家族に金銭的負担および介護の負担がかかることは珍しくない。高齢車の能力障害の増加は機能的遂行の低下に関連し、理学療法や作業療法サービスへの紹介が機能の土台作りに必要である(40)。

以下に記す検査はいかなる環境でも実施可能で、ス

ティネッティーバランス尺度

項目	点数
1. 座位バランス 　　a. 傾く、椅子から滑りそうになる＝0 　　b. 安定、安全＝1	―
2. 起立 　　a. 介助なしでは不可能＝0 　　b. 腕を使って可能＝1 　　c. 腕を使わず起立できる＝2	―
3. 起立の試行 　　a. 介助なしでは不可能＝0 　　b. 2回以上の試行で起立可能＝1 　　c. 1回の試行で起立可能＝2	―
4. 起立直後のバランス(起立後5秒間) 　　a. 不安定(反り返り、足が動く、体幹の揺れ)＝0 　　b. 安定だが、杖その他の支持具が必要＝1 　　c. 歩行器その他の支持具なしで安定＝2	―
5. 起立バランス 　　a. 不安定＝0 　　b. 安定するが、広いスタンス(内果間約10センチ)で杖などの支持具が必要＝1 　　c. 支持具なしで狭いスタンス＝2	―
6. 姿勢反射(両足を最大限閉じた姿勢で、検査者は掌で被験者の胸骨を3回押す) 　　a. 倒れかける＝0 　　b. 反る、つかまる＝1 　　c. 安定＝2	―
7. 閉眼でのバランス(6の姿勢と同じ) 　　a. 不安定＝0 　　b. 安定＝1	―
8. 360度方向転換 　　a. 不連続なステップ＝0 　　b. 連続的＝1 　　a. 不安定(物に掴まる、よろける)＝0 　　b. 安定＝1	―
9. 着座動作 　　a. 危険(距離感の誤り、ドスンと落ちるように座る)＝0 　　b. 腕を使う、スムーズでない動き＝1 　　c. 安全でスムーズな動作＝2	―
バランス合計	/16

図09.3

ティネッティー歩行尺度

10. 歩行開始(開始直後からの歩行の様子) ―
    a. すくみ足、何度かスタートしようと試みる＝0
    b. すくみ足なし＝1

11. 歩幅と足の高さ ―
    a. 右足
       前に出した左足を越えない＝0
       前に出した左足を越える＝1

       右足が床から完全に上がらない＝0
       右足が床から完全に上がる＝1

    b. 左足
       前に出した右足を越えない＝0
       前に出した右足を越える＝1

       左足が床から完全に上がらない＝0
       左足が床から完全に上がる＝1

12. 歩行の対称性 ―
    a. 左右の歩幅に差がみられる(概算)＝0
    b. 左右の歩幅が等しい＝1

13. 歩行の連続性
    a. ステップの間に停止や不連続がある＝0
    b. 連続的なステップ＝1

14. 歩行経路(幅約30cm長さ3mの直線コース) ―
    a. 顕著な偏移＝0
    b. 軽度ないし中等度の偏移、または歩行補助具が必要＝1
    c. 歩行補助具なしで直線的な歩行ができる＝2

15. 体幹 ―
    a. 顕著な動揺、または歩行補助具の使用＝0
    b. 動揺はないが、膝折れ、腰の曲り、腕広げあり＝1
    c. 動揺なし、関節部の屈曲なし、腕／歩行補助具の使用なし＝2

16. 歩行時のスタンス ―
    a. かかとを広く離す＝0
    b. 歩行中かかとがほとんど接する＝1

歩行スコア /12
バランス合計 /16
総合スコア /28

図09.3

ティネッティー歩行バランス尺度(参考文献41から許可を得て転載。)

トップウォッチと定規以外の特殊な装置を必要としない。老年医学でベースラインの身体機能の客観的測定によく使う具体的な遂行ベースの評価法にはティネッティー歩行バランスツール(TGTB)、ファンクショナルリーチテスト(FR)、アップアンドゴーテスト(TUG)、6分歩行テスト(6MW)がある。

ティネッティー歩行バランスツール

ティネッティー歩行バランスツール(TGTB)は1986年にTinettiが発表し、順序尺度を使って歩行およびバランスをとる能力を静的および動的に評価する(41)。TGTBは2つに分かれる。最初はバランスのテストで、合計16点である。バランステストでは、座位バランス、起立動作のバランス、起立直後のバランス、起立中のバランス、立位で胸を軽く押されたときのバランス維持、閉眼での立位バランス、歩行中方向転換したときのバランス、および着席時のバランスの8項目を調べる。2つ目は歩行で、合計12点である。歩行補助具あり／なしで患者を歩かせ、歩どり、足の高さ、歩幅、ステップの連続性、ステップの対称性、歩行の直線性、体幹の動揺、歩行姿勢、および歩行時の方向転換の動作について観察する。両テストとも、0から2点の3段階で点数をつける。患者が課題を完了できなかった場合は、0点とする。課題を完了した場合は、2点をつける。最高点は28点である。テストには5～10分間かかる。本法の判定基準、構成、印象、内容、および予測妥当性が複数の臨床環境で検討されてきた。本法は感度の良い信頼性が高い方法であることが実証されている(41,42)(図09.3)。転倒リスクの客観的基準として、19点未満は転倒リスクが高く、19-23点は転倒リスク増加、および23点超は転倒リスクが低いことを示す(41)。

ファンクショナルリーチテスト

ファンクショナルリーチテストは、1990年にDuncanが開発した、姿勢安定性の制限に関する臨床バランステストである(43)。ファンクショナルリーチテストでは、立位で支持基底面を固定した状態で、腕の長さ以上に前方に(水平面上で)手が届く最大距離を測る。ファンクショナルリーチテストの信頼性、判定基準、同時構成、および予測妥当性は立証済みである。ファンクショナルリーチテストはバランス、移動、日常生活活動、および転倒リスクに関する他の測定値とも相関する。リーチが15cm未満の場合、転倒リスクが高い。外的支持なしでリーチが25cmを超えれば正常である(43)。

タイムアップアンドゴーテスト(TUG)

Podsiadloが1991年に報告したTUGでは関節リウマチ、骨関節炎、および廃用症候群の高齢患者の移動、バランス、および運動遂行能を測定する(44)。患者は標準的な肘掛け椅子(座面の高さ46cm)から立ち上がり、快適なペースで3m歩き、転回し、椅子の位置まで歩いて戻り、座る。検査時間は2～3分である。本法の評定者間信頼性、判定基準、および構成概念の妥当性は、歩行・バランスの実験・臨床評価法と相関性が高い。スコアが10秒未満であれば正常である。スコアが30秒を超える場合、移動に介助が必要で、転倒リスクがあることを示す(44)。

6分歩行テスト

6分歩行テストは元々、呼吸器系疾患の患者の運動耐性を評価するために開発された(45)。その内容、判定基準、および構成概念妥当性は地域社会に住む高齢者、線維筋痛患者、および股関節全置換術を受けた患者で確立されている。本法は6分間の最長歩行距離を測るために使う。Enrightの報告によると、6MWT距離の標準値は男性576m(年齢中央値、59.5歳)、女性(年齢中央値、62.0歳)494mであった(46)。

治療の持つ意味

理学療法による評価後、比較のためにベースラインデータを記録し、併用治療の目標とともに治療計画を立てる。ケアの理学療法計画は病理、機能障害、機能制限、および能力障害を織り込んだ能力障害モデルに基づいて立案する(表09.1)(40)。各患者の治療計画は個別に設計し、運動療法、物理療法、機能的活動、および患者教育など、各種治療テクニックを用いて達成する。

高齢がん患者の治療における理学療法の意味を述べるとすると、主に次の2つに分類される。(1)回復的な理学療法治療は、短期で予測可能な期間で有意な改善が得られる、(2)機能維持的な理学療法治療は、改善する

可能性は低い。治療目的はどちらも同じで、どんな治療介入を行っても介入中は最高質のケアを患者に提供するものとする。

身体機能が改善する可能性が低いリハビリテーションの予後不良な患者の場合、ケアの計画は緩和的で、治療は患者を快適にする適切な介入を行うことである。これには標準的車椅子、リクライニング車椅子、またはティルト・リクライニング車椅子での適切な着座およびポジショニングが含まれるだろう。椅子の種類は、患者の体幹の安定性で決まる。寝たきり患者の場合、褥瘡潰瘍の発現を予防する各種のポジショニングおよびポジショニング装置を用いることが理学療法治療の鉄則だろう。寝たきりまたは車椅子生活かどうかにかかわらず、関節可動域（ROM）で運動療法を行うことが管理上重要である。ROM運動の主要目標は拘縮および関節硬直を防ぐことである。関節の可動性が高いほど、患者や介護者が衛生、入浴、排尿排便などの日常生活活動をより容易に行える。

有意な進歩を見せる可能性が高い患者を治療中の理学療法士は、患者の状態が良くなるにつれ、ケアの計画を継続的に変える必要性に迫られるだろう。すなわち、筋力の向上、あるいは歩行器から杖など補助具の進歩に合わせ、運動も難度を上げていく必要があるだろう。

（1）（2）のどちらのカテゴリーの患者でも、理学療法士は高齢がん患者の予後を認識しなければならない。ケア計画は絶えず、容態の悪化および改善に合わせ修正する必要があり、同時にできるだけ高いQOLを維持させる。患者の改善または悪化に合わせて行うケア計画の修正は、年齢や診断にかかわらず、患者全員に行う。がん治療の経過を通して高齢がん患者の移乗・歩行・日常生活活動の遂行能力が変動することは珍しくはない。

患者のケアの計画を身体機能の改善／低下に合わせて調整するためには、理学療法士、作業療法士、医師、ソーシャルワーカー、および看護職員が団結した学際的チームとして協力しあうことが不可欠である。

表09.1　能力障害モデル

病因	機能障害	機能制限	能力障害
がん	疼痛増加 機能的筋力の不足 機能的活動不耐	床上移動 移乗 歩行 階段昇り ADLs IADL	余暇活動 仕事 社会的機能

略語：ADL＝日常生活活動、IADLs＝手段的日常生活活動。

まとめ

どの高齢腫瘍患者にも潜在的に脆弱性のリスクがあるので、ケアに関わるソーシャルワーカー、医師、看護師、および療法士が患者ごとの問題全てを洗い出し、予防、維持、および改善に向けて協力しあうのが理想である。リハビリテーション領域では、高齢がん患者の治療についての研究がほとんどない。このため、高齢者に対するケアアプローチは、患者の医学的・機能的状態だけではなく、金銭的、心理社会的、および環境的状況も考慮に入れ、個別に合わせなければならない。

ケアの精神性および事前指示を話し合うと、ケアの全体目標を決めるのに役立つ。友人の大半よりも長生きしている患者は、時に社会的に孤立している場合がある。あるいは、関わりを望む親類が多数いるときは、家族間で敵対している場合がある。直接患者の世話をする責任の大半を負う主たる介護者（配偶者または成人した子供）は1人か2人しかいないことが多い。特に終末ケアの間は、高齢患者の快適さを中心に据えることに加え、患者に関わる介護者にも配慮と支援をしなければならない。

患者の余命が短い場合、治療の利益が負担よりも大き

くなるようリハビリテーションの目標を慎重に立てなければならない。高齢がん患者の治療計画は、医学的治療、悪性腫瘍の性質、基礎的な認知障害、併存症の状態、および患者の資質に応じて違いがある。患者の社会的サポートネットワークの質によって、患者がどのような治療を受けることができ、利益を得られるかが決まることもある。高齢がん患者の管理でのリハビリテーションの目標は、高齢者に敏感なケアおよび症状管理を行い、機能的能力および快適さを最大化にして生活の質を高める一方、患者および介護者の安全を保証することなどが含まれる。

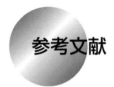

参考文献

1. Rao A, Cohen H. Symptom management in the elderly cancer patient: fatigue, pain, and depression. *J Natl Cancer Inst Monogr.* 2004;32:150–157.
2. Yancik R, Ries L. Cancer in older persons: magnitude of the problem—how do we apply what we know? *Cancer.* 1994;74:1995–2003.
3. Goodwin J, Coleman E, Shaw J. Short functional dependence scale: development and pilot test in older adults with cancer. *Cancer Nurs.* 2006;29(1):73–81.
4. Flood K, Carroll M, CV L, Ball L, Esker D, Carr D. Geriatric syndromes in elderly patients admitted to an oncology-acute care for elders unit. *J Clin Oncol.* 2006;24:2298–2303.
5. Oldervoll L, Kaasa S, Hjermstad M, Lund J, Loge J. Physical exercise results in the improved subjective well-being of a few or is effective rehabilitation for all cancer patients? *Eur J Cancer.* 2004;40:951–962.
6. Oldervoll L, Loge J, Paltie H, et al. The effect of a physical exercise program in palliative care: a phase II study. *J Pain Symptom Manage.* 2006;31(5):421–430.
7. Penedo F, Schneiderman N, Dahn J, Gonzalez J. Physical activity intervention in the elderly: cancer and comorbidity. *Cancer Invest.* 2004;22(1):51–67.
8. Young-McCaughan S, Mays M, Arzola S, et al. Change in exercise tolerance, activity and sleep patterns and quality of life in patients with cancer participating in a structured exercise program. *Oncol Nurs Forum.* 2003;30(3):441–454.
9. Scialla S, Cole R, Scialla T, Bednarz L, Scheerer J. Rehabilitation for elderly patients with cancer asthenia: making a transition to palliative care. *Palliat Med.* 2000;14:121–127.
10. Galvao D, Newton R. Review of exercise intervention studies in cancer patients. *J Clin Oncol.* 2005;23:899–909.
11. Balducci L, Beghe C. The application of the principles of geriatrics to the management of the older person with cancer. *Crit Rev Oncol Hematol.* 2000;35:147–154.
12. Chertkow H BH[N117], Schipper HM, Gauthier S, Bouchard R, Fontaine S, Clarfield AM. Assessment of suspected dementia. *Can J Neurol Sci.* 2001;28(Suppl 1):S28–S41.
13. Folstein M, Folstein S, McHugh P. "Mini-Mental State" a practical method for grading the cognitive state of patients for the clinician. *J Psychiatr Res.* 1975;12:189–198.
14. Boustani M, Peterson B, Hanson L, Harris R, Lohr KN. Screening for dementia in primary care: a summary of the evidence for the U.S. Preventive Services Task Force. *Ann Intern Med.* 2003;138:927–937.
15. Group AC. Long-term donepezil treatment in 565 patients with Alzheimer's disease (AD2000): randomized double-blind trial. *Lancet.* 2004;363:2105–2115.
16. Tariot P, Farlow M, Grossberg G, Graham S, McDonald S, Gergel I. Memantine treatment in patients with moderate to severe Alzheimer disease already receiving donepezil: a randomized controlled trial. *J Am Med Assoc.* 2004;291:317–324.
17. Cummings J. Alzheimer's disease. *NEJM.* 2004;351:56–67.
18. Bond S, Neelon V, Belyea M. Delirium in hospitalized older patients with cancer. *Oncol Nurs Forum.* 2006;33:1075–1083.
19. Weinrich S, Sarna L. Delirium in the older person with cancer. *Cancer.* 1994;74:2079–2091.
20. Boyle D. Delirium in older adults with cancer: implications for practice and research. *Oncol Nurs Forum.* 2006;33:61–78.
21. Dworkin RH GB, Cohen RI. Pharmacologic treatment of chronic pain in the elderly. *Supplement to Annals of Long- Term Care and Clinical Geriatrics.* 2004;12:S1–S10.
22. Inouye SK. Delirium in older persons. *NEJM.* 2006;354:1157–1165.
23. Inouye SK, Van Dyck C, Alessi C, Balkin S, Siegal A, Horwitz R. Clarifying confusion: the confusion assessment method, a new method for detection of delirium. *Ann Int Med.* 1990;113:941–948.
24. Gleason O. Delirium. *Am Fam Phys.* 2003;67:1027–1034.
25. Kindermann S, Dolder C, Bailey A, Katz I, Jeste D. Pharmacological treatment of psychosis and agitation in elderly patients with dementia. *Drugs Aging.* 2002;19:257–276.
26. Alexopoulos G, Streim J, Carpenter D, Docherty J. Using antipsychotic agents in older patients. *J Clin Psychiatry.* 2004;65(Suppl 2):1–20.

27. Inouye.SK, Bogardus S, Chapentier P, et al. A multi-component intervention to prevent delirium in hospitalized older patients. *NEJM*. 1999;340:669–676.
28. Gray K. Managing agitation and difficult behavior in dementia. *Clin Geriatr Med*. 2004;20:69–82.
29. Panel on persistent pain in older persons A. The management of persistent pain in older persons. *J Am Geriatr Soc*. 2002;2002:S205–S24[N118].
30. Herr K. Pain assessment in cognitively impaired older adults. *Am J Nurs*. 2002;102:65–68.
31. Gloth F. Pain management in older adults, prevention and treatment. *J Am Geriatr Soc*. 2001;49:188–199.
32. AGS CPC. *Guidelines Abstracted from the American Academy of Neurology's Dementia Guideline for Early Detection, Diagnosis, and Management of Dementia*. 2003[N119].
33. Winell J, Roth A. Psychiatric assessment and symptom management in elderly cancer patients. *Oncology*. 2005;October:479.
34. Yesavage J, Brink T, Rose T, et al. Geriatric Depression Scale (GDS) recent evidence and development of a shorter version. *J Psychiatr Res*. 1983;17(1):37–49.
35. Seikh J, Yesavage J. Geriatric Depression Scale (GDS) recent evidence and development of a shorter version. *Clin Gerontol*. 1986;5:165–173.
36. Roth A, Modi R. Psychiatric issues in older cancer patients. *Crit Rev Oncol Hematol*. 2003;48:185–197.
37. Sheirlinkx K, Nicholas A, Nourhashemi F, Vellas B, Albaredem J, Garry P. The MNA score in successfully aging persons. In Mini Nutritional Assessment (MNA): research and practice in elderly. In: B. [N120]Vellas PG, Guigoz Y, eds. *Nestle Clini cal and Performance Nutrition Workshop Series*. Philadelphia: Lippincott-Raven; 1998:61–66.
38. Burnham T, Wilcox A. Effects of exercise on physiological and psychological variables in cancer survivors. *Med Sci Sports Exerc*. 2002;34(12):1863–1867.
39. Evans W, Lambert C. Physiological basis of fatigue. *Am J Phys Med Rehabil*. 2007;86(1):S29–S46.
40. Guide to physical therapist practice. *Phys Ther*. 2001;77:1163–1650[N121].
41. Tinetti ME. Performance-oriented assessment of mobility problems in elderly patients. *J Am Geriatr Soc*. 1986;34(2):119–126.
42. Tinetti ME, Ginter SF. Identifying mobility dysfunctions in elderly patients. Standard neuromuscular examination or direct assessment? *JAMA*. 1988;259(8):1190–1193.
43. Duncan PW, Weiner DK, Chandler J, Studenski S. Functional reach: a new clinical measure of balance. *J Gerontol*. 1990;45(6):M192–M197.
44. Podsiadlo D, Richardson S. The timed "Up & Go": a test of basic functional mobility for frail elderly persons. *J Am Geriatr Soc*. 1991;39(2):142–148.
45. Guyatt G, Sullivan MJ, Thompson PJ, et al. The 6-minute walk: a new measure of exercise capacity in patients with chronic heart failure. *Can Med Assoc J*. 1985;132:919–923.
46. Enright P. The six-minute walk test. *Respir Care*. 2003;48:783–785.

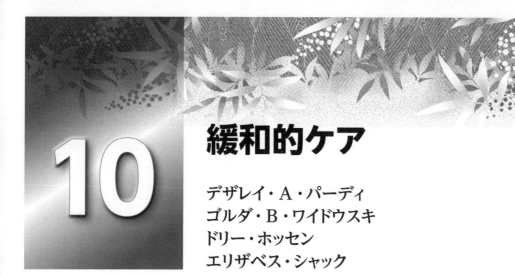

10 緩和的ケア

デザレイ・A・パーディ
ゴルダ・B・ワイドウスキ
ドリー・ホッセン
エリザベス・シャック

〝医療チームの仕事は全て……死に逝く人が最期のときまで、身体的・精神的能力の限り出せる最大の力を自らの意思でコントロールし、自立して生きていけるようにすることだ〟
——シシリー・ソンダース(196)

　緩和ケアは最良のQOLを確保するために苦痛を予測し、予防する集学的なケアである。この目標達成のために、緩和ケアでは特に専門家が身体症状、機能性、精神・魂の健康状態、さらには社会問題の対処にあたる。〝終末期〟の診断があっても、どんな重篤な疾患であろうと、疾患経過中を通じすべての患者とその家族に提供するのが緩和ケアで、緩和ケア以外のあらゆる適切な医学的治療と共に行う。質の高い緩和ケアに関する臨床実践ガイドラインに記載されているように、〝緩和ケアは従来の疾病モデルに基づく医学的管理を越え、患者と家族のQOLを向上させ、機能を最適化し、意志決定を助け、各人の人間的成長の機会を提供するという目標をも含む〟(1)。専門家による緩和ケアによって、治療の忍容性を改善させ、入院の必要を減らし、患者と家族の満足度を上げることができる(2)。

リハビリテーションと緩和ケア

　もとより緩和ケアとリハビリテーションは対極にあると思われるかもしれないが、詳細に検討した結果、この2つは極めて相補的な存在になりうる。両者とも人が生きることを支援し、不快を和らげるものと考えられる(3)。さらに、緩和ケア医学もリハビリテーションも症状に根ざし、集学的アプローチでケアを行い、患者のQOLを改善しようとする(4)。患者が決め、思い描いたとおりの自立およびQOLを維持できるように疾患経過中にわたって患者を支援することは、医療従事者が提供できる最上の贈り物である。さらに言うと、治癒が見込めず、疾患経過の逆戻し、または身体機能・自立レベルの回復がもはや現実的でないとき、リハビリテーションは別の様相を帯び、人生の終焉が近づくにつれ人間であることの重要な局面が加わってくる。緩和ケアでは、患者一人一人に敬意を払うことを重視し、希望、人としての威厳、および自律性の維持を心がけたリハビリテーションを行う。終末期のリハビリテーションの全体目標は、患者と家族を支援し、疾患を抱えながらも毎日を最大限有意義に過ごしてもらうことである(5)。

　本章では、がんの各病期を経験したT氏の経過を追跡し、T氏の緩和ケアチームが各種リハビリテーションサービスと協力していかに最適なケアを患者に提供できるかを紹介する。

キーポイント

- 日常的に症状をアセスメントすれば、過小評価したり見落とされがちな症状を特定でき、より効果的な管理が可能になることが実証されている。
- 悪心抑制に役立つ可能性がある単純な介入法として、非経口薬の場合は投与前に食事をすること、少量ずつ頻回に食事を摂ることで腹部膨満・空腹を予防すること、マッサージ、リラクセーション療法、催眠、誘導イメージ療法、および鍼/指圧療法などがある。
- 身体活動の増加とうつ病の間には〝用量反応〟関係があり、うつ症状の予防には軽度-中程度の身体活動が有用な可能性があることが研究で実証されている。
- 全員ではないが、大半の患者は内心、予後を知りたいと思っている。ただし、全ての情報開示を望んでいるわけではないかもしれない。予後を知りたくない患者の場合、間に立って医療チームと話ができる人がいるかどうか聞くと役に立つ。
- 皮膚の温熱・氷冷、経皮的電気神経刺激(TENS)、マッサージ、およびリラクセーションを使うと疼痛および不快の抑制に役立つだろう。

T氏症例.1

T氏は44歳男性で、2年前に背部の小さい黒色腫を切除した以外は健康であった。2ヵ月前に、保存的治療が無効な腰痛の評価の最中に、メラノーマの腰椎、肝臓、および肺への複数転移が検出された。診断後すぐに、T氏は化学療法を開始した。しかし、ひどい悪心のため治療に耐えることが極めて難しく、2サイクルの治療を受けたが大幅な遅れが出た。悪心のため食欲不振にもなり、体重がひどく減った。さらに、家族の唯一の稼ぎ手だったT氏は仕事を続けようとし、ひどい疲労のため、化学療法と仕事のどちらかを選ばざるをえなかったT氏は、さらに治療を延ばすことにしてしまった。複数の症状のせいで化学療法が耐えがたいものになっているT氏の苦痛を配慮し、腫瘍科医は外来緩和ケア専門チームに紹介する。

考察.1

症状アセスメント

日常的に症状をアセスメントすれば、過小評価したり見落とされがちな症状を特定でき、より効果的な管理が可能になることが実証されている(6)。専門家による症状管理と、患者および家族の満足度およびQOLの向上には関連性がある(7)。T氏の場合、緩和ケアチームの上級看護師との初回面談で、エドモントン症状評価システム(Modified Edmonton Symptom Assessment Scale, MESAS)を使用した(8)。緩和ケアでよく使用されるこのスケールはがん集団で妥当性が実証されており、感度が高く変化によく反応し、短時間で終末期患者も大きな負担にならずに自力回答ができることがわかっている(8)。現在、多数のウェブサイトが、有用なアセスメントツールのみならず、緩和ケアと関係がある他のツールおよび情報も提供している。たとえば、Center to Advance Palliative Care (緩和ケア推進センター、www.capc.org) などがある。

生物精神社会的アセスメント

緩和ケアでの異文化対応型の包括的社会事業アセスメントでは、患者および家族に影響を与えた現在および過去の関連する健康問題などを対象にする。こうした健康問題の中には疼痛、うつ病、不安、および移動能力減少も含まれる。アセスメントの一部として、金融資産および保険適用範囲の調査も行う。家族構成・役割に加え、意思の疎通のパターンおよび様式も、生物精神社会的アセスメントの重要な要素である(9)。

T氏症例.2

緩和ケア上級看護師およびソーシャルワーカーの両者との面談に続き、T氏は緩和ケア医と面談する。医師はT氏と話し、診察した後で、化学療法の副作用のためにふさぎ込んでいるが、T氏の苦痛の主な原因は腫瘍科医が処方した治療を日程通りに継続できないことと関係があると判断する。T氏の今の目標が化学療法の継続にあることは明確なので、緩和的治療計画の第一目標は、日程通りに治療を受けられるよう忍容性の改善を手助けすることだと緩和ケア医はT氏に説明する。次に医師は上級看護師およびソーシャルワーカーと会い、T氏の現在のケアの目標に従い、理学療法を取り入れた適切な緩和治療計画を考案する。

考察.2

悪心および嘔吐

化学療法と急性または慢性の関係があるかにかかわらず、悪心および嘔吐は、苦痛やQOL低下の大きな原因でありうる。実際は、慢性悪心より慢性疼痛の方が苦しみが大きいと訴える患者が多い(10)。T氏の症例のように、重症の悪心および嘔吐の場合は単なる身体的苦痛を超えた影響を与えうる。重要な延命治療または緩和治療の妨げになり(11)、食欲不振をもたらし、その結果脱水および重症の悪液質が起き、さらに有意な精神的苦痛をもたらしうる(12)。

原因

嘔吐中枢

嘔吐発生では、すべての延道は嘔吐中枢(VC)に通じる。孤束核として知られる髄領域に位置する嘔吐中枢は、消化管、前庭系、化学受容体誘発帯(CTZ)、および脳皮質から入力を受け取る嘔吐の最終共通経路である。嘔吐中枢にはヒスタミン(HI)、ドーパミン(D2)、およびニューロキニン-1(NK1)受容体が豊富に存在する(13,14)。

消化管

消化管(GI)からの入力は、様々な機序が原因で起きる。食道逆流、非ステロイド性抗炎症薬(NSAIDs)、照射、および感染など、GI粘膜の刺激または炎症が悪心および嘔吐を起こしうる。"Squashed stomach syndrome(腫瘍などができたために内臓が拡張し、胃を「押しつぶしている」状態)"で見られるGI不全麻痺、管理不良の糖尿病、またはオピオイド類(および他剤)も悪心および嘔吐を起こしうる。GI閉塞はしばしば原発腫瘍または腹膜転移によって起き、重症の悪心および嘔吐を起こしうる。上記機序と関係がある嘔吐にはアセチルコリン、ヒスタミン、セロトニン、およびサブスタンスPの作用が関係し、副交感神経系および交感神経系を両方とも賦活化することで悪心および嘔吐を誘発する。アセチルコリンおよびヒスタミン受容体に加え、胃腸管には複数のセロトニン受容体サブタイプが豊富に見られる(15)。悪心の誘発以外に、アセチルコリンは胃腸管の分泌・運動機能にも関係している。サブスタンスPはVCのNK1受容体に対するアゴニスト作用を示す(16)。

前庭器

前庭器はアセチルコリンおよびヒスタミン受容体に富んでいるが、前庭性嘔吐ではヒスタミンが中枢でコリン作動性の作用を示すことで生じると考えられる(17)。前庭は動きと固有受容性に関与する。船酔いで嘔吐した場合、前庭器管が刺激を受けたことが原因である。モルヒネ投与開始あるいは小脳／脳転移などによって、前

表10.1 制吐剤

主な原因	薬物療法	機序	特記事項
GI粘膜刺激	スクラルファート ビスマス溶液	コーティング剤	
	シメチジン ラニチジン ファモチジン ニザチジン	H2受容体拮抗剤	
	アルミニウム／ 水酸化マグネシウム 炭酸カルシウム	胃酸を中和する	
	オメプラゾール ランソプラゾール ラベプラゾール パントプラゾール エソメプラゾール	PPI	高価。
	オンダンセトロン グラニセトロン	胃腸管およびCTZで5HT3受容体に拮抗	腹部照射に関連する悪心・嘔吐に有用(24)。 GI通過を遅らせることがある。 下痢が起きて、使用制限に至ることもある。
	ミソプロストール	細胞保護剤	
薬剤 (例：化学療法、オピオイド類)、代謝障害や炎症(24-26)	オンダンセトロン グラニセトロン	胃腸管およびCTZで5HT3受容体に拮抗	GI通過を遅らせることがある。
	Aprepitant	VCでNK1受容体に拮抗	高価。特定の化学療法が誘発する遅発性悪心でFDA承認済み(16)。
	フェノチアジン系およびブチロフェノン系[a] プロメタジン クロルプロマジン プロクロルペラジン ハロペリドール	CTZおよびVCでD2受容体に拮抗	GI通過にほとんど影響しない(22)。 ハロペリドール以外すべて、有意な抗コリン性および抗ヒスタミン性作用あり。
	ベンズアミド誘導体 メトクロプラミド		上部GIに対する保護作用。 D2拮抗薬として最弱(27)。
	ジフェンヒドラミン メクリジン ヒドロキシジン	VCでH1受容体に拮抗	
	ベンゾジアゼピン系	CTZでGABA受容体に拮抗	
	Dronabinol	CNSカンナビノイド-1受容体を作動(18)	せん妄を誘発または悪化させうる 悪心のNNT＝6（28） 嘔吐のNNT＝8 NNH＝11

(続く)

表10.1 制吐剤 (続き)

主な原因	薬物療法	機序	特記事項
GI不全麻痺 (例：腸閉塞)[b]	ベンズアミド誘導体 メトクロプラミド	消化管の5HT4受容体に作用しアセチルコリンの分泌を促進	上部GIの平滑筋に対する保護作用。抗コリン作用がある薬剤（例：ジフェンヒドラミン、三環系抗うつ薬）の同時投与は保護作用に拮抗(29)。D2受容体拮抗には高用量が必要。機械的閉塞には使用を避ける。
	エリスロマイシン	消化管のモチリン受容体を賦活化	胃・十二指腸運動を増加させる。悪心・嘔吐がよく起きる副作用。機械的閉塞には使用を避ける。
機械的閉塞	スコポラミン	消化管のmACh受容体に拮抗しGIからの分泌を低下、VCでmACh受容体に拮抗	GI平滑筋を弛緩する。 有痛性痙攣の軽減に有用。
	オクトレオチド(30)	ソマトスタチン受容体を賦活化し、GIからの分泌を抑制	1日2回以上のSQ投与が必要。完全な腸閉塞を予防する可能性(31)。
	コルチコステロイド	GI浮腫を減少	悪性腸閉塞から回復させる可能性(32)。
	フェノチアジン系およびブチロフェノン系[a] 　プロメタジン 　クロルプロマジン 　プロクロルペラジン 　ハロペリドール	CTZおよびVCでD2受容体に拮抗	GI通過にほとんど影響しない(22)。ハロペリドール以外すべて、有意な抗コリン作用および抗ヒスタミン作用あり。
	ジフェンヒドラミン メクリジン ヒドロキシジン	VCでH1受容体に拮抗	GI通過を遅らせうる。
前庭刺激	スコポラミン	前庭およびVCでmACh受容体に拮抗	
	ジフェンヒドラミン メクリジン ヒドロキシジン	中枢抗コリン性作用を介した作用の可能性(17)	
脳転移または髄膜刺激	コルチコステロイド	大脳の浮腫を減少	
	フェノチアジン系およびブチロフェノン系[a] 　プロメタジン 　クロルプロマジン	VCでD2受容体に拮抗	ハロペリドールおよびクロルプロマジンは発作の閾値を低下させうる。

(続く)

表10.1　制吐剤　（続き）

主な原因	薬物療法	機序	特記事項
	プロクロルペラジン ハロペリドール ベンズアミド誘導体 メトクロプラミド		
	ジフェンヒドラミン メクリジン ヒドロキシジン	VCでH1受容体に拮抗	せん妄を誘発または悪化させうる。
腹膜／GI転移	コルチコステロイド	GI浮腫を減少	
	フェノチアジン系および ブチロフェノン系[a] 　プロメタジン 　クロルプロマジン 　プロクロルペラジン 　ハロペリドール 　ベンズアミド誘導体 　メトクロプラミド	VCでD2受容体に拮抗	
	ジフェンヒドラミン メクリジン ヒドロキシジン	VCでH1受容体に拮抗	
不安／疼痛 または 予期性悪心	コルチコステロイド	機序不明	不安を悪化させる可能性。
	ベンゾジアゼピン系	CTZのGABA受容体に作用	

[a] D2受容体に対する結合力の順に列挙(30)。[b] 機械的閉塞を除く。　略語：CNS、中枢神経系；CTZ、化学受容体誘発帯；FDA、米国食品医薬品局；GABA、γアミノ酪酸；GI、消化管；HI、ヒスタミン；mACh、ムスカリン様アセチルコリン；NK1、ニューロキニン受容体1；NNH、害必要数；NNT、治療必要数；PPI、プロトンポンプ阻害薬；SQ、皮下；VC、嘔吐中枢。

庭器の刺激または機能不全も起こりうる。

化学受容体誘発帯

化学受容体誘発帯（CTZ）第4脳室の最後野に位置し、セロトニン（5HT$_3$）およびドーパミン（D2）受容体が豊富にあり、さらにムスカリン様アセチルコリン（mACh）およびγアミノ酪酸（GABA）受容体もある（18）。CTZは毒素、薬物、高カルシウム血症などの新陳代謝の乱れ、および尿毒症によって刺激を受ける（13,14）。

脳皮質

悪心および嘔吐への皮質性因子の寄与に関わる機序は不明である。しかし大脳浮腫に起因する悪心および嘔吐は別として、過去事象の記憶が関係する悪心および嘔吐では予期性悪心・嘔吐と同様に、皮質性因子が重要と思われる。

悪心および嘔吐の管理

合理的な治療には嘔吐経路と関連する神経伝達物質受容体の知識が必要で、最も関与が高いと思われる機序の知識も合わせて必要だ。緩和ケアでは、悪心・嘔吐の原因は複数あることが多い。しかし病歴、身体検査、お

表10.2 食欲不振の可逆的原因

考えられる原因	既往歴および理学所見	治療
緩和されない疼痛	疼痛 視覚アナログスケールスコア	積極的な疼痛治療。
悪心および嘔吐		悪心・嘔吐の積極的な管理。
嚥下困難	食物が喉を通らない 逆流 嚥下中に咳／喉詰まり 嚥下時の疼痛 口内がこう瘡	嚥下困難の特定原因に対する精密検査・治療。 ピューレ状の食事。 作業療法。
よく合わない義歯	過度の体重減少 口腔潰瘍または歯肉線沿いの表皮剥離	新しい義歯。 ピューレ状の食事。
味覚障害	金属味がする食物 食物が「もう美味しくない」 血清亜鉛値低下	副鼻腔炎のアセスメント。 亜鉛補充。
抑鬱	無快感症 抑うつ気分 希望の喪失 無力感	うつ病の治療(『うつ病の管理』を参照)。
口内乾燥症	口内乾燥症を起こすことが知られている薬の服用患者 頭頸部照射歴 口唇・粘膜の乾燥	可能であれば薬剤を減量または投与中止。 可能であれば、代替薬物療法に切り替え。 ピロカルピン。 人工唾液。 シュガーレスガムまたはサワーハードキャンデー。 可能であれば、飲水量を増やす。 細心の口内衛生。 グリセリンスワブまたはレモン汁を避ける。
便秘／GI通過遅延	便秘を起こすことが知られている薬の服用患者／GI通過遅延 排便回数が少ない、硬便 満腹感を得るのが早い 悪心	便秘の治療(『便秘の管理』参照)。 運動促進薬。
口腔カンジダ症	嚥下時の疼痛 口内がこう瘡	ナイスタチン懸濁剤。 クロトリマゾールトローチ。 ケトコナゾール。 フルコナゾール。
ストレスおよび緊張	患者の食事の量や体重減少に対し家族が絶えず心配する 家族が患者に食事を無理強いする	患者と家族の教育。 食事の計画に患者を参加させる。 静かな環境を提供する。

出典：参考文献197より転載。　略語：GI、消化器。

よびケアの目標と照合して適切ならば診断検査を慎重に行えば、主たる機序の仮説に辿り着けることが多い。悪心・嘔吐の管理にはしばしば複数のアプローチを必要とする（表10.1）。

非薬物治療

単純な介入も特に薬物療法を併用すると有用なことがある。既往歴から薬物療法が原因と考えられるが、投薬中止が選択肢にない場合、当該薬剤を食物と一緒に服用するだけで問題が解決することがある。非経口薬も悪心・嘔吐を刺激しうるが、患者がその投与前に食事をすれば緩和できる場合がある。腹部膨満・空腹のどちらも予防には少量ずつ頻回に食べるのが良く、味の薄い食事をする、においが強く香辛料が利いた食物を避けることも有用だろう。マッサージ(19)、リラクセーション療法、催眠、誘導イメージ療法、および鍼／指圧療法などの補助的な方法も有益だろう（20,21）。経皮的胃瘻造設術、人工肛門造設、腸管側副路術、および開腹などの外科的介入は機械的閉塞で起きる悪心・嘔吐の緩和に有用な場合がある。緩和ケアでは機械的閉塞に対する外科的介入を支持／反論する適切なエビデンスがないことから(22)、各患者のケアの全体目標の枠組み内でリスクと利益を考える必要がある。閉塞部位への内視鏡下ステント留置(23)など侵襲性の低い施療は、外科手術を望まない／適応できない患者に対する代替法になることがある。

薬理学的治療

拒食症および悪液質

食欲不振は緩和ケア中のがん患者によく見られる症状である（33,34）。進行がん患者の最大80%で見られる食欲不振関連の悪液質または体重減少は予後不良と関連し(35,36)、食欲不振による苦痛の程度を増大させる(37)。効果的な治療が現在ないため、こうした症状の管理は緩和ケアの専門家でさえ難しい。悪液質の元になる原因はまだ解明されていないが、サイトカイン（主にインターロイキン-1、インターロイキン-6、腫瘍壊死因子α［TNFα］）、テストステロンやインスリン成長因子-1などのホルモン、疾患関連の因子同士の相互作用が関与すると考えられる（38）。末期疾患による悪液質改善のための人工栄養の開発技術がないのは、異化作用を誘発する炎症誘発性サイトカインがあるためと言えるかもしれない(39)。

食欲不振および悪液質の評価では、まず食欲または摂食能を妨げる可逆的原因または要因を評価する必要がある（表10.2）。特に終末期患者の場合、食欲不振による苦痛があるかどうかの見極めが必要かもしれない。家族はひどく苦心しているのに、患者は無関心なことはよくある(37)。それどころか、食欲不振から生じる不安の最大の原因は、家族の行動・反応によって患者が不安になっているせいかもしれない（40,41）。患者と家族を教育し、食欲不振に関係する苦痛の本当の原因を見いだせば、QOLを大きく改善できる。

食欲不振／悪液質の管理

非薬理学的治療

可逆的な原因に対する治療に奏効しない、あるいは部分奏効しか示さない食欲不振および悪液質は処置に集学的アプローチを必要とする。栄養カウンセリングが有効だというエビデンスはないが(42)、患者や家族の不安を和らげる効果を狙うだけだとしても、大半の患者では初回精密検査の一環でカウンセリング評価を一度行うべきである。患者や家族にとってコントロールの感覚が変わることの重要性をはっきり伝えないことはよくない(43)。どんな評価／治療でも、そのリスクと利益を徹底的に論じるべきである。がん患者集団で非経口／経腸栄養補充療法が有効である証拠はほとんどないが、患者を選んだ上で、そうした治療が適切さかどうかを評価することを考える(44,45)。

患者・家族の教育は価値ある手段だが、十分利用されていないことが多い。末期の問題と格闘中の患者・家族の多くは、がんの悪液質はカロリー摂取量に関係すると思い込んでいるので、食欲不振や悪液質が疾患の自然経過の一種だと説明すれば有用なことが多い。つまり不可逆的な生理学的プロセスであって、患者は「餓死しそうになっている」のではない(46)。したがって、患者のカロリー摂取量が増加するかどうかで死亡の時期や最終転帰が変わることはない(44)。さらに、末期がん患者が空腹や喉の渇きを訴えることが稀だという研究結果があると説明するとよい。実際そういう訴えがあったとしても、

10 緩和的ケア

表10.3 食欲不振の薬理学的処置

薬剤名	推奨用量用法	副作用	考慮すべき重要な点
コルチコステロイド(48-51)	例：デキサメタゾン（または同等薬）朝の2〜4mg	短期：不安、振戦、不眠症、情緒不安定、むくみ、高血圧、胃炎または胃潰瘍症、血糖値上昇、および感染症リスクの増大 長期：ミオパチー、骨粗鬆症、副腎抑制	食欲、気分、安寧感、QOLを改善する。 体重に対する効果なし。 死亡率への効果なし、4-8週後効果が消退。 1週間試行し、症状が改善すれば継続する。
Megestrol acetate (50-55)	初回用量160mg/日を分割投与、最大800mg/日まで漸増 至適用量：480〜800mg/日	肝酵素増加、血栓塞栓症リスクの増大、副腎抑制	食欲、倦怠感、QOLを改善する。 体重増加（主に脂肪）。体重増加には数週間を要することも。 死亡率に対する効果なし。 食欲促進剤として、コルチコステロイドと同等。 最大用量で2週間投与しても効果がなければ漸減して投与を中止する。
Dronabinol (56,57)	2.5〜5mg/日	鎮静、せん妄、頻脈	食欲を改善する。 体重に対する効果なし。 死亡率に対する効果なし。 megestrol acetateほど有効ではない。

表10.4 食欲不振の対処に有用なその他の薬剤

薬剤名	考慮すべき重要な点
アンドロゲン(58)	HIV/AIDSの食欲不振／悪液質の対処に有用。 がん関連の食欲不振／悪液質の対処にはさらなる研究が必要。
サリドマイド(59-61)	TNFαの産生を強く阻害。 初期の報告では100mg/日の投与でがん患者の食欲および安寧感の改善が示された。 進行がん患者の除脂肪体重を改善する。 死亡率に対する効果なし。 一過性と報告されているが、鎮静が問題になることがある。 催奇性。
セロトニン拮抗薬(62,63)（例：シプロヘプタジン、オンダンセトロン）	食欲を軽度に改善する。 体重減少に対する効果なし。
メラトニン(64,65)	就寝前18〜20mgを投与。 プラセボと比べ悪液質をよく抑え食欲を維持する可能性あり。 魚油と混ぜると効果が強まることが最近の探索的試験で示唆された。
魚油（エイコサペンタエン酸）(51,66)	成人呼吸窮迫症候群患者の除脂肪体重および体重増加を増大させる。 28日死亡率を改善した。 進行癌患者の食欲、体重、死亡率への効果はなし。 緩和ケア患者の場合、有効量到達に必要な量の錠剤服用が負担になる可能性がある。

略語：HIV、ヒト免疫不全ウイルス；TNFα、腫瘍壊死因子アルファ。

少量の食物またはひと口の水で症状を和らげるのには十分である(47)。

食欲不振の症状には日内変動もありうるので、定時の食事よりも食欲がある頃合いに食事を出すよう計画すれば有用だろう。患者の疲労が最も小さいであろう一日の早めの時間にメインの食事を出すようにすると有用かもしれない。さらに、患者に無理強いするより、好物や食感豊かな食事を提供した方が有益だろう。食欲不振という症状に悩む患者の場合、栄養サプリメントまたは薬物療法を使う価値があるかもしれない。

薬理学的疲労

がん関連疲労（CRF）はがん患者に最もよく起きる症状である。米国総合がんセンターネットワーク(National Comprehensive Cancer Network、NCCN)によるCRFの定義は、「最近の活動に合致しない、日常生活機能の妨げとなるほどの、がんまたはがん治療に関連した、つらく持続する主観的な感覚で、身体的、感情的、および／または認知的倦怠感または消耗感」である（67）。CRFはがん患者の70％以上に影響し、疾患そのもの、およびその治療に原因があるとされた（68,69）。CRFは治療中（化学療法、放射線治療、外科手術）の患者に影響することもあるし、治療終了後も影響が続く場合がある（70-72）。

CRFは日常生活活動能力を含め、人生の多くの様相に影響を与える恐れがある主観的な状態で、このため患者のQOLに影響すると考えられる（69）。CRFの症状には身体的、心理的、認知的な症状などがあるだろう(73)。疲労に寄与する因子には疼痛、感情的苦痛（うつ病や不安）、睡眠障害、貧血、栄養状態の低下／不良、廃用症候群、および共存症などがある（70,74）（表10.3、10.4）。集中力、記憶、および情報処理に影響を与える注意疲労もCRFの要因と思われる(73,75)。

患者の初回診察時のCRFスクリーニングをNCCNは推奨している。スクリーニングは担当腫瘍ケアチームが始めるのが最良で、疲労の有無と重症度を評価する（67,68,70）。CRFは主観的な状態なので、患者の自記式調査法および症状、薬物療法、共存症、栄養状況、および機能的／活動状況の詳細検討を含めた包括的アセスメントで評価するのが最も良い（67,68,70,72）。線形アナログスケールアセスメント（Linear Analog Scale Assessment）を含め、CRF評価のアセスメントツールが多数利用できる（68,70）（詳細な考察および対処の選択肢については第13章参照）。

うつ病

心理的苦痛は終末期患者の普遍的とも言える経験である。Blockによると、苦痛のレベルは連続的で、現在および今後の喪失に対する悲嘆、未来に対する恐れと不安、過去の未解決の問題、および愛する家族への心配など原因は様々である（76）。うつ病など既存または新たな精神障害は苦痛を強めるだけである。うつ病と関係がある心理的苦痛を緩和するために、緩和ケアおよび臨死患者のケアを行う医療従事者は苦痛の原因をアセスメントし、対処治療できる専門家でなければならない。患者をうつ病などの治療可能な症状で苦しませることがないようにする（詳細な考察および対処の選択肢については第07章参照）。

うつ病のリハビリテーション管理

うつ病治療に汎用されるのは薬物療法だが、運動もうつ病管理に有益であることが示されている。身体活動の増加とうつ病の間には〝用量反応〟関係があり、うつ症状の予防には軽度〜中程度の身体活動が有用な可能性があることが試験で実証されている（77）。有酸素運動および無酸素運動（抵抗）の両方とも軽度から中等度のうつ病患者に対し抗うつ効果があることが示されており、その利益はしばしば運動期間を超えて持続する。さらに、高エネルギー消費運動は低エネルギー消費運動よりうつ症状の減少により効果があると考えられるが、低エネルギー消費でも若干の抗うつ効果が見られた。利益の維持には運動の継続が必要であるが、試験が終了しても参加した患者の多くがうつ病管理の補助として運動を続けたと報告されている。このような利益が若年患者にも高齢患者にも見られることは注目に値する。別の試験では、集団有酸素運動もうつ病治療に有用で、薬物療法と同程度に有効なことも多いことが示唆されたが、薬物療法の方が効果発現は速いと考えられる。さらに、集団運動の社会的相互作用が有益効果に寄与した可能性が示唆されている(78-81)。

運動に抗うつ効果がある理由は詳細にわかっていないが、いくつかの仮説が提示されている。その機序は運動

で起きる生理学的、心理的／社会的、生物学的な変化である。生理学的にはβ―エンドルフィンおよびモノアミンの分布増加、さらに運動で見られる体温上昇および健康レベルの増加も寄与すると考えられ、視床下部～脳下垂体―副腎系の役割についても研究が進められている (78-81)。生物学的変化には体幹症状の軽減などがあり、これが身体機能の向上およびQOL改善に繋がる。心理社会的変化は短期トレーニングで見られ、自己評価・自己効力感・自己イメージ・自尊心を改善し、社会的隔離を減らし、機能しない／マイナス思考のパターンを少なくし、否定的な感情から注意をそらすことで気分の変化に影響を与える (78-81)。こうした抗うつ効果の達成するための運動の推奨「用量」(強度、頻度、量、タイプ)を決めるにはさらに研究が必要である。

QOL改善とうつ病軽減を含め、運動ががん患者に有益な効果を持つことが実証されている。本題に関係する試験の多は乳がん患者が中心だが、他のがんでも研究が行われている。Courneyaは治療中(外科手術、放射線治療、化学療法)と治療後の乳がんおよびその他のがん患者に対する運動の効果を調べ、がんサバイバー研究の包括的レビューを行った (82)。全体的に、調査対象の患者集団全てが疲労、身体的健康、自己評価、気分、うつ病、不安、および全般的なQOLの改善を示す傾向があった。

特にがん患者のうつ病に対する運動の効果を調べた他の試験も類似の結果を示している。12週間の監督下での運動に参加後、対照群と比べ乳がん患者の方が身体的・心理的機能の改善を示し、この利益は追跡6ヵ月後も維持された。体操教室は、運動そのもの、グループ経験、またはこの2つの組み合わせによって有用性を発揮するという学説がある (83)。精巣がん患者の試験により、活動的な患者と比べ身体活動をしていない患者の方がうつ病が高度であり、身体活動が多い患者ほどうつ病になる可能性が低いことが明らかになった。同研究のこの効果は高齢患者の方が非高齢患者よりも明白であった (84)。Badger他は乳がん患者の女性とそのパートナーを調査した。うつ病および不安がある女性は治療の身体的副作用をより多く経験する可能性があり、その管理が難しい上、全般的なQOLも低下し、パートナー／介護者のうつ病／不安が患者よりも強い場合があるとBadgerは指摘している。運動を電話でモニタリングするだけでも、うつ病や不安の減少に役立つ可能性があることをBadgerは明らかにした (85)。乳がんサバイバーを調べた別の試験では、軽度から中等度の有酸素運動がうつ病および不安症状に治療効果がある可能性が明らかになった。また医師が運動を推奨すると、患者に運動をさせる後押し効果がある可能性も見いだした (86)。ある試験では特に化学療法中の患者を調査し、運動ががん患者の精神的苦痛に有益である可能性を見いだした (87)。

一般集団では運動に抗うつの利益があることが実証されているが、がん患者も総じて同様のことが考えられる。がん診断または併存症の状態に関連して従うべき特定のガイドラインや注意事項がないか、患者は医師の診察を受けてから運動プログラムを始めることを勧める。運動プログラムを始める前に考慮すべき点として、血球数低値の影響(好中球減少症患者はジムが混雑する時間帯を避け、手洗いを良くした方がよい；血小板減少症患者は運動の抵抗量を考える必要があるかもしれない)、病期(患者の状況によって、運動プログラムの強さを調整する)、および治療副作用(末梢性ニューロパチー、心筋症、悪心)などがあるだろう。リハビリテーション専門家は包括的な運動プログラムの開始でも患者を支援できる。

T氏症例.3

T氏は緩和ケアチームおよびPTの介入によって大きく改善している。T氏の気分および食欲は改善を見せ始め、以前と比べ終始、化学療法に耐えることができる。症状を抑えられるようになったので、緩和ケアチームはケアの目標について話し合うためT夫妻と面談をする。

考察.3

ケアの目標についての話し合い

患者のケアの目標を知れば、他のあらゆる医学的決定に至るまでの前後関係が頭に入る。例えば、患者が手術やその他の侵襲治療を受けず穏やかに死にたいと言っていたのに、急性腸閉塞で入院してしまったら、手術をして評価するよう指示を出さず、代わりに良い疼痛・症状管

表10.5　ケアの目標の話し合い

患者は自分の病気をどう理解しているか？	「今あなたの健康に起きていることを、どのように理解しているか教えてください」
患者は何を言われたか？	「あなたの病気について医師からどのように言われましたか？」
患者は何を知りたいか？	「あなたと共有したい情報がまだありますが、どこまで知りたいか教えてくれますか？」 「私と話をして欲しい人が誰かおられますか？」
情報共有	1. 現時点での患者の容態 2. 予後（現時点での経過予想）
感情への対応	「これから話すこと聞くのは大変に辛いことだと思います」 「患者や家族の方々にこの種の情報を伝えなければならないのは私も辛いです」
上記の情報に基づき、患者の将来に向けて患者の目標を探る。	「今後について何が一番心配ですか？」 「一番恐れていることは何ですか？」 「自分の将来をどのように思っていますか？」 「病気になって以来、何が一番大事ですか？」

出典：参考文献89より転載。

理をすると請け負うだろう。ケアの目標は時とともに違ってくる傾向があり(88)、慢性または末期疾患の診断時、その後は疾患経過の複数時点、特に患者の健康状況が変化する時に目標を考え直すべきである。ケアの目標設定のためのガイドラインが開発されている(89)。

疾患およびその経過についてどのように理解しているか、まず患者自身の考え方を知ることが重要である。患者と医療チームの理解が大きく異なっていることはよくある。例えば、緩和化学療法中のがん患者の多くが自分は治療的治療を受けていると信じている(90)。がんで死ぬ可能性は高くないと患者が思っている場合、ホスピスに対する患者の考えといった問題の話し合いが難しいのは容易に想像できる。もっと言えば、自分の余命や治療の延命効果を過大評価する患者は、鎮痛ケアより延命治療を選択する可能性が高い(91)。

情報を共有する前に、患者がその情報を知りたいかどうかを知ることが重要である。例外はあるが大半の患者は内心、予後を知りたいと思っている(92)。ただし、全ての情報開示を望んでいるわけではないかもしれない(93)。このため、例えば手を挙げれば随時中止するよう医師に合図ができると患者に伝え、不快な思いをせず、情報開示の手綱を握っているという感覚を持ってもらうことができる。予後を知りたくない患者の場合、医療チームと話ができる仲介者がいるかどうか聞くと役に立つ。自力で医療に関する決定をする能力があるのに、仲介者に代理で医学的な決定をしてもらいたいと思っているかどうかを判断することも重要である。この情報は医療記録に文書で残されなければならない。

情報共有の目標はいわば「皆が同じページを見ていること」で、現実的な目標を引き出し、論じ、決めることができるようにする。現実的な目標を確定することで次に、適切な療法、および心肺蘇生法の選択を含め高度な指示について決めていく状況への準備ができる(94)。このことは、治療が利益よりむしろ負担に繋がる可能性が高くなる末期がんで特に重要である(95)。確かに費用を問わず延命治療を選択する患者もいるが、重篤な患者の大半が疼痛管理を目的とする治療および死への準備を促す治療を選択する(96)（表10.5）。

T氏症例.4

T氏が診断を受けた日から1年が経過した。残念ながら、下肢筋力低下に続いて歩行障害が始まり、腰痛悪化に関連して右下肢に知覚障害が若干ある。T氏は検査および症状管理のために入院する。硬膜外疾患があり、L3、L4、およびL5の脊髄圧迫を起こしていることがわかり、オピオイド治療およびステロイド投与を受け、疼痛管

理と脊髄圧迫の緩和の補助として放射線療法を受ける。医療チームは上記治療で神経症状も幾分解消することを期待している。しかし、疼痛管理はできても、オピオイドで重症の便秘になっている。疼痛および他の医学的な問題はチームが対処し、その間にT氏は理学療法・作業療法（OT）に紹介され、リハビリテーション計画を立て退院後の推奨事項を決めるため、現在の機能的状態の評価を受ける。

　T氏の健康状態が前回の話し合いのときから変化したことを考慮し、プライマリケアチームは緩和ケアチームと一緒にT夫妻に会い、ケアの目標を再考する。T氏はこの時点ではホスピスではなく急性リハビリテーションに入り、その後実験的な抗がん治療を受けることを選択する。症状が改善していることから、T夫妻および担当医療チームはこの計画に合意し、リハビリテーション医学科を紹介される。T氏は同じ病院のリハビリテーション科で受け入れが決まる。同科に搬送され放射線療法を完了し、より積極的なリハビリテーションプログラムを始める。リハビリテーション科を退院したらすぐT氏は在宅PTおよびOTを受け、その後回復が続くよう外来患者リハビリテーションに入る。

考察.4

疼痛のアセスメントと管理

　がん患者の約80％が疼痛を経験することを考えれば、全ての教科書ががんの疼痛管理にページを費やす理由がわかるだろう。ただし、疼痛管理へのリハビリテーション介入に関すること以外、本章では疼痛管理について書かない。その代わり、心理的苦痛について簡単に論じる。この種の疼痛は気づかれず放置されることが多いからである（97,98）。心理的苦痛が患者の健康／その他の症状の知覚／医学的サービスの利用量／入院日数／医学的サービスの費用に与える影響、そして生存を左右するかもしれないことを考えると、心理的苦痛を正しく検出し治療することの重要性が過小に評価されている（99,100）。

　心理的苦痛は「有害な心理的刺激」に反応して起きる疼痛と定義され、「有害な身体的刺激」に反応して起きる身体的疼痛に似ていると考えられる（101）。心理的苦痛を「特定のストレス要因または要求に反応し、人が経験する独自の不快な感情の状態で、一時的または永久に人を害するもの」と定義した研究者もいる（102）。こうした「有害な心理的刺激」または「ストレス要因」には、がんなどの重篤な疾患も入る。機能的磁気共鳴画像検査により、心理的苦痛が身体的疼痛と同じ中枢神経系（CNS）内の疼痛伝達経路の多くを活性化する可能性が示唆されている（17）。心理的苦痛のレベルは連続的に変化し、通常の一時的な恐れ、懸念、心配、抑うつ気分から、臨床的に有意で常につきまとう恐れ、希望の喪失、スピリチュアルな不安、無意味さ、日常機能を妨げるほどの自殺念慮まで様々である（99,101）。

　がん患者の多くがさまざまな程度の心理的苦痛を抱え、緩和ケアでは特に多く見られる（99,103）。心理的苦痛は身体的またはスピリチュアルな苦痛（104）、不安、またはうつ病（105）と表現することができる。実存的苦痛とは無意味さ、希望の喪失、または尊厳／自己制御の喪失とされ（106）、心理的苦痛と表現してもよく、終末期がん患者が早い死を望むことと関連性がある（107）。

　がん患者の多くがある程度の心理的苦痛を経験することを考えると、身体的苦痛として表出しているかどうかにかかわらず、疼痛アセスメントでは心理的苦痛の有無を評価する方法を含めた方がよい。1つ以上の研究でがん患者は100％、心理的苦痛に関する問題の話し合いを望んでいるとされているが、心理的苦痛に関する情報を進んで提供するがん患者が25％未満であること考えれば、心理的苦痛の評価を含めることは特に重要である。（108）。一般に、最適な医療を行ったにもかかわらず処置不良と考えられる身体的苦痛の存在が、心理的苦痛があることの手がかりになる（109）。その他の手がかりとして、過度な動きがない、感情の平板化、抑揚がない／悲痛な声の調子、元気がない様子、だらしない身なりなど、非言語的行動が挙げられる（110）。うつ病、無快感症、希望の喪失、威厳、無意味さ、罪悪感、宗教的／スピリチュアルな懸念、恐れ、社会的機能障害、および対処能力を直接評価する質問への回答が、心理的苦痛の存在ついての重要なエビデンスになる場合がある。自記式QOL質問票（111）または患者質問促進パンフレット（112）も心理的苦痛の検出に使う価値があるだろう。さらに、身体的・心理的・社会的・スピリチュアルな懸念を評価するためNCCNが開発した一項目スクリーニングツールである苦痛温度計の妥当性が、がん患者集団で実証済みである（113,114）。

　身体的苦痛と同様、臨床的有意な心理的苦痛に対し、

多くは医療とともに精神・魂のカウンセリング（115）を含めた積極的な管理を必要とすることが多い。緩和ケア患者に見られる心理的苦痛の様々な要素に対処するため、NCCNが開発した臨床ガイドラインがウェブで入手できる（http://www.nccn.org.）。NCCN以外の研究者も、実存的苦痛の特定面の対処を支援する様々な戦略を提案している（116）。心理的苦痛の治療はケアの一面に過ぎず、「それだけが頭にある」わけではないことを患者に力説しておくことが大事だ（117）。

緩和ケアにおける疼痛のリハビリテーション管理

薬物療法以外に患者の疼痛管理を支援できるのは、リハビリテーション専門家、リハビリテーション科医、および理学療法士・作業療法士である。非薬理学的テクニックとして、装具、補助具、および自助具の使用、運動、物理療法（氷冷および温熱を含む）の使用、牽引、リラクセーショントレーニング、マッサージ（前向きな心理）、イメージ療法、各種方法による皮膚の刺激（例：経皮的電気神経刺激［TENS］、マッサージ）に加え、上記以外の補完的介入（118-120）もあるだろう。疼痛管理のリハビリテーションアプローチは、疼痛の根本原因および疼痛と関係がある機能制限の両方に着目する傾向がある（121）。

四肢または脊椎の装具で利益が得られる可能性がある場合、最適な装具を体に合わせて作り、体に装具を適切に合わせることができる義肢装具士の参加が欠かせない。痛む関節の負荷を和らげ、外側から関節を安定させ、筋力低下代償の一助になるよう装具を使う場合がある（121）。同様に、歩行器および車椅子を含めた支援器具を患者ごとに注文し、適切に調整する必要がある。

各種の物理療法も疼痛管理の支援に有用であることがわかっている。皮膚の温熱・氷冷は術後の疼痛、炎症が関係する疼痛を減少させ、疼痛に関連した硬直および不動の緩和に使うことができる（120）。超音波などの深部温熱療法は禁忌であることが多い。TENSは病変部に軽い電気刺激を与え、感覚神経を刺激して疼痛経路を乱すと考えられる。がん患者に対するTENSの使用については議論が続いているが、禁忌ではない（122）。TENSはペースメーカーの患者、前頸／頸動脈洞の上、体内、心臓障害がある患者の前胸壁の上、およびTENSを適切に管理できる能力がない患者に使うべきではない（119,122）。マッサージは体を温めリラクセーションを促すことで利益をもたらし、筋肉の緊張／硬直の軽減にも役立つ（118,120）。

各種補完療法／テクニックも疼痛およびがん関連の疼痛の処置に有用な補助療法であることが示されている。その中にはリラクセーションなどの心身テクニック、瞑想、誘導イメージ療法、催眠、バイオフィードバック、認知行動療法、および心理教育的アプローチ（支持的集団療法）などが含まれるだろう。疼痛管理の支援に加え、上記介入が気分、QOL、およびコーピングの改善に一役買う場合がある（118,123）。鍼、手当て療法、および気功、さらに他の伝統的な漢方医学テクニック、霊気、およびヨガによる介入もがん関連の疼痛管理に有益である（120）。

神経学的症状のリハビリテーション管理

リハビリテーション専門家、特に理学療法士および作業療法士の参加がこの段階では重要である。詳細評価では特に患者の以前と現在の機能レベルを調べる。これには詳細な既往歴、ならびに移乗、歩行運動・足どり、日常生活活動（ADLs）、座位・立位でのバランス、関節可動域、筋力、姿勢、認知状態、および微細運動能の完全なアセスメント、さらに症状によって特別な検査（前庭アセスメント）が含まれる。療法士は転移（特に骨転移）を含めた疾患の部位、病期、および患者／家族／介護者の目標を考慮する（124,125）。この情報全てをまとめ、当該患者用の理想的な治療プログラムおよび計画を立てる。T氏のように神経学的症状が脊髄圧迫に由来するか、あるいは髄膜疾患、または脳転移／腫瘤に由来するかどうかにかかわらず、急性期病院、入院リハビリテーション、在宅、または外来でリハビリテーション専門家が治療してもよい。

患者の疾患および全体的状態を考える必要があるが、がん患者へのリハビリテーション介入は、脊髄損傷（外傷性、非外傷性）、卒中、または他の非がん性の神経症状を呈する患者と同じである（124）。患者／家族／介護者の目標について療法士が調査で得た結果を盛り込み、個別に治療プログラムを決める（125）。患者の機能障害は標準的治療テクニックにより対処する。標準的治療テクニックには、移乗トレーニング、身体力学トレーニング

（患者および家族）、運動療法、歩行トレーニング、必要であれば車椅子技能／操縦トレーニング、家族教育、ADLトレーニング、および必要に応じ補助具およびその他の自助具のアセスメントなどがあるだろう（124）。さらに集学的チームの一員として、リハビリテーション専門家、リハビリテーション科医、および療法士が患者に装具が必要かどうか決める手伝いをする場合がある（患者が圧迫骨折の場合は追加で体幹を支持するバック・ブレース（胸腰仙骨装具[TLSO]など）、または背屈筋の筋力低下には短下肢装具[AFO]）（126）。

便秘

　一般に便秘とは、大腸を通過する便の動きが遅く（127）、排出が難しい乾燥した硬い便になる場合と定義できる。このように医学的な定義は明確であるが、便秘は人によって異なる意味を持つ（128）。患者が便秘を報告するのは、便が硬く乾燥している場合、排便時の困難／いきみ／不快がある場合、便通が通常より少ない場合などである。一般集団での便秘の推定発現率は5%～20%（129,130）である。研究報告によると、進行がんおよびその他の末期疾患の患者の便秘の有病率は23%～55%である（131-134）。一般に、便秘は不快で、迅速かつ積極的に治療しなければならない。

　正常な腸機能には、食物を分解し、適切に吸収できるようにし、液体および栄養素を輸送し、残った食物残渣排泄の消化管通過と便の形成・排出を促すために、多くの体組織の間での情報交換を伴う（129,130）。このプロセスが変化すると必ず、正常な腸機能に負の影響を与え、便秘などの合併症を起こしうる（135）。便秘を起こしうる根本的原因の知識があると、予防・治療の両方に役立つだろう。不動、飲食量が少ないこと、宿便、薬剤（特にオピオイド）が原因として重要である。

　便秘には様々な原因がある。便秘は高カルシウム血症、腹腔内／骨盤内疾患、脊髄圧迫、馬尾症候群、またはうつ病などのがん関連の合併症によって起きうる（135,136）。衰弱は便秘に関連することが多い。衰弱の結果生じる影響には、筋力低下、不活発／床上安静、栄養・飲水量の不足、錯乱、および自力でトイレに行けないなどがあるだろう（135,136）。オピオイド、制吐剤、抗コリン薬、アルミニウム塩、および非ステロイド性抗炎症薬など他の疾患の薬物治療も便秘を起こす場合がある（136,137）。便秘になりうるその他の併発障害は痔、裂肛、宿便、および内分泌機能不全である（136）。

　便通が稀または無い場合、排便頻度の減少、排便の困難／疼痛、不完全な排便、腹部膨満、液状便の漏れ、または硬く乾燥した便が出ると患者が報告した場合、便秘と認定できる(129,130)。さらに腹痛、膨満またはガス排出パターンの変化、悪心、嘔吐、直腸充満感または圧迫、錯乱、不穏、不安、または尿閉などの関連症状を患者が訴える場合もある(129,130)。いずれの場合も、医師が各患者の通常の排便習慣とどのタイプの便秘であるかを見極めるかが重要である。排便に関する既往歴および理学検査では、一般アセスメント、便秘の主訴歴、胃腸アセスメント、直腸診および心理情動のアセスメントを入れること。たまった便を単に摘便すれば症状が緩和され、併用薬物療法を使用しなくてもよい場合がある。さらに介入する場合は、先に腸閉塞が除外されていなければならない。

　末期疾患の患者に予防的介入を行っても、便秘の治療と予防に緩下剤が必要なことが多い（137）。便秘の介入および治療は下剤による治療だけに留まらない。患者の症状（特に疼痛）、食事、飲水量、移動能力、および排尿排便は有効な転帰に寄与するので特に注意する。

　しかし、下剤が治療選択肢の柱であるのに変わりはない。下剤治療の目標は、特定の回数の便通があることより、快適な排便経験を得ることである。緩下剤の選択は便秘の原因、便の性状、患者の受け入れ能力によって決まる（135）。下剤は3つのグループに分けることができる。第1グループは主に便の軟化剤を含むもので、界面活性剤（例：ドクサートナトリウム）、浸潤性下剤（例：ラクツロース）、膨張性下剤（例：メチルセルロース）、塩類下剤（例：硫酸マグネシウム）、および潤滑剤（例：流動パラフィン）がある。第2グループは主に蠕動運動の刺激剤で、アントラセン（例：センナ）およびポリフェノール（例：ビサコジル）がある。第3グループは前述の2つのグループの併用である（135）。主要な作用機序を知っていると、適切な下剤を選ぶのに役立つ。

　治療は薬物療法に限るべきではないが、便秘の原因に的を絞ったものにする。終末期患者を治療する際、膨らんだ結腸または直腸が激越および疼痛の大きな原因になることがある。便秘の緩和によって疼痛および激越が完全に解消することがあるので、試すことが重要である。便秘の疼痛治療にオピオイドを使うと便秘になり、最終的に疼痛が起き、悪化し、悪循環になる。

T氏症例.5

リハビリテーションユニットを出た後、T氏は緩和ケアクリニックに戻って追跡検査を受ける。退院以来、T氏は実験的化学療法による治療を受けていたが、副作用がほとんどなく、忍容性は良好である。しかし、この1週間で再び疼痛が増強し始め、前日のMRI（磁気共鳴断層検査）により脊椎で疾患のさらなる進行が検出されたことを緩和ケア上級看護師は知る。上級看護師はホスピス入所の利点について話し、別の選択肢を評価するため緩和ケアソーシャルワーカーとの再面談を提案する。

緩和ケアソーシャルワーカーはT夫妻と話をし、ホスピスの考え方を説明する。T氏がもう治癒治療を受けないと決めた場合は、ホスピスがケアの選択肢である。ホスピスは積極的な症状管理を行い、快適さと苦痛からの解放に力を注ぐ。この場合の苦痛は身体的、感情的、またはスピリチュアルなものである。看護師、ソーシャルワーカー、および牧師を含む集学的チームがいて、T夫妻と子供たちのニーズを満たすようにする。ホスピスケアプランにはT氏とその妻および子供たちに対するカウンセリング、ならびに牧師の訪問を含む。ホームホスピスプログラムでは、日常生活の介護支援のため週20時間、訪問介護士を派遣する。この時間をどのように配分されるかについては、ホームホスピスプログラムのほとんどが柔軟に対応している。ホスピス治療計画の一環で、理学療法およびその他のリハビリテーションサービスを行うこともできる。ホスピスは自宅または入院患者ユニットで提供できる。ホスピスが自宅中心のプログラムであるが、患者と家族の両者が入院ホスピスを必要とする時がある。在宅ホスピスプログラム中に集中的な症状管理が必要な場合は、入院ホスピスユニットに患者を移送することもできる。最適な症状管理に必要であれば、ホスピスで輸血、静脈内水分補給、および自己調節鎮痛ポンプを提供してもよい。患者の家族が在宅プログラム中に介護休息を必要とする場合、入院患者施設を利用できる。入院ホスピスの多くは必要であれば1日24時間家族が訪問でき、家族が利用できる宿泊施設および設備を備えていることも多い。ホスピス・ケアの技能があり提供している介護施設およびその他の長期療養施設もある。

ホスピスケアプランには治癒力がないが、最大の症状管理には緩和的化学療法および放射線治療が時に必要で、提供可能であるともソーシャルワーカーは説明する。蘇生処置拒否（DNR）指示への患者の同意を必要としないホスピスプログラムもあり、この場合、蘇生希望とT氏が言えば家族は救急に電話をしてもよく、T氏は病院に搬送されることになる。蘇生を試みるようなことがないよう、DNR指示を自宅に置きたいとT氏は何度も言っている。その時が来ても機械を付けず、自宅で家族に見守られて穏やかに最期を迎えるというT氏の目標の達成を支援する在宅ホスピスプログラムへの参加が決まる。

考察.5

ホスピスでの理学療法

患者がホスピスに入所するとき、理学療法士（作業療法士）が立ち会うと有益だろう。患者の身体的・機能的状態の低下に応じて、療法士は、身体力学、ガーディングテクニック、および呼吸に適した快適なポジショニングについて介護者に教育を提供してもよい（137）。介護用ベッド、ポータブル便器、補高便座、浴槽ベンチ、ベッドの手すり、シートクッションなどの追加の自助具の推奨も、在宅介護に有用かもしれない。

入院か在宅かにかかわらず理学療法、具体的に言うとリハビリテーション専門家はホスピス環境で果たす役割がある。理学療法はQOL改善に加え、疾患の経過で生じる制限の範囲内で患者の機能を最大化するという点で、財源の少ないホスピスでも効果的であることがわかっている。この段階で治療への関与が必要で、患者もそれを望む場合、ホスピスチームの全員がこの観点で一丸となることが重要だ(137)。

T氏症例.6

その後3ヵ月間、T氏はホスピスで生き延び、日頃見たいと思っていた多くの地域を旅行し、家族と過ごす時間を存分にとることができた。T氏はホスピスソーシャルワーカーと一緒に財産整理の作業を行い、死後に妻に負

担がかからないようにできたと確信した。彼は牧師と共に多くの時間を過ごし、死が迫っても神の御許で心の平穏を感じ、幸せだった頃の自分と家族の写真のスライドショーの上映を含め、葬式の段取りまで決めた。妻と子供たちが人生の様々なイベントで読んだり見たりするであろう手紙とビデオメッセージの作成にT氏は数時間を費やした。

考察.6

スピリチュアルな問題と意味の追求

スピリチュアルな苦痛：スピリチュアルのケアはホスピスおよび緩和ケアプログラムに不可欠な要素である。人生の終わりに神とともに、安らかであることは、身体的苦痛緩和の希求とほとんど変わらない位置付けにある(138)。終末に患者は、若い頃の宗教的経験の根源に立ち戻るか、人生の意味づけをする新しい価値観を見いだす。スピリチュアルな苦痛緩和を支援するより良い介入法を突き止めるには、特定の質問が不可欠である。まず、患者の信仰または信念を見極めることが重要である。第二に、その信念の重要性を評価しなければならない。人生の終焉および死後の生活に対する考えを決めるにあたってその信念が果たす役割は何か？ 患者が信仰集団から支援を受け、地域社会の担当部署からスピリチュアル・感情のサポートを受けているかどうかを明らかにすることも重要だ。最後に、医療チームが患者のスピリチュアリティーを支援できる方法を決めることが重要である(139)。宗教的儀式を求め、神学についての質問がある患者には病院またはホスピスの牧師が応じる。祈とう、聖書を読む、またはシャバットキャンドル（訳注：ユダヤ教の儀式で安息日の始まりに点すろうそくのこと）使う宗教的儀式から、もっと実存的な問題の議論まで、患者のニーズは多岐にわたるかもしれない。

シシリー・ソンダースが創始したホスピスの英国モデルに基づいているが、アメリカのモデルは個人の権利に敬意を払うことを重視し、多様なスピリチュアル活動をより広範囲に網羅する(140)。スピリチュアリティーが神との関係として表現される場合がある、しかしスピリチュアリティーはより広い意味に定義することもできる。スピリチュアリティーとは芸術、音楽、家族、自然でもありうるし、人に意義と目的を与えてくれるならどんな価値観および信念もスピリチュアリティーと言える(139)。患者の話や苦悩の経験を聴き、明確に伝えるよう患者を励ますことも介入に含めることができる。患者が新たに獲得した、人生で大切に感じることを口に出して言うことは珍しくない。

終末期の身体的苦痛に苦しむとき、同時に患者は意味を求めて心の中をひたすら探索しているかもしれない。終末期の患者に共通する実在的問題には希望の喪失、空虚さ、無意味さ、失望、後悔、死に対する不安、および人格的同一性の崩壊などがある(77)。身体的苦痛と同様、スピリチュアルな苦痛も流動的で常にアセスメントを必要とする(141)。死を目前にした患者の介護者は、こうした問題を明確化し、探究し、肯定できる支援環境を育てることに気を配らなければならない。一方的に決めつけない開かれた雰囲気を作るためには、スピリチュアル・ケアの提供者が自分自身のスピリチュアル活動に満足していることが重要である(142)。

意味を見出すことは、子供や他の愛する家族への遺産にもなりうる。手紙、ビデオ、またはその他のコミュニケーションの手段は臨死患者に慰めと心の平和を与えることができる。自分の一部が他者の人生で生き続けると知ることが患者に連綿たる繋がりを確信させてくれる(143)。

症例のまとめ

T氏の疼痛は著しく増加し始め、適切な疼痛管理ができるようオピオイドの用量を急いで増やす。T氏は絶飲食し、その日はほとんど眠って過ごす。ホスピス看護師はT氏が死期に入りつつあると説明し、今後数日から数週にわたって起きると思われる出来事について家族に説明する。疼痛は管理良好なように見える。苦痛に耐えられるよう、家族は氷のかけらや水をひと口ずつ与え、口の乾きを癒やすようT氏を助ける。

日が経つにつれT氏に息切れがますますひどくなり、ホスピス看護師が酸素およびオピオイドを手配し、T氏の枕元の卓上に扇風機を置く。T氏は錯乱もひどくなり、寝台の周りに天使や亡くなった家族が見えると話すことが多くなる。ホスピス看護師は臨終が近いと家族に説明する。人が死ぬとき最後に失うのが触覚および聴覚の2

つの感覚なので、話をし、触れることを続けるようにと看護師は家族に言う。ホスピスソーシャルワーカーはT氏の妻子と時を過ごし、その間に支援をする。2日後、T氏は自宅で意識不明になり、家族に見守られ、数時間後に穏やかに最期を迎えた。ホスピスソーシャルワーカーは家族に対しT氏との別れの支援に応じる。ホスピスでは死別プログラムが義務づけられており、愛する人の1周忌は家族にとって難しい時期であることが多いという事実を念頭に、患者の死後13ヵ月間継続する。T氏の家族は腫瘍科医、緩和ケアチーム、理学療法士・作業療法士、およびホスピスチームの各人に宛てて、生前はよい日々を送れるよう、生ききれるよう力を尽くしてくれたこと、死ぬ時はできるだけ楽に逝けるようにあらゆる努力をしてくれたことへの感謝の手紙を書く。

考察.7 臨終の過程

　質の高い緩和ケアに関するガイドラインでは、疾患終末期に何が予期されるかについて、患者および家族を教育することを推奨している（144）。興味深いことに、医師は生存期間の過大評価が多いことで知られており（145）、瀕死の症状・徴候に気づかなかったり、同じ疾患または別の疾患のプロセスが原因と考えることがある（146）。医師側のこうした終末期の認識欠如／遅れが、この重要な患者・家族教育を提供する〝機会喪失〟に繋がりうる。

　通常、死が近いことの最初の兆しは社会的離脱である（147）。まず自分の周囲の世界へ興味が薄れていきニュース／新聞、テレビ、ラジオに対する興味を徐々に失う。また身体活動が停止し始め、栄養物の必要が減るため、この期間に患者や家族は食物の興味の低下に気づく場合がある。結果的に生じるケトン血症で不快が軽減される可能性が示唆されており、食への興味低下が実際には患者の健康を改善する場合がある。（148）。ケト酸のこの作用により、生成される主なケト酸、β-ヒドロキシ酪酸塩は終末ケアの治療薬として使用が提唱されるまでになった（149）。しばしば患者および家族はわずかな飲み水しか必要なく、飲水を完全に止めたと報告することさえあるだろう。家族および医療従事者も患者が脱水状態になり、不快になることを懸念するかもしれない。しかし終末期の脱水によって気持ちが楽になり、エンドルフィンを上昇させ、幸福感に寄与すると考える専門家も多い（150）。患者が脱水状態になることへの懸念もあり、点滴が有益だろうと考えるかもしれない。しかし、脱水の感覚は臨死患者の体液バランスと関係がなく、点滴が脱水を緩和しないことを示すエビデンスが多数ある（148,151,152）。ただし、脱水で口渇になる患者は大多数を占め、氷のかけらや一口ずつ水を与える（家族が薬用スポイトで水を含ませたり、小型スプレーで軽くミストをかけたりしてもよい）、湿らせたスポンジスティックを使う、唇へのワセリン塗布、および細心の口内衛生（148,153）などの局所処置で口渇を抑えることができる。さらに、脈拍または血圧の減少は臨死患者の臨終の過程の一部であって脱水症が原因ではないので、点滴治療は適応ではないことを医療従事者は知っておく必要がある（148）。「餓死」したり「渇死」するのではなく、栄養物または飲み物の必要が無くなるのは臨終過程で自然に起きることであると時間をかけて家族に説明すれば、患者と家族の両者がこの乗り越え難い時期に安心を得るのに大いに役立つだろう。

　疾患進行に応じて身体の新陳代謝が変化する結果、臨死患者は睡眠時間も長くなる（144）。最終的に、ほとんどの患者が完全に意識不明になる（148）。聴覚が最後に失われる五感なので、まだ意識があるかのように、患者への話かけを続けるよう家族に奨めるとよい。この機会を利用し、「さようなら」、「許します」、「愛しています」など、患者が死ぬ前に知ってもらいたいことを全て伝えるよう家族に奨めれば、家族にとって大きな慰めになるだろう。

　意識低下と神経機能の低下とともに、嚥下能力にも障害が起きる。嚥下障害が起きると誤嚥の恐れがあるので、家族に経口摂取に注意するよう伝える。関連する咽頭反射の低下によって正常な鼻口腔咽頭からの分泌が口腔咽頭後部に貯留し、呼吸中に喉がゴロゴロ鳴るような音がし、〝死前喘鳴〟と呼ぶこともある。患者の多くは、〝死前喘鳴〟の出現から48時間以内に死亡する（154）。分泌物貯留が臨死患者の苦痛の源になるとは考えられないが、家族にとってはそうかもしれない。この状態での口咽頭吸引は推奨されておらず、効果がなく不快感を与えると考えられる。この状態での抗ムスカリン薬の使用は分泌を減らし、有効かもしれないが、すでに蓄積した分泌物には効果がない（39）。特に死が近づくと、日付、時間、周囲の人々に対する見当識障害が起こりうる。臨死

患者は天使、すでに亡くなった家族や友人、またはその他の幻覚を見たと話すことがある。このことが家族を悲しませる場合、こうした「幻覚」が患者にとって厄介なことでない限り、患者に異を唱えたり、間違いを指摘することはやめておくのが一番良いと説明する。ただし患者が望めば、穏やかな態度で見当違いを正してもよい(144)。見当識障害が時折、不穏および激越の急な発現と関連する場合があり、ベッドから出ようとしたり、シーツを引っ張ったり掴んだりしようとする。これは終末のせん妄を示唆する場合がある(『せん妄』の項参照)。

ある身体的変化が臨終過程と関連がある。バイタルサインの変化として血圧減少、頻脈または徐脈、および体温の変動がある(144)。発熱がよく見られ、アセトアミノフェンおよび冷湿布で対症療法を行う。重症の神経学的障害の現れと考えられる呼吸パターンの変化が生じ、無呼吸またはチェーン・ストークス呼吸の期間が出現する場合がある。死戦期呼吸または喘ぎ呼吸は副呼吸筋の使用と関連があるが、窒息や呼吸困難を心配する人がいるかもしれない。意識不明の患者にはこうした感覚はないことを家族に断っておく。呼吸困難の知覚がある場合には、オピオイドまたはベンゾジアゼピン系薬剤を適宜使って対処できる(148)。心臓拍出量の減少の結果の末梢灌流が減少し、四肢は冷たくチアノーゼになり、皮膚の斑点形成および静脈貯留が生じることもある。腎臓灌流が減少するため、利尿不全または無尿症も生じる。

呼吸困難

呼吸困難は数件の報告によるとがん患者の最高70%(155)、緩和ケアチームの観察研究では患者の最高90%(156)に生じるとされ、緩和ケア患者の厄介な症状であり、QOLに多大な負の影響をもたらすとされる(157)。呼吸困難の発現機序は、(1)末梢または中枢の化学受容器の刺激、(2)肺内受容体の刺激、(3)呼吸筋の機械受容器の刺激、および(4)運動指令の増加または呼吸に必要な労力が増えた感覚(158)、などがある。発現機序には重複が多々ある。

呼吸困難は不快と関連する頻呼吸と異なり疼痛に近く、主観的な感覚であり、それゆえ、信頼できる評価方法は患者の自記式調査法しかない。患者はしばしば呼吸困難を息もつけない状態、息切れ、肺の中に十分な空気を引き込む力がない、または窒息・息苦しい感じと表現する。呼吸困難の経験は複数因子が一斉に作用する結果起きる(図10.1)。低酸素血症または呼吸急速だが呼吸困難を否定する患者、さらに動脈血酸素分圧(PaO$_2$)または呼吸数(RR)が正常だが重い呼吸困難の患者についても、これで説明できる。したがって管理上の手引きとして、呼吸困難のアセスメントでは、上記要因の相互作用を考慮することが重要である。

苦痛の程度または呼吸困難の強さを評価するため、様々な集団を対象に数多くの種類の尺度が使われてきた(159)。こうした尺度のうち緩和ケア患者集団で評価・確証できたものはないが、異なる尺度を評価した最近の研究により、緩和ケア患者に最も近い重篤患者の大半が、疼痛アセスメントで使用するアナログ尺度に似た尺度を好むことが示された(160)。これは呼吸困難がない場合を0、考えられる最大の呼吸困難を10とする10段階尺度である。患者の多くは呼吸困難の結果、活動を抑えるので、呼吸困難について患者に質問するときは安静時と活動時の両方の呼吸困難の程度を尋ねることが重要である。

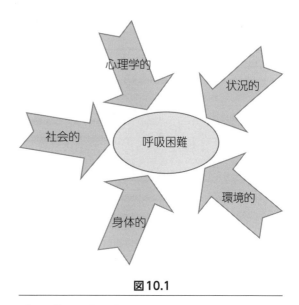

図10.1

呼吸困難の認識に影響を与える重複因子

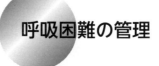

呼吸困難の管理

呼吸困難の管理ではまず、設定したケアの目標の範囲内で原因の治療が可能か、または可逆的かどうかをアセスメントすることである。うっ血性心不全、慢性閉塞性肺

疾患、または喘息がある患者の場合、疾患特異的な治療で最も効果的なのは、必要な治療を全て行うことかもしれない。感染症に対する抗生物質、胸水に対する胸腔穿刺術／胸膜腹膜腔チューブの留置／胸膜癒着術、気胸治療のための胸腔チューブの留置、腹水に対する穿刺または半永久のドレナージカテーテル配置、貧血に対する輸血はどれも、特定の原因が関係する呼吸困難を軽減してくれる可能性がある。

　可逆的な原因をアセスメントしたかどうかにかかわらず、多くの非薬理学的治療および薬理学治療を使って症状を軽減することができる。安心させること、ベッドの頭部を高くする、窓を開ける、または小型扇風機を設置するなど、単純な介入も有益なことがある(89)。窓を開けるか、扇風機で涼しい微風が当たるようにすれば、三叉神経を介して上気道受容体を刺激し、呼吸困難を軽減すると思われる（159）。慢性閉塞性肺疾患患者が対象の試験が大半だが、リラクセーション運動（161）などの補完治療または指圧／鍼（162）も有益とされることがある。肺のリハビリテーションもある事例で有用な場合がある（163）。ここでも患者と家族の教育が苦痛のレベルを下げるのに大いに役立つだろう。

酸素

　医学的ケアの強力な象徴である酸素は、低酸素血症の有無に関係なく、患者の苦痛緩和になりうる(165)。酸素そのものが換気を減少させる化学受容器に作用する。気流自体も鼻の受容体を刺激し、それにより三叉神経も刺激を受け、その両方が呼吸困難の緩和に有益な場合がある（159）。フェイスマスクは窒息／呼吸困難の感覚を悪化させうるので、できれば避ける(159)。

オピオイド

　オピオイドは今でも、特に末期症状患者の呼吸困難の治療の中核である。呼吸困難の緩和のためにオピオイドを処方することは良い医療に結びつき、多くの人が投与ガイドラインを手に取ることができるのに、呼吸困難の管理でオピオイドを処方することにまだ多くの医師側が躊躇する（89）。緩和ケアでのオピオイド・鎮静剤の使用でも当てはまるかどうか議論されているが（165）、このように躊躇する場面に遭遇したら、二重効果の原則を思い出せば役に立つことが多い。死亡を含め二次的な副作用も起きる可能性があるのを知った上で倫理的な好ましい効果を意図して治療を使うときはいつでも、この倫理概念が適用できる。治療を使う意図が最良の実践に従った有益効果のためである限り、既知の恐ろしい副作用が起こったとしても道徳的、倫理的、法的な責任はない。忘れられがちだが、この概念は既知の副作用に死亡がある化学療法や薬剤を腫瘍科医が処方するときも適用される。

　呼吸困難の知覚を減少させ、呼吸ドライブを減少させる末梢・中枢機序の両方を介してオピオイドは作用すると考えられる（159）。呼吸困難の管理のためのオピオイド使用について最近出された系統的レビューでは、呼吸困難の感覚に対しオピオイドの経口・静脈投与は極めて高い効果を示した。肺にオピオイド受容体が存在するとわかっているが、サブグループ解析では吸入オピオイドの類似効果が実証できていない（166）。興味深いことに、慢性閉塞性肺疾患患者（COPD）における研究を含めた上記の系統的レビューで、動脈酸素分圧（PaO_2）および二酸化炭素分圧（$PaCO_2$）ならびに酸素飽和に対するオピオイドの有害作用に関するエビデンスはなかった。COPD患者を除き緩和ケアユニットの患者を対象にした別の研究によると、モルヒネ10mg相当の静脈内投与で呼吸数が有意に減少したのに、$PaCO_2$値または酸素飽和度に対する影響は示さなかった（167）。血中濃度上昇に伴い呼吸抑制リスクは急速に増大するため、オピオイドの絶対用量よりも、オピオイドの漸増速度の方が重要である（28）。よって高齢者への処方ではしばしば禁じられるが、「低用量で開始し、ゆっくり進め」という考えは、呼吸困難の管理でオピオイドを開始するときにも有用である。各オピオイドの効力が違うことを考え、オピオイド使用時は呼吸困難か疼痛の管理かどうかを問わず、投与経路を変えるとき、またはオピオイドを変える時は常にオピオイド等鎮痛用量の表を使うことが重要だ。

その他

　呼吸困難の管理に抗不安薬が役立つというエビデンスはほとんどないが、不安が有意な要因と思われるとき、または呼吸困難がオピオイドだけで解消しないとき、ベンゾジアゼピンまたはブスピロンを試すのは妥当だ（168,169）。がん性リンパ管症または放射線肺臓炎に関係する呼吸困難の場合、コルチコステロイドが有益な場合がある(170)。

せん妄

精神障害の診断と統計マニュアル第4版（DSM-IV）は注意障害（覚醒）および認知障害に基づきせん妄を定義している(170)。せん妄には認知症、うつ病、および精神病など他の障害でもよく見られる精神神経症状があるため、注意深く臨床アセスメントをしないと他の一次性精神状態と間違えやすい(169,171)。残念ながら、せん妄は進行疾患患者によく起きる、しばしば苦痛の大きい合併症である(172,173)。調査対象の患者集団と基準によるが、臨終に近い患者の28%-85%でせん妄が発現すると推定されている(172,174,175)。入院中の成人患者の場合、せん妄は重大な病的状態および死亡に関連し、入院および高齢者介護施設滞在期間の延長にも関連する(176)。

臨床アセスメント

せん妄は疾患ではないが、急激に発現し（通常数時間以上から数日）、経過が変動することが多い複雑な症候群である(169,177)。せん妄の臨床的特徴には前駆症状（不穏、不安、睡眠障害、易刺激性）、経過の急な変動、注意低下、覚醒変化、精神運動活動の増加または減少、睡眠覚醒サイクルの乱れ、傷害性症状（情動不安定、悲しみ、怒り、陶酔感）；知覚変化（誤認、錯覚、とりとめのない妄想、幻覚）、まとまりのない考えおよび思考散乱性言語；時間／場所／対人失見当識、記憶障害が含まれる場合がある(171)。せん妄中に見られることもある神経学的特徴には、運動異常（振戦、固定姿勢保持困難、ミオクローヌス、反射／緊張異常）および皮質性異常（書痙、構成失行、失名辞失語）がある(171)。

覚醒障害および精神運動行動で分類すると、せん妄には3つの臨床的亜型があり(178)、過活動型、低活動型、および混合型(170)と呼ぶ。過活動型の場合、患者は興奮し、見当識がなく、妄想をいだき、幻覚を起こすことがある(170)。このため過活動型のせん妄が発現すると、興奮型の認知症、統合失調症、または精神障害と間違えられうる(170,176)。低活動型せん妄の場合、無気力で、錯乱しているが静かで、見当識がなく、無関心なのが典型である(170)。低活動型せん妄はうつ病または認知症と混同される場合がある(177,179)。混合型のせん妄は、過活動と低活動の間で揺れ動くという特徴がある(177)。

せん妄は誤診されたり、過小治療、不適切な治療が行われることが多く、特に進行がん患者および末期患者で顕著である(179)。臨死患者がうめいたり、うなったり、顔をしかめたりすると家族や医療従事者は身体的苦痛があると解釈しがちだが、実はせん妄の可能性がある。過去に疼痛問題がなかった場合、終末期に疼痛が突然起きるというのは誤った通説である(148)。実は、腎クリアランス低値に続いて患者の体内にモルヒネの代謝産物が蓄積し、せん妄を悪化させる可能性がある。激越が解消していない、または悪化した場合、オピオイドを試すのが適切であるが、せん妄の管理が必要とされる。せん妄の処置不良また未処置の場合、事前のケアが全て良好だったとしても、最愛の人が「痛みに苦しみながら死ぬ」酷い最期が家族の記憶に残ることになるだろう(148)。

特に進行疾患の場合、医師が意識／認知の障害および発現を評価することは有用である。スクリーニングおよび診断ツールは医師がせん妄を確認し、他の障害と鑑別評価する際に貴重である。せん妄を確認する際、医師の助けになる数多くのスクリーニングツールが揃っている。最もよく知られた汎用ツールはFolsteinのミニメンタルステート検査（MMSE）である(180)。MMSEは医師のせん妄症状の確認を助ける認知障害診断ツールであるが、診断には使用できない。MMSEは患者の認知機能の改善／低下の監視にも使用できる(181)。

臨床試験と併せて使用されるせん妄診断法の2つの例がConfusion Assessment Method（錯乱評価法、CAM）(182)およびせん妄評価尺度（Delirium Rating Scale）(DRS)(183)である。DRSおよびCAMは共に医師が開発したもので、まずせん妄を確認し、次に認知症およびその他の精神神経障害と確実に鑑別するために使う(171,179)。進行疾患患者のせん妄重症度をアセスメントする際に有用なツールがMemorial Delirium Assessment Scale（MDAS）である(184)。

表10.6 せん妄の薬理学的管理

薬剤／クラス（推奨用量）	副作用（下記に限らない）	考慮すべき重要な点
ブチロフェノン：ハロペリドール (186,187) （1〜5mg経口/IV/SQ、鎮静するまで30分毎。最大用量30mg/日）	錐体外路作用 ジストニア反応 アカシジア QT間隔延長	第一選択薬（アルコール離脱および抗コリン作用過剰の場合を除く）。 発作域値を下げられる。 見当識を取り戻す。 鎮静はさほど強くない。 ベンゾジアゼピンの併用で鎮静増強。 パーキンソン病には禁忌。
フェノチアジン系：クロルプロマジン(188,189) （25mg IV/SQ/経口、鎮静するまで1〜2時間毎その後、上記用量を6時間毎に分割。最大用量300mg/日）	低血圧 （急速な静脈内投与の場合） 錐体外路作用 鎮静 アカシジア 顆粒球減少症	鎮静作用最強。 激越型／終末期せん妄に有用。 発作域値を下げる可能性がより高い。 パーキンソン病には禁忌。
非定型型神経弛緩薬(190,191)： オランザピン クエチアピン リスペリドン	脳血管有害事象のリスクがわずかに増加する可能性 鎮静 錐体外路効果（ブチロフェノン系およびフェノチアジン系より発現の可能性はかなり低い）	錯乱状態に有用。 せん妄の第一選択治療と考えられない。 パーキンソン病で使用可能。 オランザピンおよびクエチアピンは鎮静作用があり、激越型せん妄に有用なことがある。 高価。
バルビツール酸系(192)：フェノバルビタール （30mg、SQ、4時間毎）	鎮静 低血圧 顆粒球減少症 呼吸抑制 （急速な静脈内投与の場合）	激越型せん妄に有用。 発作域値の低下なし。 パーキンソン病およびレビー小体病で使用可能。
ベンゾジアゼピン系(193,194)： ロラゼパム ミダゾラム	鎮静 呼吸抑制	アルコール離脱または鎮静離脱の症例を除き、単独療法は避ける。 不穏や認知障害を悪化させうる ミダゾラムの半減期は短い。

せん妄の管理

対処の選択肢として潜在的な根本原因の同定および矯正があり、可能であれば寄与因子の矯正、さらに非薬理学的および薬理学的介入の両方による対症治療がある（表10.6）。

せん妄には、せん妄状態に同時に寄与しうる多数の潜在的原因が存在しうる。せん妄のよくある既知の原因として、薬物、新陳代謝異常、感染、CNSの病態、および薬物／アルコール離脱がある（171,179）。エビデンスに基づき、可逆性とおぼしきせん妄の原因評価には、完全な臨床診断検査および理学検査が適応される。

最後の数日にせん妄（終末期せん妄）を発現する末期または臨死患者の場合、医療処置は患者ごとに個別対応することになり、医師、ケアに関わるその他の医療従事者、患者、および家族に多くのジレンマを与えることがある。終末期せん妄がある臨死患者に対して行うべき診断評価および精密検査はどこまでが適切かについて議論が続いている（133,173）。最終的に臨終の経過でやむを得ず、希望した臨床転帰にならない場合がある。緩和ケア医師の大半は疾患経過と設定したケアの目標の理解に基づき、精密検査の範囲を決定する。通常、負担が極めて小さいか、さらなる苦痛や苦悩を誘発するリスク

が最小限の介入をその範疇に入れる。

　非薬理学的介入はせん妄の処置に有用で、その予防を支援できることが多い。重要な項目は支援・見当識、快適な環境の提供であり、できるだけ長く能力を維持することである（195）。不安および失見当識の軽減に役立つ可能性がある手段として、見慣れた物がある静かで明るい部屋にすること、時計またはカレンダーを目に届く範囲に置くこと、家族・友人がいることなどである。可能な限り拘束具の使用を回避し、適切な監督下で患者の安全を守ることが重要である。せん妄は患者および家族の双方にとって恐ろしい経験になるかもしれない。患者は頭がおかしくなっていくのではない、せん妄は可逆的なことがある、症状は管理可能だと伝え、安心させる手段として教育を行うことが重要である(196)。

参考文献

1. *Clinical Practice Guidelines for Quality Palliative Care*. Brooklyn (NY): National Consensus Project for Quality Palliative Care; 2004:. 67 p.
2. Hearn J, Higginson IJ. Do specialist palliative care teams improve outcomes for cancer patients? A systematic review. *Palliat Med*. 1998;12:317–322.
3. Yoshioka H. Rehabilitation for the terminal cancer patient. *Am J Phys Med Rehabil*. 1994;73:199–206.
4. Cheville AL. Cancer rehabilitation and palliative care. In: *Handbook from CME Course June 4–5, 1999: Cancer Rehabilitation in the New Millennium: Opportunities and Challenges*. New York, NY: Memorial Sloan Kettering Cancer Center; 125–128.
5. Michael K. A case for rehabilitation in palliative care. *Rehabil Nurs*. 2001;26(3):84, 113.
6. Manfredi PL, Morrison RS, Morris J, Goldhirsch SL, Carter JM, Meier DE. Palliative care consultations: how do they impact the care of hospitalized patients? *J Pain Symptom Manage*. 2000;20:166–173.
7. Morrison RS, Meier DE. Palliative care. *NEJM*. 2004;350:2582–2590.
8. Chang VT, Hwang SS, Feuerman M. Validation of the Edmonton symptom assessment scale. *Cancer*. 2000;88:2164–2171.
9. National Association of Social Workers. *NASW Standards for Palliative and End of Life Care*. Washington, DC, 2004.
10. Griffin AM, Butow PN, Coates AS, et al. On the receiving end V: patient perceptions of the side effects of cancer chemotherapy in 1993. *Ann Oncol*. 1996;7:189–195.
11. Scwartzberg LS. Chemotherapy-induced nausea and vomiting: clinician and patient perspectives. *J Support Oncol*. 2007;5:S5–S12.
12. Bergkvist K, Wengstrom Y. Symptom experiences during chemotherapy treatment-with focus on nausea and vomiting. *Eur J Oncol Nurs*. 2006;10:21–29.
13. Andrews PLR. Physiology of nausea and vomiting. *Br J Anaesth*. 1992;69:2S–19S.
14. Clayton BD, Frye CB. Nausea and vomiting. In: Herfinal ET, Gourley DR, eds. *Textbook of Therapeutics: Drug and Disease Management*. Baltimore, MD: Williams and Wilkins; 1996:503–515.
15. Neal KB, Bornstein JC. Serotonergic receptors in therapeutic approaches to gastrointestinal disorders. *Curr Opin Pharmacol*. 2006;6:547–552.
16. Prommer E. Aprepitant (EMEND): the role of substance P in nausea and vomiting. *J Pain Palliat Care Pharmacother*. 2005;19:31–39.
17. Zajonc TP, Roland PS. Vertigo and motion sickness. Part II: pharmacologic treatment. *Ear Nose Throat J*. 2006;85:25–35.
18. Hornby PJ. Central neurocircuitry associated with emesis. *Am J Med*. 2001;111:106S–112S.
19. Billhult A, Bergbom I, Stener-victorin E. Massage relieves nausea in women with breast cancer who are undergoing chemotherapy. *J Alt Comp Med*. 2007;13:53–57.
20. Molassiotis A, Helin AM, Dabbour R, Hummerston S. The effects of p6 acupressure in the prophylaxis of chemotherapyrelated nausea and vomiting in breast cancer patients. *Complem Ther Med*. 2007;15:3–12.
21. Mansky PJ, Wallerstedt DB. Complementary medicine in palliative care and cancer symptom management. *Cancer J*. 2006;12:425–431.
22. Dalal S, DelFabbro E, Bruera E. Symptom control in palliative care-part I: oncology as a paradigmatic example. *J Pall Med*. 2006;9:391–408.
23. Kaw M, Singh S, Gagneja H, Azad P. Role of self-expandable stents in the palliation of malignant duodenal obstruction. *Surg Endosc*. 2003;17:646–650.
24. Priestman TJ, Lucraft H, Collis CH, Adams M, Upadhyaya BK, Priestman S. Results of a randomized, double-blind comparative study of ondansetron and metoclopramide in the prevention of nausea and vomiting following high-dose upper abdominal irradiation. *Clin Oncol (R Coll Radiol)*. 1990;2:71–75.
25. Neal KB, Bornstein JC. Serotonergic receptors in therapeutic approaches to gastrointestinal disorders. *Curr Opin Pharmacol*. 2006;6:547–552.

26. Roberts JT, Priestman TJ. A review of ondansetron in the management of radiotherapy-induced emesis. *Oncology*. 1993;50:173–179.
27. Peroutka SJ, Snyder SH. Antiemetics: neurotransmitter receptor binding predicts therapeutic actions. *Lancet*. 1982;1:658–659.
28. Tramer MR, Carroll D, Campbell FA, Reynolds DJM, Moore RA, McQuay HJ. Cannabinoids for control of chemotherapy induced nausea and vomiting: quantitative systematic review. *BMJ*. 2001;323:16–21.
29. Hallenbeck JL. *Palliative Care Perspectives*. New York, NY: Oxford University Press, Inc.; 2003.
30. Mercandante S. The role of octreotide in palliative care. *J Pain Symptom Manage*. 1994;9:406–411.
31. Mercandante S, Kargar J, Nicolosi G. Octreotide may prevent definitive intestinal obstruction. *J Pain Symptom Manage*. 1997;13:325–326.
32. Feuer DJ, Braodley KE. Corticosteroids for the resolution of malignant bowel obstruction in advanced gynaecological and gastrointestinal cancer. *Cochrane Database Syst Rev*. 2000;2:CD001219.
33. Donnelly S, Walsh D. The symptoms of advanced cancer. *Semin Oncol*. 1995;22:67–72.
34. Shragge JE, Wismer WV, Olson KL, Baracos VE. The management of anorexia by patients with advanced cancer: a critical review of the literature. *Palliat Me*. 2006;20:623–629.
35. Ma G, Alexander HR. Prevalence and pathophysiology of cancer cachexia. In Bruera E, Portenoy RK, eds. *Topics in Palliative Care*. New York: Oxford University Press; 1998:91–129.
36. DeWys WD, Begg D, Lavin PT. Prognostic effect of weight loss prior to chemotherapy in cancer patients. *Am J Med*. 1980;69:491–499.
37. Poole K, Froggatt K. Loss of weight and loss of appetite in advanced cancer: a problem for the patient, the carer or the health professional? *Palliat Med*. 2002;16:499–506.
38. Morley JE, Thomas DR, Wilson MG. Cachexia: pathophysiology and clinical relevance. *Am J Clin Nutr*. 2006;83:735–743.
39. Plonk WM, Arnold RM. Terminal care: the last weeks of life. *J Pall Med*. 2005;8:1042–1054.16.
40. Strasser F, Binswanger J, Cerny T, Kesselring A. Fighting a losing battle: eating-related distress of men with advanced cancer and their female partners. A mixed-methods study. *Pall Med*. 2007;21:129–137.
41. McClement SE, Degner LF. Family responses to declining intake and weight loss in a terminally ill relative. Part 1: fighting back. *J Pall Care*. 2004;20:93–100.
42. Ovesen L, Aliingstrup L, Hannibal L, Mortensen EL, Hansen OP. Effects of dietary counseling on food intake, body weight, response rate, survival and quality of life in cancer patients undergoing chemotherapy: a prospective randomized study. *J Clin Oncol*. 1993;11:2043–2049.
43. Marin-Caro MM, Laviano A, Pichard C. Nutritional intervention and quality of life in adult oncology patients. *Clin Nutr*. 2007;26(3):289–301.
44. Hallenbeck J. Fast facts and concepts #11 To feed or not to feed. August 2005, 2nd ed. End-of-Life Physician Education Resource Center www.eperc.mcw.edu.
45. Mirhosseini N, Fainsinger RL, Baracos V. Parenteral nutrition in advanced cancer: indications and clinical practice guidelines. *J Pall Med*. 2005;8:914–918.
46. MacDonald N, Easson AM, Mazurak VC, Dunn GP, Baracos VE. Understanding and managing cancer cachexia. *J Am Coll Surg*. 2003;197:143–161.
47. McCann RM, Hall WJ, Groth-Juncker A. Comfort care for terminally ill patients. The appropriate use of nutrition and hydration. *JAMA*. 1994;272:1263–1266.
48. Popiela T, Lucchi R, Giongo F. Methylprednisolone as an appetite stimulant in patients with cancer. *Eur J Cancer Clin Oncol*. 1989;25:1823–1829.
49. Moertel CG, Schutt AJ, Reitemeier RJ, Hahn RG. Corticosteroid therapy of preterminal gastrointestinal cancer. *Cancer*. 1974;33:1607–1609.
50. Yavuzsen T, Davis MP, Walsh D, LeGrand S, Lagman R. Systematic review of the treatment of cancer-associated anorexia and weight loss. *J Clin Oncol*. 2005;23:8500–8511.
51. Elamin EM, Glass M, Camporesi E. Pharmacological approaches to ameliorating catabolic conditions. *Curr Opin Clin Nutr Metab Care*. 2006;9:449–454.
52. Kornblith AB, Hollis DR, Zuckerman E, et al. Effect of megestrol acetate on quality of life in a dose-response trial in women with advanced breast cancer. *J Clin Oncol*. 1993;11:2081–2089.
53. Lopez AP, Figuls MR, Cuchi GU, et al. Systematic review of megestrol acetate in the treatment of anorexia-cachexia syndrome. *J Pain Symptom Manage*. 2004;27:360–369.
54. Loprinzi CL, Kugler JW, Sloan JA, et al. Randomized comparison of megestrol acetate versus dexamethasone versus fluoxymesterone for the treatment of cancer anorexia cachexia. *J Clin Oncol*. 1999;17:3299–3306.
55. Del Fabbro E, Dalal S, Bruera E. Symptom control in palliative care-part II: cachexia/anorexia and fatigue. *J Pall Med*. 2006;9:409–421.
56. Walsh D, Nelson KA, Mahmoud FA. Established and potential therapeutic applications of cannabinoids in oncology. *Support Care Cancer*. 2003;11:137–143.

57. Jatoi A, Windschitl HE, Loprinzi CL, et al. Dronabinol versus megestrol acetate versus combination therapy for cancer-associated anorexia: a north central cancer treatment group study. *J Clin Oncol*. 2002;20:567–573.
58. Loprinzi CL, Jatoi A. Pharmacologic management of cancer anorexia/cachexia. In: *UpToDate*, Rose BD, ed. Waltham, MA: UpToDate, 2007.
59. Bruera E, Neumann CM, Pituskin E, Calder K, Ball G, Hanson J. Thalidomide in patients with cachexia due to terminal cancer: preliminary report. *Ann Oncol*. 1999;10:857–859.
60. Gordon JN, Trebble TM, Ellis RD, Duncan HD, Johns T, Goggin PM. Thalidomide in the treatment of cancer cachexia: a randomized placebo controlled trial. *Gut*. 2005;54:540–545.
61. Khan ZH, Simpson EJ, Cole AT. Esophageal cancer and cachexia: the effect of short-term treatment with thalidomide on weight loss and lean body mass. *Aliment Pharmacol Ther*. 2003;17:677–682.
62. Kardinal CG, Loprinzi CL, Schaid DJ, et al. A controlled trial of cyproheptadine in cancer patients with anorexia and/or cachexia. *Cancer*. 1990;65:2657–2662.
63. Edelman MJ, Gandara DR, Meyers FJ, et al. Serotonergic blockade in the treatment of cancer anorexia-cachexia syndrome. *Cancer*. 1999;86:684–688.
64. Lissoni P. Is there a role for melatonin in supportive care? *Support Care Cancer*. 2002;10:110–116.
65. Persson C, Glimelius B, Ronalid J, Nygren P. Impact of fish oil and melatonin on cachexia in patients with advanced gastrointestinal cancer: a randomized pilot study. *Nutrition*. 2005;21:170–178.
66. Bruera E, Strasser F, Palmer JL, Willey J, Calder K, Amyotte, Baracos V. Effect of fish oil on appetite and other symptoms in patients with advanced cancer and anorexia/cachexia: a doubleblind, placebo-controlled study. *J Clin Oncol*. 2003;21:129–134.
67. National Comprehensive Cancer Network Practice Guidelines in Oncology. Cancer-Related Fatigue, v.2.2007. National Comprehensive Cancer Network. Retrieved April 12, 2007 from the World Wide Web: http://www.nccn.org/professionals/physician_gls/PDF/fatigue.pdf or http://www.nccn.org.
68. Fatigue Section from Cancer Symptoms.org. Retrieved April 12, 2007, from the World Wide Web: http://www.cancersymptoms. org/fatigue/index/shtml or http://www.cancersymptoms.org.
69. Packel L, Claghorn KVB, Dekerlegand J. Cancer-related fatigue and deconditioning: a program evaluation. *Rehabil Oncol*. 2006;24(2):3–8.
70. Madden J, Newton S. Why am I so tired all the time? Understanding cancer-related fatigue. *Clin J Oncol Nurs*. 2006;10(5): 659–661.
71. Graydon JE, Bubela N, Irvine D, Vincent L. Fatigue-reducing strategies used by patients receiving treatment for cancer. *Cancer Nurs*. 1995;18(1):23–28.
72. Manzullo EF, Escalante CP. Research into fatigue. *Hematol Oncol Clin N Am*. 2002;16:619–628.
73. Nail LM, Winningham ML. Fatigue and weakness in cancer patients: the symptom experience. *Semin Oncol Nurs*. 1995;11(4):272–278.
74. Mock V. Evidence-based treatment for cancer-related fatigue. *J Natl Cancer Inst Monogr*. 2004;32:112–118.
75. Winningham ML. Strategies for managing cancer-related fatigue syndrome: a rehabilitation approach. *Cancer (Supplement)*. 2001;92(4):988–997.
76. Block SD. Psychological issues in end-of-life care. *J Palliat Med*. 2006;9:751–772.
77. Brown WJ, Ford JH, Burton NW, Marshall AL, Dobson AJ. Prospective study of physical activity and depressive symptoms in middle-aged women. *Am J Prev Med*. 2005;29(4): 265–272.
78. Sjosten N, Kivela SL. The effects of physical exercise on depressive symptoms among the aged: a systematic review. *Int J Geriatr Psychiatry*. 2006;21:410–418.
79. Barbour KA, Blumenthal JA. Exercise training and depression in older adults. *Neurobiol Aging*. 2005;26S:119–123.
80. Blumenthal JA, Babyak MA, Moore KA, et al. Effects of exercise training on older patients with major depression. *Arch Intern Med*. 1999;159:2349–2356.
81. Wise LA, Adams-Campbell LL, Palmer JR, Rosenberg L. Leisure time physical activity in relation to depressive symptoms in the Black Women's Health Study. *Ann Behav Med*. 2006;32(1):68–76.
82. Courneya KS. Exercise in cancer survivors: an overview of research. *Med Sci Sports Exerc*. 2003;35:1846–1852.
83. Mutrie N, Campbell AM, Whyte F, et al. Benefits of supervised group exercise programme for women being treated for early stage breast cancer: pragmatic randomized controlled trial. *BMJ*. 2007;1074.
84. Thorsen L, Nystad W, Stigum H, et al. The association between self-reported physical activity and prevalence of depression and anxiety disorder in long-term survivors of testicular cancer and men in a general population sample. *Support Care Cancer*. 2005;13:637–646.
85. Badger T, Segrin C, Dorros SM, Meek P, Lopez AM. Depression and anxiety in women with breast cancer and their partners. *Nurs Res*. 2007;56(1):44–53.

86. Segar ML, Katch VL, Roth RS, et al. The effect of aerobic exercise on self-esteem and depressive and anxiety symptoms among breast cancer survivors. *Oncol Nurs Forum*. 1998;25(1): 107–113.
87. Midtgarrd J, Rorth M, Stelter R, et al. The impact of a multidimensional exercise program on self-reported anxiety and depression in cancer patients undergoing chemotherapy: a phase II study. *Palliat Support Care*. 2005;3(3):197–208.
88. Burns CM, Broom DH, Smith WT, Dear K, Craft PS. Fluctuating awareness of treatment goals among patients and their caregivers: a longitudinal study of a dynamic process. *Support Care Cancer*. 2007;15:187–196.
89. The EPEC Project: Education on palliative and end-of-life care. Accessed at http://www.epec.net112.
90. Craft PS, Burns CM, Smith WT, Broom DH. Knowledge of treatment intent among patients with advanced cancer: a longitudinal study. *Eur J Cancer Care*. 2005;14:417–425.
91. Weeks JC, Cook EF, O'Day SJ, et al. Relationship between cancer patients' predictions of prognosis and their treatment preferences. *JAMA*. 1998;279:1709–1714.
92. Gaston CM, Mitchell G. Information giving and decisionmaking in patients with advanced cancer: a systematic review. *Soc Sci Med*. 2005;61:2252–2264.
93. Christakis NA, Lamont EB. Extent and determinants of error in doctors' prognoses in terminally ill patients: a prospective cohort study. *BMJ*. 2000;320:469–472.
94. Phillips RS, Wenger NS, Teno J, et al. Choices of seriously ill patients about cardiopulmonary resuscitation: correlated and outcomes. *Am J Med*. 1996;100:128–137.
95. Morrison RS, Meier DE. Palliative care. *NEJM*. 2004;350: 2582–2590.
96. Steinhauser KE, Christakis NA, Clipp EC, McNeilly M, McIntyre L, Tulsky JA. Factors considered important at the end of life by patients, family, physicians and other care providers. *JAMA*. 2000;284:2476–2482.
97. Fallowfield L, Ratcliffe D, Jenkins V, Saul J. Psychiatric morbidity and its recognition by doctors in patients with cancer. *Br J Cancer*. 2001;84:1011–1015.
98. Sanson-Fisher R, Girgis A, Boyes A, Bonevski B, Burton L, Cook P. The unmet supportive care needs of patients with cancer. *Cancer*. 2000;88:226–237.
99. Ryan H, Schofield P, Cockburn J, et al. How to recognize and manage psychological distress in cancer patients. *Eur J Cancer Care*. 2005;14:7–15.
100. Spiegel D, Bloom JR, Kraemer HC, Gottheil E. Effect of psychological treatment on survival of patients with metastatic breast cancer. *Lancet*. 1989;2:888–891.
101. Mee S, Bunney BG, Reist C, Potkin SG, Bunney WE. Psychological pain: a review of evidence. *J Psych Res*. 2006;40:680–690.
102. Ridner SH. Psychological distress: concept analysis. *J Adv Nurs*. 2004;45:536–545.
103. Kelly B, McClement S, Chochinov HM. Measurement of psychological distress in palliative care. *Pall Med*. 2006;20:779– 789.
104. Satterly L. Guilt, shame and religious and spiritual pain. *Holist Nurs Pract*. 2001;15:30–39.
105. Mystakidou K, Tsilika E, Parpa E, Katsouda E, Galanos A, Vlahos L. Psychological distress of patients with advanced cancer. Influence and contribution of pain severity and pain interference. *Cancer Nurs*. 2006;29:400–405.
106. Bolmsjo I. Existential issues in palliative care—interviews with cancer patients. *J Pall Care*. 2000;16:20–24.
107. Breitbart W, Rosenfeld B, Pessin H, et al. Depression, hopelessness and desire for hastened death in terminally ill patients with cancer. *JAMA*. 2000;284:2907–2911.
108. Maguire P. Improving the detection of psychiatric problems in cancer patients. *Soc Sci Med*. 1985;20:819–823.
109. Strasser F, Walker P, Bruera E. Palliative pain management: when both pain and suffering hurt. *J Palliat Care*. 2005;21:69–79.
110. Davenport S, Goldberg D, Millar T. How psychiatric disorders are missed during medical consultations. *Lancet*. 1987;2:439– 441.
111. Detmar SB, Aaronson NK. Quality of life assessment in daily clinical oncology practice: a feasibility study. *Eur J Cancer*. 1998;34:1181–1186.
112. Brown RF, Butow PN, Dunn SM, Tattersall MHN. Promoting patient participation and shortening cancer consultations: a randomized trial. *Br J Cancer*. 2001;85:1273–1279.
113. Holland J. NCCN practical guidelines for the management of psychosocial distress. *Oncology*. 1999;13:113–147.
114. Ransom S, Jacobsen PB, Booth-Jones M. Validation of the distress thermometer in bone marrow transplant patients. *Psychooncology*. 2006;15:739–747.
115. Moorey S, Greer S. *Cognitive Behaviour Therapy for People with Cancer*. Oxford: Oxford University Press; 2002.
116. Morita T, Kawa M, Honke Y, et al. Existential concerns of terminally ill cancer patients receiving specialized palliative care in Japan. *Support Care Cancer*. 2004;12:137–140.
117. Cathcart F. Psychological distress in patients with advanced cancer. *Clin Med*. 2006;6:148–150.

118. U.S. Department of Health and Human Services. *Clinical Practice Guideline (Number 9): Management of Cancer Pai.* (AHCPR Publication No. 94-0592). Rockville, MD: 1994:75–87.
119. Mannheimer JS, Lampe GN. *Clinical Transcutaneous Electrical Nerve Stimulation.* Philadelphia, PA: F.A. Davis Company; 1984:57–58, 456–457.
120. Menefee LA, Monti DA. Nonpharmacologic and complementary approaches to cancer pain management. *JAOA Suppl 5.* 2005;105(11):515–520.
121. Bloch R. Rehabilitation medicine approach to cancer pain. *Cancer Invest.* 2004;22(6):944–948.
122. Watson T. Lecture posted online: The Use of TENS in Cancer and Palliative Care—ACPOCP May 2003.
123. Astin JA, Shapiro SL, Eisenberg DM, Forys KL. Mind-body medicine: state of the science, implications for practice. *JABFP.* 2003;16(2):131–147.
124. Kirshblum S. Neurorehabilitation in spinal cord cancer. In: *Handbook from CME Course June 4–5, 1999: Cancer Rehabilitation In the New Millennium: Opportunities and Challenges.* New York, NY: Sponsored by Memorial Sloan Kettering Cancer Center; 83–86.
125. Gerber LH, Hicks JE. *Functional Preservation Throughout the Trajectory of Malignant Disease. From Lecture Notes and Handbook from CME Course June 4–5, 1999: Cancer Rehabilitation In the New Millennium: Opportunities and Challenges.* New York, NY: Sponsored by Memorial Sloan Kettering Cancer Center; 161–162.
126. Bunting RW. *Rehabilitation of the Patient with Bone Metastases. From Lecture Notes and Handbook from CME Course June 4–5, 1999: Cancer Rehabilitation In the New Millennium: Opportunities and Challenges.* New York, NY: Sponsored by Memorial Sloan Kettering Cancer Center; 177–179.
127. Guyton AC, Hall JE. Physiology of gastrointestinal disorders. In: Guyton AC, Hall JE, eds. *Textbook of Medical Physiology.* 9th ed. Philadelphia: W.B. Saunders; 1996:845–851.
128. Mercadante S. Diarrhea, malabsorption, and constipation. In: Berger A, Portenoy RK, Weissman DE, eds. *Principles and Practice of Supportive Oncology.* Philadelphia: Lippincott-Raven; 1998:191–205.
129. Heidrich DE. Constipation. In: Kuebler KK, Berry PH, Heidrich DE, eds. *End of Life Care: Clinical Practice Guidelines.* Philadelphia: Saunders; 2002:221–233.
130. Conill C, Verger E, Henriquez I, et al. Symptom prevalence in the last week of life. *J Pain Symptom Manage.* 1997;14(6): 328–331.
131. Curtis E, Krech R, Walsh TD. Common symptoms in patients with advanced cancer. *J Palliat Care.* 1991;7(2):25–29.
132. Lichter I, Hunt E. The last 24 hours of life. *J Palliat Care.* 1990;6(4):7–15.
133. Vainio A, Auvinen A. Prevalence of symptoms among patients with advanced cancer: an international collaborative study. *J Pain Symptom Manage.* 1996;12(1):3–10.
134. Basta S, Anderson DL. Mechanisms and management of constipation in the cancer patient. *J Pharm Care Pain Symptom Control.* 1998;6(3):21–40.
135. Fallon M, O'Neill B. ABC of palliative care: constipation and diarrhea. *Br Med J.*, 1997;315:1293–1296.
136. Sykes NP. Constipation and diarrhea. In: Doyle D, Hanks GWC, MacDonald N, eds. *Oxford Textbook of Palliative Medicine.* 2nd ed. New York: Oxford University Press; 1998:513–526.
137. Santiago-Palma J, Payne R. Palliative care and rehabilitation. *Cancer Suppl.* 2001;92(4):1049–1052.
138. Szabo, Liz. Health system struggles with spiritual care. *USA Today*, 2/15/07.
139. Puchalski, Christina, & Romer, Anna L. Taking a spiritual history allows clinicians to understand patients more fully. *J Palliat Med.* 2000;3(1):129–137.
140. Conrad, Nancy L. Spiritual support for the dying. *Nurs Clin N Am.* 1985;20(2):415–426.
141. O'Connor, Patrice. The role of spiritual care in hospice. *Am J Hosp Care.* 1988;July/August:31–37.
142. Carr, Elizabeth W, Morris, Thomas. Spirituality and patients with advanced cancer: a social work response. *J Psychosoc Oncol.* 1996;14(1):71–81.
143. Erikson, Eric. *Identity and the Life Cycle.* New York, NY: WW Norton; 1991.
144. Clinical Practice Guidelines for Quality Palliative Care, National Consensus Project on Quality Palliative Care, 2004. www.nationalconcensusproject.org
145. Christakis NA, Lamont EB. Extent and determinants of error in doctors' prognoses in terminally ill patients: a prospective cohort study. *BMJ.* 2000;320:469–472.
146. Glare P, Virik K, Jones M, et al. A systematic review of physicians' survival predictions in terminally ill cancer patients. *BMJ.* 2003;327:195–198.
147. von Gunten CF. Fast fact and concept #149 Teaching the family what to expect when the patient is dying. February, 2006. End-of-life physician education resource center www.eperc.mcw.edu
148. Ferris FD, von Gunten CF, Emanuel LL. Competency in end-of-life care: last hours of life. *J Pall Med.* 2003;6:605–613.
149. Cahill GF, Veech RL. Ketoacids? Good medicine? *Trans Am Clin Climatol Assoc.* 2003;114:149–161.

150. Musgrave CF. Terminal dehydration: to give or not to give intravenous fluids? *Cancer Nurs.* 1990;13:62–66.
151. Ellershaw JE, Sutcliffe JM, Saunders CM. Dehydration and the dying patient. *J Pain Symptom Manage.* 1995;10:192–197.
152. Musgrave CF, Bartal N, Opstad J. The sensation of thirst in dying patients receiving i.v. hydration. *J Palliat Care.* 1995;11:17–21.
153. Billings JA. Comfort measures for the terminally ill: is dehydration painful? *J Am Geriatr Soc.* 1985;33:808–810.
154. Wildiers H, Menten J. Death rattle: prevalence, prevention, and treatment. *J Pain Symptom Manage.* 2002;23:310–317.
155. Reuben DB, Mor V. Dyspnea in terminally ill cancer patients. *Chest.* 1986;89:234–236.
156. Rousseau P. Non-pain symptom management in terminal care. *Clin Geriatr Med.* 1996;12:313–327.
157. Tanaka K, Akechi T, Okuyama T, Nishiwaki Y, Uchitomi Y. Prevalence and screening of dyspnea interfering with daily life activities in ambulatory patients with advanced lung cancer. *J Pain Symptom Manage.* 2002;23:484–489.
158. Spector N, Klein D. Chronic critically ill dyspneic patients: mechanisms and clinical measurement. *AACN Clin Issues.* 2001;12:197–201.
159. Spector N, Connolly MA, Carlson KK. Dyspnea: applying research to bedside practice. *AACN Adv Crit Care.* 2007;18:45–60.
160. Powers J, Bennett SJ. Measurement of dyspnea in patients treated with mechanical ventilation. *Am J Crit Care.* 1999;8:254–261.
161. Gift A, Moore T, Soeken K. Relaxation to reduce dyspnea and anxiety in COPD patients. *Nurs Res.* 1992;41:242–246.
162. Pan CX, Morrison R, Ness J, Fugh-Berman A, Leipzig RM. Complementary and alternative medicine in the management of pain, dyspnea, and nausea and vomiting near the end of life: a systematic review. *J Pain Symptom Manage.* 2000;20:374–387.
163. Kim Ae Kyung RN, DNSC, Patricia A Chin RN, DNS. The effect of a pulmonary rehabilitation programme on older patients with chronic pulmonary disease. *J Clin Nurs (OnlineEarly Articles).* doi:10.1111/j.1365-2702.2006.01712.x.
164. Dudgeon D. Dyspnea, cough and death rattle. In: Ferrell BR, Coyle N, eds. *Textbook of Palliative Nursing.* New York: Oxford University Press; 2001:164–174.
165. Sykes N, Thorns A. The use of opioids and sedatives at the end of life. *Lancet.* 2003;4:312–318.
166. Jennings AL, Davies AN, Higgins JPT, Gibbs JSR, Broadley KE. A systematic review of the use of opioids in the management of dyspnea. *Thorax.* 2002;57:939–944.
167. Clemens KE, Klaschik E. Symptomatic therapy of dyspnea with strong opioids and its effect on ventilation in palliative care patients. *J Pain Symptom Manage.* 2007;33:473–481.
168. Tice MA. Managing breathlessness: providing comfort at the end of life. *Home Healthc Nurse.* 2006;24:207–210.
169. DelFabbro E, Dalal S, Bruera E. Symptom control in palliative care—part III: dyspnea and delirium. *J Palliat Med.* 2006;9:422–433.
170. American Psychiatric Association. *Diagnostic and Statistical Manual of Mental Disorders.* 4th ed. Washington, DC: Author; 1994.
171. Friedlander MM, Brayman Y, Breitbart WS. Delirium in palliative care. *Oncology.* 2004;18(12):1541–1549.
172. Bruera E, Miller L, McCallion J, Macmillan K, Krefting L, Hanson J. Cognitive failure in patients with terminal cancer: a prospective study. *J Pain Symptom Manage.* 1992;7(4):192–195.
173. Breitbart W, Bruera E, Chochinov H, Lynch M. Neuropsychiatric syndromes and psychological symptoms in patients with advanced cancer. *J Pain Symptom Manage.* 1995;10:131–141.
174. Breitbart W, Marotta R, Platt M. A double-blind comparison trial of haloperidol, chlorpromazine, and lorazepam in the treatment of delirium in hospitalized AIDS patients. *Am J Psychiatry.* 1996;153, 231–237.
175. Fainsinger R, Young C. Cognitive failure in a terminally ill patient. *J Pain Symptom Manage.* 1991;6:492–494.
176. Samuels SC, Evers MM. Delirium: pragmatic guidance for managing a common, confounding and sometimes lethal condition. *Geriatrics.* 2002;57:33–38.
177. Gleason OC. Delirium. *Am Fam Phys.* 2003;65(5):1027–1034.
178. Lawlor PG, Fainsinger RL, Bruera ED. Delirium at the end of life: critical issues in clinical practice and research. *J Am Med Assoc.* 2000;284(19):2427–2429.
179. Breitbart W, Strout, D. Death and dying: delirium in the terminally ill. *Clin Geriatric Med.* 2000;16(2).
180. Folstein MF, Folstein SE, McHugh PR. "Mini-mental state." A practical method for grading the cognitive state of patients for the clinician. *J Psychiatr Res.* 1975;12(3):189–198.
181. Chan D, Brennan NJ. Delirium: making the diagnosis, improving the prognosis. *Geriatrics.* 1999;54(3):28–42.
182. Inouye SK, Van Dyck CH, Alessi CA, Balkin S, Siegal AP, Horwitz RI. Clarifying confusion: the Confusion Assessment Method. *Ann Intern Med.* 1990;113:941–948.
183. Trzepacz PT, Baker RW, Greenhouse J. A symptom rating scale for delirium. *Psychiatr Res.* 1988;1:89–97.

184. Breitbart W, Rosenfeld B, Roth A, et. al. The memorial delirium assessment scale. *J Pain Symptom Manage*. 1997;13:128–137.
185. Ingham JM, Caraceni AT. Delirium. In: Berger AM, Portenoy RK, Weissman DE, eds. *Principles and Practice of Supportive Oncology*. Philadelphia: Lippincott-Raven; 1998:477–495.
186. Breitbart W, Cohen KR. Delirium. In: Holland JC, ed. *Psychooncology*. New York: Oxford University Press; 1998:564–575.
187. McIver B, Walsh D, Nelson K. (1994). The use of chlorpromazine for symptom control in dying cancer patients. *J Pain Symptom Manage*. 1994;9:341–345.
188. Twycross R. *Symptom Management in Advanced Cancer*. 2nd ed. Oxon, UK: Radcliffe Medical Press; 1997.
189. Sipahimalani A, Massand PS. Olanzapine in the treatment of delirium. *Psychosomatics*. 1998;39:422–430.
190. Sipahimalani A, Sime RM, Massand PS. Treatment of delirium with risperidone. *Int J Geriatr Psychopharmacol*. 1997;1:24–26.
191. Cheng C, Roemer-Becuwe C, Pereira J. When midazolam fails. *J Pain Symptom Manage*. 2002;23:256–265.
192. American Psychiatric Association. Practice guidelines for the treatment of patients with delirium. *Am J Psychiatry*. 1999;156(Suppl 5):1–20.
193. Waller A, Caroline NL. *Handbook of Palliative Care in Cancer*. 2nd ed. Boston: Butterworth-Heinemann; 2000.
194. Meagher DJ. Delirium: optimizing management. *Br Med J*. 2001;322:146.
195. Kuebler KK, Heidrich DE. Constipation. In: Kuebler KK, Berry PH, Heidrich DE, eds. *End of Life Care: Clinical Practice Guidelines*. Philadelphia: Saunders; 2002:253–267.
196. Saunders C. Foreword. In: Doyle D, Hanks G, MacDonald N, eds. *Oxford Textbook of Palliative Medicine*. New York, NY: Oxford University Press; 1998:v–ix.
197. Storey P, Knight CF. UNIPAC Four: Management of selected non-pain symptoms in the terminally ill. New York: Mary Ann Liebert, Inc.; 2003:22–28.

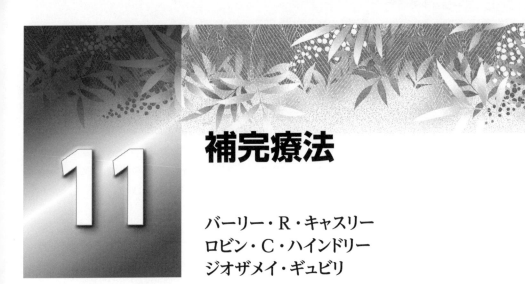

11 補完療法

バーリー・R・キャスリー
ロビン・C・ハインドリー
ジオザメイ・ギュビリ

　がん患者は疾患経過、治療、および生存にまで影響を与えることが多い様々な症状を経験する。症状には疼痛、筋肉／神経の損傷による永続的な影響、気分障害などの問題も含む。症状の緩和・対処の助けになる補完療法に向かうがん患者がますます増え、過去10年間で、補完療法の有効性をより科学的に評価する努力が費やされた。

　こうした治療を表わすのに補完代替療法（CAM）という用語が使われてきた。しかし、この用語は実行可能なエビデンスベースの補完療法と、妥当ではないことが立証されたか、妥当性が立証されないままのものも含むので問題である。後者のいわゆる〝代替〟治療はしばしば主流のケアの合法的な代用とされた効果がないか、有害性の疑われる介入を含む。

　本章は主流の治療およびリハビリテーションの補助として使う「補完療法」を中心に述べる。補完療法は疾患の治癒治療にはならない。補完療法はがんおよびその他の慢性疾患に関連することが多い身体的・心理社会的・精神的苦痛を和らげるより広範な活動で、非侵襲的な症状抑制の手段になる。

　がん患者の最高85%が補完療法か代替治療を使うことが多数の国際調査で示されている。カナダ人女性乳がん患者1,400名以上を対象にした試験により、CAM製品／治療を使ったか、CAM施術者の診察を受けた女性の割合が1998年の66.7％から2005年の81.9％に増えたことがわかった(1)。CAMの使用率は、調査者の定義または回答者の用語の解釈によって、大きく変わる。うつ病、不安、不眠症、さらにはがん治療と関連した医学的問題および症状との闘いでもCAMが求められる。CAMがストレス対処を支援し、症状を軽減させ、治療および健康上のコントロールが幾分可能になり、QOLを改善すると対象患者のほぼ全員が考える傾向にある。

　アメリカ国立補完統合衛生センター（NCCAM）はCAMを4つの基本カテゴリーに分けている（瞑想および催眠療法などの心身医療、栄養補助食品および漢方薬など生物学に基づいた療法、マッサージおよびレイキなどの〝エネルギー療法〟を含む手技療法と身体技法、および接触を伴わない〝セラピューティック・タッチ〟）。

　NCCAMは、インド伝来のアーユルヴェーダおよび伝統的な漢方医学を含め、上記の複数カテゴリーにまたがる全人医療システムも認めている。両方とも心身医療、手技療法および漢方治療を含み、伝統的な漢方医学には鍼治療も入る。

　現在、補完療法の商業的規模は米国で数十億ドルに上る。補完療法は標準的な症状抑制の一手段として自己負担で求められるだけではなく、診療所を介して入手できる機会も増えている。CAM治療のランダム化比較試験（RCT）の総数はやや少なく、さらに詳細な研究が不可欠であるが、専門家および一般市民の注目に値する有望なエビデンスが十分にある。

　本章は主要な補完療法の概要と簡単な紹介を行った後、がん患者がよく経験する症状別に補完療法の適切な使用法について記す。

第1部　がんリハビリテーションの概説

キーポイント

- 症状の緩和・対処の助けになる補完療法に向かうがん患者がますます増えている。
- 補完代替療法は実行可能なエビデンスベースの補完療法と、妥当ではないことが立証されたか、妥当性が立証されないままのものも含む。後者のいわゆる〝代替〟治療はしばしば主流のケアの合法的な代用とされた効果がないか、有害性の疑われる介入を含む。
- がん患者の最高85％が補完療法か代替治療を使う。
- マッサージ療法はがん関連の疼痛、疲労、悪心、不安、およびうつ病の治療に有効と思われる。
- 鍼療法により悪心および嘔吐を軽減でき、うつ病、口内乾燥症、感覚障害、および併用抗がん治療と関連した他の症状の治療に有用である可能性が試験で見いだされた。
- 催眠は不安、うつ病、疼痛、悪心、および嘔吐の軽減に効果があり、特にそのリスク対利益比は好ましい。
- 運動はがん診断後のQOLを改善することが多くの研究で示された。
- 不安はがんの進行とともに増加することが多く、患者は治療関連リスクおよび転帰不良の可能性を過大評価してしまう可能性がある。
- マッサージ療法、心身リラクセーション療法、ヨガ、または鍼療法により一過性のうつ病が緩和することが多い。

補完療法の概要

マッサージ療法

マッサージ療法はがん関連の疼痛、疲労、悪心、不安、およびうつ病の治療に有効と思われる。メモリアル・スローン・ケタリングがんセンターの患者1,290名を対象にした解析で、マッサージ療法の前後の症状の重症度、疼痛・疲労・不安・悪心・うつ病、および「その他」のスコアは、ベースラインスコアが高かった患者でも、症状全てについて約50％低下した(2)。

マッサージ療法では、筋肉および軟組織に対するストローク、摩擦、および様々な加圧など種々の手技を行う。スウェーデン式、深部組織、指圧、特に虚弱または終末期患者に適した軽いタッチのマッサージなど、様々な形式のマッサージがある。緊張や不快感を減らし、循環を改善し、リラクセーションを促すことを目標にし、各患者の臨床状態に合わせてマッサージ治療を行う。

鍼治療

がん患者に多くの利益が認められているもう1つの補完療法が鍼療法である。鍼療法は元来は伝統的な漢方医学の一つで、体のエネルギー、すなわち〝気〟が〝経線〟と呼ぶいわゆる経路を通って流れるという古来の概念に基づく。経穴はその経路沿いの特定の場所にある。鍼療法の理論によると、体のエネルギーが滞ると病気になる。針で経穴を刺激するか圧を加えると、生命エネルギーの流れが回復し、健康になると考えられている。

経線の存在については、検証可能な解剖学的・組織学な証拠が今のところない。ただし、鍼療法に実証された鎮痛特性に末梢神経床が介在するというエビデンスはある。古典的経穴の多くは皮膚の電気抵抗が低く、こうした経穴は皮膚神経床の位置と相関することが多い。疼痛に加え、鍼療法により悪心および嘔吐を軽減でき、うつ病、口内乾燥症、感覚障害、および併用抗がん治療と関連した他の症状の治療に有用である可能性が試験で見いだされた。

催眠

催眠は不安、うつ病、疼痛、悪心、および嘔吐の軽減に効果があり、特にそのリスク対利益比は好ましいことが試

験で示されている。催眠は覚醒と睡眠の中間の深い瞑想状態で、被験者はより開放的で暗示に対する反応が早い。催眠療法によって患者が行動、考え、または健康をより多くコントロールできるようになることが理想である。催眠は熟練の療法士か自分で行うことができるが、自己催眠の症状抑制に対する有効性が劣ることを示した研究もある。特に子供には催眠療法を考えるのがよい。

フィットネス

適切な栄養摂取および運動を含め、フィットネスはがん患者のリハビリテーションに不可欠な要素である。肥満関連の問題については文献で裏付けられており、肥満と体重増加が乳がんリスクを増大し (3)、乳がんの診断後の体重増加は再発・死亡リスクの増大に関連した (4-6)。運動はがん診断後のQOLを改善することが多くの研究で示されている。乳がん・大腸がん患者の研究では、毎日20分間の早歩きが生存に大きな利益をもたらした (7)。別の前向き研究の乳がんサバイバーのデータによると、診断後に非活動的な患者と比べ、活動的な患者はリスクが50%低下した (8)。

瞑想および音楽療法などその他の補完療法は、がん症状の治療に関しては実証が不十分だが、ストレス軽減では特に有望である。

本章ではこれ以降、現在がん患者に悪影響を及ぼしている頻度の高い症状を検討し、補完療法の使用がそうした症状の軽減に有用だという証拠を示す。

疲労

特に化学療法および放射線療法の期間中、疲労は重大な問題である。化学療法中の患者の80%〜96%、放射線療法中の患者の60%〜93%が有意な疲労を報告している (9)。疲労は腫瘍関連の要因またはストレスで起きたり、悪化する場合もある。貧血など矯正可能な状態で起きたのではない場合、治療誘発性の疲労には信頼性の高い治療法がほとんどない。

鍼治療

ある種のがん患者では鍼療法が重要な役割を担う場合がある。化学療法後の疲労に対する鍼療法に関する第II相予備試験では、メモリアル・スローン・ケタリングがんセンターで週1回6週間または週2回4週間の治療を受けるよう患者37名をランダムに割り付けた (10) 細胞傷害性化学療法を完了していた患者全員は、鍼治療の終了時に平均31.1%の改善を示した。週1回と週2回の間で改善率に有意差はなかった。

マッサージ療法

あるマッサージ試験では、骨髄移植を予定しているがん患者をマッサージ療法または標準ケアにランダム化した (11)。マッサージ療法では、患者の3週間の入院中に週平均3回、肩、首、頭、および顔のマッサージを20分間行った。治療開始7日目の症状の評価で、マッサージ群は標準ケア群と比べ、疲労が統計学的有意に減少した。

リラクセーション療法

小規模のランダム化予備試験で、同種造血性幹細胞移植を受け疲労に悩む患者に対し、身体運動とリラクセーション呼吸運動を併用し、その効果を調べた (12)。患者35名を運動群または標準ケアを受ける対照群にランダムに割り付けた。身体運動によるウォームアップを10分間行った後、10分間の深腹式呼吸、次に10分間の自己マッサージおよびストレッチングという運動介入を毎日30分6週間続けた。対照群と比べ、運動群の参加者は6週後に疲労のレベルが著しく減少した。

瞑想

がん外来患者63名を対象にした研究により、睡眠、気分、ストレス、および疲労に対する8週間のマインドフルネス・ベースド・ストレス・リダクション(MBSR)プログラムの効果を調べた (13)。MBSRをヨガによる瞑想と組み合わせると、その時その時の認識を高め、ストレス、疼痛、および疾患への対処能の向上に有用である。外来患者を対象にしたこの試験の参加者は、試験終了時に疲労が有意に減少したと報告した。

化学療法中の患者を対象にした規模のより大きいマインド・ボディ療法の試験では、マッサージおよびヒーリングタッチ、施術者が患者の体にタッチ／手をかざすエネルギー療法を行った (14)。この患者230名を対象したランダム化クロスオーバー試験ではリラクセーションの促

進およびその他の症状緩和について、治療的マッサージおよびヒーリングタッチの効果を、何もしない場合、さらに標準ケアと比較した。各介入は週1回4週間実施した。標準ケアと比較し、ヒーリングタッチは疲労の減少と関連した。

不安はがんの進行とともに増加することが多く、患者は治療関連リスクおよび転帰不良の可能性を過大評価してしまう可能性がある。不安は身体症状の知覚を強める場合もある。不安の軽減に役立つ補完療法は多いだろう。患者に補完療法の選択を奨めた方がよい。

マッサージ療法

化学療法中の患者230名を対象に疲労に対するマッサージの効果を調べた前述のランダム化クロスオーバー研究で、マッサージ療法は未治療の場合または標準ケアと比較して不安を軽減することが判明した（14）。患者は4群（マッサージ療法、ヒーリングタッチ、標準ケア、または未治療）のいずれかに割り付けられた。毎週1回4週間の治療後、リラクセーション、不安、疲労、悪心、および全体的な気分障害に対する効果を調べた。

アロマテラピーマッサージに関する患者288名を対象にしたRCTでも、自記式調査法の不安の改善が見られた（15）。1群は毎週4回のマッサージ治療を受け、別の1群は標準ケアを受けた。マッサージを受けた患者は、介入終了後最長2週間まで標準群と比較して不安レベルが有意に低かった。アロマテラピーマッサージを好む患者もいるが、アロマによる悪心を経験する患者もいるだろう。マッサージ療法にアロマを加える前に、患者に必ず聞くべきである。

マインド・ボディ療法

強い痛みを伴う医療処置を受けている小児がん患者に対し、不安緩和への催眠の有効性が多数の試験で判明している。腰椎穿刺を受けた小児がん患者のランダム試験で、6歳〜16歳の小児80名が4群（直接暗示による催眠、間接暗示による催眠、注意対照群、または標準ケアのみ）のいずれかに割り付けられた（16）。催眠群は他の2群より不安が有意に少なかった。

成人末期がん患者50名のランダム試験で、週1回4回の催眠療法を受けた患者は標準ケアの対照群より介入終了時の不安レベルが低かった（17）。

女性乳がん患者181名のランダム試験で、患者を12週間の標準的なグループ支援、または参加者に瞑想、肯定、イメージ療法、および儀式行為をさせる12週間の介入に割り付けた（18）。どちらの介入も有意な不安軽減効果があった。

音楽療法

音楽療法は不安軽減を含め、感情および身体に利益をもたらすことが比較対照試験で示されている。軟性S状結腸鏡検査を受けた患者64名を対象にした試験で、被験者は試験中、標準ケアの対照条件または音楽療法の処置条件にランダムに割り付けられた（19）。音楽群の被験者は対照群の被験者よりも不安の報告が少なかった。

うつ病はがん診断後に普通よく見られる。うつ病が持続する場合は精神科医への紹介や、薬の処方もしばしば必要である。疲労、悪心、および疼痛がうつ病を悪化させたり、その逆もある。マッサージ療法、心身リラクセーション療法、ヨガ、または鍼療法により一過性のうつ病が緩和することが多い。

マッサージ療法

英国のがん患者288名を対象にした多施設RCTにより、アロマテラピーマッサージがうつ病に悩む患者に臨床的に重大な利益を最長2週間もたらす傾向があることがわかった（15）。患者はアロマテラピーマッサージまたは標準ケア単独のいずれかを受けるよう割り付けられ、ランダム化後6週目にマッサージ群は標準群と比べうつ病の有意な改善を示した。

ステージIまたはIIの女性乳がん患者4名を対象にした別のRCTでも、うつ病に対するアロマテラピーマッサージの効果を調べた（20）。マッサージ群は毎週マッ

サージ30分×3回を5週間受け、対照群は標準ケアを受けた。初回治療後および介入期間中の両方とも、マッサージ群は標準ケア対照群と比べ、うつ病の有意な改善を示した。

鍼治療

非がん患者のうつ病に対する鍼療法の有効性を調査した試験がいくつかあり、その結果はがん関連のうつ病について詳細に検討する価値があることを十分裏付けた。全ての補完療法と同様に、鍼療法には薬理学的治療と関連した有害な副作用がない。

大うつ病性障害患者151名を対象にしたあるランダム試験で、8週間の介入期間中の症状抑制に対する鍼療法の有効性を評価した（21）。1群はうつ病に対し鍼療法を12回受け、対照群はうつ症状に効く経穴を特に狙うことなく同数の経穴に鍼療法を受けた。第2の対照群は介入なしで8週間待機した。鍼療法群は待機リスト患者よりもっと改善したが、うつ病に効く経穴と非特異的な経穴への鍼療法の間に有効性の差はなかった。大うつ病性障害に対する単独療法として鍼療法の有効性を裏付ける結果は得られていない。

マインド・ボディ療法

末期がん患者50名を対象にした試験で、毎週1回4回の催眠療法または標準ケアに被験者をランダム化した（17）。介入終了時、催眠群の方が対照群より有意によりうつ病レベルが低かった。

類似の結果は、ストレスおよび気分障害に苦しむ外来がん患者90名に対するMBSRプログラムの効果を調べたRCTでも明らかにされた（22）。治療群の患者は在宅瞑想療法に加え、週1回90分の瞑想のグループ治療に7週間参加した。介入後、対照群と比べて治療群は気分障害の総スコアおよびうつ病の下位スコアが有意に低かった。治療群の気分障害の総スコアは全体で65％減少した。

悪心および嘔吐

鍼治療

多くの研究により、化学療法中の患者に対し鍼療法が有意に悪心を減少させ、嘔吐エピソードの件数も減らすことがわかっている。1997年、米国国立衛生研究所（NIH）合意形成パネルは成人の術後および化学療法後の悪心・嘔吐に対する鍼療法の使用を裏付ける〝明確な証拠〟があったと結論づけた（23）。1987年～2003年に実施された9試験のコクランのシステマティック・レビューにより、急性嘔吐の発現率が鍼療法では22％低下したのに対し、対照群では31％の低下だったことが判明した（24）。

鍼療法の制吐特性の初期の研究の1つは、化学療法剤を含めシスプラチンによる悪心・嘔吐の既往歴がある患者が対象であった（25）。患者の1群は電子鍼療法を受け、対照群は身体的利益がないと予測される肘の部位に鍼療法を受けた。真の鍼療法を受けた患者全員が完全または部分的な症状緩和を報告したが、偽鍼療法に利益があったと報告した患者は10％であった。

別のシスプラチン誘発性悪心の試験がイタリアの乳がん患者26名の群を対象に行われた（26）。この予備的試験はデキサメタゾン、メトクロプラミド、およびジフェンヒドラミンによる悪心に対する鍼療法の利益を比較した。各患者は化学療法の注入中に鍼療法を受けた。さらに症状が再発した場合、自宅で自分で経穴を刺激できるよう永久針の移植を受けた。試験登録前に同じ環境で同一の制吐剤の処方を受けた対照と比べ、鍼療法群は悪心の完全予防率が増加し、悪心・嘔吐の強さおよび持続時間も減少した。

これまでで最も総合的な研究の1つでは、高用量化学療法に関連する嘔吐の治療における鍼療法の有効性を3群のRCTで調査している。この試験では骨髄機能廃絶化学療法を受けた高リスク乳がん女性104名を対象にし、電子鍼療法、プラセボ鍼療法、または鍼療法なしの従来制吐剤にランダムに割り付けた。その後5日間の嘔吐エピソードの件数を患者ごとに記録した。電子鍼療法群の嘔吐エピソードは平均5件で、プラセボ鍼療法群は10件、非介入群は15件であった。9日目の追跡調査で3群間に差はなかった（27）。

マッサージ療法

がん患者87名を対象にしたマッサージ療法のクロスオーバーRCTにより、10分間の足マッサージ2セットをそれぞれ別の日の行ったところ、各セットとも悪心が有意に減少したが、マッサージを行わなかった3日目は有意な減少がないことがわかった(28)。

マインド・ボディ療法

小児がん患者54名を対象にした研究で、催眠療法により化学療法関連の悪心・嘔吐が減少した（29）。化学療法関連の苦痛のベースラインレベルを測定後、次の化学療法サイクル中に催眠、催眠性がない気晴らし／リラクセーション、または監視のみのプラセボ(対照群)のいずれかを受けるように被験者をランダムに割り付けた。予期性悪心および化学療法後の悪心の軽減に対し、催眠は気晴らし／リラクセーションおよびプラセボよりも有効であった。

乳房縮小手術を受けた非がん患者50名のランダム化比較試験により、標準ケアを受けた対照群（68％が嘔吐を経験）と比べ、術前に催眠を受けた群（39％が嘔吐を経験）では術後嘔吐が少ないことが明らかになった（30）。催眠群内でも悪心が減少していた。

化学療法誘発性の予期性悪心・嘔吐がある成人がん患者16名を対象にした試験で、化学療法の前に各患者に催眠を行った（31）。患者全員は予期性悪心・嘔吐の完全緩解を経験し、化学療法誘発性嘔吐の有意な減少も示した。

まとめ

がん患者は様々な身体的・心理的症状に直面するが、非侵襲性の補完療法で緩和可能である。心地良く、副作用がなく、費用対効果が高いこうした治療法はがんリハビリテーションで重要な役割を担う。また患者が選択でき、がん回復に患者が自ら関わる機会が生まれ、積極的な対処行動を促す利益をもたらす。補完療法は、患者が自分自身で決めた行動をとり、重篤な慢性疾患になると起きがちな絶望感に打ち勝つ能力を与えてくれる。

がんリハビリテーションにおける漢方薬およびその他の植物性薬品が持つ役割については国際的に研究が続いているが、こうした薬品の多くが処方薬と相互作用し、その薬物動態特性を変え、死亡する場合を含め臨床的に有意な相互作用を起こしうる。化学療法薬を含め医薬品と漢方サプリメントを併用すると、その吸収、分布、代謝、および排泄に影響を及ぼしうる。このため漢方薬およびその他のOTC薬は、抗がん治療中の患者や他の医薬品を処方された患者には避けるべきである(32)。

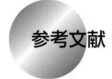

參考文獻

1. Boon HS, Olatunde F, Zick SM. Trends in complementary/ alternative medicine use by breast cancer survivors: comparing survey data from 1998 and 2005. *BMC Women's Health.* 2007;7(1):4.
2. Cassileth BR, Vickers AJ. Massage therapy for symptom control: outcome study at a major cancer center. *J Pain Symptom Manage.* 2004;28(3):244–249.
3. Oguma Y, Sesso HD, Paffenbarger RS, Jr., Lee IM. Physical activity and all cause mortality in women: a review of the evidence. *Br J Sports Med.* 2002;36(3):162–172.
4. Friedenreich CM, Orenstein MR.Physical activity and cancer prevention: etiologic evidence and biological mechanisms. *J Nutr.* 2002;132(11 Suppl):3456S–3464S.
5. Friedenreich CM. Physical activity and breast cancer risk: the effect of menopausal status. *Exerc Sport Sci Rev.* 2004;32(4):180–184.
6. Knowler WC, Barrett-Connor E, Fowler SE, et al. Reduction in the incidence of type 2 diabetes with lifestyle intervention or metformin. *N Engl J Med.* 2002;346(6):393–403.
7. Mutrie N, Campbell AM, Whyte F, et al. Benefits of supervised group exercise programme for women being treated for early stage breast cancer: pragmatic randomised controlled trial. *BMJ.* 2007;334(7592):517.
8. Holmes MD, Chen WY, Feskanich D, Kroenke CH, Colditz GA. Physical activity and survival after breast cancer diagnosis. *JAMA.* 2005;293(20):2479–2486.
9. Stasi R, Abriani L, Beccaglia P, Terzoli E, Amadori S. Cancerrelated fatigue: evolving concepts in evaluation and treatment. *Cancer.* 2003;98(9):1786–1801.
10. Vickers AJ, Straus DJ, Fearon B, Cassileth BR. Acupuncture for postchemotherapy fatigue: a phase II study. *J Clin Oncol.* 2004;22(9):1731–1735.
11. Ahles TA, Tope DM, Pinkson B, et al. Massage therapy for patients undergoing autologous bone marrow transplantation. *J Pain Symptom Manage.* 1999;18(3):157–163.
12. Kim SD, Kim HS. Effects of a relaxation breathing exercise on fatigue in haemopoietic stem cell transplantation patients. *J Clin Nurs.* 2005;14(1):51–55.
13. Carlson LE, Garland SN. Impact of mindfulness-based stress reduction (MBSR) on sleep, mood, stress and fatigue symptoms in cancer outpatients. *Int J Behav Med.* 2005;12(4):278–285.
14. Post-White J, Kinney ME, Savik K, Gau JB, Wilcox C, Lerner I. Therapeutic massage and healing touch improve symptoms in cancer. *Integr Cancer Ther.* 2003;2(4):332–344.
15. Wilkinson SM, Love SB, Westcombe AM, et al. Effectiveness of aromatherapy massage in the management of anxiety and depression in patients with cancer: a multicenter randomized controlled trial. *J Clin Oncol.* 2007;25(5):532–539.
16. Liossi C, Hatira P. Clinical hypnosis in the alleviation of procedure-related pain in pediatric oncology patients. *Int J Clin Exp Hypn.* 2003;51(1):4–28.
17. Liossi C, White P. Efficacy of clinical hypnosis in the enhancement of quality of life of terminally ill cancer patients. *Contemporary Hypnosis.* 2001;18:145–150.
18. Targ EF, Levine EG. The efficacy of a mind-body-spirit group for women with breast cancer: a randomized controlled trial. *Gen Hosp Psychiatry.* 2002;24(4):238–248.
19. Chlan L, Evans D, Greenleaf M, Walker J. Effects of a single music therapy intervention on anxiety, discomfort, satisfaction, and compliance with screening guidelines in outpatients undergoing flexible sigmoidoscopy. *Gastroenterol Nurs.* 2000;23(4):148–156.
20. Hernandez-Reif M, Ironson G, Field T, et al. Breast cancer patients have improved immune and neuroendocrine functions following massage therapy. *J Psychosom Res.* 2004;57(1):45–52.
21. Allen JJ, Schnyer RN, Chambers AS, Hitt SK, Moreno FA, Manber R. Acupuncture for depression: a randomized controlled trial. *J Clin Psychiatry.* 2006;67(11):1665–1673.
22. Speca M, Carlson LE, Goodey E, Angen M. A randomized, wait-list controlled clinical trial: the effect of a mindfulness meditation-based stress reduction program on mood and symptoms of stress in cancer outpatients. *Psychosom Med.* 2000;62(5):613–622.
23. NIH. Acupuncture. *NIH Consensus Statemen.* 1997;15(5):1–34.
24. Ezzo JM, Rickardson MA, Vickers A, et al. Acupuncture-point stimulation for chemotherapy-induced nausea or vomiting. *Cochrane Database Syst Rev.* 2006;(2):CD002285.
25. Dundee JW, Ghaly RG, Fitzpatrick KT, Lynch G, Abram P. Optimising antiemesis in cancer chemotherapy. *Br Med J (Clin Res Ed).* 1987;294(6565):179.
26. Aglietti L, Roila F, Tonato M, et al. A pilot study of metoclopramide, dexamethasone, diphenhydramine and acupuncture in women treated with cisplatin. *Cancer Chemother Pharmacol.* 1990;26(3):239–240.

27. Shen J, Wenger N, Glaspy J, et al. Electroacupuncture for control of myeloablative chemotherapy-induced emesis: a randomized controlled trial. *JAMA*. 2000;284(21):2755–2761.
28. Grealish L, Lomasney A, Whiteman B. Foot massage. A nursing intervention to modify the distressing symptoms of pain and nausea in patients hospitalized with cancer. *Cancer Nurs*. 2000;23(3):237–243.
29. Zeltzer LK, Dolgin MJ, LeBaron S, LeBaron C. A randomized, controlled study of behavioral intervention for chemotherapy distress in children with cancer. *Pediatrics*. 1991;88(1):34–42.
30. Enqvist B, Bjorklund C, Engman M, Jakobsson J. Preoperative hypnosis reduces postoperative vomiting after surgery of the breasts. A prospective, randomized and blinded study. *Acta Anaesthesiol Scand*. 1997;41(8):1028–1032.
31. Marchioro G, Azzarello G, Viviani F, et al. Hypnosis in the treatment of anticipatory nausea and vomiting in patients receiving cancer chemotherapy. *Oncology*. 2000;59(2):100–104.
32. AboutHerbs Web site (Accessed April 10, 2007, at http://www.mskcc.org/aboutherbs.)

第2部 症状別のがんリハビリテーション

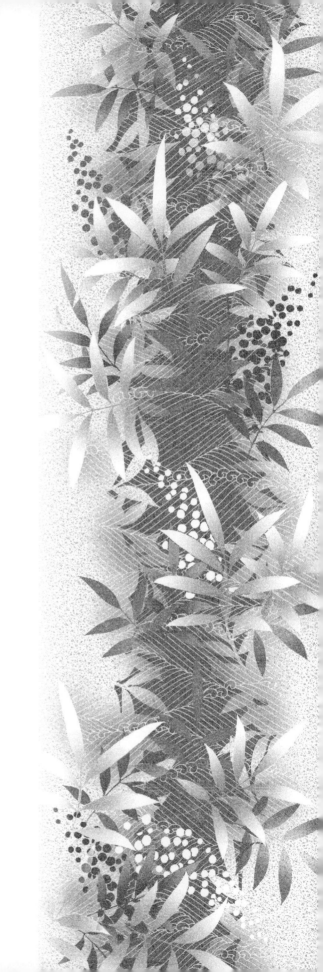

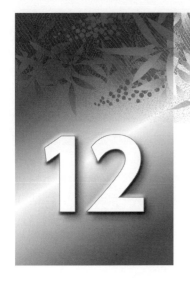

12 バランス機能障害と歩行機能障害

エリザベス・M・キルゴア
シンシア・G・ピネダ

　がんおよびがん治療は複数の臓器系に重大な障害を起こしうる (1)。動作の土台になる神経系および筋骨格系は特に傷つきやすく、移動能力減少はがん患者集団に最もよく見られる機能障害として引き合いに出される (2)。Lehmannは様々ながん相談センターを訪れた患者805名を調査し、患者の35％に全身の筋力低下があり、30％に日常生活活動の障害、25％に歩行障害があることを見出した(3)。Ganz他(4)はがん診断後1年以上経過した結腸直腸がん、肺がん、および前立腺がん患者500名を調査し、80％以上が歩行困難を訴え、50％が重症と思われることが明らかになった。Movsas (5)の研究によると、リハビリテーション・ニーズ・アセスメント (Rehabilitation Needs Assessment) により腫瘍内科に入院した患者の58％が移動能力に障害があることが明らかになった。

　移動能力は機能を決定する重要な因子なので、Karnofsky and Eastern Cooperative Oncology Group (ECOG) などの遂行ツールは全般的な機能状態の基準、また症例によってはがんそのものの予後診断の基準に利用する (6,7)。歩行制限・異常は年齢とともに増加する(8)。関節可動域、軟組織の特性、および筋力が年齢とともに変化し、正常な歩行に影響を与える場合がある (9)。健康な高齢者は若年成人と比べ筋力テストで平均20％〜40％得点が低く、介護施設居住者はさらに筋力が弱い (10)。その理由として、長期の床上安静による廃用症候群、さらにがんを含め、心臓、肺、およびその他の慢性の病的状態が挙げられる。老化によって体幹が動揺し、歩行速度が低下し、歩幅および足の高さが減り、反応時間が延び、視力および深径覚が低下すると報告されている。一般集団の場合、施設非入居高齢者の20％以上が歩行困難、あるいは他人または特殊装置による歩行支援の必要性を訴えている (11,12)。高齢者の20％〜50％に歩行障害による影響があり、介護施設居住者の75％近くが歩行に支援が必要か、歩行ができない(10)。

　歩行障害はその有病率ばかりか、転倒・けがのリスクも増大させるので重要である(12,13)。歩行およびバランス障害は転倒リスクをそれぞれ4倍および5倍増加させる有意なリスク因子であることがわかっている (10)。よって、歩行・バランス障害は最も重大な転倒の直接的原因であり、最も深刻なリスク因子である(10,12,13)。

　統計学的に、がんはすでに複数の共存症と戦っている高齢患者に起きることが多い(14)。そのため、高齢がん患者はがんの治療、回復、および生存中のいくつかの段階で歩行異常になるリスクが大きくなる。がん患者に対する共存症の影響は侮れない。ある試験によると、高齢がんサバイバーの場合、診断後の経過時間に関係なく、がんの病歴そのものよりも共存症の存在の方が、機能障害の状態と相関があったとされる (15)。別の試験では、85歳以上の年齢、3つ以上の慢性疾患、および卒中／股関節骨折／がんの発現が歩行能力の大幅な低下を予測することがわかった(12)。

キーポイント

- 移動障害はがん患者集団でよく見られる機能障害として引き合いに出される。
- 移動能力は機能を決定する重要な因子なので、Karnofsky and Eastern Cooperative Oncology Group (ECOG) などの遂行ツールは全般的な機能状態の基準、また症例によりがんそのものの予後診断の基準に利用する。
- 歩行制限・異常は年齢とともに増大し、高齢者の20%〜50%に影響が及ぶ。
- 毎年年齢65歳以上の約30%が転倒を経験し、高齢転倒者の10%に受傷、すなわちバランスまたは歩行異常の最も重篤な後遺症が起きる。
- 老化によって体幹が動揺し、歩行速度が低下し、歩幅および足の高さが減り、反応時間が延び、視力および深径覚が低下すると報告されている。
- 高齢がんサバイバーの場合、診断後の経過時間に関係なく、がんの病歴そのものよりも共存症の存在の方が、機能障害の状態と相関性があったとされる。
- 中枢神経系、末梢神経系、または自律神経に影響を与え神経毒性を起こす薬剤により、がん患者はバランス障害の発現リスクが増大している。
- がん患者集団の移動障害の評価は、がんの病期、疾患の経過、患者の現在／過去の治療の種類、および共存症によって左右される。
- がんは直接の浸潤／圧迫、化学療法による神経毒性、放射線療法による線維症、または腫瘍随伴障害によって神経を冒すことがある。
- 歩行異常の治療計画を立てるために確認された5つのステップは、(1) 歩行異常の確認、(2) 原因の特定、(3) 機能障害と身体能力の関係の分析、(4) 適切な目標の設定、(5) 適切な治療戦略・手技の選択、である。

　毎年年齢65歳以上の約30%が転倒を経験し、高齢転倒者の10%に受傷、すなわちバランスまたは歩行異常の最も重篤な後遺症が起きる (16)。介護施設居住者集団の場合、筋力低下および歩行問題が転倒の最大の原因で、報告症例の約25%を占めた (10)。四肢の筋力低下と生活の自立の間には相関関係がある。地域社会に住む高齢者の48%、中間ケア施設に住む高齢者の57%、および介護施設居住者の約80%に下肢筋力低下があると数件の研究で報告されている (17,18)。転倒した人の3分の2以上にかなりの歩行障害があり、有病率は転倒しなかった人の2.4〜4.8倍である (17,18)。ホスピスでの転倒頻度は介護施設集団ほど調査が進んでいない。しかしある研究によると、介護施設と比べてホスピスでの転倒は4倍近く多いとされる (19)。

　バランス機能障害がある患者の場合、転倒、けが、および自立性喪失が起きやすい。患者は転ぶことを恐れるようになり、運動や活動を避けるため、さらに筋力が低下するという悪循環に陥る可能性がある。施設に住む虚弱な高リスク高齢者は、歩行障害による転倒、筋力低下、めまい、および錯乱の発現率が高い傾向がある (7,10,19)。高齢者の転倒について、介護施設で報告された転倒事例の25%はめまいが原因だとされる (10)。めまいには様々な原因があり、あいまいな用語である。真の回転性めまい（回転運動の感覚）は前庭障害の顕れかもしれない。多くの患者は頭がふらふらする感じ、と言う。推定9000万人の米国人が生涯で1回以上のめまいを経験する (20)。機能制限を伴う永久的なバランス喪失が起きる患者もいる。中枢神経系、末梢神経系、または自律神経に影響を与え神経毒性を起こす薬剤により、がん患者はバランス障害の発現リスクが増大している。

　がん患者集団の移動障害の評価は、がんの病期、疾患の経過、患者の現在／過去の治療の種類、および共存症によって左右される。本章では、がん患者集団のバランス・歩行障害のよくある原因について確認し、バランスおよび歩行に関して基本的なリハビリテーションの用語および定義を概説し、バランス・歩行機能障害のアセスメントおよび診断の適切な方法を明らかにし、バランス・歩行障害に対処するための一般的なリハビリテーション治療・介入について論評する。

がんにおける バランス・歩行障害の原因

がん患者集団のバランス・歩行障害の原因には様々な要因がある。がん患者の機能的状態は、がんおよびがん治療の経過中に変化する可能性がある。このため、がん患者集団のバランス・歩行障害の正確な発現率および有病率を決めるのは難しい。

がんおよびがん治療は急性・慢性の影響を与え、このため医療従事者も患者も機能的変化の監視を常に怠らないことが重要である。早期発見によってリハビリテーションへの迅速な紹介や臨床転帰向上に繋げられるからである(21)。

以下に論じる通り、がんおよびがん治療は神経、筋骨格や全身に及ぼしうる。

神経性

がんは直接の浸潤／圧迫、化学療法による神経毒性、放射線療法による線維症、または腫瘍随伴障害によって神経を冒すことがある。がん患者の推定15%〜20%が疾患経過中に有症状の神経合併症を起こす(22)。よくある愁訴は背部痛、精神状態変化、頭痛、四肢疼痛、および下肢筋力低下である。ある研究によると、乳がんからの脳転移患者の24%で歩行障害をはじめとする運動症状が発現した(23,24)。

ルーチン化学療法に次ぎ、全身性がん患者の入院理由で2番目に多いのが神経障害である。生存率の増加とともに、がんケアのある段階で神経合併症を経験するがんサバイバーがさらに増えると予想される。ある腫瘍治療施設の調査では、固形腫瘍科に入院した患者の46%が3ヵ月間の期間中に神経障害の評価または治療が必要だったとされる(25)。別の研究では、小細胞肺がん患者の約30%が疾患経過中に重篤な神経合併症を発現した(26)。

がん患者の神経合併症は、中枢・末梢神経系に様々なレベルで悪影響を及ぼしうる。影響しやすい腫瘍は、肺がん、乳がん、結腸がん、直腸がん、前立腺がん、および頭頸部がん、さらに白血病およびリンパ腫関係の腫瘍などである(22)。神経系が直接侵される場合には、脳神経障害および末梢神経障害のほか、脳転移、脊髄髄内転移、硬膜外脊髄圧迫、および髄膜転移などがある。脳神経障害はクモ膜下腔内への髄膜転移によって起きる場合が最も多い(22,27-29)。上咽頭がんの場合、患者の15%〜30%に脳神経麻痺が存在しうる(22,30)。他の頭蓋底腫瘍も脳神経を冒すことがある。脳神経損害に起因する視覚の変化はバランスおよび歩行に影響を与えうる。

脊髄機能障害はバランスおよび歩行異常を伴い、破壊的だが比較的発現率が高いがんの合併症である(31)。がんを背景にした脊髄機能障害は転移または転移以外の原因で起こりうる。転移病巣は硬膜外、硬膜内、または髄内転移にさらに分類できる(32)。通常、腫瘍性硬膜外脊髄圧迫(ESCC)はがんによく見られる合併症で、比較的対称性の下肢筋力低下脱力を引き起こすことが多く、歩行障害から全身麻痺へと進行する可能性もある(33)。診断時点で患者の60%〜85%に筋力低下が存在する可能性があり、通常、痛みが先に起きる。がん患者で背部痛を背景とした歩行運動失調が起きた場合、硬膜外脊髄圧迫の可能性が大きくなる(34)。脊髄実質自体への転移は髄内転移に分類されており、病巣が広がった患者によく見られる硬膜外転移より発現率がずっと低い(31)。初期症状は筋力低下(30%)および歩行不安定(5%)である可能性があり、診断時に自立で歩行ができる患者は約20%しかいない(31,35)。髄膜疾患は1箇所以上の中枢神経系を冒し、多発性の徴候・症状を引き起こす(32)。脊椎症状・徴候は髄膜転移に最もよく見られ、深部腱反射欠損ならびに下肢筋力低下、足のしびれ感および腸・膀胱機能障害を伴う馬尾症候群がその特徴である(36)。髄膜疾患の歩行異常は頭蓋内圧亢進、さらには歩行失行症または小脳機能不全および下肢運動神経根の侵害と関係する場合がある(32,36)。脊髄圧迫後の歩行運動は症状発現時の歩行能力と直接関係があると思われる。対麻痺の患者で治療後に歩行できたのは0%〜25%、初回発現時に歩行可能で治療後も歩行ができた患者は58%〜100%であった(48)。脊髄圧迫の早期確認と治療が全般的機能転帰に不可欠である(37,48)。

神経機能障害の腫瘍以外の原因には、感染症、血管障害、または放射線治療や化学療法による治療作用がある(32)。放射線脊髄症は脊椎または近傍構造体への照射から数週間または数ヵ月間後に起きうる合併症である。放射線治療の通常12〜20週間後に発現する早期遅発性放射線脊髄症は一般に、Lhermitteの徴候と呼ぶ感覚異常または電気ショック感覚が特徴である。遅発性放射線脊髄症は進行性の脊髄症で、これに伴い対不全

麻痺または四肢不全麻痺が起きたり、運動ニューロン機能不全または出血性脊髄症により下肢筋力低下に伴い歩行・バランス機能障害を引き起こしうる(31,32)。

腫瘍浸潤あるいは放射線治療／外科手術が原因の進行性線維症による圧迫により、上腕および腰仙骨神経叢障害がしばしば起きる。腰仙骨神経叢障害は、結腸直腸がん、子宮頸がん、および前立腺がんの局所腫瘍が直接拡大した結果生じうる。局所再発乳がん、肺がん（パンコースト腫瘍）、その他の原発腫瘍、および上腕神経叢への転移腫瘍に起因して上腕神経叢障害が起きることがある。腹膜後リンパ節摘出を伴う外科手術は線維症を起こし、腰仙骨神経叢障害に寄与しうる。放射能もゆっくり潜行しがちな神経叢障害を引き起こし、腫瘍による神経叢障害と多くの臨床的特徴が共通している。

化学療法が誘発する末梢性ニューロパチーはビンクリスチン（商品名：オンコビン）(38)などのチューブリン阻害剤、およびシスプラチン(22,39,40)などのプラチナベースの化合物を含め神経毒性薬剤によく見られる。化学療法関連の末梢性ニューロパチーは薬剤間で違いがある。ビンクリスチンおよびパクリタキセル（タキソール）などのチューブリン阻害剤は、運動性軸索ニューロパチーよりも感覚性軸索ニューロパチーを起こす傾向があり、このニューロパチーは神経長依存性で遠位対称性に分布する。プラチナベースの化合物は直接、感覚神経節の細胞体に影響を与え、さらに毒性が強い用量では脊髄前角の運動ニューロンに影響する。臨床でプラチナベースの化合物は有痛性の知覚性ニューロパチーを引き起こす可能性があり、投与中止後に(惰性で)進行する恐れがある感覚運動失調を伴う。この惰性効果は感覚神経節内で進行するDNA損傷が原因である。中止後迅速に上記障害が解消する化学療法薬が大半だが、筋力、バランス、および機能に影響を与えうる持続性の末梢性多発ニューロパチーを起こす薬剤もある(41,42)。

腫瘍随伴神経症候群は小脳、脳、および末梢神経を含めあらゆる神経系組織に影響を及ぼし、破壊的な結果をもたらしうる(43,44)。ランバート・イートン筋無力症候群（LEMS）は抗HU抗体と関連がある。LEMSは感覚神経節を選択的に冒し、重症例では前角細胞の運動神経細胞体および自律神経ニューロンを冒し、その後感覚性運動失調、筋力低下、および自律神経機能異常が起きる(43)。小脳のプルキンエ線維に標的にする腫瘍随伴症候群は、重症の小脳変性症および運動失調をもたらしうる。

がん患者の前庭病巣の原因には感染、血管不十分、腫瘍、外傷、代謝障害、有毒薬剤などがある。前庭系の組織近傍で腫瘍が形成されると、前庭機能が損なわれることがある。神経鞘腫（聴神経腫）は前庭神経鞘を損傷するか小脳橋角部に広がり、小脳病変に似た症状を引き起こしうる。髄膜腫が側頭葉領域にまで増殖し、前庭器を圧迫することがある。側頭葉領域の腫瘍を外科的に摘除すると、バランス障害が起きることがある。アミノ配糖体系抗生物質および抗腫瘍薬（シスプラチン、ブレオマイシン、ビンクリスチン、ビンブラスチン）などの薬剤は耳毒性があり、前庭有毛細胞を損傷することがある(45)。がん性感覚性ニューロパチーは背根神経節細胞およびその軸索を冒し、運動失調を起こしうる。がん性感覚性ニューロパチーは感覚異常または知覚異常を特徴とし、バランスおよび歩行時の感覚フィードバックに影響を及ぼしうる(46)。がん患者の末梢体性感覚喪失は脊髄損傷、化学療法誘発性ニューロパチーおよび四肢切断後に起きうる。

筋骨格性

がんまたは抗がん治療が筋骨格に及ぼす影響はしばしば神経機能障害と重複したり、神経機能障害と併存または神経機能障害が原因で起きるとわかっている。よく見られる筋骨格障害には長期床上安静、外科手術、または放射線治療による拘縮があり、その後、瘢痕組織形成および関節可動域減少が起きる。移植片対宿主病はほぼ治療不能な拘縮を起こし、特に軟部組織に対し破壊的な影響を与える。どんな固体／軟組織腫瘍でも筋肉、靭帯、腱および骨に直接または間接的に影響しうる。放射線治療および化学療法は両者とも筋構成体に影響を与え、萎縮および力の発生能力を減少させる(42)。ある研究で、化学療法中の乳がん女性患者は主に下部体幹および脚の除脂肪体重が減少していることがわかった(42,47)。大腿骨および上腕骨は転移がよく起きる長骨で、病的変化または骨粗鬆症で弱くなっている場合がある(48)。骨折に繋がりうる骨粗鬆症も、不動の合併症またはがんに使われる薬剤（特にステロイド）が原因で起きうる。脊椎圧迫骨折は重大な疼痛を引き起こし、機能的移動能力に影響を与えうる。がん患者集団に見られるミオパチーはステロイド投与または重大な疾患が原因であることが多い。腫瘍随伴症候群関連のミオパチーはしばしば、がんそのものの診断に先行する。

全身性

がんの全身的影響には化学療法、放射線治療、または外科手術の副作用も入る。貧血、起立性低血圧、疼痛、疲労、持久力低下、電解質異常、および心肺への影響はごく少数例で起きる全身性合併症である。全身性がんの間接的な影響には血管障害、感染症、代謝異常、および腫瘍随伴症候群などがある。全身性がんの神経合併症を呈する患者の場合、筋力低下、認知症、発作、歩行不能、疼痛、および失禁が単発または併発する可能性があり、重大な移動障害が起きうる(22)。

歩行およびバランスの定義付け

移動能力とは動く能力のことである（49）。移動能力の自立には有効なエネルギー源と健康な神経系および筋骨格系が必要である。そのため、持久力、筋力、感覚、またはバランスに影響を与えるいかなる状態も移動能力に影響を与えることになる。リハビリテーションの立場から見ると、移動能力は最も基本的行為であるベッド上の移動能力、次に移乗、最後に歩行運動に細分できる。

ベッド上の移動能力には左右の寝返り、腹臥位から背臥位への寝返りを含む。移行動作により、仰臥位から座位、座位から立位、立位から元に戻るなど、あるレベルの動作から別のレベルに移ることができる（49）。座ることは、体幹および首の適切な安定または筋力と、正中の見当をつける能力を必要とする基本の機能的スキルである。正中見当識により、患者は正常な直立位を認識できる。機能歩行よりも先に、優れた立つスキルが必要である。自立して立つには、適切な正中見当識、体幹安定性、筋力、およびバランスを必要とする。適切な両脚の安定性および筋力も必要とされる。歩行にはバランス、筋力、調整および正中見当識を含め、複数のスキルを組み合わせる必要がある。

歩行とはバランスの損失と回復の連続と定義できる(50)。有効で安全な歩行には筋収縮、関節運動、および知覚認知の協調を必要とする。歩行の基本単位は1歩行周期または歩幅とされる (51)。歩行は片足が最初に床に接触してから、次に同じ足が床に接触する瞬間までの下肢の一連の動きである。歩行周期は2期に分けられ、周期の約60％を占める接地期間(立脚期)、歩行周期の約40％を占める脚を空中で前に進める期間（遊脚期）がある(51,52)。

歩行速度は歩く速さと定義される。歩幅と歩行率で歩く速さが決まる（46）。正常な歩行速度にもバラツキがある。歩行速度を遅くする要因が歩行障害の寄与因子と考えられる。高齢者集団を対象にした研究により、歩行速度は70歳までは安定していて、その後、通常歩行では10年間で約15％、最大歩行では約20％減少することが示された。歩行速度は強力なアセスメントおよび転帰評価項目になっている（53,54）。歩行速度は短距離の歩行に要した時間または一定時間内の歩行距離として測定でき、疾患活動性、心肺機能、および移動能力の予測に使われてきた（54,55）。歩行速度はリハビリテーションの転帰評価基準としても有用であることが示されている（53,54）。入院患者リハビリテーションが必要なある患者群を対象にした研究で、入院時の歩行速度が速いほど退院時の歩行速度が速く、施設入所率が低いことを予測した(54,56)。

歩行率は歩行リズムと定義される。正常の歩行率は毎分90〜120歩である（57）。一般に、歩行率は加齢で変化しない。歩行率は脚の長さと関係があり、人によって望ましい歩行率が異なり、通常は個人の身体構造に対し最もエネルギー効率が良い周期性を示す（58）。両脚立位は両足の一部が地面に接している歩行期で、両脚支持ともいう(57)。正常歩行では、両脚立位は歩行周期に2度起こり、周期の約25％を占める。両脚立位の割合は加齢により増加し、若年成人では18％だが、健康高齢者では26％以上になることがわかっている（58）。転倒を恐れる高齢者は両脚支持時間が長い。両脚支持時間は歩行速度および歩幅の強い予測因子である（58）。歩幅とは左右の足の連続接地点の距離と定義される(57)。

バランスとは、主に支持基底で決まる安定性の限界域に重心を維持する能力と定義できる（46）。バランスは、所定の感覚環境で支持基底の上方で中心を制御する能力である(45)。バランスは、姿勢の偏り、転倒、介助なしで安全に座り、立ち、歩く能力である。バランスは歩行と同じく、視覚および感覚を含めた神経筋・筋骨格系の協調反応である。バランスは末梢、神経系、固有受容性、前庭系、小脳、および視覚系の相互作用に依存する。解剖学的な位置で言うと、重心は第2仙椎の手前2cmの位置にある。歩行中、重心は正弦曲線を描いて動き、縦横方向に平均5cm移動する。この重心の移動にはエネルギーを必要とする。

がん患者の歩行および バランスのアセスメント

慢性進行性または急性の歩行障害を訴える患者の評価は3段階あり、既往歴、理学検査、歩行およびバランスの機能アセスメントが含まれる。既往歴および臓器系を注意深く調べれば、歩行障害に寄与する因子を発見できる。よって、患者の薬剤療法、関連臨床試験データ、がんの種類および病期、過去または現在の治療を知ることが重要である。機能中心の理学検査には、最低でも神経、筋骨格、精神状態のアセスメントを入れる。表12.1に機能中心の理学検査の一例を示す(5)。

歩行アセスメントの目標は、機能障害のあぶり出しに努めながら歩行を評価することである。障害の領域には筋力低下、関節可動域の消失、非協調性、または姿勢制御能の低下などがあるだろう。表12.2に歩行に影響を与える可能性があり、評価すべき身体機能障害を示す(46)。歩行評価には最も基本的な歩行偏位の室内観察から、動作、足圧分布測定データ、および筋電図検査をアセスメントする高度な自動歩行分析検査まである(53,54)。単純な歩行アセスメントでは、立位(静的検査)および歩行(動的検査)時の患者を観察する。初めに立位にさせた患者を検査し、姿勢に加えて骨および軟組織の対称性も評価する。医師は立位時の足と足首を評価し、足の前部および後部の偏位をアセスメントする。歩幅および足の高さも観察・測定し、歩行率も測る。次にフロアを横切って歩くように患者に求め、その間医師が歩行周期を評価する。医師は、関節可動域、歩行の速度と質、さらに手足の全関節の同調性もアセスメントする。裸足の時、普通のウォーキングシューズをはいた時の歩行を評価し、患者が普段使用する移動支援機器や装具を使って歩行する様子を前後左右から観察する。

室内歩行機能アセスメントでは、腕を使わず椅子から立ち上がるように求め、近位筋力も調べるようにする。歩行機能アセスメントでは一定距離の歩行に要した時間をストップウォッチで測定して歩行速度を求める(45)。がん患者は6分間歩行テストおよび前方リーチテストを含め多くの身体能力測定が大きく劣ることをSimmondsは明らかにした(59)。バランスアセスメントで使用できるアップアンドゴーテストは、元来、椅子から立ち上がって歩き、向きを変えて椅子に戻る時の遂行異常のレベルを用いて採点した(54,60)。このテストを修正し、時間測定で採点するバージョンが開発された(61)。Functional Ambulation Classification (FAC) 尺度には補助具の使用、介助の度合い、歩行可能な距離および接地面の種類の評価が含まれる(62)。表12.3によく見られる歩行障害および機能的歩行評価テストを列挙する。

バランスの分析は複雑で、多くの器官系が最適レベルで機能する必要がある。バランス制御の包括的アセスメントには姿勢制御に寄与する感覚系、運動系、および認知系の有効性評価を含む。筋力、関節の動き、視力、知覚、または前庭系に影響するいかなる問題もバランス障害を起こしうる。歩行と同様にバランスも静的動的に評価する必要がある。神経障害がある患者に対し、姿勢制御の様々な側面を評価するために各種検査が使われている(45)。こうした検査は静的立位、動的立位、および感覚操作中に行い、バランスに影響している障害の同定に役立てることができる。静的立位の目標は、患者が立位で姿勢を保持する能力をテストすることである。動的立位テストも立位で行うが、対象の動作は自発的な体重

表12.1　身体機能検査
協調性
指-鼻テスト
交互運動
リズミック・トゥー・タップ
母指に他の指先を順にタッチする
固有受容性
足の親指
筋力
指屈筋
肘伸筋
母指と示指でつまむ力
ROM
135°以上の腕の屈曲および外転自動運動
バランス
動的座位バランス
片脚立ちバランス
移乗
坐位から立位
歩行
後ろ歩き
つぎ足歩行
かかと立ち歩行
出典：参考文献5より

表12.2　歩行に影響を与えうる身体障害

筋骨格	神経	心血管
姿勢	知覚、感覚の解釈	有酸素能力
関節構造	運動の計画	持久力
関節のアライメント	運動のプログラミング	エネルギー代謝
関節可動域	タイミングと協調	血管の完全性
筋肉の長さおよび柔軟性	感覚と運動筋の調和	
筋力および持久力	疼痛	

出典：参考文献46

表12.3　歩行障害とアセスメントテスト

歩行機能障害テスト	機能歩行アセスメント
歩行時間自動測定	3分間歩行テスト
臨床歩行アセスメント	5分間歩行テスト
機能的歩行プロファイル	6分間歩行テスト
歩行異常評価尺度（GARS）	12分間歩行テスト

出典：参考文献45

移動能力である。古典的なロンベルク試験、タンデム肢位ロンベルク試験、片脚立ちテストは静的バランステストである（63）。ファンクショナルリーチ尺度（Functional Reach Scale）は元来、転倒リスクを明らかにするため高齢者用に開発された、動的立位または動的テストの一例である（45,64）。機能バランス、移動、および歩行の尺度は座位から立位、歩行、対象物の上でステップするなどの全身運動の遂行評価に使われていた。こうした尺度は障害の同定に使用できる。Bergバランススケール（65）、アップアンドゴー（61）、修正歩行評価尺度（mGARS）（66）、Tinneti歩行バランス尺度（別名Performance-Mobility Assessment、POMA）（67）は汎用される機能尺度の例である。バランスの多次元的様相を完全に反映できる単一試験がないため、バランスアセスメントでは検査をいくつか組み合わせて使用されてもいる（45）。

歩行およびバランス障害の診断

歩行障害は歩行速度の減少、または体の動きの滑らかさ、対称性、または同期性の逸脱と定義される（58）。病歴調査および特殊検査を含めた機能検査が終了したら、医師は障害の有無および最も近い原因を見極め、効果的な治療計画を立てる努力が必要だ。

非がん患者120名を対象にしたある試験で、歩行機能障害の病因は感覚障害（18.3%）、脊髄症（16.7%）、多発性梗塞（15%）、パーキンソニズム（11.7%）、小脳疾患（6.7%）、水頭症（6.7%）、および不明（14%）（8）であった。がん患者には特徴的な歩行パターンがない。しかし、がん患者の機能制限および歩行パターンは疾患の程度に関係があり、侵害された臓器系を介して疾患経過中に変化する可能性がある。

歩行障害は解剖学的部位、感覚運動パターンまたは歩行パターンの記述報告に応じて分類できる。解剖学的に歩行障害は次の9つのカテゴリーの中に大きく分類できる：（1）前頭葉性歩行障害、（2）皮質性-皮質下性歩行障害、（3）皮質下性運動低下障害、（4）皮質下性運動過剰障害、（5）皮質下性平衡失調、（6）錐体路性歩行障害、（7）小脳性歩行障害、（8）神経障害性歩行障、および（9）筋障害性歩行障害（8）。

歩行障害を分類するもう1つの有用な方法は、感覚運動レベル（髄節）に応じ、低レベル、中レベル、および高レベルの機能障害に分ける方法である（12）。神経感覚または運動の使用度が確認できるので、がん患者の場合、この種の分類は特に有用である。表12.4に感覚運動レベルと、関連する歩行機能障害を示す（12）。がん患者の場合、低レベル障害の原因には前庭障害、末梢性ニューロパチー、脊髄後索障害、または視覚性運動失調がある。末梢性運動障害は関節炎、ミオパチー、または神経因性病態で起きる場合がある。歩行障害が低感覚運動レベルに留まり、中枢神経系が損なわれていない場合は、患者が代償できるので、適応は概ね良好である。中レベル障害は脊髄症による痙直または小脳性運動失調が原因であることが多い。歩行の開始は正常だが、ステップのパターンが異常な場合がある。分回し歩行および歩隔の

表12.4　歩行障害は感覚運動障害レベルによって変わる

レベル	障害／状態	歩行の特徴
低	末梢性感覚運動失調：後柱、末梢神経性、前庭性、視覚性運動失調	不安定、非協調性(特に視覚的入力なし)、ためらいがち、酔っぱらいのような。
	関節炎(有痛性歩行、関節変形)による末梢性運動障害	患側に体重をかけようとしない；立脚相が短い。腰痛が生じる場合がある。トレンデレンブルグ歩行(患側へ体幹が移動)。有痛膝の屈曲。脊椎疼痛により、小きざみで遅い歩行および腰の前弯減少。無痛性の場合、トレンデレンブルグ歩行を含め、拘縮、変形で制限された動きなどが特徴である。
	筋障害性および神経障害性病態(筋力低下)による末梢性運動障害	腰帯の脆弱により、腰の過度な前弯および体側屈曲(トレンデレンブルク歩行およびあひる歩行)が生じる。近位運動ニューロパチーによりあひる歩行およびフット-スラップが生じる。遠位運動ニューロパチーにより遠位筋力低下、特に足首背屈および「垂れ足」が起き、過度な腰屈曲、膝伸張、フット・リフト(鶏状歩行)、およびフット・スラップに繋がる場合がある。
中	片麻痺に由来する痙直	脚が腰から外向きにスイングし、半円を描く(分回し)；膝が過度に伸展する場合がある(反張膝)；足首が過度に底屈し内反する場合がある(内反尖足)；不全麻痺が少なければ、腕のスイングの消失と足の引きずりだけの場合がある。
	対麻痺に由来する痙直	両脚の分回し歩行；小きざみ歩行、すり足；重症になると腰が内転し、膝が互いの前で交差する(はさみ歩行)。
	パーキンソニズム	小きざみ歩行、すり足、すくみ足、加速歩行、前方に転倒(前方突進)、後方に転倒(後方突進)、全身を動かして向きを変える(方向転換障害)、腕ふりなし。
	小脳性運動失調	体幹動揺増加を伴うガニ股歩行、不規則なステップ、よろめき歩行(特に方向転換)。
高	用心深い歩行	適切な姿勢反応があり転倒を恐れる、正常ないしガニ股歩行、小きざみで遅い歩行、方向転換障害。
	前頭葉性または白質性病変：脳血管病変、正常圧水頭症	前頭葉性歩行障害：歩行開始が困難。パーキンソニア様の小きざみ歩行・すり足だが、ガニ股歩行、直立姿勢、腕ふり、脚失行症があり、方向転換または注意が逸れた時に"すくむ"。認知障害、錐体障害、排尿障害がある場合もある。

出典：参考文献12より。

拡大がこの機能障害レベルでしばしば見られる。高レベルの障害は認知障害および転倒を恐れるなどの行動面に特徴がある。こうした障害はしばしば代償法がない場合があり、治療がより難しい。1つのレベル以上の障害がある患者が大半だが、主要な障害レベルを決めるとより具体的な治療方針を立てるのに役立つだろう。

歩行障害の臨床上有用かつ実用的な分類法は他にもあり、それは病状の記述パターンを使う方法である。ここでもバランス障害とはバランス式に必要な要素の1項目以上の障害と定義できる。バランスの障害の関連症状には回転性めまい、めまい、運動失調、失行症、および共調運動不全などが多い。バランスとは、個人、個人が遂行する課題、および課題を遂行しなければならない環境との間の相互作用の結果である(45)。感覚のインプットと処理、運動計画と実行の両方が必要である。末梢および中枢の要素が歩行周期には必要とされる。バランス障害を診断するには、医師は感覚系、前庭系、および運動系との間の関係を理解する必要がある。臨床で

は、患者がタンデム立位または片脚立位を5秒間以上保持できない場合は、バランス障害と診断する(58)。がん患者の場合、バランス障害は複数因子に起因する可能性があるため、各パラメータをアセスメントし、当該の障害がどこで起きているかを明らかにする。

治療およびリハビリテーション介入

　がん患者のバランスおよび歩行障害の治療には医学的介入とリハビリテーション介入の両方を取り入れるべきである。医学的治療としては、化学療法の制限／変更などの薬物療法の調整、照射量・領域の調整、元からある貧血の治療、電解質補充、その他の問題の原因に応じた医療処置などがあるだろうリハビリテーション介入としては、リハビリテーション医学評価、理学療法や作業療法、装具、自助具、移動支援機器の処方、および環境改良などがあるだろう。

　歩行異常の治療計画を立てるための5つのステップは次のとおりである(46)。

1. 歩行異常の同定
2. 原因の特定
3. 機能障害と身体能力の関係の解釈
4. 適切な目標の設定
5. 適切な治療戦略およびテクニックの選択

　大半の歩行トレーニングプログラムは筋力、持久力、柔軟性のいくつかの面の改善をカバーする。歩行トレーニングを強化する場合、等尺性トレーニングおよびレジスタンス・トレーニングにより、体幹筋肉および近位筋肉の強化を行うようにする。持久トレーニングでは有酸素運動を取り入れる。特に足首と腰に対しては、関節可動域運動により柔軟性を向上させる。身体支持具およびトレッドミルを使った課題指定歩行トレーニングが有用な可能性があると数件の研究で報告されている(12)。

　各種装具および移動支援機器を用いて歩行中の安全性を高める。下肢装具を用いて下肢関節の安定、保護、支持を行い、治療的立位および機能的歩行を支援する。装具の種類は筋力低下の重症度および部位によって変える。下肢装具には、胸髄／高位腰髄病変を呈する患者または重大な股関節屈筋力低下を呈する患者に使う腰膝足関節足装具（HKAFO）がある。膝足関節足装具（KAFO）は大腿四頭筋が弱いが大腿屈筋は正常な患者に使う。足関節足装具（AFO）は腰と太腿の筋力は正常だが、末梢神経傷害、末梢性ニューロパチー、または遠位下肢筋力低下のため足関節背屈／底屈を呈する患者に使う。安定性を増し体幹の動きをコントロールするために体幹装具も使う(68)。最も適切な補助具を決め、装着した患者のトレーニングを行う際は理学療法が役立つ(69)。

　薬物療法の用量制限副作用であるため、歩行異常が一過性、可逆的、一時的であるがん患者もいる。この場合の治療介入の目標は、治療前の歩行レベル近辺に戻るまで、安全を確保できる適切な移動支援機器を提供することであろう。一方で、がん患者の中には原発／転移性脳病変があり、それは時間の経過とともに悪化が予測されるものかもしれない。この場合の治療介入目標も安全が第一だが、リハビリテーションの頻度、強度、および長さは短期機能障害の患者とは大きく異なるだろう。総じて目標は、歩行の安定性、速度、持久性、および患者の生活様式への順応を含め、常に安全に歩行する能力を最大化することだ(46)。

　バランスには複数の次元があり、バランス・スキルのトレーニングは常に文脈に合わせた方法で改良すること。スキルを確実に習得するには、特定の姿勢およびバランス動作を繰り返し行う必要があると考えられる。一般に、バランス・トレーニングでとりわけ有効なものはないことがわかっている。Masdeu (46) は、高齢者を対象にした25の〝バランス・トレーニング〟試験のレビューについて報告した。全変数を考慮すると、バランス転帰評価において1項目以上で有意な改善がなかったのは25試験中10試験（40%）であった。ランダム化試験では改善対改善なしの比は同等であった。転帰良好の試験は全体として、トレーニングを集中して行う方針をとっているように思われた(46)。

　前庭-眼運動は、前庭機能低下または良性頭位眼振がある患者に使用されている。空間認識トレーニングは有効な戦略だと報告されている。SchaieとWillisが行ったある研究(46,70)では、短期間（1時間×5回）の認知空間再トレーニング（心的回転）により、前庭機能低下が有意に回復した。太極拳は注意を空間と身体の相互作用に向ける動きのテクニックである。2つの研究で、太極拳トレーニングによってバランスが改善し、高齢者の転倒リスクが減少した(71-74)。心的イメージで前庭感覚入力を増加させる方法も使用されている(46)。

まとめ

　がんリハビリテーションとは、がんサバイバーががんとその治療で生じた機能障害の限界内で、可能な限り有効に生きられるようにするプロセスである(5)。がんリハビリテーションの目標はがん患者が最適な身体的、心理的、職業的、社会的機能を獲得できるようすることであり、このことからがんリハビリテーションへの学際的アプローチが支持される (1,75)。がん患者の機能制限およびリハビリテーションのニーズは、診断時およびがん治療の併用時の疾患の程度と直接的な関係がある。こうした問題のどれもが機能的能力を大きく損ない、患者だけではなく介護者にも感情的苦痛、社会的苦痛をもたらしうる(76)。

　がん患者にはバランス・歩行機能障害がよく起きる。バランスと歩行には相互関係があり、日常生活活動の遂行への独立寄与因子を一つずつ切り離すことは困難である。がん患者のバランス・歩行障害の原因は複数あるので、適切な介入法を決めるには病歴を注意深く検討し、総合的機能検査を行って障害の有無を評価することを推奨する。患者のQOLを改善し、介護者のケアの負担を減らすには、身体機能および自立性をできる限り長く維持すべきである(77)。がんに起因する機能障害、共存症、および持久力レベルに基づいた適切な手引きおよび諸注意に従い、筋力、機能レベル、および移動能力を増加／維持するための運動プログラムに参加するようがん患者に奨める(78)。バランス・歩行機能障害に特化したがんリハビリテーションの研究を今後進めることで、安全かつ適切な介入の解明に役立つであろう。

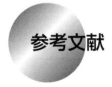

参考文献

1. Fialka-Moser V, Crevenna R, Korpan M, Quittan M. Cancer rehabilitation: particularly with aspects on physical impairments. *J Rehabil Med*. 2003;35:153–162.
2. Gillis TA, Garden FH. Principles of cardiac rehabilitation. In: Braddom RL, ed. *Physical Medicine and Rehabilitation*, 2nd ed. Philadelphia, PA: Saunders, 2000:1305–1320.
3. Lehmann JF, DeLisa JA, Warren CG, DeLateur BJ, Sand Bryant PL, Nicholson CG. Cancer rehabilitation: assessment of need, development, and evaluation of a model of care. *Arch Phys Med Rehabil*. 1978;59:410–419.
4. Ganz PA, Coscarcelli Schag CA, Heinrich RL. Rehabilitation. In: Haskell CM, ed. *Cancer Treatment*. Philadelphia: WB Saunders; 1990:883–892.
5. Movsas SB, Chang VT, Tunkel RS, Shah VV, Ryan LS, Millis SR. Rehabilitation needs of an inpatient medical oncology unit. *Arch Phys Med Rehabil*. 2003;84:1642–1646.
6. Gerber LH, Vargo MM, Smith RG. Rehabilitation of the cancer patient. In: De Vita VT, Hellman S, Rosenberg SA, eds. *Cancer: Principles and Practice of Oncology*, 7th ed. Philadelphia, PA: Lippincott-Raven; 2005:2719–2746.
7. Yates JW. Comorbidity considerations in geriatric oncology research. *CA Cancer J Clin*. 2001;51:329–336.
8. Manek S, Lew M. Gait and balance dysfunction in adults. *Curr Treat Options Neur*. 2003;5:177–185.
9. Buckwalter JA, et al. Current concepts review, soft-tissue aging and musculoskeletal function. *J Bone Joint Surg*. 1993;75: 1533–1548.
10. Rubenstein LZ, Josephson KR, Robbins AS. Falls in the nursing home. *Ann Intern Med*. 1994;121:442–451.
11. Ostchega Y, Harris TB, Hirsh R, Parsons VL, Kington R. The prevalence of functional limitations and disability in older persons in the US: data from the National Health and Nutrition Examination Survey III. *J Am Geriatr Soc*. 2000;49:1132–1135.
12. Alexander NB, Goldberg A. Gait disorders: search for multiple causes. *Cleve Clin J Med*. 2005;72:586–600.
13. Sudarsky L. Gait disorders: prevalence, morbidity, and etiology. *Adv Neurol*. 2001;87:111–117.
14. Nusbaum NJ. Rehabilitation of the older cancer patient. *Am J Med Sci*. 2004;327:86–90.
15. Garman KS, Pieper CF, Seo P, Cohen HJ. Function in elderly cancer survivors depends on comorbidities. *J Gerontol A Biol Sci Med Sci*. 2003;58:M119–M1124.
16. Sudarsky L. Geriatrics: gait disorders in the elderly. *N Engl J Med*. 1990;322:1441–1446.
17. Tinetti ME, Williams TF, Mayewski R. Fall risk index for elderly patients based on number of chronic disabilities. *Am J Med*. 1986;80:429–434.
18. Robbins AS, Rubenstein LZ, Josephson KR, Schulman BL, Osterweil D, Fine G. Predictors of falls among elderly people. Results of two population-based studies. *Arch Intern Med*. 1989;149:1628–1633.
19. Pearse H, Nicholson L, Bennett M. Falls in hospices: a cancer network observational study of fall rates and risk factors. *Palliat Med*. 2004;18:478–481.

20. Bauer CA. Vestibular rehabilitation, 2005. Accessed March 26, 2007, at http://www.emedicine.com/ent/topic666.htm Bauer.
21. Schwartz AL. Cancer. In: Durstine JL, Moore GE, eds. *ASCM's Exercise Management for Persons with Chronic Disabilities*, 2nd ed. Champaign, IL: Human Kinetics; 2003:166–172.
22. Newton HB. Neurologic complications of systemic cancer. *Am F Phys*. 1999;59:878–886
23. Chang EL, Lo S. Diagnosis and management of central nervous system metastasis from breast cancer. *Oncologist*. 2003;8:398– 410.
24. Tsukada Y, Fouad A, Pickren JW, et al. Central nervous system metastasis from breast carcinoma. Autopsy study. *Cancer*. 1983;52:2349–2354.
25. Gilbert MR, Grossman SA. Incidence and nature of neurologic problems in patients with solid tumors. *Am J Med*. 1986;81;951–954.
26. Sculier JP, Feld R, Evans WK, De Boer G, et al. Neurologic disorders in patients with small cell lung cancer. *Cancer*. 1987;60:2275–2283.
27. Boogerd W, Hart AAM, van der Sande JJ, Engelsman E. Meningeal carcinomatosis in breast cancer. Prognostic factors and influence of treatment. *Cancer*. 1991;67:1685–1695.
28. Balm M, Hammack J. Leptomeningeal carcinomatics. Presenting features and prognostic factors. *Arch Neurol*. 1996;53: 626–632.
29. Chad DA, Recht LD. Neuromuscular complication of systemic cancer. *Neurol Clin*. 1991;9:901–918.
30. Stillwagon GB, Lee DJ, Moses H, Kashima H, Harris A, Johns M. Response of cranial nerve abnormalities in nasopharyngeal carcinoma to radiation therapy. *Cancer*. 1986;57:2272– 2274.
31. Schiff D. Spinal metastases. In: Schiff D, Wenn PY, eds. *Cancer Neurology in Clinical Practice*. Tottowa, New Jersey: Humana Press Inc.; 2003:93–106.
32. Posner JB. *Neurologic Complications of Cancer*. Philadelphia, PA: F.A. Davis Company; 1995;111–171.
33. Helweg-Larsen S, Sorensen PS. Symptom and signs of metastatic spinal cord compression: a study of progression from first symptom until diagnosis in 153 patients. *Eur J Cancer*. 1994;30A:396–398.
34. Hainline B, Tuszynski MH, Posner JB. Ataxia in epidural spinal cord compression. *Neurology*. 1992;42:2193–2195.
35. Schiff D, O'Neill BP. Intramedullary spinal cord metastases: clinical features and treatment outcome. *Neurology*. 1996;47:906–912.
36. Mason WP. Leptomeningeal metastases. In: Schiff D, Wen PY, eds. *Cancer Neurology in Clinical Practice*. Tottowa, New Jersey: Humana Press Inc; 2003:107–118.
37. Stubblefield MD, Bilsky MH. Barriers to rehabilitation of the neurosurgical spine cancer patient. *J Surg Oncol*. 2007;95: 415–426.
38. Casey EB, Jellife AM, Le Quesne PM, Millet YL. Vincristine neuropathy: clinical and electrophysiological observations. *Brain*. 1973;96:69–86.
39. Siegal T, Haim N. Cisplatin-induced peripheral neuropathy. *Cancer*. 1990;66:1117–1123.
40. Cavaletti G, Marzorati L, Bogluin G, et al. Cisplatin induced peripheral neurotoxicity is dependent on total-dose intensity and single dose intensity. *Cancer*. 2002;94:2434–2440.
41. Visovsky C, Daly BJ. Clinical evaluation and patterns of chemotherapy-induced peripheral neuropathy. *J Am Acad Nurse Pract*. 2004;16(8):353–359.
42. Galantino ML, Machese V, Ness K, Gilchrist LS. Oncology physical therapy research: a need for collaboration and the quest for quality of life in cancer survivors. *Rehabil Oncol*. 2005;23:10–16.
43. Posner JB. Neoplastic disorders: nonmetastatic complications of cancer, 2006. Accessed April 4, 2006, at http://www.medscape.com/viewarticle/534598.
44. Dropocho EJ. Remote neurologic manifestations of cancer. *Neurol Clin*. 2002;20(1):85–122.
45. Umphred DA. *Neurological Rehabilitation*, 4th ed. St. Louis, MO: Mosby, Inc.; 2001:616–660.
46. Masdau JC, Sudarsky L, Wolfson L, eds. *Gait Disorders of Aging: Falls and Therapeutic Strategies*. Philadelphia, PA: Lippincott-Raven Publishers; 1997:1–443.
47. Denmark-Wahnfried W, Petersen BL, Winer EP, et al. Changes in weight body composition, and factors influencing energy balance among premenopausal breast cancer patient receiving adjurant chemotherapy. *J Clin Oncol*. 2001;19(9): 2367–2369.
48. Heary RF, Filart R. Tumors of the spine and spinal cord. In: Kirshblum S, Campagnolo DI, Delisa JA, eds. *Spinal Cord Medicine*. Philadelphia, PA; Lippincott Williams and Wilkins; 2002:480–497.
49. McPeak LA. Physiatric history and examination. In: Braddom RL, ed. *Physical Medicine and Rehabilitation*, 2nd ed. Philadelphia, PA: Saunders; 2000:3–45.
50. Simoneau GG. Kinesilogy of walking. In: Neumann DA, ed. *Kinesiology of the Musculoskeletal System: Foundations for Physical Rehabilitation*. St. Louis, MO: Mosby, Inc.; 2002:523–569.
51. Esquenazi A, Talaty M. Gait analysis: technology and clinical applications. In: Braddom RL, ed. *Physical Medicine and Rehabilitation*, 2nd ed. Philadelphia, PA: Saunders; 2000:93–108.
52. Perry J. *Gait Analysis: Normal and PFunction*. New York, NY: McGraw-Hill, Inc.; 1992:3–16.
53. Hausdorff JM, Alexander MB, eds. *Gait Disorders: Evaluation and Management*. Boca Raton, FL: Taylor and Francis Group; 2005:1–408.

54. Alexander NB. Gait disorders in older adults. *Clin Geriatr*. 1999;7:1070–1389.
55. Guyatt GH, et al. The 6 minute walk: a new measure of exercise capacity in patients with chronic heart failure. *Can Med Assoc J*. 1985;132:919–923.
56. Friedman PJ, Richmond DE, Baskett JJ. A prospective trial of serial gait speed as a measure of rehabilitation in the elderly. *Age Aging*. 1988;17:227–235.
57. Magee DJ. *Orthopedic Physical Assessment*, 4th ed. St. Louis, MO: Saunders Elsevier; 2006:847–872.
58. Beers MH, ed. *The Merck Manual of Geriatrics*, 3rd ed. Whitehouse Station, NJ: Merck Research Laboratories; 2000: 203–211.
59. Simmonds MJ. Physical function in patients with cancer: psychometric characteristics and clinical usefulness on a physical performance battery. *J Pain Symptom Manage*. 2002;24(2): 404–414.
60. Mathias A, Nayak USL, Isaacs B. Balance in elderly patients: the "get up and go" test. *Arch Phys Med Rehabil*. 1986;67: 387–389.
61. Posiadlo D. Richardson S. The timed "Up and Go": a test of basic functional mobility for frail elderly persons. *J Am Geriatr Soc*. 1991;39:142–148.
62. Holden, MK, Gill KM, Magliozzi MR.Gait assessment for neurologically impaired patients; standards for outcome assessment. *Phys Ther*. 1986;66:1530–1539.
63. Anemaet WK, Moffa-Trotter ME. Functional tools for assessing balance and gait impairments. *Top Geriatr Rehabil*. 1999;15(1):66–83.
64. Duncan PW, Weiner DK, Chandler J, Studenski S. Functional reach: a new clinical measure of balance. *J Gerontol*. 1990;45:M192–M197.
65. Berg K, et al. Measuring balance in the elderly: preliminary development of an instrument. *Physio Ther Can*. 1989;41(6): 304–311.
66. Wolfson LI, Whipple R, Amerman P, Tobin JN. Gait assessment in the elderly: a gait abnormality rating scale and its relationship to falls. *J Gerontol*. 1990;45:M12–M19.
67. Tinetti ME, Williams TF, Mayewski R. Fall risk index for elderly patients based on number of chronic disabilities. *Am J Med*. 1986;80:429–434.
68. Smith RG, Vargo MM. Rehabilitative medicine. In: Berger AM, Shuster JL, Von Roenn JH, eds. *Palliative Care and Supportive Oncology*, 3rd ed. Philadelphia, PA: Lippincott Williams and Wilkins; 2007:765–776.
69. Van Hook FW, Demonbreun D, Weiss BD. Ambulatory devices for chronic gait disorders in the elderly. *Am F Physician*. 2003;67:1717–1724.
70. Schaie KW. The course of adult intellectual development. *Am Psychol*. 1994;49:301–313.
71. Wolfson L, et al. Training balance and strength in the elderly to improve function. *J Am Geriat Soc*. 1993;41:341–343.
72. Wolf S, Kutner N, Green R, McNeely E. Reducing frailty in elders: two exercise interventions at Emory University and Wesley Woods Geriatric Center. *J Am Geriat Soc*. 1993;41: 329–332.
73. Wolfson L, et al. Balance and strength training in older adults: intervention gains and tai chi maintenance. *J Am Geriat Soc*. 1996;44:498–506.
74. Wolf S, et al. Reducing frailty and falls in older persons: an investigation of tai chi and computerized balance training. *J Am Geriat Soc*. 1996;44:489–497.
75. Cromes GF Jr. Implementation of interdisciplinary cancer rehabilitation. *Rehabil Counseling Bull*. 1978;21:230–237.
76. Van Weert E, Hoekstra-Weebers JEHM, Grol BMF, et al. Physical functioning and the quality of life after cancer rehabilitation. *Intern J Rehab Res*. 2004;27:27–35.
77. Santiago-Palma J, Payne R. Palliative care and rehabilitation. *Cancer*. 2001;94:1049–1052.
78. Hicks JE. Exercise for cancer patients. In: Basmajian JV, Wolf SL, eds. *Therapeutic Exercise*, 5th ed. Baltimore, MD: Williams and Wilkins; 1990:351–369.

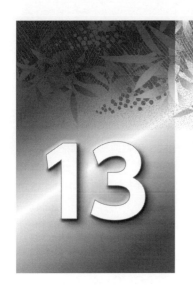

13 がん関連疲労

デボラ・ジュリー・フランクリン
ローラ・パケット

「がんは体を消耗し、
　疲れ果てた気持ちにさせる——楽しい日でも」
　　　　　　　　　　——がんサバイバー RJ

　がん関連の疲労（CRF）は腫瘍患者がよく経験する症状と見られている（1）。この10年間の研究や議論により合理的な対処法が作られたものの、現在の治療戦略の有効性を向上させるにはさらに努力の必要性があることがわかった。疲労は激しい活動に対する正常な生理的反応であり、ルーチン活動の最中に疲労が起こり、長時間持続し、休養をとっても疲れが取れない場合は病的なものになる（2,3）。米国総合がんセンターネットワーク（NCCN）のCRFの定義は、「最近の活動に合致しない、日常生活機能の妨げとなるほどの、がんまたはがん治療に関連した、つらく持続する主観的な感覚で、身体的、感情的、かつ／または認知的倦怠感または消耗感」とされる（4）。CRFはしばしば日常活動レベルの低下に繋がり、さらに患者および家族の安寧に対し身体的／心理的／社会的／経済的な影響を与える（5）。PortenoyとItriは、エネルギー減少および休息の必要性の増加に加え、CRFが集中力・注意力の低下などの認知症状、および短期記憶に関して知られている問題にも関連していると主張した人々である。日常活動参加への意欲または興味の減少は、疲労感に対する著しい情緒反応（悲しみ、欲求不満、短気など）に繋がる場合がある。不眠症と同様、過眠症もよく見られ、睡眠をとっても心身が爽快にならず、元気を取り戻せない患者が多い（6）。

アセスメント

　20年前、疲労は総合的QOLまたは機能アセスメントスコアに寄与する項目としてよく評価の対象になった。最近、疲労のアセスメント専用のツールが導入され、妥当性が検証された。定期的に継続して患者を評価すれば、最大の利益が得られる。このため、診断時および治療中だけではなく、長期追跡ケアの一環として、一定の間隔で疲労の有無と重症度を検査することをNCCNは勧めている（7）。このアプローチにより、CRFを早期に発見し、介入の有効性評価のためのベースラインデータが得ることができる。

スクリーニング

　以下に記す検証済みの客観的尺度を使うと良いCRF評価ができる。ただし忙しい臨床医には、リッカート様の10段階尺度を使った軽度／中等度／重症で分類する方法が必要かもしれない。1〜3点の疲労を報告した患者を軽度CRF、4〜6を中等度、7〜10を重症と考える。疲労がない／軽度と最初に報告したとしても、腫瘍患者はCRFについて教育およびカウンセリングを受けるべきで、一定間隔で再評価も必要である。治療中のCRFが起きる可能性について客観的情報を受け取ることで、CRFが今後発現したとしても心構えができ、治療が失敗

キーポイント

- がん関連の疲労（CRF）は腫瘍患者に影響する一般的症状である（1）。論文審査のある医学雑誌に掲載された多くの試験では、どれもCRFの有病率は60%～90%と報告されている。
- 疲労は激しい活動に対する正常な生理的反応であるが、ルーチン活動の最中に疲労が起こり、長時間持続し、休養をとっても疲れが取れない場合は病的なものになる。
- 米国総合がんセンターネットワーク（NCCN）のCRFの定義は、「がんやがん治療に伴う永続的、主観的な疲れであり、最近の活動に比べて度合いが大きく、正常の機能を妨げるほどのもの」とされる。
- 治療中だけではなく、長期追跡ケアの一環として、診断時および一定の間隔で疲労の有無と重症度を検査することをNCCNは勧めている。
- CRFの病態生理は極めて複雑である。CRFが生理的に別の機序なのか、あるいは「多くの素因または病因が寄与する最終共通経路」なのかという奥の深い問題は、基礎科学者だけではなく臨床研究者による探求が続いている。
- 疼痛、感情的苦痛、睡眠障害、貧血、栄養欠乏、廃用症候群、および共存症を含め、常にCRFとの関連性が見られる様々な因子が臨床研究により同定された。
- 完全回復でなくてもCRFを軽減するには各種臨床医が足並みを揃えて協力し、患者に悪影響を及ぼす複数の病因に同時に対処する必要がある。NCCNガイドラインによると、介入には(1)教育およびカウンセリング、(2)一般戦略、(3)非薬理学的介入、(4)薬理学的介入の4つのカテゴリーがある。
- 軽度～中等度の有酸素運動プログラムだけではなく、無酸素運動プログラムも多くの腫瘍患者集団のCRFを改善し、副作用のエビデンスもないことが示されている。

した、疾患が進行した、などと思い込んで不安にならなくてもすむ（8）。

測定ツール

10以上の疲労測定ツールが開発されており、そのうちいくつかは特にがん患者用に設計されたものである（表13.1）。しかしCRFの専門家委員会は、試験同士の比較が容易になると認識していたにもかかわらず、1つのツールを優先することに合意は得られていない（9）。測定に関するもう1つの問題は、ツールによる測定結果を臨床的有意な疲労有無のカテゴリー分類に変換できる症例定義の基盤を作ることであった（10）。このニーズに応え、David Cella他は症例定義または臨床症状でCRFを識別する基準を提唱した（11）（表13.2）。標準化した症例定義によるアプローチの推進は、国際疾病分類（ICD）にCRFが取り入れられたことを契機にはずみがかかった。

発現率、有病率、強さ、および持続時間

CRFの発現率および有病率を表わす信頼性の高い疫学データの収集は、大きな障害で阻まれてきた（表13.3）。こうした事情にもかかわらず、論文審査のある医学雑誌に掲載された多くの試験で有病率は60%～90%と一定のパターンが見られる。CRFの発現と特定の診断、治療計画書、および患者の特徴とを相関づけるため、どのような努力が払われたかをここで振り返る。

大半のデータはがんに対する治療中または治療後の患者について集めたものだが、乳がん患者54名と年齢をマッチさせた健康対照者を含めたJacobsenの前向き試験により、化学療法の開始前のがん患者集団で統計学的に有意なレベルの疲労が示された（22）。これより前にIrvine他が行った研究では、健常対照群と比べ、治療前の患者に疲労レベルの増加は検出されなかった（23）。全体として積極的に治療中の患者と進行期の患者でCRFの有病率が最も高いと思われるが、無病サバイバーも30%超と報告されている（24）。病期に関係な

表13.1 疲労評価尺度の選択

尺度（参考文献）	内容
気分プロフィール検査（POMS）疲労および活気(12)	0～5段階のリッカート様尺度で採点する65項目のチェックリストは、信頼性が高い疲労度の評価法であることが示されたが、持続時間や日常機能への影響は評価していない。
癌治療の機能評価―倦怠感および貧血（FACT-F）(13)	日常生活の身体、機能、感情、社会面を評価する27項目の質問の他、疲労に関する質問では活動に関係がある睡眠の必要性、疲労感、および筋力低下に関する7項目の質問を含む。再検査のスコアも一致した場合、FACT全体を行う時間と労力を削減するため、疲労の項目だけを使ってもよいだろう。
Piperの疲労尺度(14)	42項目の自己報告質問票で、視覚アナログスケールにより疲労の時間、感覚、情動面を評価する。他の客観的評価法と相関性が高いが、完了させるには患者の負担が大きい。現在疲労を経験中という必要条件があり、スクリーニングツールとしては使えない。
Fatigue Assessment Instrument (FAI) (15)	29項目の自己報告質問票で、全般的疲労度（11項目）、状況特異性（6項目）、疲労の結果（3項目）、休養／睡眠に対する反応性（2項目）、および1～7点のリッカート様尺度を使った追加7項目が含まれる。
Multidimensional fatigue inventory (MFI) (16)	20項目で、全般的疲労、身体的疲労感、精神的疲労的、意欲の低下、活動性の低下をアセスメントする5領域に分かれている。否定文と肯定文の質問があるので、項目によって再コード化が必要。リッカート様の5段階尺度を使用し、スコアが高いほど疲労が少ない。
Fatigue symptom inventory (17)	13項目の自己報告質問票で、QOLに対する疲労の影響度および持続時間を評価。
簡易倦怠感尺度（BFI）(18)	9項目の質問により、最近24時間の疲労レベルを10段階で評価する。完了に要する時間は10分未満で、他の精密なツールとの相関性が示されているが、24時間の枠に制限され、大規模な異文化間での比較検証が必要。
MOS SF-36―疲労用(19)	汎用されているSF-36は身体、感情、社会的安寧を含めた全般的QOLを測定する。最近1週間の疲労の影響を評価するため、疲労の領域に4項目が追加されている。腫瘍患者集団でも尺度の感度および統計的妥当性があることを示すため、本集団での検証試験が必要。
EROTC―疲労用(20)	最近1週間の疲労症状を評価する3項目の質問は、検証済みの多次元QOL評価尺度からの抜粋。

表13.2 提案されている診断基準

基準A	前月2週間に重大な疲労または活力低下を毎日またはほぼ毎日経験し、疲労関連症状の追加10項目中5項目以上に該当。
基準B	疲労経験により、重大ではない苦痛または機能障害が起きる。
基準C	疲労ががんまたはがん治療の結果であることを示唆する臨床的証拠。
基準D	疲労は概ね、併発する精神状態（大鬱病性障害など）の結果ではない。

出典：参考文献21。

表13.3 がん関連の疲労に関する一貫した疫学データの収集を妨げる障壁

がん関連の疲労の主観的な性質。
各病期における腫瘍疾患の発現／再発と治療。
評価ツールの多様性。
過小・過剰報告に対する圧力が変わる。
　　治療選択肢が狭まるのを恐れ、患者が嫌がる。
　　疼痛および悪心の管理向上につれ、
　　注目が増えた。
鬱病、貧血、および疼痛などの他の変数との
相乗関係。

く、CRFは治療終了後も持続することが知られている。Fatigue Coalitionの調査によると、最も厳格なCRFの定義が適用されるようになった後でも、1～5年前にがん治療を完了した調査参加者379人名の37％が調査前月に2週間以上続く疲労を報告した（25）。特定集団を対象にCRFを調査した他の研究でも同様の数値が確認されている。たとえば、ホジキンリンパ腫の治療を終えたスウェーデン人患者459名のうち疲労を訴えた割合は一般集団より20％高かった。調査時点で、治療終了後の平均経過年数は12年であった（26）。

病態生理学

CRFの病態生理は極めて複雑である。CRFが生理的に別の機序なのか、あるいは「多くの素因または病因が寄与する最終共通経路」なのかという奥の深い問題は、基礎科学者だけではなく臨床研究者による探求が続いている（27）。

運動生理学者らの定義では、身体的疲労とは刺激の反復による筋力または筋張力の低下である。貧血による酸素供給減少、肺活量減少、または胸部照射後の換気血流比の変化など、筋機能を損なう因子は筋肉の疲労性に影響を与える。床上安静による骨格筋萎縮、炎症反応中のプロスタグランジンE産生、およびコルチコステロイドやシクロホスファミドなどの薬剤は筋肉の働きを低下させる恐れがある。がん患者の場合、電離放射線への曝露だけではなく、腫瘍壊死因子（TNF）への曝露も興奮収縮連関反応の乱れに繋がりうる（28）。免疫系活動レベルが低いがん患者のサイトカインの役割について知識が増大するにつれ、CRFへの理解が深まり、厄介なCRF症状を生物学的に修飾するチャンスができるかもしれない（29）。

Smets他など別の研究者はもっと幅広い心理社会的な枠組みでCRFを調査している（30）。疲労は資源と需要の不一致の結果であるというSmets他の仮説は、放射線治療を受けた患者の研究で裏付けできなかった。資源のアセスメントは身体的状態、性格特性、社会的支援、年齢、性別、および社会的支援のレベルに基づき行われた。需要は予後、放射線治療の線量、および全体的負担に対する患者の認識と関係があった。MFIスコアは治療前の身体的状態と最も相関性が高かった。治療後は身体的状態および感じられる負担が最も有意な決定要素であった。資源による疲労の差は需要でさらに変わることはなく、その逆も同じであった。

CRFは治療の副作用であり、腫瘍の実プロセスの生物学的な影響でもあると言われることが多い（31）。しかし、治療と疾患の役割を比較し明らかにする研究が一つだけある。その研究では、無作為臨床試験中の小細胞肺がん患者127名を対象に、2つの化学療法を比較した。疲労は試験中最も発現率が高い症状だったが、他の症状と同様、治療中に減少した。結果は化学療法に対する高い反応の現れと解釈された。多変量解析では、疲労のバラツキの43％が疾患単独、35％が治療毒性によるものとされた（32）。

CRFの病因についての議論が続いているものの、どの臨床試験でもCRFに関連し、CRFを誘発するか、CRFの影響を強めると言えそうな特定の因子が多数同定されている。関連因子には疼痛、感情的苦痛、睡眠障害、貧血、栄養欠乏、廃用症候群、および共存症がある（33）。どの試験でも関連要因が複数あったことはCRFが多因性であることが多いという仮定を裏付けているが、支配病因が1つないし2つ程度の異なる病期・治療期に起きたCRFを十分に見分けることはできていない。CRFは多因性と考える臨床医は、ある時点でその患者に有意と考えられる病因は、その時選択したものだけであることを覚えておかなければならない。経過中の各病期の主要因子を同定することが、有効な治療戦略を立てるのに不可欠である。

治療関連の疲労

CRFの研究は、化学療法または放射線治療など積極的な腫瘍治療中の患者集団を対象に行われることが多い。Jacobsen他は気分プロフィール検査（POMS-F）の疲労尺度を使用し、化学療法の3サイクルの前と最中に、I-III期の乳がん患者54名の疲労を、年齢でマッチさせた対照群の疲労と比較した（34）。最初の有病率は72％で、主にドキソルビシン（アドリアマイシン）＋/-シクロホスファミド（Cytoxan）による4サイクルの単剤または多剤化学療法の第3期には94％に増加した。Irvineによると、健常対照群と比べ、乳がん、肺がん、または卵巣がんに対する化学療法から14日後、患者47名で疲

労が有意に増大した（35）。この患者群ではCRFの推定有病率が58％に達した。単剤または多剤化学療法を受けた患者109名を対象にしたRichardsonの質問調査により、疲労は治療後4〜5日後に最大になり、その後徐々に改善し、15日目頃に最小になるが、再び疲労が増大することが示唆された（36）。患者の89％が治療中のある時点で疲労を報告したが、化学療法や疾患部位によってもバラツキが観察された。単剤または多剤薬物療法の一環で週1回、5フルオロウラシルを投与した患者の疲労が最大であった。

　CRFは放射線療法とも関連している。患者250名を対象にした前向き研究により、46％が放射線治療中ほぼ常に疲労を報告していたことがわかった（37）。Jerzek-Fossa他の既存文献の調査により、放射線治療の最中または直後に患者の80％近くが疲労を経験することが確認された（38）。放射線治療関連の疲労は治療中増加し、第4週（約17分割）の間にプラトーに達することが判明した（39）。治療終了後、患者の30％が慢性疲労を発現する（40,41）。疲労は頭蓋照射でよく見られる後遺症で、全脳放射線治療後の特に1ヵ月後の患者に発現する傾眠症候群の主要要素である（42）。上記以外の群では、肺線維症による慢性的な呼吸困難、腸損傷による下痢、または内分泌機能不全の影響など、放射線治療の合併症が治療終了後のCRFの長期持続に寄与する場合がある。

人口統計学的因子および疾患特異性

　ある特定の診断、病期、およびその他の患者の特徴とCRF発現の相関性を見いだそうと努力が続けられている（43,44）。Forlenza他は、性別およびがんの部位に基づきCRFの有病率とそのバラツキを推定するため、大規模なスウェーデン双生児登録（Swedish Twin Registry）およびスウェーデンがん登録（Swedish Cancer Registry）を利用した（45）。疲労については、長期、慢性（6ヵ月以上）、または慢性で機能障害を伴うかどうかを、回答者が自己報告した。双子登録の年齢、教育、および性別でマッチさせた対照群との比較で、がん登録掲載者がなんらかの疲労を報告する割合の補正オッズ比（POR）は、1.23（95％ CI、2.06-1.42）であった。肺がん、前立腺がん、および子宮頸がん患者でも統計学的に有意な関連が見られた。肺がん患者が慢性疲労を発現する補正PORは3.21、機能障害を伴う慢性疲労を発現する補正PORは3.71であった。前立腺がん患者が慢性疲労を発現する補正PORは2.24、機能障害を伴う慢性疲労を発現する補正PORは2.57であった。子宮頸がん患者が慢性疲労を発現する補正PORは1.22、機能障害を伴う慢性疲労を発現する補正PORは1.27であった。慢性疲労と悪性黒色腫、大腸がん、卵巣がん、または乳がんの間に有意な関連性はなかった。後半の調査結果については、他の研究の乳がん患者に疲労が確認されたことを考慮し、ここで考察してみる。病期および治療経過と疲労の発現時期との関係を元にすると、もっともらしい説明ができるかもしれない。つまり、乳がん患者は治療中および治療後いくらか経って疲労を経験する可能性がある一方、早期発見・介入の割合が高いほど末期へのがん進行が遅くなり、乳がん患者集団の遅発性疲労の有病率を抑えられる可能性がある。治療処方が違うことも疾患に特異的な差異の原因になっている可能性がある。かくして、Irvine他が化学療法中の肺がん患者よりも乳がん患者の方が疲労発現率が高いと報告したが、Smetsは放射線治療後の乳がん患者よりも肺がん患者の方が疲労が大きいと報告している（46）。

　Forlenza他と別の研究班は、特定の診断、特に乳がん、卵巣がん、および前立腺がんと性別がリンクしているため、性別とCRFとの間だけの関係について統計学的に有意な情報を得るのが難しいと指摘した（47）。それでも男性と比べ、2試験以上で女性の方がCRFレベルの増加が検出されている。放射線治療終了の9ヵ月後、男性よりも女性の方が疲労が強く、Smets他はその疲労発現率の差の5％分は性別によるものとした（48）。Fatigue Coalitionは放射線治療または化学療法を終了した患者419名を対象にした電話調査を行い、女性の方が男性より疲労の報告が多かったことを明らかにした（49）。

　CRFが年齢とは概ね無関係であることを示した試験が大半である（50）。医学的共存症はCRF増加と関連し、高齢患者集団でより頻繁に起きるが、一般に若年患者の方がCRF発現率が高く、矛盾が見られる（51,52）。これは、特に昔、高齢患者には攻撃性の低い治療計画が選択されてきたことを反映している可能性がある。若年患者ほど仕事に復帰しようとし、家族の責任が重い可能性が高く、その両方が疲労をより厄介な症状にする可能性が高いことを示唆する研究者もいる（53）。しかし、疲労と活動減少による廃用症候群は転倒リスクを増大させるため、高齢者にとってはさらに重要性を帯びる（54）。小児がん患者集団では、疲労の有病率および影響についてほとんど注目されていない。

併存症の要因

Given他は、新たに乳がん、前立腺がん、肺がん、または結腸がんと診断された65歳以上の高齢患者841名を1年間追跡し、CRF有病率と共存症の数との間に相関性を見出した(55)。他の研究者も特定の共存症に着目しており、以下に要約する。

貧血

貧血はがん患者の50%以上に発現し、疲労の有意な可逆的な原因の代表である(56)。貧血は失血、骨髄浸潤、または溶血を介し疾患プロセスの直接的な結果でもあるが、化学療法または放射線治療の副作用である場合もある。プラチナ誘導薬剤には腎毒性があってエリスロポエチン産生に影響するが、別の薬剤は幹細胞損傷、脊髄形成異常症、極小血管障害の機序、および免疫を介した細胞破壊により一過性または長期の貧血を起こす恐れがある(57)。Cellaは様々な腫瘍患者50名を対象としたがん治療の機能評価—貧血(FACT-An)尺度のバリデーション試験で、ヘモグロビン値が12g/dℓ未満の患者と12g/dℓ以上の患者の間で統計学的に有意な疲労の差を見いだした(58)。

電解質平衡異常と栄養パラメータ

CRF患者には栄養評価を行い、体重変化および適切な栄養摂取への障壁をアセスメントし、体液および電解質平衡異常に対処することをNCCNは勧めている。抗がん治療を受けた患者のうち特定の群に抗利尿ホルモン(SIADH)の異常、高カルシウム血症、または低リン酸血症の症候群が発現し、疲労および機能遂行減少に寄与する可能性がある。粘膜炎、食欲不振、悪心、下痢、および便秘を含めたがんおよび抗がん治療の副作用が飲食量に大きく影響する場合がある。脱水は疲労の一症状としてよく知られている。一定の割合の患者ががん悪液質を発現する。Gutstein他は、栄養基質の不十分またはサイトカインによる新陳代謝の乱れを含めたエネルギーのアンバランスが疲労に寄与する可能性があるという仮説を立てた(59)。Wang他は、白血病および非ホジキンリンパ腫を治療中の患者のアルブミン低値とCRFとの間に有意な関係を立証することができた(60)。しかし、他の臨床研究では、体重減少やプレアルブミンなどの栄養マーカーと疲労とを相関づけることができなかった(61,62)また、アルブミン低値によって、包括的な入院患者リハビリテーションプログラム中に得られる機能の受益を阻まれることはなかった(63)。

内分泌

視床下部-脳下垂体—副腎系だけではなく、インターフェロン(IFNα)およびその他の治療に関連する内分泌異常に対しても、がんおよび抗がん治療が影響することから、患者を選択し研究評価する必要がある。IFNαは甲状腺機能低下症を起こし、恐らく副腎も抑制しうる(64)。全身照射はテストステロン値を下げる可能性があるが、血液悪性腫瘍サバイバーの疲労と軽度ライディッヒ細胞機能不全の間に関連は見出されていない(65)。

睡眠障害

Savard他は主にステージ1および2のカナダ人女性乳がん患者300名を対象に調査を行った(66)。診断後の経過時間は2ヵ月から30年の範囲で、半数近く(48%)が睡眠障害を、28%が睡眠薬を使用していると報告した。一般集団の睡眠障害の予想有病率は9%~12%であった。睡眠障害がある患者の33%が診断時に睡眠障害が発現したと報告した。ある下位群は、既存の睡眠障害の悪化を報告した。睡眠に対するがんおよび抗がん治療の影響は、不安、タモキシフェンまたは睾丸摘除術によるホルモン操作と関連した血管運動症状、および疼痛管理の不良など、多くの要因によるものとされている。睡眠障害とCRFの直観で疑われる関係は、診断後の時間中央値が34ヵ月の患者982名を対象にした別のカナダの研究で確認されている。不眠症の患者は疲労を経験する確率が2.5倍高かった(67)。Lee他はがん患者の睡眠障害に関する文献を調べ、不眠障害について疾患別の情報を幅広く提供してくれた(68)。

疼痛

慢性疼痛は非腫瘍患者に疲労を引き起こすと認識されているが、がん患者の疼痛と疲労との間の関係については報告が非常に少ない。成人外来腫瘍患者368名を対象にしたある研究は、POMS疲労下位尺度を使い、疼痛強度と疲労との間に統計学的に有意な相関性があることを立証した(69)。疼痛関連の睡眠障害だけではな

く、選択不良の鎮痛薬による鎮静も、疼痛が重大な役割を果たすCRF発現経路と思われるが、その機序はよく解明されていない。

うつ病

全病期でうつ病と疲労との間に強い関連があると立証されている。化学療法または放射線治療中の患者104名および健常対照者53名を対象にした前向きな研究により、疲労の最良の予測因子が苦痛症状および気分障害であることがわかった (70)。ステージ0/I/IIの乳がんで現在無病のサバイバー 1,957名を対象にしたBower他の研究により、うつ病、次に疼痛が治療終了後の1-5年後の疲労の最良の予測因子であることがわかった (71)。進行乳がん患者64名を対象にしたある研究により、うつ病および無力症（身体的疲労と精神的疲労の併発と定義）の間にも有意な相関性が検出されたが、栄養状態、貧血、および治療タイプとは関連が見られなかった (72)。Tchekmedyian他は、ダルベポエチンアルファで治療した貧血性肺がん患者の疲労減少が不安およびうつ病の減少と関連性があることを示した (73)。疲労はうつ症状の場合があるため、うつ病とCRFとの間で見られた強い関連性についてさらに調査が必要である。例えば、Dimeoはがん患者78名の疲労とうつ病、（うつ病の）身体化、および不安の間に強い相関性を見いだしたが、疲労と最大労作との間には相関性を見出さなかった (74)。しかし同じ研究で、疲労の結果とも思われる身体能力不足は感情的苦痛の独立した予測因子であることが示された。これは、うつ病が疲労に寄与する可能性がある一方、CRFおよびその結果生じる身体能力不足もうつ病を引き起こす可能性があることを示唆している。

包括的な評価と治療

CRFの存在が確立されたら、寄与因子を徹底的に捜すことが、有効な治療計画の立案に必須である。貧血、電解質平衡異常、および内分泌機能障害などの可逆的要因は治療担当の腫瘍科医師が対処するかもしれないが、ヘモグロビン境界値または高カルシウム血症の機能的影響を指摘するのはリハビリテーション科医の役目かもしれない。

介入

完全回復でなくてもCRFを軽減するには各種臨床医が足並みを揃えて協力し、患者に悪影響を及ぼす複数の病因に同時に対処する必要がある。NCCNガイドラインによると、介入には(1) 教育およびカウンセリング、(2) 一般戦略、(3) 非薬理学的介入、(4) 薬理学的介入の4つのカテゴリーがある (75)。CRFががんの経過全体を通じて患者に影響を与えることを意識し、NCCNは積極治療中の患者、長期追跡期の患者、および終末期患者の3つのタイプに分けてガイドラインを出している(76)。

教育

CRFの性質および対処に関する一般教育が患者を安心させ、CRFの影響の早期検出と緩和につながる。CRFは疾患進行または治療不成功を反映したものという懸念を払拭するように努める。疲労レベルを自己監視する簡単なテクニックを教えれば、患者と臨床医が協力しあい、必要に応じて適切なプログラムを作る一助になる。患者向け資料の配付、サポートグループのためのプレゼンテーション、および施設訪問または治療実施時の話し合いは、必要な教育的情報を提供する絶好の機会である。

一般戦略

原因別の介入とは逆に一般戦略は、既存のCRFの影響および強度を最小にすることを目的とし、可逆的な原因への対処後に行う。肺、心臓、またはそれ以外の臓器が衰弱した患者のためにリハビリテーション専門家が開発したエネルギー節約戦略は、CRF患者にも有効である (77)。院内リハビリテーションの場合、理学療法士・作業療法士が定期的にエネルギー節約術を取り入れるだろうが、外来施設に紹介された患者のリハビリテーション処方にも組み込むべきである。NCCNは、疾患経過中の全病期でCRFの一般的対処法として注意力回復治療を行うことを推奨している。この介入の有効性は、集中力または注意力低下と定義される注意疲労がCRFで重要であることが根拠になっている。

ゲーム、音楽、社交などの気晴らし活動の役割に関する記述報告はあるが、あまり理解が進んでいない (78)。気晴らし戦略が有効なのは、CRFを抱える各患者の不

安およびうつ病など、心理的要因の寄与があるからもしれない。ある試験で、ささいなことを大騒ぎして対処しようとする女性はCRFが強いことが確認できた（79）。こうした結果があるからと言って、医療従事者はCRFを「すべて脳内の問題」として片付けるのではなく、感情的苦痛または心理的苦痛の評価尺度で有意なスコアが出たCRF患者には順応的対処戦略を導入するなど、心理的介入をもっと使うようにする(80)。

非薬理学的介入

NCCNの非薬理学的ガイドラインでは、筋力・持久力増加プログラム、心理社会的な介入、栄養管理、および睡眠最適化を含め、複数の活動増強戦略を組み合わせている。運動の効果およびCRF用運動介入ガイドラインはここでは論じない。

CRFに対する心理社会的な介入についてのNCCN推奨事項には、ストレス管理、リラクセーション、およびサポートグループが含まれる(81)。鍼、ヨガ、マッサージ治療、およびマインドフルネス・ベースト・ストレス・リダクション軽減を含め種々の補完療法は、物理療法および心理社会療法と併用することでCRFに効果をもたらす（82-84）。

栄養評価とそれに基づく介入は、脱水症、エネルギーアンバランス、および電解質障害を軽減し、CRFを緩和することができる。B_{12}欠乏があるCRF患者は、ビタミンまたはミネラル補充により利益が得られる患者である。カルニチン欠乏とレボカルニチンによる補充は、シスプラチンまたはイホスファミドによる化学療法中の患者の疲労対処法として試験が行われている(85)。栄養士や、がんセンターと連携した統合医学プログラムも、CRFを抱える多くの患者にとって貴重だろう。

がん診断患者は睡眠障害の有病率が高く、直感的にも明白なCRFの大きな要因である（86）。疲労を回復させる夜間睡眠を促し、日中の眠気を抑えるための認知行動戦略が多数ある（87）。原因となっている不安およびうつ病に対処すれば身体活動が増加するので、睡眠を改善できることが多い。薬剤を慎重に使うことでも睡眠障害に対処できる。

薬理学的介入

貧血：特に腫瘍切除または幹細胞移植後の院内リハビリテーションの場合、深刻な貧血を迅速に是正するには輸血が有用だろう。いくつかの大規模試験により、化学療法関連の貧血がある患者のヘモグロビン増加と疲労スコア低下にエリスロポエチンが有用であることが示された(88)。しかし、エリスロポエチンで治療中の透析患者の血栓事象リスクが増大したという最近のデータを考慮し、がん患者へのエリスロポエチンの使用は再検討中である(89)。さらに数試験では実際に、エリスロポエチン治療を受けたが血栓事象が起きなかったがん患者の生存率減少が示された(90)。現在、ヘモグロビン12g/dℓを目標値にすればリスクの増大なく症状を抑えられると合意されているようだ(91)。

CRF寄与因子の医学的管理の他、医師は様々な処方薬をCRFの直接治療に使ってもよい。メチルフェニデート（リタリン）、モダフィニル（モディオダール）などの精神賦活剤がCRF治療に使われているが、有効性は確立されていない（92）。Hanna他は無病の乳がんと中等度-重度の疲労の既往歴がある患者37名を簡易疲労尺度（BFI）で評価し、調査した（93）。メチルフェニデート5mg朝昼投与で開始し、BFIが4を超えたままの場合、2週目は10mgに増量した。スコア2点以上の減少を奏効とすると奏効率は54％で、平均3.5点の減少だった。Bruera他は1週間の短期試験を行ったが、メチルフェニデートとプラセボの間に差が見られなかった（94）。コルチコステロイドも進行がん患者の疲労を含め、対症療法に使用されている(95)。

CRFの理学療法介入

多くの試験でCRF患者への運動介入の安全性と有効性が検討されてきた（96-110）。異種診断の患者を募集すると効果が小さくなる乳がんなど特定の疾患集団に限った試験で、メタ解析により統計学的有意最大の効果が確認できている（111）。運動介入が直接疲労スコアを低下しない場合でも、CRF管理に重要な役割を果たす。すなわち、CRF患者が活動レベルを下げるとしばしば廃用症候群のサイクルを速め、機能的遂行が低下するが、運動介入はそれを止める。

Mock他は、乳がんで放射線治療を受け、自分のペースで行う個別の在宅歩行運動プログラムを続けた女性23名のCRFが減少し、CRFの病因とされる睡眠も改善したことを明らかにした（12）。Anna Schwartz他は、組織培養で乳がんと診断され補助化学療法中の女性61名を対象に試験を行い、8週間の在宅運動プログラムに参加した人のCRF発現率の減少を実証した（113）。治

療終了後3ヵ月以内に隔週の自転車エルゴメトリーおよびレジスタンス・トレーニングなどの集学的リハビリテーションプログラムに参加した腫瘍患者34名（ステージI-IV）が、Multi-Fatigue指数の全身疲労、身体的疲労、および意欲低下の項目で統計学的に有意な減少を報告した（114）。

中強度の運動プログラムへの参加を医師が認めたら、なるべくがんリハビリテーション専門の理学療法士の監視下で個別プログラムを受けられるように手配する。下の推奨事項は文献調査に基づいているが、研究の大半が乳がん患者を対象にし、転移性疾患患者が除外されていることに注意が必要である。

理学療法アセスメントには、運動プログラムの実施中に追跡する疲労評価項目を入れる。治療、転移性疾患の証拠、共存症、薬物療法、および最近の臨床検査所見およびX線画像検査所見を含め、がんの病歴を記録する。

処方運動プログラムのうち有酸素運動については頻度、強度、持続時間、およびモードを指定する。有効性を示した研究の大半が、週に3〜7回の頻度で運動を行っている。化学療法3サイクル中に低-中強度の在宅運動プログラムを行ったSchwartzの研究では、参加した乳がん患者のCRF症状は運動をしない日より運動を行った日の方が少なく、この強度では隔日より毎日運動するパターンの方が利益が得られる可能性があることを示唆した（115）。

大多数の試験では、最大HR 65%〜85%または心拍予備能（HRR）40%〜60%の中強度の有酸素運動が処方されていた。中強度の運動の場合、米国スポーツ医学会（ACSM）は最大HR 64%〜94%またはHRR 40%-85%を推奨している（116）。しかし、ACSMは現在がん治療中の患者用およびがんサバイバー用のガイドラインを出していない。より強い運動の安全かつ有効な使用を示す試験結果が数多く発表されるまで、軽-中強度のプログラムを使うのが得策である。有酸素トレーニングの持続時間は20分〜40分の幅があった。Dimeo他は骨髄移植中と移植後の患者の調査にインターバル・トレーニングを使用した。ある試験で、被験者は毎日計30分間ベッド・エルゴメーターを使った。被験者はHRR約50%で1分間の自転車こぎを休憩1分をはさみ15回行った。運動群の疲労がプラトーに達したのに対し、対照群の疲労は大きく増加した（117）。医学的集中治療中の患者、有意に体調が悪化した患者、またはがん診断前に共存症により身体能力が低下した患者に対しては、定常トレーニングとは逆のインターバル・トレーニングを考える。

歩行は概して、理学療法介入のCRFへの効果を評価する試験で最もよく使用される運動様式であったが、最近の試験はサイクル・エルゴメトリーを利用した高強度のトレーニングが中心である（118）。報告済みの試験には各種在宅プログラムの併用、さらには監視下でのグループ運動も含まれる。グループ・プログラムは脱落率が低く、グループ運動参加者同士でサポートする率が高いと報告されているが、常に客観的な監視があったわけではない。調査対象の研究で、処方運動プログラムに関係した重篤な有害事象の報告は全くなかった。

腫瘍患者の筋力トレーニングについては有酸素運動ほど研究が進んでいない。それでも、アンドロゲン枯渇療法を受けた前立腺がん患者155名を対象にしたランダム化前向き試験により、12週間のレジスタンス運動プログラム参加後FACT-F尺度で測定した疲労の有意な減少が示された（119）。週3回の監督下運動プログラムでは、最大負荷量の60%〜70%の運動9種8〜12回を1セットとして2セット行った。反復12回が楽に完了できたら、抵抗を2kgずつ増やした。治癒的治療のみならず緩和的治療を行った患者の疲労が改善した。

Andersen他が最近行ったある研究では、化学療法中の様々な患者集団を対象に高強度の身体トレーニングを多面的運動プログラムの一環で利用した（120）。最大負荷量の85%〜95%の運動5〜8回を1セットとし、週3セット行った。評価した転帰は疲労、疼痛、食欲、便秘、筋肉痛、関節痛、下痢、および症状／副作用総合スコアであった。副作用総合スコアは6週間の試験で有意に減少した。治療関連の疲労、身体的疲労、および精神的疲労と定義した疲労は減少傾向を示したが、統計学的な有意性はなかった。高強度筋力トレーニングプログラムに関して有害事象の報告はなかったが、試験では骨転移患者を除外していた点は注意が必要だ。

実は、末期疾患または骨転移患者を含む試験はごく少数しかない。ある試験はステージIVの乳がん女性患者に対し、中強度の座位運動介入を行った（121）。この準実験的研究では、被験者はビデオを視聴し、座位運動プログラムを週3日行った。疲労スコアおよび身体機能スコアを非運動対照群と比較した。化学療法4サイクルの間、両群とも疲労が増加し、身体機能が減少した。しかし、介入群は対照群より減少速度が遅かった。この試験は、中強度の個別運動プログラムは進行乳がん患者でも忍容でき、この患者集団のがん関連疲労の軽減に役立つ可能性があることを示している。ただし、最終的に推奨

する前に、より苛酷な大規模試験が必要である。

全体的に見て、中強度の有酸素運動は治療中と治療後のCRF改善に役立ち、総合的機能およびQOLに対する影響を最小限にできる。筋力トレーニングは疲労管理にもプラスの効果があることが立証されるようになったが、その役割を裏付ける研究は少ない。運動介入の処方は腫瘍患者の治療経験があり、関連する注意事項および禁忌に精通した臨床医が行うべきである。腫瘍患者に対する運動介入の役割を解明するには、共存症がある患者集団、さらに転移性疾患患者集団を対象にCRFに対する運動試験を早急に行う必要がある。

まとめ

CRFの効果的な対処には全人的アプローチを必要とし、医師、腫瘍科看護師、理学療法士、作業療法士、言語聴覚士、栄養士、および心理士を含めた学際的チームを組んだときが最良である。テキサス州立大学MDアンダーソンがんセンターは専用の疲労クリニックを創設し、高い患者満足度を示しただけではなく、臨床的改善も幾分か得られた（122）。非公式なCRFプログラムは同センター以外の施設でも試行されており、腫瘍治療の経験がある学際チームのメンバーへのアクセスが確立していれば、リハビリテーション医療に組み入れるのは容易である。様々な腫瘍患者集団を対象に特定の病因の重要性を比較調査する研究をもっと行えば、個別の患者に最大の効果を上げるプログラムを設計する能力が向上するだろう。

参考文献

1. Vogelzang NJ, Breitbart W, Cella D, et al. Patient, caregiver, and oncologist perceptions of cancer-related fatigue: results of a tripart assessment survey. *Semin Hematol*. 1997;34/S3:4–12.
2. Dimeo FC. Effects of exercise on cancer-related fatigue. *Cancer*. 2001;92:1689–1693.
3. Fukuda K, Straus SE, Hickie I, Sharpe MC, Dobbins JG, Komaroff A. The chronic fatigue syndrome: a comprehensive approach to its definition and study. *Ann Inten Med*. 1994;121:953–959.
4. National Comprehensive Cancer Network Practice Guidelines in Oncology: Cancer Related Fatigue 2007 Version 2: FT-1. Available at www.nccn.org.
5. Meyerowitz BE, Sparks FC, Spears IK. Adjuvant chemotherapy for breast carcinoma. *Cancer*. 1979;43:1613–1618.
6. Portenoy RK, Itri LM. Cancer-related fatigue: guidelines for evaluation and management. *Oncologist*. 1999;4:1–10.
7. National Comprehensive Cancer Network Practice Guidelines in Oncology: Cancer Related Fatigue 2007 Version 2: FT-1. Available at www.nccn.org.
8. Mock V. Fatigue management: evidence and guidelines for practice. *Cancer*. 2001;92:1699–1707.
9. Rieger PT. Assessment and epidemiologic issues related to fatigue. *Cancer*. 2001;92:1733–1736.
10. Andrykowski MA, Schmidt JE, Salsman JM, Beacham AO, Jacobsen PB. Use of a case definition approach to identify cancer-related fatigue in women undergoing adjuvant therapy for breast cancer. *J Clin Oncol*. 2005;23:6613–6622.
11. Cella D, Davis K, Breitbart W, Curt G. for the Fatigue Coalition. Cancer-related fatigue: prevalence of proposed diagnostic criteria in a United States sample of cancer survivors. *J Clin Oncol*. 2001;19:3385–3391.
12. McNair DM, Lorr M, Droppleman L. *Profile of Mood States*, 2nd ed. San Diego CA: Educational and Industrial Testing Service; 1992.
13. Yellen SB, Cella DF, Webster K, Blendowski C, Kaplan E. Measuring fatigue and other anemia-related symptoms with the Functional Assessment of Cancer Therapy (FACT) measurement system. *J Pain Symptom Manage*. 1997;13:63–74.
14. Piper BF, Dibble SL, Dodd MJ, Weiss MC. Slaughter RE, Paul SM. The revised Piper Fatigue Scale: psychometric evaluation in women with breast cancer. *Oncol Nurs Forum*. 1998;25:677–684.

15. Schwartz JE, Jandorf L, Krupp LB. The measurement of fatigue: a new instrument. *J Psychosom Res.* 1993;37:753–762.
16. Smets EM, Garssen B, Broke B, de Haes JC. The Multidimensional Fatigue Inventory (MFI): psychometric qualities of an instrument to assess fatigue. *J Psychosomatic Res.* 1995;39:315–325.
17. Hann, DM, Jabocbsen PB, Azzarello LM, et al. Measurement of fatigue in cancer patients: development and validation of the Fatigue Symptom Inventory. *Qual Life Res.* 1998;7:301–310.
18. Mendoza T, Wang XS, Cleeland CS, et al. The rapid assessment of fatigue severity in cancer patients. *Cancer.* 1999;85:1186–1196.
19. Ware JE, Sherbourne CD. The MOS 36 item sort-form health survey (SF-36). I. Conceptual framework and item selection. *Med Care.* 1992;30:473–483.
20. Pater JL, Zee B, Palmer M, Johnston D, Osoba D. Fatigue in patients with cancer: results with National Cancer Institute of Canada Clinical Trials Group Studies employing the EORTC QLC-C30. *Support Care Cancer.* 1997;5:410–413.
21. Cella D, Davis K, Breitbart W, Curt G for the Fatigue Coalition. Cancer-related fatigue: prevalence of proposed diagnostic criteria in a United States sample of cancer survivors. *J Clin Oncol.* 2001;19:3385–3391.
22. Jacobsen PB, Hann DM, Azzarello LM, Horton J, Balducci L, Lyman GH. Fatigue in women receiving adjuvant chemotherapy for breast cancer: characteristics, course, and correlates. *J Pain Symptom Manage.* 1999;18:233–242.
23. Irvine D, Vincent L, Graydon JE, Bubela N, Thompson L. The prevalence and correlates of fatigue in patients receiving treatment with chemotherapy and radiotherapy: a comparison with the fatigue experienced by healthy individuals. *Cancer Nurs.* 1994;17:367–378.
24. Bower JE, Ganz PA, Desmond KA, Rowland JH, Meyerowitz BE, Belin TR. Fatigue in breast cancer survivors: occurrence, correlates, and impact. *J Clin Oncol.* 2000;18:743–753.
25. Cella D, Kavis K, Breitbart W, Curt G for the Fatigue Coalition. Cancer-related fatige: prevalence of proposed diagnostic criteria in a United States sample of cancer survivors. *J Clin Oncol.* 2001;19:3385–3391.
26. Loge JH, Abrahamsen AF, Ekeberg O, Kaasa S. Hodgkin's disease survivors more fatigued than the general population. *J Clin Ocol.* 1999;17:253–261.
27. For the former view see Gutman HB. The biologic basis of fatigue. *Cancer.* 2001;92:1678–1683 for the latter Portenoy RK, Itri LM, Cancer-related fatigue: guidelines for evaluation and management. *Oncologist.* 1999;4:1–10.
28. Lucia A, Earnest C, Pérez M. Cancer-related fatigue: can exercise physiology assist oncologists? *Lancet Oncol.* 2003;4:616–625.
29. Marty M, Bedairia N, Laurence V, Espie M, Cottu P-H. Factors related to fatigue in cancer patients: the key to specific therapeutic approaches. In Marty M, Pecorelli S, eds. *Fatigue and Cancer*. New York: Elsevier Science; 2001:33–44.
30. Smets EMA, Visser MRM, Garssen B, Frijda NH, Ousterveld P, de Haes JCJM. Understanding the level of fatigue in cancer patients undergoing radiotherapy. *J Psychosom Res.* 1998;45:277–293.
31. Lawrence DP, Kupelnick B, Miller K, Devine D, Lau J. Evidence report on the occurrence, assessment, and treatment of fatigue in cancer patients. *J Natl Cancer Inst Monogr.* 2004;32:40–50.
32. Hurny C, Bernhard J, Joss R, et al. "Fatigue and malaise" as a quality-of-life indicator in small-cell lung cancer patients. *Support Care Cancer.* 1993;1:316–320.
33. NCCN Clinical Practice Guidelines in Oncology: Cancer-Related Fatigue. v.2.2007:FT-5-7. www.ncn.org.
34. Jacobsen PB, Hann DM, Azarello LM, Horton J, Balducci Ludovico, Lyman GH. Fatigue in women receiving adjuvant chemotherapy for breast cancer characteristics, course, and correlates. *J Pain Symptom Manage.* 1999;18:233–242.
35. Irvine D, Vincent L, Graydon, JE, Bubela N, Thompson L. The prevalence and correlates of fatigue in patients receiving treatment with chemotherapy and radiotherapy: a comparison with the fatigue experienced by healthy individuals. *Cancer Nurs.* 1994;17:367–378.
36. Richardson A, Ream E, Wilson-Barnett J. Fatigue in patients receiving chemotherapy: patterns of change. *Cancer Nurs.* 1998;21:17–30.
37. Smets EM, Visser MR, Willems-Groot AF, et al. Fatigue and radiotherapy: (A)Experience in patients undergoing treatment. *Br J Cance.* 1998;78:899–906.
38. Jereczek-Fossa BA, et al. Radiotherapy-related fatigue. *Crit Rev Oncol Hematol.* 2002;41:317–325.
39. Greenberg DB, Sawicka J, Eisenthal S, Ross D. Fatigue syndrome due to localized radiation. *J Pain Symptom Manage.* 1992;7:38–45.
40. Smets EM, Visser MR, Willems-Groot AF, et al. Fatigue and radiotherapy: (B)experience in patients 9 months following treatment. *Br J Cancer.* 1998;78:907–912.
41. Hickok JT, Morrow GR, McDonald S, Bellg AJ. Frequency and correlates of fatigue in lung cancer patients receiving radiation therapy: implications for management. *J Pain Symptom Manage.* 1996;11:370–377.
42. Faithful S, Brada M. Somnolence syndrome in adults following cranial irradiation for primary brain tumours. *Clin Oncol.* 1998;10:250–254.

43. Wang XS, Janjan NA, Guo H, et al. Fatigue during preoperative chemoradiation for resectable rectal cancer. *Cancer*. 2002;92:1725–1732.
44. Forlenza MJ, Hall P, Lichentenstein P, Evengard B, Sullivan PF. Epidemiology of cancer-related fatigue in the Swedish twin registry. *Cancer*. 2005;104:2022–2031.
45. Fordenza MJ, Hall P, Lichtenstein P, Evengard B, Sullivan PF. Epidemiology of cancer-related fatigue in the Swedish twin registry. *Cancer*. 2005;104:2022–2031.
46. Irvine D, Vincent L, Graydon, JE, Bubela N, Thompson L. The prevalence and correlates of fatigue in patients receiving treatment with chemotherapy and radiotherapy: a comparison with the fatigue experienced by healthy individuals. *Cancer Nurs*. 1994;17:367–78; Smets EM, Visser MR, Willems-Groot AF, et al. Fatigue and radiotherapy: (A)experience in patients undergoing treatment. *Br J Cancer*. 1998;78:899–906.
47. Pater JL, Zee B, Palmer M, Johnston D, Osoba D. Fatigue in patients with cancer: results with National Cancer Institute of Canada Clinical Trials Group studies employing the EORTC QLQ-C30. *Support Care Cancer*. 1997;5:410–413.
48. Smets EMA, Visser MRM, Willems-Groot AFMN, Garssen B, Schuster-Uitterhoeve ALJ, de Haes JCJM. Fatigue and radiotherapy: (B)experience in patients 9 months following treatment. *Br J Cancer*. 1998;78:907–912.
49. Vogelzang NJ, Breitbart W, Cella D, et al. Patient, caregiver, and oncologist perceptions of cancer-related fatigue: results of a tripart assessment survey. *Semin Hematol*. 1997;34/S3:4–12.
50. Patarca-Montero R. *Handbook of Cancer-Related Fatigue*. New York: Haworth Medical Press; 2004:25–29.
51. Vogelzang NJ, Breitbart W, Cella D, et al. Patient, caregiver, and oncologist perceptions of cancer-related fatigue: results of a tripart assessment survey. *Semin Hematol*. 1997;34/S3:4–12.
52. Bower JE, Ganz PA, Desmond KA, Rowland JH, Meyerowitz BE, Belin TR. Fatigue in breast cancer survivors: occurrence, correlates, and impact on quality of life. *J Clin Oncol*. 2000;18:743–753.
53. Woo B, Dibble SL, Piper BF, Keating SB, Weiss MC. Differences in fatigue by treatment methods in women with breast cancer. *Oncol Nurs Forum*. 1998;25:915–920.
54. Holley S. A look at the problem of falls among people with cancer. *Clin J Oncol Nurs*. 2002;6:193.
55. Given CW, Given B, Azzouz F, Kozachik S, Stommel M. Predictors of pain and fatigue in the year following diagnosis for elderly cancer patients. *J Pain Symptom Manage*. 2001;26:456–466.
56. Mercadante S, Gebbia V, Marrazzo A, Filosto S. Anaemia in cancer: pathophysiology and treatment. *Cancer Treat Rev*. 2000;26:303–311.
57. Bron D. Biological basis of cancer-related anaemia. In: Marty M, Pecorelli S, eds. *Fatigue and Cancer*. New York: Elsevier Science; 2001:45–50.
58. Cella D. The Functional Assessment of Cancer Therapy-Anemia (FACT-An) scale: a new tool for the assessment of outcomes in cancer anemia and fatigue. *Semin Hematol*. 1997;34:13–19.
59. Gutstein HB. The biologic basis of fatigue. *Cancer*. 2001;92:1678–1683.
60. Wang XS, Giralt SA, Mendoza TR, et al. Clinical factors associated with cancer related fatigue in patients being treated for leukemia and non-Hodgkin's lymphoma. *J Clin Oncol*. 2002;20:1319–1328.
61. Lawrence DP, Kupelnick B, Miller K, Devine D, Lau J. Evidence report on the occurrence, assessment, and treatment of fatigue in cancer patients. *J Natl Cancer Inst Monogr*. 2004;32:40–50.
62. Bruera E, Brenneis C, Michaud M, et al. Association between asthenia and nutritional status, lean body mass, anemia, psychological status, and tumor mass in patients with advanced breast cancer. *J Pain Symptom Manage*. 1989;4:59–63.
63. Guo Y, Palmer JL, Kaur Guddi, Hainley S, Young B, Bruera E. Nutritional status of cancer patients and its relationship to function in an inpatient rehabilitation setting. *Support Care Cancer*. 2005;13:169–175.
64. Malik UR, Makower DF, Wadler S. Interferon-mediated fatigue. *Cancer*. 2001;92:1664–1668.
65. Howell SJ, Radford JA, Smets EMA, Shalet SM. Fatigue, sexual function and mood following treatment for haematological malignancy: the impact of mild leydig cell dysfunction. *Br J Cancer*. 2000;82:789–793.
66. Savard J, Morin CM. Insomnia in the context of cancer: a review of a neglected problem. *J Clin Oncol*. 2001;19:895–908.
67. Davidson JR, Maclean AW, Brundage MD, Schulze K. Sleep disturbance in cancer patients. *Soc Sci Med*. 2002;54:1309–1321.
68. Lee K, Cho M, Miaskowski C, Dodd M. Impaired sleep and rhythms in persons with cancer. *Sleep Med Rev*. 2004;8:199–212.
69. Glover J, Dibble SL, Dodd MJ, Miaskowski C. Mood states of oncology outpatients: Does pain make a difference? *J Pain Symptom Manage*. 1995;10:120–128.
70. Irvine D, Vincent L, Graydon, JE, Bubela N, Thompson L. The prevalence and correlates of fatigue in patients receiving treatment with chemotherapy and radiotherapy: a comparison with the fatigue experienced by healthy individuals. *Cancer Nurs*. 1994;17:367–378.

71. Bower JE, Ganz PA, Desmond KA, Rowland JH, Meyerowitz BE, Belin TR. Fatigue in breast cancer survivors: occurrence, correlates, and impact on quality of life. *J Clin Oncol.* 2000;18:743–753.
72. Bruera E. Association between asthenia and nutritional status, lean body mass, anemia, psychological status and tumor mass in patients with advanced breast cancer. *J Pain Symptom Manage.* 1989;4:59.
73. Tcheckmedyian NS, Kallich J, McDermott A, Fayers P, Erder MH. The relationship between psychlogic distress and cancerrelated fatigue. *Cancer.* 2003;98:198–203.
74. Dimeo F, Stieglitz RD, Novelli-Fischer U, Fetscher S, Metelsmann R, Keul J. Correlation between physical performance and fatigue in cancer patients. *Ann Oncol.* 1997;8:1251–1255.
75. NCCN Clinical Practice Guidelines in Oncology: Cancer-Related Fatigue. v.2.2007:FT-5-7. www.ncn.org.
76. NCCN Clinical Practice Guidelines in Oncology: Cancer-Related Fatigue. v.2.2007:FT-5-7. www.ncn.org .
77. Barsevick AM, Dudley W, Beck S, Sweeney C, Whitmer K, Nail L. A randomized clinical trial of energy conservation for patients with cancer-related fatigue. *Cancer.* 2004;100:1302–1310.
78. Graydon JE, Bubela N, Irvine D, et al. Fatigue-reducing strategies used by patients receiving treatment for cancer. *Cancer Nurs.* 1995;18:23–28,43.
79. Broekel JA, Jacobsen PB, Horton J, et al. Characteristics and correlates of fatigue after adjuvant chemotherapy for breast cancer. *J Clin Oncol.* 1998;16:1689–1696.
80. Jacobsen PB, Danette MH, Azzarello LM, Horton J, Balducci L, Lyman GH. Fatigue in women receiving adjuvant chemotherapy for breast cancer: characteristics, course, and correlates. *J Pain Symptom Manage.* 1999;18:233–242.
81. Jacobsen PB, Meade CK, Stein KD, Chirikos TN, Small BJ, Ruckdenschel JC. Efficacy and costs of two forms of stress management training for cancer patients undergoing chemotherapy. *J Clin Oncol.* 2002;20:2851–2862.
82. Cohen L, Warneke C, Fouladi RT, et al. Psychological adjustment and sleep quality in a randomized trial of the effects of a Tibetan yoga intervention in patients with lymphoma. *Cancer.* 2004;100:2253–2260.
83. Cassileth BR, Vickers AJ. Massage therapy for symptom control: outcome study at a major cancer center. *J Pain Symptom Manage.* 2004;2:332–344.
84. Vickers AJ, Strauss DJ, Fearon B, Cassileth BR. Acupuncture for postchemotherapy fatigue: a phase II study. *J Clin Oncol.* 2004;22:1731–1735.
85. Graziano F, Bisonni R, Catalano V, et al. Potential role of levocarnitine supplementation for the treatment of chemotherapy induced fatigue in non-anaemic cancer patients. *Br J Cancer.* 2002;86:1854–1857.
86. Lee K, Cho M, Miaskowski C, Dodd M. Impaired sleep and rhythms in persons with cancer. *Sleep Med Rev.* 2004;8:199– 212.
87. Lee K, Cho M, Miaskowski C, Dodd M. Impaired sleep and rhythms in persons with cancer. *Sleep Med Rev.* 2004;8:199– 212 .
88. Itri L. Epoeitin alpha intervention for anemia-related fatigue in cancer patients. In: Marty M, Pecorelli S, eds. *Fatigue and Cancer.* New York: Elsevier Science; 2001:129–144.
89. Lenzer J. FDA to review safety of erythropoietin. *BMJ.* 2007;334:495.
90. Leland-Jones B, Semiglazov V, Pawlicki M, et al. Maintaining normal hemoglobin levels with epoetin alfa in mainly nonanemic patients with metastatic breast cancer receiving first-line chemotherapy: a survival study. *J Clin Oncol.* 2005;23:5960–5972.
91. National Comprehensive Cancer Network: version 2:2006, www.nccn.org, Crawford J. Erythropoietin: high profile, high scrutiny. *J Clin Oncol.* 2007;25:1021–1023.
92. Bruera E, Driver L, Barnes E, et al. Patient-controlled methylphenidate for the management of fatigue in patients with advanced cancer: a preliminary report. *J Clin Oncol.* 2003;21:4439–4443; Morrow GR, Shelke AR, Roscoe JA, Hickok JT, Mustian K. Management of cancer-related fatigue. *Cancer Invest.* 2005;23:229–239.
93. Hanna A, Sledge G, Mayer ML, et al. A phase II study of methylphenidate for the treatment of fatigue. *Support Care Cancer.* 2006;14:210–215.
94. Bruera E, Valera V, Driver L, et al. Patient-controlled methylphenidate for cancer fatigue: a double-blind randomized, placebo-controlled trial. *J Clin Oncol.* 24:2073–2078.
95. Lunstrom SH, Furst CH. The use of corticosteroids in Swedish palliative care. *Acta Oncologica.* 2006;45:430–437.
96. Adamsen L, Andersen C, Quist M, Moeller T, Roerth M. Transforming the nature of fatigue through exercise: qualitative findings from a multidimensional exercise programme in cancer patients undergoing chemotherapy. *Eur J Cancer Care.* 2004;13:362–370.
97. Adamsen L, Quist M, Midtgaard J, et al. The effect of a multidimensional exercise intervention on physical capacity, well being and quality of life in cancer patients undergoing chemotherapy. *Support Care Cancer.* 2006;14:116–127.

98. Andersen C, Adamsen L, Moeller T, et al. The effects of a multidimensional exercise programme on symptoms and sideeffects in cancer patients undergoing chemotherapy—the use of semi-structured diaries. *Eur J Oncol Nurs*. 2006;10:247–262.
99. Campbell A, Mutrie N, White F, McGuire F, Kearney N. A pilot study of a supervised group exercise programme as a rehabilitation treatment for women with breast cancer receiving adjuvant treatment. *Eur J Oncol Nurs*. 2005;9:56–63.
100. Dimeo F, Stieglitz R, Novelli-Fischer U, Fetscher S, Keul J. Effects of physical activity on the fatigue and psychologic status of cancer patients during chemotherapy. *Cancer*. 1999;85:2273–2277.
101. Dimeo F, Stieglitz R, Novelli-Fischer U, Fetscher S, Keul J. Effects of physical activity on the fatigue and psychologic status of cancer patients during chemotherapy. *Cancer*. 1999;85:2273– 2277.
102. Dimeo F, Fetsher S, Lange W, Merelsmann R, Keul J. Effects of aerobic exercise on the physical performance and incidence of treatment-related complications after high-dose chemotherapy. *Blood*. 1997;90:3390–3394.
103. Headley J, Ownby K, John L. The effect of seated exercise on fatigue and quality of life in women with advanced breast cancer. *ONF*. 2004;31:977–983.
104. Losito J, Murphy S, Thomas M. The effects of group exercise on fatigue and quality of life during cancer treatment. *ONF*. 2006;33:821–825.
105. Mock V, Frangakis C, Davidson N, et al. Exercise manages fatigue during breast cancer treatment: a randomized controlled trial. *Psycho-Oncology*. 2005;14:464–477.
106. Packel, L, Claghorn K, Dekerlegand J. Cancer-related fatigue and deconditioning: a program evaluation. *Rehabil Oncol*. 2006;24(2):3–8.
107. Ream E, Richardson A, Evison M. A feasibility study to evaluate a group intervention for people with cancer experiencing fatigue following treatment. *Clin Effectiveness in Nursing*. 2005;9:178–187.
108. Schwartz A. Fatigue mediates the effects of exercise on quality of life. *Qual Life Res*. 1999;8:529–538.
109. Segal RJ, Reid RD, Courneya KS, et al. Resistance exercise in men receiving androgen deprivation therapy for prostate cancer. *J Clin Oncol*. 2003;21:1653–1659.
110. Van Weert E, Hoekstra-Weebers JEHM, Grol BMF, et al. Physical functioning and quality of life after cancer rehabilitation. *Int J Rehabil Res*. 2004;27:27–35.
111. Stevinson C, Lawlor DA, Fox KR. Exercise interventions for cancer patients: systematic review of controlled trials. *Cancer Causes Control*. 2004;15:1035–1056.
112. Mock V, Dow KH, Meares CH, et al. Effects of exercise on fatigue, physical functioning and emotional distress during radiation therapy for breast cancer. *Oncol Nurs Forum*. 1997;24:991–1000.
113. Schwartz AL, Mor M, Gao Renlu, Nail LM, King ME. Exercise reduces daily fatigue in women with breast cancer receiving chemotherapy. *Med Sci Sports Exerc*. 2001;33: 717–723.
114. Van Weert E, Hoekstra-Weebers JEHM, Grol BMF, et al. Physical functioning and quality of life after cancer rehabilitation. *Int J Rehabil Res*. 2004;27:27–35.
115. Schwartz AL, Mor M, Gao Renlu, Nail LM, King ME. Exercise reduces daily fatigue in women with breast cancer receiving chemotherapy. *Med Sci Sports Exerc*. 2001;33;717–723.
116. *American College of Sports Medicine: Guidelines for Exercise Testing and Prescription*, 7th ed. Lippincott Williams & Wilkins; 2006:141.
117. Dimeo F, Fetscher S, Lange W, Mertelsmann R, Keul J. Effects of aerobic exercise on the physical performance and incidence of treatment-related complications after high-dose chemotherapy. *Blood*. 1997;90:3390–3394.
118. Andersen C, Adamsen A, Moeller T, et al. The effect of a multidimensional exercise programmed on symptoms and side-effects in cancer patients undergoing chemotherapy-the use of semi structured diaries. *Eur J Oncol Nurs*. 2006;10: 247–262.
119. Segal RJ, Reid RD, Courneya KS, et al. Resistance exercise in men receiving androgen deprivation therapy for prostate cancer. *J Clin Oncol*. 2003;21:1653–1659.
120. Andersen C, Adamsen L, Moeller T, et al. The effect of a multidimensional exercise programme on symptoms and sideeffects in cancer patients undergoing chemotherapy-the use of semi-structured diaries. *Eur J Oncol Nurs*. 2006;10:247–262[N166].
121. Headley JA, Ownby KK, John LD. The effect of seated exercise on fatigue and quality of life in women with advanced breast cancer. *Oncol Nurs Forum*. 2004;31:977–983.
122. Escalante CP, Grove T, Johnosn BA, et al. A fatigue clinic in a comprehensive cancer center. *Cancer*. 2001;92:1708–1713.

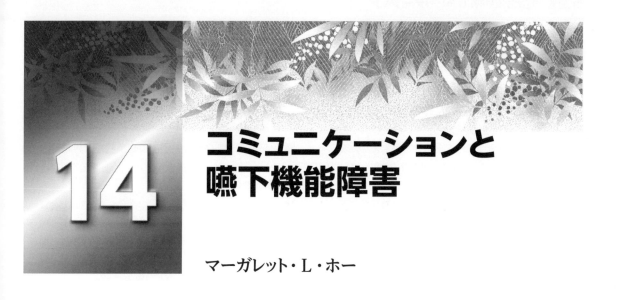

14 コミュニケーションと嚥下機能障害

マーガレット・L・ホー

コミュニケーションと嚥下は重要な身体機能を果たすだけではなく、個人の感情的健康に寄与する活動である。医師と患者は抗がん治療選択肢を考えるとき、各種治療が嚥下、発話、発声、言語、および聴力の機能に及ぼす影響に一層注意するようになった。こうした機能およびその他のQOLの評価は、がん生存に不可欠な要素として認識されることが増えている。本章では、がんや抗がん治療で起きうる嚥下やコミュニケーションの変化、こうした機能の評価とリハビリテーションの現行のアプローチについて記す。

正常なコミュニケーション

コミュニケーションは発話プロセスと言語処理の二者で構成されている。発話はコミュニケーションの運動的側面を指し、言語処理は見聞きした言葉による刺激を認知し、思考を言葉や文章にまとめる。発せられた言葉の刺激が届くと、人はまず耳で刺激を受け取って聞き、次に環境音か発話による入力かを知覚する必要がある。受容プロセスと知覚プロセスの実行後、聴覚シグナルは脳の言語野で解析できるようになり、次にメッセージの意味の解釈が起きる(1)。音韻、意味、構文、講話レベルでの発話プロセスには、上中側頭部、側頭極、Wernicke野、および縁上回を含めた左右側頭野が関与すると思われる。上頭頂領域および前頭葉の一部も言語処理に寄与する(2)。Broca野および補充運動皮質を含む前頭葉の様々な部位(2)、および下頭頂葉の角回で言語が形成され、左側頭葉のWernicke野からフィードバックを受ける(3-5)。小脳は運動協調だけではなく、言語形成にも関与することを示唆した文献報告が増えてきている(2,6-10)。しかし、名づけ機能やその他の言語機能における小脳の役割はよくわかっておらず、記憶や抑制などの実行機能(11)、大脳小脳信号経路(6,10)またはその他の仮説に小脳は貢献している可能性がある。形成された言語メッセージは頭頂葉でコード化された後、左前頭葉のBroca野に送られ、そこで運動性発話命令が作られ、適切な発声筋に送られる。この時点で、呼吸、発声、共鳴、および構音を担当する筋肉の協調および神経支配により、発したメッセージが音声として聞こえるものになる(1)。

正常な嚥下

中枢神経系および脳神経の感覚・運動神経機能が、正常な嚥下プロセスに不可欠である(13)。嚥下は一般的に、準備期、口腔期、咽頭期、および食道期の4段階に分けられる(14)。

準備期の主な課題は、口内で飲食物を受け入れて保持し、適度に咀嚼し、最後に食塊をひとまとめにして次の段階に移る準備をすることである。準備期の活動は、口唇

キーポイント

- コミュニケーションは発話プロセスと言語処理の二者で構成されている。発話はコミュニケーションの運動的側面を指し、言語処理は見聞きした言葉による刺激を認知し、思考を言葉や文章にまとめる。
- 嚥下は一般的に、準備期、口腔期、咽頭期、および食道期の4段階に分けられる
- 輪状咽頭部を開くメカニズムには、輪状咽頭筋の弛緩だけではなく、舌根レベルでの食塊内圧の生成および舌骨喉頭偏位も含まれることを忘れてはいけない。
- 耳毒性はある種の化学療法剤、特にプラチナベースの薬剤、シスプラチン、およびカルボプラチンの高用量投与の後遺症である。
- 化学療法の有無にかかわらず、放射線治療中とその後に嚥下困難がしばしば発生する。
- 頭頸部がんに対する放射線治療の主な慢性的副作用は口内乾燥症(口腔内乾燥)である。
- 頭頸部がん患者は頸部リンパ節への放射線治療が必要か、今後必要になることが多い。これは、原発腫瘍が頸部リンパ節領域になくても、舌根、喉頭蓋、下咽頭、喉頭、および上部食道括約筋(UES)が照射野に入る可能性を意味する。
- 放射線治療後、頸部食道の狭窄およびUES開大機能障害が見られる場合があり、食道拡張が必要な証しである。
- 治療前運動により、治療後の嚥下機能だけではなく、治療後の嚥下機能関連のQOLも改善することが判明した。
- 開口障害は放射線誘発性線維症の一症状で、治療後早期または後期に、時に治療中にも起きうる。
- 臨床評価、ビデオX線透視検査(VFSS)、嚥下内視鏡検査(FEES)またはFEESST(感覚検査を含むFEES)による嚥下評価は多くのがん患者に欠かせない。
- 喉頭全摘出術を受ける患者は言語療法を受け、主に3つの無喉頭発声法[1.電動式人工喉頭、2.食道発声法、3.気管食道穿刺(TEP)]のうち1つ以上を習得できるようにする。
- 頭頸部がん患者の嚥下治療は、外科手術または化学放射線治療の実施後すぐに始めるようにする。
- 開口障害が起きた場合、適切な開口を回復するには、顎および首の徒手理学療法とともにTherabite Jaw Mobilization™またはDynasplint™などの介助運動装置またはストレッチ装置が必要な場合がある。

前方を閉じる、軟口蓋で後方を閉じる、食塊を動かして味わう、唾液を混ぜる、咀嚼する、口腔筋肉を緊張させて歯列と頬の間に食塊が入り込まないようにすることである(14)。この段階では感覚入力が重要で、顔、口唇、頬、舌、下顎、および軟口蓋の筋肉を活性化させ、協調運動させる。

食塊がひとまとめにされた後、口腔期が始まり、口腔後部および中咽頭に食塊が送り込まれる。口腔期では舌が主要な役割を果たす。舌は硬口蓋および歯槽堤に触れつつ前から後へと動き、食塊を喉の奥へと進める。同時に、口唇および頬の筋肉が収縮する(14)。

食塊の「先端」が中咽頭に入ったら、咽頭期が始まる。食塊が下顎下縁の高さにある舌根部に届くと、嚥下の咽頭期に入る。咽頭期では、食塊を咽頭から食道に届けるため、いくつかの運動が必要である。すなわち、口蓋帆咽頭が閉鎖し、舌根が咽頭後壁に押しつけられ、気道閉鎖、舌骨および喉頭の上下運動、喉頭蓋の反転が起き、最後に上部食道括約筋(UES)が開大する(14)。中咽頭を通過するときに舌根が果たす重要な役割は何にもまして重要である。咽頭に食物塊を進めるだけではなく、舌根は圧をかけて適切な食塊を作るのを助ける点で重要である。この圧は上部食道括約筋の適切な開大(15,16)および咽頭クリアランス(16,17)に必要な主要機序の1つである。UESは輪状咽頭筋、下咽頭収縮筋および上部食道筋の3つの筋肉でできている(18)。舌根が咽頭後壁に付くと、咽頭収縮筋が上から下へと収縮し(19)、咽頭腔を狭め(13)、食塊にさらに圧力を加える(14)。この動きは高度な協調運動であり、互いに依存している。例えば、適切な喉頭挙上、UES弛緩、または食塊圧がない場合、UESは開大しない(15,20)。気道が閉鎖されている間に、披裂軟骨が内側に移動し、声帯襞が内転し(21)、その結果呼吸が一時的に止まる(19,22)。また披裂軟骨が前方にずれ、仮声帯が近づく(13)。呼吸停止期のタイミングは喉頭挙上の開始前に起き(22)、UES

の弛緩は喉頭挙上中に起き、その直後にUESの開大が起きることがわかっている(20)。

食道期は本質的に不随意であり(19)、したがって治療操作を加えることができない(14)。食道期では、食道を通って下部食道括約筋(LES)に達するまで食塊は一連の蠕動波で運ばれ、ここでLESが弛緩すると飲食塊は胃に入ることができる(23)。

脳皮質および皮質下部が嚥下機能に影響する可能性についてのエビデンスはあるが、機序の特定はできていない。エビデンスの多くが卒中または脳性麻痺後の嚥下機能障害の知見や皮質刺激の動物研究に基づいており、結果に大きなバラツキがある(24)。機能的磁気共鳴画像法(fMRI)を使った最近の研究により、脳機能および嚥下に関する重要な新しい知見が加えられた。一次運動野(中心前回)が嚥下に必要な口腔の動きに極めて重要な役割を果たすと考える研究者が多数を占める(13,24,25)。運動皮質の前方の運動前野(外側中心前回とも呼び、Brodmannの4野、6野を含む)など他の皮質野の重要性を示唆するエビデンスも報告されている(13,24,26)。Brodmannの4野、6野は嚥下中の咽頭筋に何らかの制御を加えていると思われる。嚥下には半球優位性があると推論されているが(27,28)、両側性であるとも報告されている(29)。さらに、感覚入力の皮質処理が正常な嚥下機能に極めて重要であると考えられ、神経線維を通って脳幹および脳皮質の両方に送られている可能性がある(13)。fMRIにより正常な嚥下中に一次体性感覚野が活性化することがわかり、一次運動野に接続することで統合的な役割を果たすことが示唆された(25,29,30)。島、視床(25)、小脳、および大脳基底核(31,32)も嚥下中に活性化することが示されている。

聴力、発話、発声、言語、および嚥下に対するがんの影響

頭頸部、肺、食道、中枢神経系、および末梢神経系のがんの後遺症として聴力、言語、発話、発声、言語、および嚥下の機能障害が起きる場合がある。治療前の腫瘍そのものの存在が上記の機能を乱す可能性がある。例えば上咽頭がん患者の場合、腫瘍浸潤によって口蓋帆張筋が破壊されたり、耳管が変位し、中耳および乳突蜂巣に滲出液が貯まるようになる(33,34)。腫瘍進行とともに脳神経または脳幹が圧迫され、構音障害および嚥下困難が起きる場合もある(35)。

舌や鼻咽腔の腫瘍によって不正確な構音および高鼻音が起き、明瞭な発声ができなくなる。声門喉頭がん患者はしわがれ声になったり、誤嚥を起こし(36)、脳腫瘍患者は構音障害、失語症、および嚥下困難を示す場合がある。咽頭または食道の腫瘍は狭窄または閉塞により嚥下痛および嚥下困難を起こし、咽頭または食道を通る食塊の輸送を妨げる。通路が狭まるので、通常は液体より固形物の方がより嚥下しにくい。食道がん患者は早期満腹感、げっぷ、胃食道逆流を訴える場合もある。通常、胸腔内食道がん患者の数パーセント程度に声帯麻痺があり、反回神経上のリンパ節転移巣で起きることが多い(37)。

肺または縦隔の腫瘍が食道を圧迫し、食道期の嚥下困難を起こす場合がある。肺がんが嚥下に及ぼすその他の影響は、脳転移の高発現率と関係がある(38)。さらに肺がんが及ぼす影響として一側性声帯襞麻痺があり、腫瘍が迷走神経の反回神経枝を圧迫することで起きる。一側性声帯襞麻痺が起きた場合、不完全な声門閉鎖が生じ、その結果、気息性嗄声になることがある。低粘性の液体による誤嚥や咳もよくみられる。(時に両側性の)声帯麻痺／不全麻痺を起こす可能性がある他のがんの部位は、頭蓋底、中枢神経系、髄膜、頸動脈小体、喉頭、咽頭、頸部、甲状腺、気管、および食道などである(39)。

脳皮質、皮質下領域、小脳、および脳幹の脳腫瘍はいずれも構音障害、失語症、および嚥下困難を起こしうる。関連発作により、発話、言語、または嚥下障害が悪化する可能性がある(40)。さらに発話、言語、および嚥下機能障害の病因として、乳房および肺の非ホジキンリンパ腫および悪性黒色腫の原発腺がんから髄膜への転移も非常に多い(41)。髄膜転移が発話、言語、および嚥下に及ぼす影響の病態生理には、腫瘍浸潤による水頭症、頭蓋内圧、脳神経障害、局所性脳機能障害、および髄膜炎症などが関連している(41)。腫瘍随伴症小脳変性症はある特定のがん(肺、婦人科、ホジキン性)(42)の稀な合併症で、重大な構音障害および嚥下困難をもたらすことも多い免疫反応のようである(43)。頭蓋底腫瘍も発話および嚥下機能の両方に影響を与え、脳神経障害をもたらす可能性がある。ただし脳神経障害は徐々に進むという性質があり、外科手術に進む前にかなり時間的余裕がある(44)。

第2部　症状別のがんリハビリテーション

聴力、発話、発声、言語、および嚥下に対する治療の影響

外科手術

　頭頸部、肺、隔膜、食道、気管、頸椎、頭蓋底、および脳のがんに対する外科処置はいずれも発話、言語、聴力、発声、および嚥下に影響を与えうる。頭頸部の手術には喉頭全摘出術、喉頭部分切除術、舌切除術（全切除／部分切除）、下顎骨切除術、上顎摘出術および、口腔各領域／中咽頭／下咽頭の切除術があり、しばしば複合切除術および遊離弁再建術を伴う。

　声帯振動による従来型発声に関して、喉頭全摘出術後の発声に現れる最も明白な影響は、両左右声帯の除去によって声が出なくなることだろう（45）。一般に、喉頭全摘出をしても嚥下に問題は起きない（45）。しかし、手術直後の期間は食物または液体がのどにつかえたり、逆流すると訴える患者もいる。この主訴は喉頭全摘出術後の食塊の流れに対する咽頭抵抗の増加と関連している（46）。さらに、喉頭全摘出術後に遅発性の影響として近位食道狭窄が生じる場合がある。照射後の患者は、喉頭全摘出術の前後にかかわらず、狭窄リスクが高いようである（47）。喉頭全摘出術後の嚥下困難のその他の原因として、良性の下咽頭狭窄、輪状咽頭機能不全、および喉頭蓋襞偽形成がある（44）。咽頭喉頭摘出術後の患者集団の嚥下困難の原因は、リンパ浮腫、良性の狭窄、余剰空腸、腫瘍再発、移植片運動不全、吻合部の機能的閉塞、言語効率減少、および脳幹転移など、多岐にわたるだろう。こうした障害が複合的に嚥下困難に寄与することが多い。鼻口腔内への逆流は、こうした障害が複数起きることで生じる可能性がある。腫瘍再発患者の場合、嚥下時の閉塞感を訴えたものの、内視鏡やX線画像検査で確認できなかった患者もいる（48）。

　喉頭部分切除術とは、声門上喉頭切除術、片側喉頭切除術（縦方向）、または上輪状軟骨喉頭切除術を含め、数種類の切除法を指す。声門上喉頭切除術は偽声帯襞、喉頭蓋、および声門より上方のその他の構造体は切除するが、左右の真声帯は残すので、通常発声に影響が出ない。しかし、通常なら喉頭蓋と偽声帯で確保される気道が無くなるので、嚥下咽頭期が大きく損なわれる。こうした患者には誤嚥がよく起きるので、嚥下の詳細評価および治療を行い、誤嚥エピソードを最小限にする必要がある（14）。舌根後退の減少および喉頭挙上の減少も見られる（49）。

　片側喉頭切除術では喉頭の縦半分を切除することで、真声帯、偽声帯、喉頭室のいずれも片側と甲状腺軟骨の半分を取り除き、対側の真声帯を残す（14）。術後、発声はできるかもしれないが、声がかすれるのが通常である。垂直喉頭部分切除術後の喉頭ストロボスコピーにより、残った偽声帯が切除側を振動させて声が出る発声が大半で、披裂軟骨または真声帯レベルでの振動は少ないことが明らかになった（50）。外側前方喉頭垂直切除術後の患者は、声の質および声門閉鎖が時とともに改善し、皮弁による声門再建術後の患者よりも良好だった（51-54）。不完全な声門閉鎖とその結果生じる誤嚥リスクのため、片側喉頭切除術後に嚥下障害が起きる場合がある。しかし、標準的な片側喉頭切除術では通常、再建部位に十分な組織があり、声門の完全閉鎖と機能的嚥下が可能になる（14）。さらに、残された声門上部構造（舌骨、喉頭蓋）が嚥下中の気道を保護してくれる。前方の切除範囲を広げた場合（外側前方喉頭部分切除術）、術後当初は誤嚥による嚥下困難の頻度が高くなるが、改善する患者が多い。披裂軟骨にまで切除範囲を後方に広げた場合、誤嚥が持続する可能性が高くなる（14）。

　上輪状軟骨喉頭切除術（SCL）は真声帯を切除するが、喉頭と自然な発声を温存するアプローチの1つとみなしてよい（55）。SCLは左右真声帯、左右偽声帯、甲状腺全体を切除し、通常は片側の披裂軟骨、時に喉頭蓋の切除も伴う（56）。喉頭蓋を切除する場合に使う再建手技を輪状軟骨舌骨固定術（CHP）と呼び、輪状軟骨を舌骨および舌根に接合する。喉頭蓋を温存する場合の閉鎖手技を輪状軟骨舌骨喉頭蓋固定術（CHEP）と呼び、舌骨、舌根、および喉頭蓋に輪状軟骨を固定する（57）。CHPタイプの外科手術の場合は呼気中に披裂軟骨が舌根に近づくことで、CHEPの場合は喉頭蓋に近づくことで、声が出る（57）。湿声嗄声とともに、中等度から重度の気息性嗄声は発声により多くの努力が必要で、発声疲労が報告されている。音響測定値および空気力学測定値にも異常が見られた。喉頭ストロボスコピーの所見から、披裂軟骨の動きが良く、浮腫および線維症が少ない患者の方が良い声で、嚥下も良好であることが示唆された（57）。SCL後の嚥下障害には、早期溢流、喉頭侵入、程度が様々な誤嚥、咽頭貯留、溜った唾液や侵入／誤嚥した食物を排出しようと嚥下・咳を繰り返すことなどがある。図14.1にSCL後の患者の誤嚥および喉頭侵入の例を示す。

口唇、歯槽隆線、硬口蓋、頬粘膜、臼後三角、口腔底、舌、舌根、および扁桃腺などその他の頭頸部がん部位の切除が、嚥下および言語構音にしばしば影響する。口舌切除、舌根切除、口腔底切除、頬粘膜切除および下顎骨切除術後に通常、構音障害が起きる。予想されるとおり、障害の程度は組織切除量に依存し、切除が小さいほど発話／嚥下障害が軽い。口舌全切除または部分切除の場合、患者の発話は理解できない可能性が高いが、発声障害が実在するにもかかわらず対面コミュニケーションは意外に上手くいく。口腔または口腔咽頭切除後に起こりうる嚥下障害には、液体・固体食塊の口内制御力の減少、口腔咽頭への食塊の移動減少、嚥下咽頭期の遅延、および舌根後退運動の減少などがある(14)。口舌または口腔底のみの切除では、舌根、軟口蓋などの口咽頭構造も含めた切除よりは嚥下障害が軽い傾向がある(58)。妥当な嚥下および経口摂取量を達成する患者もいるが、重大な嚥下困難は皮弁再建術を取り入れても解消しない(58)。

下顎骨に及ぶ口腔がんは、外科手術および放射線治療が必要だろう。骨浸潤が少ない口腔腫瘍には下顎辺縁切除を行う。骨浸潤が大きい腫瘍には下顎区域切除を行い、骨を使った遊離皮弁で下顎を再建すると成功率が最も高くなる(39)。口唇切除を含む／含まない下顎切除では、多くが不十分な両唇閉鎖、舌の運動性の低下、咀嚼不能、喉頭挙上減少、および感覚低下などにより、発語／嚥下困難が生じることがある。感覚神経および下顎への筋肉付着が破壊されることが原因で、その機能が不全になる(44)。

上顎摘出術後、口蓋閉鎖床が適切にフィットすれば嚥下は通常上手くいく。上顎摘出術または軟口蓋切除後の患者は高鼻声になるのが典型で、軟口蓋手術後の患者の鼻流量は硬口蓋手術後の患者と比べて少ない(60)。軟口蓋切除により、口蓋帆咽頭閉鎖不全や時に温存組織に口蓋帆咽頭閉鎖機能がないため鼻への逆流がしばしば起きる。しかし半分以下の軟口蓋切除の場合、皮弁再建手術またプロテーゼにより高鼻声の重症度を最小にするか、ゼロにできる可能性がある(61)。再建術では橈骨前腕皮弁を移植利用することが多く、口蓋帆咽頭機能の転帰は不良からほぼ正常まで様々である(62)。

甲状腺切除術後、患者の約4%～8%が声帯麻痺を経験する恐れがあり、良性より悪性疾患の方が機能障害のリスクが高い。患者の50%以上が、手術後3〜4ヵ月以内に声帯ヒダ機能を回復する(63,64)。

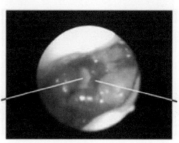

図14.1

上輪状軟骨喉頭切除術(SCL)後の患者の嚥下内視鏡検査画像(FEES)。ピューレ食塊の喉頭侵入および誤嚥がわかる。

頭蓋底腫瘍摘出では脳神経を操作・犠牲にすることがあり、脳幹または嚥下に関わる解剖学的構造を傷つける可能性がある(65)。続発する嚥下障害には鼻への逆流、咽頭期嚥下の遅延(44)、口咽頭機能障害、喉頭挙上減少、咽頭への有意な残留、および誤嚥などがある(66)。声帯麻痺も生じる可能性があり、嗄声になったり、誤嚥のリスクも増大する(67)。前頭蓋窩手術で上顎摘出術が必要な場合(68)、または中頭蓋窩アプローチ後に顔面脱力が起きた場合(44)、言語構音障害や嚥下障害が起きる場合がある。しかし、遊離皮弁移植法を使うことで、口蓋再建が必要な患者の発話や嚥下問題の発現が減少したと報告されている(68)。

肺または縦隔がん患者が切除術を受けると術中に反回神経を切除するため、一側性声帯麻痺を起こす場合がある。嗄声および液体の誤嚥が一側性声帯麻痺でしばしば起きる(69,70)。

食道切除を受けた食道がん患者は、咽頭期の嚥下困難を起こし、誤嚥を伴う場合がある。食道切除患者の約47%に誤嚥が起きる(71)。その臨床像は、胃内容排出遅延、腸のダンピング、逆流、狭窄、吻合手術法／迷走神経の犠牲／線維症／反回神経損傷による声帯麻痺などでしばしば悪化する(72,73)。咽頭期嚥下障害、特に舌骨上方および前方関節可動域の減少、UES開大縮小も食道切除後に確認された(74)、この場合も、吻合部再建法が咽頭障害に寄与するという仮説が立てられた。しかし、こうした咽頭嚥下障害は一過性で、時間の経過とともに消失する可能性があるというエビデンスがいくつかある(75)。

脳腫瘍患者が開頭術および腫瘍切除を受ける場合、疾患および切除の部位および範囲によって、発話、言語、または嚥下の変化が起きる場合も、起きない場合もある（40）。広範囲または複数の切除により発話、言語、嚥下障害が起きることが多い。文献の多くは、小脳後頭窩手術後に嚥下困難（76,77）や一過性小脳緘黙症に続いて構音障害（78,79）を示す小児患者集団を中心に記載されている。後頭窩切除後の成人も構音障害および嚥下障害を示す（80,81）。皮質マッピングを利用した最新の外科技術により、多くの症例で機能転帰が改善した（82,83）。

化学療法と放射線治療

頭頸部がんの治療には外科手術単独または外科手術と術後照射ではなく、放射線併用化学療法を使うことが増えている。化学放射線療法は、局所、領域および遠隔転移したがんを抑制し臓器を温存できているが（84）、嚥下機能および聴力に悪影響を及ぼしている（85-87）。

耳毒性はある種の化学療法剤、特にプラチナベースの薬剤、シスプラチン、およびカルボプラチンの高用量投与の後遺症である。頭頸部を含め様々な軟部組織悪性腫瘍の治療にシスプラチンが汎用されている。特にシスプラチンが体内に運ばれるときに生じる活性酸素種などの反応性化合物により、蝸牛の有毛細胞が損傷することが試験で示唆されている（88）。感音難聴は耳毒性の臨床症状であり、時に耳鳴りを伴う。通常、感音難聴は高周波で始まり、両側性で永続し、投与量、投与方法、および治療時間が難聴の重症度に影響すると考えられる（89）。耳毒性のリスク因子は、年齢（若年者および高齢者の方が影響が大きい）、腎機能不全、騒音曝露歴、および難聴の既存などである（90）。過去または現在の脳脊髄照射は耳毒性を悪化させうる（89,91）。プラチナベースの化学療法で治療を受けた髄芽腫、神経芽細胞腫、および骨肉腫の小児の難聴の発現率および重症度は高いと報告されている（91）。

発話／言語を獲得する年齢の小児にとって、難聴の影響は特に有害なものになりうる。語音が正常に発達するかどうかは、聴覚の刺激およびフィードバックにかかっている。低年齢で感音難聴がある小児が適切な言語治療が受けられない場合、発話および言語の発達がともに12歳までで最大4～5年遅れることが研究でわかっている（92-95）。高周波の語音（s、f、sh、th、h、k等）の知覚および構音に対する高周波難聴の影響（91）に加え、文法的形態素の発達、特に高周波の音素（英語の所有格を示す『's』、複数形を示す『s』）については、中等度難聴の小児に発達障害があることがわかった（96）。声に違いもあり、聴力障害がある人の声は通常、同年齢で同性の人の声よりも基本周波数が高く聞こえると報告されている（97）。

化学療法剤の以外では、アミノグリコシド系に耳毒性があることが知られている。抗がん治療中の免疫不全患者の場合、感染の抗菌剤治療としてアミノグリコシド系を使うことが多い（98）。ゲンタマイシン、ストレプトマイシン、およびネオマイシンなどのアミノグリコシドが聴力および前庭系に重大で永続的な影響を及ぼすことがあり、文献報告も多い（99-101）。

化学療法の有無にかかわらず、放射線治療中とその後に嚥下困難がしばしば発生する。食道がんまたは肺がん患者の嚥下困難は、食道狭搾を起こす食道炎または残存腫瘍に関係する可能性がある（38,102）。中枢神経系を冒す脳腫瘍またはその他のがん患者の場合、放射線治療に関連する浮腫によって無気力になり、発話および嚥下問題が悪化しうる（40）。

頭頸部がんでは化学放射線療法後に誤嚥がよく起き、しばしば不顕性であるため肺炎になることもある（103-105）。図14.2に化学放射線療法後の誤嚥の例を示す。

頭頸部がん患者集団の誤嚥に寄与する因子は複数ある。急性の副作用には、口内乾燥症、粘膜炎、味覚変化、悪心、および浮腫などがある。誤嚥が不顕性で、照射中に喉頭およびUESを保護していた場合、知覚認識の欠如には神経学的な原因があるかもしれない（106）。治療経過中の食事は、主として水分が多く軟かい固形物、次に細かくした食品、ピューレ状の食品、最終的にほぼ液体食に変えていくのが典型である。食欲によって味覚に重大な変化や悪心が起きるので、食欲は問題になりうる。経口摂取との継続を促すため、刺激が少ない食品および栄養補給剤を取り入れることを推奨する。時折十分な経口摂取ができない患者がおり、経皮内視鏡的胃瘻造設術（PEG）でチューブを治療前に留置した場合、治療の一部期間中は経腸栄養を必要とするかもしれない。

頭頸部がんに対する放射線治療の主な慢性的副作用は、口内乾燥症（口腔内乾燥）である。だ液の流れが変わると、嚥下中の口腔での食塊の操作および移動に支障をきたす可能性がある。咽頭の潤滑も影響を受け、乾燥した固形物を飲み込みにくくなることがある。口内乾燥症は回復が難しいが、市販の人工唾液が部分奏効したと

報告する患者もいる。しかし、淡水入りスプレーボトルの携帯も同じ程度に有用だと考える患者も多い。口内乾燥症の症状解消に対するピロカルピンの有効性は試験間でバラツキが出ている。ピロカルピンは唾液分泌を促すコリン作動薬である (107)。経口ピロカルピンの数試験では唾液増加が示されたが、被験者はやはり口渇および多汗をはじめとする副作用を訴えている (107)。鍼療法の口内乾燥症に対する有効性を調査した最近の試験では、転帰にバラツキがあった。こうした試験を再検討した結果、口内乾燥症に対する鍼療法の有効性は適切な計画に基づいた試験で裏付けできておらず、より質の高いランダム化比較試験が必要であることが示唆された(108)。しかし、最近行われたある試験では被験者を実鍼治療群または偽鍼治療群にランダム化し、実鍼治療群で非刺激時の唾液分泌量の増加が示された。そこでは肯定的な結果が得られたものの、他の試験ではこうした改善が一時的であるばかりか、QOL指標にも反映されない可能性があることが示唆されている (107)。強度変調放射線治療(IMRT)の到来により、口内乾燥症および嚥下問題を抑制ないし軽減し、高い局所領域的抑制率が達成できるかもしれない。これは正常な周囲組織への照射を減らし、標的容積への線量を上げることで達成される。しかし、IMRTの成功は、慎重な設定、標的体積の描写、ならびに臨床／身体的因子の質の管理で決まる(110)。amifostineの使用は、従来の放射線治療による組織の損傷(111,112)、口内乾燥症、および味覚変化(113,114)の抑制に有用かもしれない。amifostineは従来の放射線治療の前に毎日投与し、急性・慢性期ともに唾液生成の増加および口内乾燥症の自覚軽減に効果があることがわかっている(107,112,114)。

粘膜炎および浮腫も化学放射線療法による治療中や治療直後に起こる場合があり、上気道消化管内組織の感覚および動きに影響を与える (14,115)。粘膜炎とは、口、咽頭、および食道の粘膜における有痛性潰瘍の発現を意味する。患者の口と咽頭の筋系関節可動域は正常で嚥下する能力はまだあるが、嚥下中の激しい痛みのため運動性が減少する傾向がある。唾液成分が粘膜表面を無傷に保つ役割を果たすので(106)、粘膜炎は口内乾燥症と密接に関係すると思われる。通常、粘膜炎の解消には放射線治療の完了から約4週間かかるが、軽度ながら粘膜炎が持続する患者もいるだろう (116,117)。amifostine治療により、頭頸部がん患者の化学療法による粘膜炎の重症度が下がると報告されている (112)。放射線治療の遅発性作用に関連して線維症が起きることが多いが、このプロセスがいつ始まるかは不明である。ベースライン（治療前）と比べ、放射線治療終了の12ヵ月後に舌根および舌の関節可動域障害増加が判明したことから (85)、線維症は以前考えられていたよりも早く始まる可能性がある。放射線治療後に舌根後退運動が減少した症例を図14.3に示す。

放射線治療の遅発性副作用には照射組織の線維症があり、関連筋肉の運動性減少につながる。頭頸部がん患者は頸部リンパ節への放射線治療が必要か、今後必要であることが多い(118-121)。これは、原発腫瘍が舌根、喉頭蓋、下咽頭、喉頭、および上部食道括約筋になくても照射野に入る可能性を意味する。このシナリオで生じる可能性がある発声変化 (121) 以外に、最初の嚥下回復から相当遅れて重い嚥下障害が発現したという試験報告がある (122,123)。突然嚥下障害が発症したという訴えが一般的だが、患者によく聞いてみると、徐々に問題が進行し、食事の均一性を変えていく必要があり、場合によって液体しか受け付けないようになったと訴えることが多い。放射線治療終了から数年たった後でも、嚥下障害が起きる場合がある (124,125)。重症例の患者は絶えず分泌物を吐き出す。喉や食道がしばしば「閉じてしまい」、嚥下時の食物の通過を妨げることがあるという訴え

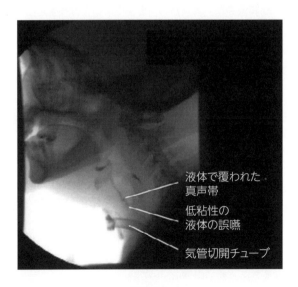

図14.2

化学療法および放射線治療後の喉頭がん患者のビデオX線透視画像。低粘性の液体の誤嚥、液体で覆われた真声帯、気管切開チューブが見える。

も多い。実際、X線画像検査では頸部食道の狭窄およびUES開大機能障害が見られる場合があり、食道拡張を必要とする証しである (126)。しかし、狭窄およびUES機能障害は密接に関連しており、相互の識別が難しく、放射線治療後に同時に発現することが多い。輪状咽頭を開くメカニズムには、輪状咽頭の弛緩作用だけではなく、舌根レベルでの食塊内圧の発生および舌骨喉頭挙上運動を含むことを忘れてはいけない(15,20)。

開口障害は放射線誘発性線維症の一症状で、治療後早期または後期に、時に治療中にも起きうる。この開口制限は、創傷修復過程の一環として手術単独後にも起こりうる(127)。線維性組織は炎症細胞、非定型線維芽細胞、および細胞外基質成分でできている(128)。開口機能に重要と思われる構造は咬筋、翼突筋、側頭筋で、下顎の筋突起と関節突起も重要である (128)。各種固形食の摂取や適切な発話に十分な開口ができないため、嚥下および発話に対する開口障害の影響は重大なものになりうる。開口障害は食欲、経口摂取、および口腔衛生を妨げるので、口内乾燥症や粘性の高い分泌物の増加によって口の不快感に繋がる (129)。口腔衛生不良と肺炎の高発現の関連性については、文献報告が多数ある(130-134)。

聴力、発話、言語、発声、および嚥下の評価

耳毒性に対して推奨されている聴覚モニタリング法は、初回のプラチナベース化学療法の前のベースライン聴力評価、および治療中と治療後の一連のアセスメントから成る (135,136)。ベースライン検査を初回のプラチナベース治療前1週間以内と、治療後24時間以内に行うようにする。アミノグリコシド抗生物質を投与する患者には、初回投与の72時間以内にベースライン検査を行う(135)。蝸牛損傷に対する感度について、従来の純音聴力検査が、超高周波聴力(EHF)検査や耳音響放射検査と比較されることが増えている。従来の聴力測定が周波数0.5〜8kHzを検査するのに対し、EHFは9〜20kHzを検査する。最近の研究では、EHF検査および歪成分耳音響放射検査を行うと、聴覚機能の変化を早期に検出できると報告されている (136-138)。化学療法終了から10年以上経っても難聴が進行する場合があるというエビデンスがあるため、長期追跡で(治療終了後5年間)小児の聴力を慎重に監視することが特に重要である(139)。理想としては、プラチナベース治療終了の3ヵ月後、6ヵ月後、その後は毎年5年間、聴力評価を行うようにする。

脳腫瘍患者およびがん治療後に卒中／発作を起こした患者を含め、神経障害患者には発話および言語評価が重要である。難聴を発現した場合または抗がん治療による耳毒性リスクがある場合は特に、小児患者もこの評価を受けるべきである。嗄声を呈する患者が声帯麻痺のリスクがある場合は特に、ビデオストロボスコピーを含め発声評価を定期的に行う。喉頭全摘出術を予定した患者の場合、術前評価およびカウンセリングで貴重な情報が得られる。こうした患者は自動的に評価に回すべきである。無喉頭音声獲得のメリットを力説でき、術後の機能的・情動的回復を促す上で無喉頭音声が重要だからである。家族もこうした評価に立ち会わせるようにする(45)。医療言語聴覚士は、患者の認知・感情の状態、家族／友人からの支援の程度・種類、外科手術前から存在する発話／言語障害について把握できる。上記の因子はどれも、新しい発話方法を学ぶ能力に影響を与えるだろう。この術前の相談では、3つの無喉頭発声法に関する情報を提供するだけではなく、発話、嚥下、および呼吸に関連する解剖学および生理学の変化についても時間

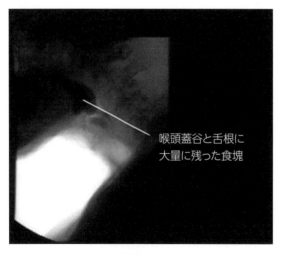

図14.3

舌根後退運動の減少を示すビデオX線透視画像。白線は、喉頭蓋谷と舌根に食塊が大量に残り、咽頭まで溢れている様子を示す。

を費やす必要がある。無喉頭発声法で話す人の単純解剖図およびビデオテープを使うと相談の際に役立つ。喉頭全摘出術後のコミュニケーションについて患者や縁者が多くの疑問や懸念を抱くのが当然で、術前来院時に疑問を解消しておくことが重要だ。咽頭摘出術を受けた患者は、食道発声または気管食道穿刺を選択する場合でも、手術後数日以内に電気喉頭の適用について評価すべきである。

臨床評価、ビデオX線透視検査（VFSS）（14）、嚥下内視鏡検査（FEES）、またはFEESST（感覚検査を含むFEES）（140）による嚥下評価は多くのがん患者に欠かせない。化学療法および放射線治療を受ける頭頸部がん患者に対しては、治療開始前のベースライン評価およびカウンセリングを行うことで、医師も患者も嚥下リハビリテーションを容易にする枠組みが得られる（141）。不顕性誤嚥の有無の判定、嚥下障害の時期や原因となる運動障害の特定ができる、VFSS、FEES、またはFEESSTを使った治療後評価も推奨する（141）。不顕性誤嚥は神経障害がある患者によく起きることから、そうした患者には機器を使った評価（VFSS、FEES、またはFEESST）を行うことも重要である。気管切開患者には、気管チューブの中または周辺に明らかな誤嚥物質がないか観察するため、食品着色料を使うと初回評価に有用な場合がある。(142)。しかし、気管切開チューブを通って出てくる物がなかったとしても、まだ誤嚥する場合がある。気管チューブを通る誤嚥物質が見られなくても、咳、声の変化、または呼吸変化が誤嚥を暗示していることがあるが、こうした徴候が起きない場合もある。気管切開患者の不顕性誤嚥は発現率が高く、内視鏡評価またはビデオX線透視評価が必要である(142-144)。

食道がん患者の評価では、内視鏡評価では捕捉できない咽頭期と頸部食道期の嚥下障害が重複して存在する可能性があるため、嚥下評価にはビデオX線透視法を通常実施する（140）。食道造影像による食道の評価も嚥下問題の精密検査に通常必要である。

喉頭全摘出術後の嚥下評価については、治療または代償法で主訴を矯正するのであれば、まず臨床評価だけを行ってもよい。しかし、嚥下困難が持続する場合は、ビデオX線透視法や、時に食道造影法も必要である。咽頭喉頭摘出した患者の場合、皮弁再建術で起きる可能性がある様々な生理的障害のため修正バリウム嚥下法（MBS）の必要性が多くなる。たとえ初回評価で再発のエビデンスがなかったとしても、腫瘍再発の可能性は軽視できず、考慮に入れて綿密に監視する(48)。

聴力、発話、発声、言語、および嚥下に対するリハビリテーション

補聴器装着は、抗がん治療後の難聴がある患者の聴覚改善にとれるアプローチである。放射線治療を行った鼻咽腔がんまたは側頭骨がん患者ではある程度の成功が数報で報告されているが、がん患者への人工内耳の使用はうまくいかないことが多く、考慮対象外である(145,146)。しかし、創傷治癒における問題で補聴器や人工内耳を装着できなくなることもある。さらに、電極の挿入が困難なことや（146）耳管機能不全と関連した中耳の問題（145）も、がん患者に人工内耳が不適切な理由になる。

小児がん集団の場合、言語治療は聴力障害患者と聴力正常患者の両者に重要である。聴力正常患者はがん関連の神経障害のため、言語が遅れることが多い（147）。摂食・嚥下治療も適応になることがあり、長期非経口栄養後の経口刺激・感覚の変化や、化学療法後の粘膜炎に用いられることもある。時に食事以外の活動とともに、口の運動・感覚機能を増やす治療を使う。治療には、食物嫌悪に対する行動管理および姿勢支持を含めることが多い(148-150)。

成人脳腫瘍患者の場合、失語症または構音障害のため、言語治療がしばしば適応される。脳卒中患者で使用する治療アプローチが、脳腫瘍患者集団でも使われる。嚥下治療、特に代償戦略によって、脳腫瘍患者は安全な経口摂取を続けられるようになる。脳腫瘍患者に疾患再発／進行の可能性があるということは、嚥下および意思疎通の両方を適切に管理するための監視・再評価が必要であることを意味する（40）。構音または発声に障害がある頭頸部がん患者には、発話・発声治療も適切かもしれない。関節可動域および筋力を上げるための発話以外の口運動を言語療法で使うことが多いが、このような運動が発話産出を改善するというエビデンスはない（151,152）通常、旧来の構音治療がこうした患者の発話改善に効果がある。

一側性声帯麻痺の患者の場合、甲状軟骨形成術（69,153）または注射（154,155）による声帯内方移動術で、適切な発声と気道保護を回復させることができる。声帯注射による声帯内方移動は外来で実施でき、急性期がん患者にとって別の手術室に移動するよりも望ましい（156）。急性期以外の患者は術中合併症を起こすこと

なく、甲状軟骨形成術に耐えられるだろう(157)。食道切除患者には頸部屈曲位（chin tuck）などの嚥下方法が有用と考えられる(158)。

喉頭全摘出術を受ける患者は主に3つの無喉頭発声法［電動式人工喉頭、食道発声法、気管食道穿刺(TEP)］のうち少なくとも1つを習得ができるよう言語療法を受けるようにする。喉頭摘出患者の多くが音声で最初に意思伝達できる方法は、口腔内チューブを利用する電気喉頭で、術後数日で導入できる。このバッテリー駆動装置が、装置内で振動する音源から人工の「声」を作り出す。その結果出る音が、首との接触点または口腔内に留置した口腔チューブアダプタを介し、患者の口腔内に伝わる。術後はできるだけ早く言語療法を開始し、入院中または退院直後から患者が意思疎通を開始できるように指示を与える。電気喉頭以外の無喉頭発声方法を選択する可能性がある患者でも、電気喉頭を推奨する(159)。頸部創傷が完全に治癒したら、言語病理学者は電気喉頭の頸部留置のための評価を行うことができる。適切な治癒後は食道発声も実施可能だが、熟達には通常、言語療法を必要とする。食道発声開始のため食道に空気を注入するにはいくつかの方法がある。しばしば言語病理学者から多くの指示・指導を受ける必要があり、その後は定期的に患者が自宅で実践する(160)。この30年間、喉頭摘出時の一次手術(161)および喉頭摘出から3ヵ月以上経過した後の二次手術として(162)TEPの実施が増えてきている。図14.4にTEP非留置型ボイスプロテーゼを示す。

製品開発の進歩により、発声法やプロテーゼを使う生活が向上した。現在多くの患者が留置型ボイスプロテーゼをTEP内に装着することができ、プロテーゼそのものの挿入を習得しなくてもよくなった（163）。高齢患者または視力／微細運動／認知能力が低下した患者の場合、TEP発声の成功に留置型プロテーゼが必要不可欠である。それ以外の患者の場合、特に、TEPの訓練を受けた言語病理学者または耳鼻咽喉科医がいない、あるいはTEP管理設備がない国や地域に住む患者は、自己管理型（非留置型）の人工喉頭が望ましいかもしれない。さらに、複数の介入(164-168)や様々な留置型人工喉頭(169,170)を試しても、人工喉頭の中または周囲からの漏出が慢性的に多い患者もいる。そうした患者は、留置型人工喉頭の費用効果が大幅に減少し、費用および利便性とも非留置型人工喉頭の方が有益であろう。TEP患者の音声リハビリテーションプロセスの一環として、言語病理学者は、患者の気管孔とその周辺の形状に合わせてアドヒーシブまたはラリボタンのいずれかを使い(174,175)、ハンズフリー発声弁と熱水分交換（HME）フィルターカセットの使用(110,171-173)を支援する必要がある。

喉頭全摘出術および舌全摘出の両方を受ける患者は、電気喉頭以外の代替発声法や発声増幅法について評価が必要である。こうした患者は舌を失っているため、電気喉頭で言葉を発音する能力がもはやない。また食道に適切な気流を送るために舌を必要とする食道発声も獲得できない。発声にTEPが使えるかもしれないが、言語構音に必要な舌がないため、発話の明瞭度には通常、対面でのやりとり以上の機能性がない。人工音声を出力できる自動機器がこうした患者には適切なことが多い。

喉頭全摘出術後、時として嚥下治療が必要である。喉頭摘出患者は舌を大きく突き出すことで、咽頭内の食塊の流れに対する抵抗増加に対抗する必要がある（46）。また喉頭摘出患者は食べる速度を遅くし、一口ごとに少し間を空けて咽頭輸送時間の遅れを相殺し、さらに固形

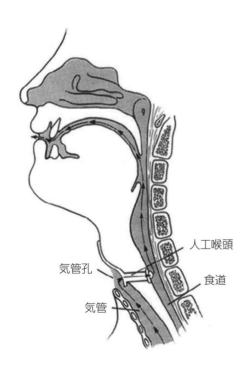

図14.4

気管食道穿刺の略図。気管食道穿刺孔に挿入したボイスプロテーゼ、気管孔、気管、および食道の位置を示す。

物およびピューレの咽頭からの排出を促すため、液体を少量ずつとると有益である。こうしたテクニックで嚥下困難が改善しない場合、詳細評価によって食道狭窄とわかることもあり、食道拡張が必要になる。咽頭喉頭摘出術患者に対し、外科的介入と発話病理学的な介入を併用すれば、嚥下困難がうまく解消できる。問題に応じ、外科医は良性狭窄を拡張したり、嚥下を妨害する余分な（空腸皮弁組織由来の）粘膜をレーザーで焼灼し、その後に嚥下治療を行うこともできる。こうした患者の多くにとって、嚥下エクササイズと手技による咽頭壁への舌根の接触増加、食塊のきめと大きさを変えること、液体洗浄による食物残渣の洗い流しはどれも適切な介入である(48)。

頭頸部がん患者の嚥下治療は、外科手術または化学放射線治療の実施後すぐに始めるようにする。術後の患者には適切な頭位をとる、非摘出側に食物塊を載せる、嚥下操作による気道保護、運動・操作による舌根後退の改善、均一な食事などの代償戦略が有益なことが多い(14,49,176-178)。嚥下治療による進展は上輪状軟骨喉頭切除術後が最も劇的だろう。手術直後は重大な障害や誤嚥が起きるものの、大半の症例が集中的な嚥下治療の後、最終的に完全経口食を再開している(179,180)。舌根後退、披裂軟骨の運動性、および舌骨喉頭挙上を改善する運動・嚥下操作は、新しい声門括約筋の閉鎖および誤嚥減少を達成する鍵である(57,179,180)。

口・中咽頭手術を適切に実施するには、顎顔面の補綴専門医との協力が重要である。舌を広範囲に切除した患者に口蓋増幅人工喉頭を使うと舌と口蓋が接触しやすくなり、舌子音の発音明瞭度が向上する場合がある(14)。軟口蓋切除後は後部栓塞子付き閉鎖床(Obturator)で口蓋帆咽頭閉鎖や声帯共鳴音の向上を補助してもよい(181)。欠損閉鎖で機能が改善するが、軟口蓋の正中領域と比べ側方部では欠損閉鎖の成功率は低いかもしれない(44)。

気管切開チューブを留置している場合、嚥下治療の最初の目標は気管分泌物の処理や抜管に集中し、その後で食物／液体の評価を始めるとよい。パッシー・ミューア弁などの気管切開口用スピーキングバルブを使って評価すると、上記目標の達成が容易になる(182,183)。分泌物をコントロールできるようになった患者は、通常、固形／液体の食物塊での嚥下評価が可能である。

化学放射線療法で治療した頭頸部がん患者には定期診察に加え、放射線治療(RT)前および治療中の2週目からRT終了後最低4週目まで2週毎に診察を行う。治療中に嚥下不良がある患者は、来院頻度を増やす(週1回)必要があるかもしれない。こうした患者には、腫瘍内科、放射線腫瘍科、消化器科、および外科の医師・看護師、栄養士、ならびに言語療法／嚥下治療専門家を含む集学的チームアプローチが望ましい。治療目標には嚥下だけではなく、栄養／水分および適切な肺機能（誤嚥肺炎の予防）も含める。

治療前来院は肺機能と適切な栄養状態の維持を念頭にし、ベースラインの嚥下能力を記録するだけでなく、予想される嚥下障害に関する重要な情報、ならびに嚥下運動・食事の均一性の変更に関する指導を行うため、重要である。化学放射線療法中の患者は嚥下や関節可動域運動の継続が難しいと感じることが多いので、治療中の定期的な監視も重要である。運動の重要性を再認識してもらうには、治療中頃に来院させるとよい。治療前運動により、治療後の嚥下機能だけではなく(185)、治療後の嚥下困難関連のQOLも改善することがわかっている(184)。その研究では、前舌保持嚥下運動(Masako法)、舌抵抗運動、頭部挙上運動(シャキア・エクササイズ)、努力嚥下、およびメンデルソン手技の運動を行った。裏声発声を使った患者もいた。上記運動(シャキア・エクササイズを除く)を10回1セットとして、1日5セット行うよう患者に指示した。持続性のシャキア・エクササイズの場合は、1セットを1日3回行うよう指示した。シャキア・エクササイズの1回保持時間を短縮して反復する場合、1セット30回とし、1日5回とした。こうした運動等は舌根、咽頭壁、および喉頭の関節可動域および筋力改善を目的とし、その詳細は他書に記載されている(177,186-191)。その他の声帯運動には、音程移動により声帯長を変えたり、強い息こらえで気道閉鎖を改善する方法などがあるだろう。顎関節可動域運動も下顎骨関節可動域の維持に不可欠である。開口障害が起きた場合、適切な開口を回復するには、顎および首の徒手理学療法手とともにTherabite Jaw Mobilization™またはDynasplint™などの介助運動装置またはストレッチ装置が必要な場合がある。開口障害が重症で激しい痛みを伴う場合は、理学療法やリハビリテーション科を紹介し、評価・治療を受けるように指示する。咬筋へのボツリヌス毒素注射は痛みを和らげ痙攣を減少させるので、開口障害患者の顎の開きを良くし(195)、運動性改善に有用な可能性がある(196)。

開口障害患者に対するPEGチューブの治療前留置の是非は複雑な問題である。化学放射線療法中は有意な体重減および肺炎のリスクが高く、PEGチューブによる

栄養補充で利益を得る患者が大半であろう。しかし、重大な粘膜炎、嚥下痛、味覚変化、および悪心が起きうることを考えると、PEG留置によって治療中または治療後、患者の嚥下に対する意欲が削がれる可能性を懸念する声が医師の間にある。全身健康状況、共存症、年齢、および体重などの因子をすべて考慮し、判断する。多くの患者にとって、治療前にPEGを留置し、できるだけその使用を先延しする策が一番良いだろう。言語療法士／嚥下治療専門家による早期カウンセリングの後、綿密に監視することが嚥下の維持管理、改善・再開の成功に不可欠である。言語療法士／嚥下治療専門家は嚥下技術を利用し、嚥下関連の関節可動域運動を遵守し、安全で一貫性がある嚥下を続けられるよう指導・監督することができる。栄養、肺、および嚥下に関する目標を達成するには、チームアプローチが重要である。

　照射後の頭頸部がん患者を含め様々な患者集団の嚥下困難の治療に神経筋電気刺激（NMES）が汎用されるようになった（197）。使用率の増加にもかかわらず、NMESの安全性および有効性を裏付けるエビデンスについては疑問が残されている。嚥下リハビリテーションに対する経皮NMESの効果の評価を試みた総論がある（198）。NMESの嚥下への臨床応用に関する研究は少ないこと、しかし嚥下治療でのNMESの使用については統計学的有意な要約効果量があり、裏付けがとれることを著者らは明らかにした（197）。しかし、総説の対象試験のいずれもがランダム化対照試験ではなく、大多数が方法論に重大な欠陥があったと著者らは記している。被験者数が少ないこと、観察者が非盲検であったことも指摘されており、この問題はそれぞれ検出力と偏りに影響する可能性があった（198）。別の研究では、慢性咽頭嚥下障害がある神経障害患者の顎舌骨筋および甲状舌骨筋上の領域に経皮NMESを行った直後に、安静時舌骨低下がみとめられた（199）。しかし、同一被験者の嚥下中の誤嚥および喉頭侵入が減少したとも記されている。旧来の治療アプローチと比較したNMESの有効性や、特定の臨床群にNMESの相対的利益があるかどうかという問いに答えるには、ランダム化や対照群の設置を含め、より厳しいデザインの試験が必要である。

　がん診断が人のQOLに影響を与えるのは避けられない。がんのタイプおよび部位に応じて、聴力、発話、発声、言語、または嚥下の機能障害が後々起きることが多い。こうした重要な機能の臨床対処法は近年多大な進歩をとげ、改善している。患者がこうした機能をより長く維持できるよう後押しするには、さらに研究が必要である。抗がん治療の成功率が上がり、生存期間が延びたため、意思疎通および嚥下に対する介入がよりいっそう必要である。

　メモリアル・スローン・ケタリングがんセンター（MSKCC）メディア・サービスのマネージャー Susan Weil氏には図解等の作成でご支援頂いたことを、MSKCC　言語治療聴力学科部長 Amy Budnick氏にはがん患者の聴力問題に関してご意見を頂いたことに謝意を表する。

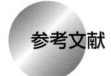

参考文献

1. Nation JE, Aram DM. *Diagnosis of Speech and Language Disorders*. St. Louis: CV Mosby; 1977.
2. Gernsbacher MA, Kaschak MP. Neuroimaging studies of language production and comprehension. *Annu Rev Psychol*. 2003;54:91–114.
3. Geschwind N. Disconnexion syndromes in animals and man. I. *Brain*. June 1965;88(2):237–294.
4. Geschwind N. Disconnexion syndromes in animals and man. II. *Brain*. September 1965;88(3):585–644.
5. Luria AR. *Higher Cortical Functions in Man*. New York: Basic Books; 1966.
6. Murdoch BE, Whelan BM. Language disorders subsequent to left cerebellar lesions: a case for bilateral cerebellar involvement in language? Folia Phoniatr Logop. 2007;59(4):184–189.
7. Gebhart AL, Petersen SE, Thach WT. Role of the posterolateral cerebellum in language. *Ann NY Acad Sci*. December 2002;978:318–333.
8. Marien P, Engelborghs S, Fabbro F, De Deyn PP. The lateralized linguistic cerebellum: a review and a new hypothesis. *Brain Lang*. December 2001;79(3):580–600.
9. Gasparini M, Di Piero V, Ciccarelli O, Cacioppo MM, Pantano P, Lenzi GL. Linguistic impairment after right cerebellar stroke: a case report. *Eur J Neurol*. May 1999;6(3):353–356.
10. Leiner HC, Leiner AL, Dow RS. The human cerebro-cerebellar system: its computing, cognitive, and language skills. *Behav Brain Res*. August 29, 1991;44(2):113–128.
11. Bellebaum C, Daum I. Cerebellar involvement in executive control. *Cerebellum*. 2007;6(3):184–192.
12. DeSmet HJ, Baillieux H, DeDeyn PP, Marien P, Paquier P. The cerebellum and language: the story so far. *Folia Phoniatr Logop*. 2007;59(4):165–179.
13. Miller AJ. *The Neuroscientific Principles of Swallowing and Dysphagia*. San Diego: Singular Publishing Group, Inc.; 1999.
14. Logemann JA. *Evaluation and Treatment of Swallowing Disorders*, 2nd ed. Austin: PRO-ED, Inc.; 1998.
15. Cook IJ, Dodds WJ, Dantas RO, et al. Opening mechanisms of the human upper esophageal sphincter. Am J Physiol. November 1989;257(5 Pt 1):G748–G759.
16. *Pauloski BR, Logemann JA*. Impact of tongue base and posterior pharyngeal wall biomechanics on pharyngeal clearance in irradiated postsurgical oral and oropharyngeal cancer patients. Head Neck. March 2000;22(2):120–131.
17. *Lazarus C*. Tongue strength and exercise in healthy individuals and in head and neck cancer patients. Semin Speech Lang. November 2006;27(4):260–267.
18. Mu L, Sanders I. Neuromuscular organization of the human upper esophageal sphincter. *Ann Otol Rhinol Laryngol*. May 1998;107(5 Pt 1):370–377.
19. Aviv JE. The normal swallow. In Carrau RL, Murray T, eds. *Comprehensive Management of Swallowing Disorders*. San Diego: Singular Publishing Group, Inc.; 1999:23–29.
20. Jacob P, Kahrilas PJ, Logemann JA, Shah V, Ha T. Upper esophageal sphincter opening and modulation during swallowing. *Gastroenterology*. December 1989;97(6):1469–1478.
21. Van Daele DJ, McCulloch TM, Palmer PM, Langmore SE. Timing of glottic closure during swallowing: a combined electromyographic and endoscopic analysis. *Ann Otol Rhinol Laryngol*. June 2005;114(6):478–487.
22. Martin BJ, Logemann JA, Shaker R, Dodds WJ. Coordination between respiration and swallowing: respiratory phase relationships and temporal integration. *J Appl Physiol*. February 1994;76(2):714–723.
23. Levy B, Young MA. Pathophysiology of swallowing and gastroesophageal reflux. In Carrau RL, Murray T, eds. *Comprehensive Management of Swallowing Disorders*. San Diego: Singular Publishing Group, Inc.; 1999:175–186.
24. Martin RE, Sessle BJ. The role of the cerebral cortex in swallowing. *Dysphagia*. 1993;8(3):195–202.
25. Mosier K, Patel R, Liu WC, Kalnin A, Maldjian J, Baredes S. Cortical representation of swallowing in normal adults: functional implications. *Laryngoscope*. September 1999;109(9):1417–1423.
26. *Hamdy S, Aziz Q, Rothwell JC*, et al. The cortical topography of human swallowing musculature in health and disease. Nat Med. November 1996;2(11):1190–1191.
27. Hamdy S, Aziz Q, Rothwell JC, et al. Explaining oropharyngeal dysphagia after unilateral hemispheric stroke. *Lancet*. September 6, 1997;350(9079):686–692.
28. Mosier KM, Liu WC, Maldjian JA, Shah R, Modi B. Lateralization of cortical function in swallowing: a functional MR imaging study. Am J Neuroradiol. 1999;20:1520–1526.
29. Kern MK, Jaradeh S. Arndorfer RC, Shaker R. Cerebral cortical representation of reflexive and volitional swallowing in humans. *Am J Physiol Gastrointest Liver Physiol*. March 2001;280(3):G354–G360.
30. Hamdy S, Mikulis DJ, Crawley A, et al. Cortical activation during human volitional swallowing: an event-related fMRI study. *Am J Physiol*. July 1999;277(1 Pt 1):G219–G225.

31. Suzuki M, Asada Y, Ito J, Hayashi K, Inoue H, Kitano H. Activation of cerebellum and basal ganglia on volitional swallowing detected by functional magnetic resonance imaging. *Dysphagia*. Spring 2003;18(2):71–77.
32. Mosier K, Bereznaya I. Parallel cortical networks for volitional control of swallowing in humans. *Exp Brain Res*. October 2001;140(3):280–289.
33. King AD, Kew J, Tong M, et al. Magnetic resonance imaging of the Eustachian tube in nasopharyngeal carcinoma: correlation of patterns of spread with middle ear effusion. *Am J Otol*. 1999;20(1):69–73.
34. Low WK, Lim TA, Fan YF, Balakrishnan A. Pathogenesis of middle-ear effusion in nasopharyngeal carcinoma: a new perspective. *J Laryngol Otol*. May 1997;111(5):431–434.
35. Bebin, J. Pathophysiology of acoustic tumors. In: House W, Luetje C, eds. *Acoustic Tumors. Vol. 1: Diagnosis*. Baltimore: University Park Press; 1979:45–83.
36. Stenson KM, McCracken E, List M, et al. Swallowing function in patients with head and neck cancer prior to treatment. *Arch Otolaryngol Head Neck Surg*. 2000;126:371–377.
37. Tachimori Y, Kato H, Watanabe H, Ishikawa T, Yamaguchi H. Vocal cord paralysis in patients with thoracic esophageal carcinoma. *J Surg Oncol*. August 1995;59(4):230–232.
38. Mackey CS, Ruckdeschel JC. Lung cancer. In: Sullivan PA, Guilford AM, eds. *Swallowing Intervention in Oncology*. San Diego: Singular Publishing Group, Inc.; 1999: 117–133.
39. Ridley MB. Effects of surgery for head and neck cancer. In: Sullivan PA, Guilford AM, eds. *Swallowing Intervention in Oncology*. San Diego: Singular Publishing Group, Inc.; 1999:77–97.
40. Gaziano JE, Kumar R. Primary brain tumors. In: Sullivan PA, Guilford AM, eds. *Swallowing Intervention in Oncology*. San Diego: Singular Publishing Group, Inc.; 1999:65–76.
41. Patchell, RA. Brain metastases and carcinomatous meningitis. In: Abeloff MD, Armitage JO, Lichter AS, Niederhuber JE, eds. *Clinical Oncology*, 2nd ed. Philadelphia: Churchill Livingstone; 2000:820–835.
42. Posner JB. Paraneoplastic cerebellar degeneration. *Can J Neurol Sci*. May 1993;20(Suppl 3):S117–S122.
43. Paslawski T, Duffy JR, Vernino S. Speech and language findings associated with paraneoplastic cerebellar degeneration. *Am J Speech Lang Pathol*. August 2005;14(3):200–207.
44. Kronenberger MB and Meyers AD. Dysphagia following head and neck cancer surgery. *Dysphagia*. 1994;9:236–244.
45. Casper JK, Colton RH. Medical/surgical examination, diagnosis, and treatment. In: Casper JK, Colton RH, eds. *Clinical Manual for Laryngectomy and Head/Neck Cancer Rehabilitation*, 2nd ed. San Diego: Singular Publishing Group, Inc.; 1998:11–34.
46. McConnel FM, Mendelsohn MS, Logemann JA. Examination of swallowing after total laryngectomy using manofluorography. *Head Neck Surg*. September–October 1986;9(1):3–12.
47. Vu KN, Day TA, Gillespie MB, et al. Proximal esophageal stenosis in head and neck cancer patients after total laryngectomy and radiation. *ORL J Otorhinolaryngol Relat Spec*. 2008;70(4):229–235.
48. Ward EC, Frisby J, O'Connor D. Assessment and management of dysphagia following pharyngolaryngectomy with free jejunal interposition: a series of eight case studies. *J Med Speech-Lang Pathol*. 2001;9(1):89–105.
49. Logemann JA, Gibbons P, Rademaker AW, et al. Mechanisms of recovery of swallow after supraglottic laryngectomy. *J Speech Hear Res*. October 1994;37(5):965–974.
50. Mandell DL, Woo P, Behin DS, et al. Videolaryngostroboscopy following vertical partial laryngectomy. *Ann Otol Rhinol Laryngol*. November 1999;108(11 Pt 1):1061–1067.
51. Kim CH, Lim YC, Kim YH, Choi HS, Kim KM, Choi EC. Vocal analysis after vertical partial laryngectomy. *Yonsei Med J*. December 30, 2003;44(6):1034–1039.
52. Biacabe B, Crevier-Buchman L, Hans S, Laccourreye O, Brasnu D. Vocal function after vertical partial laryngectomy with glottic reconstruction by false vocal fold flap: duration and frequency measures. *Laryngoscope*. May 1999;109(5):698–704.
53. Cruz WP, Dedivitis RA, Rapoport A, Guimaraes AV. Videolaryngostroboscopy following frontolateral laryngectomy with sternohyoid flap. *Ann Otol Rhinol Laryngol*. February 2004;113(2):124–127.
54. Biacabe B, Crevier-Buchman L, Hans S, Laccourreye O, Brasnu D. Phonatory mechanisms after vertical partial laryngectomy with glottic reconstruction by false vocal fold flap. *Ann Otol Rhinol Laryngol*. October 2001;110(10):935–940.
55. Holsinger FC. Swing of the pendulum: optimizing functional outcomes in larynx cancer. *Curr Oncol Rep*. March 2008;10(2):170–175.
56. Piquet JJ, Chevalier D. Subtotal laryngectomy with crico-hyoido-epiglotto-pexy for the treatment of extended glottic carcinomas. *Am J Surg*. October 1991;162:357–361.
57. Zacharek MA, Pasha R, Meleca RJ, et al. Functional outcomes after supracricoid laryngectomy. *Laryngoscope*. September 2001;111:1558–1564.

58. Borggreven PA, Verdonck-de Leeuw I, Rinkel RN, et al. Swallowing after major surgery of the oral cavity or oropharynx: a prospective and longitudinal assessment of patients treated by microvascular soft tissue reconstruction. *Head Neck*. July 2007;29(7):638–647.

59. Schrag C, Chang Ym, Tsai CY, Wei FC. Complete rehabilitation of the mandible following segmental resection. *J Surg Oncol*. November 1, 2006;94(6):538–545.

60. Rieger J, Wolfaardt J, Seikaly H, Jha N. Speech outcomes in patients rehabilitated with maxillary obturator prostheses after maxillectomy: a prospective study. *Int J Prosthodont*. March–April 2002;15(2):139–144.

61. Seikaly H, Rieger J, Wolfaardt J, Moysa G, Harris J, Jha N. Functional outcomes after primary oropharyngeal cancer resection and reconstruction with the radial forearm free flap. *Laryngoscope*. May 2003;113(5):897–904.

62. McCombe D, Lyons B, Winkler R, Morrison W. Speech and swallowing following radial forearm flap reconstruction of major soft palate defects. *Br J Plast Surg*. 2005;58:306–311.

63. Chan WF and Lo CY. Pitfalls of intraoperative neuromonitoring for predicting postoperative recurrent laryngeal nerve function during thyroidectomy. *World J Surg*. May 2006;30(5):806–812.

64. Netto Ide P, Vartarian JG, Ferraz PR, et al. Vocal fold immobility alter thyroidectomy with intraoperative recurrent laryngeal nerve monitoring. *Sao Paulo Med J*. May 3, 2007;125(3):186–190.

65. Levine TM. Swallowing disorders following skull base surgery. *Otolaryngol Clin North Am*. November 1988;21(4):751–759.

66. Jennings KS, Siroky D, Jackson CG. Swallowing problems after excision of tumors of the skull base: diagnosis and management in 12 patients. *Dysphagia*. 1992;7(1):40–44.

67. Bielamowicz S, Gupta A, Sehar LN. Early artyenoid adduction for vagal paralysis after skull base surgery. *Laryngoscope*. March 2000;110(3 Pt 1):346–351.

68. Chiu ES, Kraus D, Bui DT, et al. Anterior and middle cranial fossa skull base reconstruction using microvascular free tissue techniques: surgical complications and functional outcomes. *Ann Plast Surg*. May 2008;60(5):514–520.

69. Kraus DH, Orlikoff RF, Rizk SS, Rosenberg DB. Arytenoid adduction as an adjunct to type I thyroplasty for unilateral vocal cord paralysis. *Head Neck*. January 1999;21(1):52–59.

70. Lam PK, Ho WK, Ng ML, Wei WI. Medialization thyroplasty for cancer-related unilateral vocal fold paralysis. *Otolaryngol Head Neck Surg*. March 2007;136(3):440–444.

71. Heitmiller RF and Jones B. Transient diminished airway protection after transhiatal esophagectomy. *Am J Surg*. 1991;162:442–446.

72. Lerut TE, van Lanschot JJ. Chronic symptoms alter subtotal or partial oesophagectomy: diagnosis and treatment. *Best Pract Res Clin Gastroenterol*. October 2004;18(5):901–915.

73. Donington JS. Functional conduit disorders after esophagectomy. *Thorac Surg Clin*. February 2006;16(1):53–62.

74. Kato H, Miyazaki T, Sakai M, et al. Videofluoroscopic evaluation in oropharyngeal swallowing after radical esophagectomy with lymphadenectomy for esophageal cancer. *Anticancer Res*. November–December 2007;27(6C):4249–4254.

75. Easterling CS, Bousamra M, Lang IM, et al. Pharyngeal dysphagia in postesophagectomy patients: correlation with deglutitive biomechanics. *Ann Thoracic Surg*. April 2000;69(4):989–992.

76. Morgan AT, Sell D, Ryan M, Raynsford E, Hayward R. Pre and post-surgical dysphagia outcome associated with posterior fossa tumour in children. *J Neurooncol*. May 2008;87(3):347–354.

77. Newman LA, Boop FA, Sanford RA, Thompson JW, Temple CK, Duntsch CD. Postoperative swallowing function after posterior fossa tumor resection in pediatric patients. *Childs Nerv Syst*. October 2006;22(10):1296–1300.

78. Catsman-Berrevoets CE, Van Dongen HR, Mulder PG, Paz y Geuze D, Paquier PF, Lequin MH. Tumour type and size are high risk factors for the syndrome of "cerebellar" mutism and subsequent dysarthria. *J Neurol Neurosurg Psychiatry*. December 1999;67(6):755–757.

79. Huber JF, Bradley K, Spiegler BJ, Dennis M. Long-term effects of transient cerebellar mutism after cerebellar astrocytoma or medulloblastoma tumor resection in childhood. *Childs Nerv Syst*. February 2006;22(2):132–138.

80. Sherman JH, Sheehan JP, Elias WJ, Jane JA Sr. Cerebellar mutism in adults after posterior fossa surgery: a report of 2 cases. *Surg Neurol*. May 2005;63(5):476–479.

81. Akhaddar A, Belhachmi A, Elasri A, et al. Cerebellar mutism after removal of a vermian medulloblastoma in an adult. *Neurochirurgie*. August 2008;54(4):548–550.

82 Vitaz TW, Marx W, Victor JD, Gutin PH. Comparison of conscious sedation and general anesthesia for motor mapping and resection of tumors located near motor cortex. *Neurosurg Focus*. July 15, 2003;15(1):E8.

83. Hirsch J, Ruge MI, Kim KH, et al. An integrated functional magnetic resonance imaging procedure for preoperative mapping of cortical areas associated with tactile, motor, language, and visual functions. *Neurosurgery*. September 2000;47(3):711– 721; discussion 721–722.
84. Lee NY, O'Meara W, Chan K, et al. Concurrent chemotherapy and intensity-modulated radiotherapy for locoregionally advanced laryngeal and hypopharyngeal cancers. *Int J Radiat Oncol Biol Phys*. October 1, 2007;69(2):459–468.
85. Logemann JA, Pauloski BR, Rademaker AW, et al. Swallowing disorders in the first year after radiation and chemoradiation. *Head Neck*. February 2008;30(2):148–158.
86. Kotz T, Costello R, Li Y, Posner MR.Swallowing dysfunction after chemoradiation for advanced squamous cell carcinoma of the head and neck. *Head Neck*. 2004;26:365–372.
87. Lazarus CL, Logemann JA, Pauloski BR, et al. Swallowing disorders in head and neck cancer patients treated with radiotherapy and adjuvant chemotherapy. *Laryngoscope*. 1996;106:1157–1166.
88. Rybak LP. Mechanisms of cisplatin ototoxicity and progress in otoprotection. *Curr Opin Otolaryngol Head Neck Surg*. October 2007;15(5):364–369.
89. *Weatherly RA, Owens JJ, Catlin FI, Mahoney DH*. cisplatinum ototoxicity in children. Laryngoscope. September 1991;101(9):917–924.
90. Rybak LP. Ototoxicity and antineoplastic drugs. Curr Opin Otolaryngol Head Neck Surg. 1999;7:239–243.
91. Knight KR, Kraemer DF, Neuwelt EA. Ototoxicity in children receiving platinum chemotherapy: underestimating a commonly occurring toxicity that may influence academic and social development. *J Clin Oncol*. December 1, 2005;23(34):8588–8596.
92. Borg E, Edquist G, Reinholdson AC, Risberg A, McAllister B. Speech and language development in a population of Swedish hearing-impaired pre-school children, a cross-sectional study. Int J Pediatr Otorhinolaryngol. July 2007;71(7):1061–1077.
93. Blamey PJ, Sarant JZ, Paatsch LE, et al. Relationships among speech perception, production, language, hearing loss, and age in children with impaired hearing. *J Speech Lang Hear Res*. April 2001;44(2):264–285.
94. Moeller MP, Hoover B, Putman C, et al. Vocalizations of infants with hearing loss compared with infants with normal hearing: Part I—phonetic development. *Ear Hear*. September 2007;28(5):605–627.
95. Moeller MP, Hoover B, Putman C, et al. Vocalizations of infants with hearing loss compared with infants with normal hearing: Part II—transition to words. *Ear Hear*. September 2007;28(5):628–642.
96. McGuckian M, Henry A. The grammatical morpheme deficit in moderate hearing impairment. *Int J Lang Commun Disord*. March 2007;42(Suppl 1):17–36.
97. Gilbert HR, Campbell MI. Speaking fundamental frequency in three groups of hearing-impaired individuals. J Commun Disord. May 1980;13(3):195–205.
98. Jagarlamudi R, Kumar L, Kochupillai V, Kapil A, Banerjee U, Thulkar S. Infections in acute leukemia: an analysis of 240 febrile episodes. *Med Oncol*. May 2000;17(2):111–116.
99. Buszman E, Wrze;aasniok D, Matusi;aanski B. Ototoxic drugs. I. Aminoglycoside antibiotics. Wiad Lek. 2003;56(5–6):254– 259.
100. Selimoglu E. Aminoglycoside-induced ototoxicity. Curr Pharm Des. 2007;13(1):119–126.
101. Rizzi MD, Hirose K. Aminoglycoside ototoxicity. Curr Opin Otolaryngol Head Neck Surg. October 2007;15(5):352–357.
102. Choudry U. Esophageal carcinoma. In: Sullivan PA, Guilford AM, eds. *Swallowing Intervention in Oncology*. San Diego: Singular Publishing Group, Inc.; 1999:99–115.
103. Eisbruch A, Lyden T, Bradford CR, et al. Objective assessment of swallowing dysfunction and aspiration after radiation concurrent with chemotherapy for head-and-neck cancer. *Int J Radiat Oncol Biol Phys*. May 1, 2002;53(1):23–28.
104. Nguyen NP, Frank C, Moltz CC, et al. Aspiration rate following chemoradiation for head and neck cancer: an underreported occurrence. *Radiother Oncol*. September 2006;80(3):302– 306.
105. Langerman A, MacCracken E, Kasza K, Haraf DJ, Vokes EE, Stenson KM. Aspiration in chemoradiated patients with head and neck cancer. *Arch Otolaryngol Head Neck Surg*. December 2007;133(12):1289–1295.
106. Rosenthal DI, Lewin JS, Eisbruch A. Prevention and treatment of dysphagia and aspiration after chemoradiation for head and neck cancer. *J Clin Oncol*. June 2006;24(17):2636–2643.
107. Berk LB, Shivnani AT, Small W. Pathophysiology and management of radation-induced xerostomia. *J Supportive Oncol*. May–June 2005;3(3):191–200.
108. Jedel E. Acupuncture in xerostomia—a systematic review. *J Oral Rehabil*. June 2005;32(6):392–396.
109. Cho JH, Chung WK, Kang W, Choi SM, Cho CK, Son CG. Manual acupuncture improved quality of life in cancer patients with radiation-induced xerostomia. *J Altern Complement Med*. June 2008;14(5):523–526.

110. Grégoire V, De Neve W, Eisbruch A, Lee N, Van den Weyngaert D, Van Gestel D. Intensity-modulated radiation therapy for head and neck carcinoma. *Oncologist*. May 2007;12(5):555– 564.
111. *Nguyen NP, Moltz CC, Frank C,* et al. Impact of swallowing therapy on aspiration rate following treatment for locally advanced head and neck cancer. *Oral Oncol*. April 2007;43(4):352–357.
112. Antonadou D, Pepelassi M, Synodinou M, Puglisi M, Throuvalas N. Prophylactic use of amifostine to prevent radiochemotherapy-induced mucositis and xerostomia in head-and-neck cancer. Int J Radiat Oncol Biol Phys. March 1, 2002;52(3):739–747.
113. Büntzel J, Glatzel M, Mücke R, Micke O, Bruns F. Influence of amifostine on late radiation-toxicity in head and neck cancer—a follow-up study. Anticancer Res. July–August 2007;27(4A):1953–1956.
114. Wasserman TH, Brizel DM, Henke M, et al. Influence of intravenous amifostine on xerostomia, tumor control, and survival after radiotherapy for head-andneck cancer: 2-year follow-up of a prospective, randomized, phase III trial. Int J Radiat Oncol Biol Phys. November 15, 2005;63(4):985–990.
115. Agarwala SS, Sbeitan I. Iatrogenic swallowing disorders: chemotherapy. In: Carrau RL, Murray T, eds. *Comprehensive Management of Swallowing Disorders*. San Diego: Singular Publishing Group, Inc.; 1999:125–129.
116. Abitbol AA, Friedland JL, Lewin AA, Rodrigues MA, Mishra V. Radiation therapy in oncologic management with special emphasis on head and neck carcinoma. In: Sullivan PA, Guilford AM, eds. *Swallowing Intervention in Oncology*. San Diego: Singular Publishing Group, Inc.; 1999:47–63.
117. Bahri S, Cano E. Iatrogenic swallowing disorders: radiotherapy. In: Carrau RL, Murray T, eds. *Comprehensive Management of Swallowing Disorders*. San Diego: Singular Publishing Group, Inc.; 1999:131–134.
118. *Jang WI, Wu HG, Park CI,* et al. Treatment of patients with clinically lymph node-negative squamous cell carcinoma of the oral cavity. Jpn J Clin Oncol. June 2008;38(6):395–401.
119. Garden AS, Asper JA, Morrison WH, et al. Is concurrent chemoradiation the treatment of choice for all patients with Stage III or IV head and neck carcinoma? Cancer. March 15, 2004;100(6):1171–1178.
120. Lim YC, Koo BS, Lee JS, Lim JY, Choi EC. Distributions of cervical lymph node metastases in oropharyngeal carcinoma: therapeutic implications for the neck N0 neck. *Laryngoscope*. July 2006;116(7):1148–1152.
121. Fung K, Yoo J, Leeper HA, et al. Vocal function following radiation for non-laryngeal versus laryngeal tumors of the head and neck. *Laryngoscope*. November 2001;111(11 Pt 1):1920–1924.
122. Lazarus CL. Effects of radiation therapy and voluntary maneuvers on swallow function in head and neck cancer patients. *Clin Commun Disord*. 1993;3:11–20.
123. Smith R, Kotz T, Beitler J, et al. Long-term swallowing problems after organ preservation therapy with concomitant radiation therapy and intravenous hydroxyurea: initial results. *Arch Otolaryngol Head Neck Surg*. 2000;126:384–389.
124. Eisele DW, Koch DG, Tarazi AE, Jones B. Aspiration from delayed radiation fibrosis of the neck. *Dysphagia*. 1991;6:120– 122.
125. Lazarus CL, Logemann JA, Pauloski Br, et al. Swallowing disorders in head and neck cancer patients treated with radiotherapy and adjuvant chemotherapy. *Laryngoscope*. 1996;106:1157–1166.
126. Mittal BB, Pauloski BR, Haraf DJ, et al. Swallowing dysfunction—preventative and rehabilitation strategies in patients with head-and-neck cancer treated with surgery, radiotherapy, and chemotherapy: a critical review. *Int J Radiat Oncol Biol Phys*. 2003;57(5):1219–1230.
127. Gurtner GC, Werner S, Barrandon Y, Longaker MT. Wound repair and regeneration. *Nature*. May 15, 2008; 453(7193):314–321.
128. Teguh DN, Levendag PC, Voet P, et al. Trismus in patients with oropharyngeal cancer: relationship with dose in structures of mastication apparatus. Head Neck. May 2008;30(5):622– 630.
129. Kent ML, Brennan MT, Noll JL, et al. Radiation-induced trismus in head and neck cancer patients. *Support Care Cancer*. March 2008;16(3):305–309.
130. Terpenning M. Geriatric oral health and pneumonia risk. *Clin Infect Dis*. June 15, 2005;40(12):1807–1810.
131. Azarpazhooh A, Leake JL. Systematic review of the association between respiratory diseases and oral health. *J Periodontol*. September 2006;77(9):1465–1482.
132. Paju S, Scannapieco FA. Oral biofilms, periodontitis, and pulmonary infections. *Oral Dis*. November 2007;13(6):508–512.
133. Scannapieco FA. Pneumonia in nonambulatory patients. The role of oral bacteria and oral hygiene. *J Am Dent Assoc*. October 2006;137(Suppl):21S–25S. Review. Erratum in: *J Am Dent Assoc*. March 2008;139(3):252.
134. Abe S, Ishihara K, Adachi M, Okuda K. Tongue-coating as risk indicator for aspiration pneumonia in edentate elderly. *Arch Gerontol Geriatr*. October 1, 2007;47(2):267–275.

135. American Speech-Language-Hearing Association: Guidelines for the audiologic management of individuals receiving cochleotoxic drug therapy. *ASHA*. 1994;36(suppl 12):11–19.
136. Knight KR, Kraemer DF, Winter C, Neuwelt EA. Early changes in auditory function as a result of platinum chemotherapy: use of extended high-frequency audiometry and evoked distortion product otoacoustic emissions. *J Clin Oncol*. April 1, 2007;25(10):1190–1195.
137. Stavroulaki P, Apostolopoulos N, Segas J, Tsakanikos M, Adamopoulos G. Evoked otoacoustic emissions—an approach for monitoring cisplatin induced ototoxicity in children. *Int J Pediatr Otorhinolaryngol*. May 31, 2001;59(1):47–57.
138. Coradini PP, *Cigana L, Selistre SG, Rosito LS, Brunetto AL*. Ototoxicity from cisplatin therapy in childhood cancer. *J Pediatr Hematol Oncol*. June 2007;29(6):355–360.
139. Bertolini P, Lassalle M, Mercier G, et al. Platinum compoundrelated ototoxicity in children: long-term follow-up reveals continuous worsening of hearing loss. J Pediatr Hematol Oncol. October 2004;26(10):649–655.
140. Langmore SE, Aviv JE. Endoscopic procedures to evaluate oropharyngeal swallowing. In: Langmore SE, ed. *Endoscopic Evaluation and Treatment of Swallowing Disorders*. New York: Thieme Medical Publishers, Inc.; 2001:73–100.
141. Langmore SE. Interpretation of findings: a model of disordered swallowing. In: Langmore SE, ed. *Endoscopic Evaluation and Treatment of Swallowing Disorders*. New York: Thieme Medical Publishers, Inc.; 2001:144–155.
142. Donzelli J, Brady S, Wesling M, Craney M. Simultaneous modified Evans blue dye procedure and video nasal endoscopic evaluation of the swallow. *Laryngoscope*. October 2001;111(10):1746–1750.
143. O'Neil-Pirozzi TM, Lisiecki DJ, Jack Momose K, Connors JJ, Milliner MP. Simultaneous modified barium swallow and blue dye tests: a determination of the accuracy of blue dye test aspiration findings. *Dysphagia*. Winter 2003;18(1):32–38.
144. Leder SB, Sasaki CT. Use of FEES to assess and manage patients with tracheotomy. In: Langmore SE, ed. *Endoscopic Evaluation and Treatment of Swallowing Disorders*. New York: Thieme Medical Publishers, Inc.; 2001:188–200.
145. Low WK, Gopal K, Goh Lk, Fong KW. Cochlear implantation in postirradiated ears: outcomes and challenges. *Laryngoscope*. July 2006;116(7):1258–1262.
146. Adunka OF, Buchman CA. Cochlear implantation in the irradiated temporal bone. *J Laryngol Otol*. January 2007;121(1):83–86.
147. Wells-Friedman M. Care for the child with early onset of cancer. In: Sullivan PA, Guilford AM, eds. *Swallowing Intervention in Oncology*. San Diego: Singular Publishing Group, Inc.; 1999:257–267.
148. Arvedson JC, Rodgers BT. Pediatric swallowing and feeding disorders. *J Med Speech Lang Pathol*. 1993;1:203–221.
149. Arvedson JC. Management of swallowing problems. In: Arvedson JC, Brodsky L, eds. *Pediatric Swallowing and Feeding: Assessment and Management*. San Diego: Singular Publishing Group; 1993:327–387.
150. Morris SE. Development of oral-motor skills in the neurologically impaired child receiving non-oral feedings. *Dysphagia*. 1989;3:135–154.
151. Lundy DS, Casiano RR. Rehabilitation of speech and voice deficits following cancer treatments. In: Sullivan PA, Guilford AM, eds. *Swallowing Intervention in Oncology*. San Diego: Singular Publishing Group, Inc.; 1999:291–306.
152. Lof GL, Watson MM. A nationwide survey of nonspeech motor exercise use: implications for evidence-based practice. *Lang Speech Hear Serv Sch*. July 2008;39(3):392–407.
153. Netterville JL, Jackson CG, Civantos F. Thyroplasty in the functional rehabilitation of neurotologic skull base surgery patients. *Am J Otol*. September 1993;14(5):460–464.
154. Rosen CA. Vocal fold injection. In: Carrau RL, Murray T, eds. *Comprehensive Management of Swallowing Disorders*. San Diego: Singular Publishing Group, Inc.; 1999:285–290.
155. Rosen CA, Gartner-Schmidt J, Casiano R, et al. Vocal fold augmentation with calcium hydroxylapatite (CaHA). *Otolaryngol Head Neck Surg*. February 2007;136(2):198–204.
156. Bove MJ, Jabbour N, Krishna P, et al. Operating room versus office-based injection laryngoplasty: a comparative analysis of reimbursement. *Laryngoscope*. February 2007;117(2):226–230.
157. Lam PK, Ho WK, Ng ML, Wei WI. Medialization thyroplasty for cancer-related unilateral vocal fold paralysis. *Otolaryngol Head Neck Surg*. March 2007;136(3):440–444.
158. Lewin JS, Heber TM, Putnam JB Jr, DuBrow RA. Experience with the chin tuck maneuver in postesophagectomy aspirators. *Dysphagia*. Summer 2001;16(3):216–219.
159. Lerman JW. The artificial larynx. In: Salmon SJ, Mount KH, eds. *Alaryngeal Speech Rehabilitation for Clinicians by Clinicians*. Austin: Pro-Ed; 1991:27–45.
160. Duguay MJ. Esophageal speech training: the initial phase. In: Salmon SJ, Mount KH, eds. *Alaryngeal Speech Rehabilitation for Clinicians by Clinicians*. Austin: Pro-Ed; 1991:47–78.

161. Freeman SB, Hamaker RC. Tracheoesophageal voice restoration at time of laryngectomy. In: Blom ED, Singer MI, Hamaker RC, eds. *Tracheoesophageal Voice Restoration Following Total Laryngectomy*. San Diego: Singular Publishing Group, Inc.; 1998:19–25.
162. Singer MI, Gress CD. Secondary tracheoesophageal voice restoration. In: Blom ED, Singer MI, Hamaker RC, eds. *Tracheoesophageal Voice Restoration Following Total Laryngectomy*. San Diego: Singular Publishing Group, Inc.; 1998:27–32.
163. Leder SB, Blom ED. Tracheoesophageal voice prosthesis fittng and training. In: Blom ED, Singer MI, Hamaker RC, eds. *Tracheoesophageal Voice Restoration Following Total Laryngectomy*. San Diego: Singular Publishing Group, Inc.; 1998:57–65.
164. Cheng E, Ho M, Ganz C, et al. Outcomes of primary and secondary tracheoesophageal puncture: a 16-year retrospective analysis. *Ear Nose Throat J*. April 2006;85(4):262–267.
165. Blom ED, Remacle M. Tracheoesophageal voice restoration problems and solutions. In: Blom ED, Singer MI, Hamaker RC, eds. *Tracheoesophageal Voice Restoration Following Total Laryngectomy*. San Diego: Singular Publishing Group, Inc.; 1998:73–82.
166. Ameye D, Honraet K, Loose D, Vermeersch H, Nelis H, Remon JP. Effect of a buccal bioadhesive nystatin tablet on the lifetime of a Provox silicone tracheoesophageal voice prosthesis. *Acta Otolaryngol*. March 2005;125(3):304–306.
167. Seshamani M, Ruiz C, Kasper Schwartz S, Mirza N. Cymetra injections to treat leakage around a tracheoesophageal puncture. *ORL J Otorhinolaryngol Relat Spec*. 2006;68(3):146–148.
168. Mullan GP, Lee MT, Clarke PM. Botulinum neurotoxin for management of intractable central leakage through a voice prosthesis in surgical voice restoration. *J Laryngol Otol*. September 2006;120(9):789–792.
169. Leder SB, Acton LM, Kmiecik J, Ganz C, Blom ED. Voice restoration with the advantage tracheoesophageal voice prosthesis. *Otolaryngol Head Neck Surg*. November 2005;133(5):681–684.
170. Soolsma J, van den Brekel MW, Ackerstaff AH, Balm AJ, Tan B, Hilgers FJ. Long-term results of Provox ActiValve, solving the problem of frequent candida-and "underpressure" related voice prosthesis replacements. *Laryngoscope*. February 2008;118(2):252–257.
171. Blom ED, Singer MI, Hamaker RC. Tracheostoma valve for post-laryngectomy voice rehabilitation. *Ann Otol Rhinol Laryngol*. 1982;91(6 pt 1):576–578.
172. Hilgers FJ, Ackerstaff AH, Balm AJ, Gregor RT. A new heat and moisture exchanger with speech valve (Provox Stomafilter). *Clin Otolaryngol*. 1996;21:414–418.
173. Ackerstaff AH, Hilger FJ, Aaronson NK, Balm AJ, Van Zandwijk N. Improvements in respiratory and psychosocial functioning following total laryngectomy by the use of a heat and moisture exchanger. *Ann Otol Rhinol Laryngol*. 1993;102:878–883.
174. Hilgers FJ, Ackerstaff AH. Development and evaluation of a novel tracheostoma button and fixation system (Provox LaryButton and LaryClip adhesive) to facilitate handsfree tracheoesophageal speech. *Acta Otolaryngol*. December 2006;126(11):1218–1224.
175. Blom ED. Tracheostoma valve fitting and instruction. In: Blom ED, Singer MI, Hamaker RC, eds. *Tracheoesophageal Voice Restoration Following Total Laryngectomy*. San Diego: Singular Publishing Group, Inc.; 1998:103–108.
176. Logemann JA, Kahrilas PJ, Kobara M, Vakil NB. The benefit of head rotation on pharyngeoesophageal dysphagia. *Arch Phys Med Rehabil*. October 1989;70(10):767–771.
177. Lazarus C, Logemann JA, Song CW, Rademaker AW, Kahrilas PJ. Effects of voluntary maneuvers on tongue base function for swallowing. Folia Phoniatr Logop. July–August 2002;54(4):171–176.
178. Ohmae Y, Logemann JA, Kaiser P, Hanson DG, Kahrilas PJ. Timing of glottic closure during normal swallow. *Head Neck*. 1995;17:394–402.
179. Dworkin JP, Meleca RJ, Zacharek MA, et al. Voice and deglutition functions after the supracricoid and total laryngecotmy procedures for advanced stage laryngeal carcinoma. *Am Acad Otolaryngol Head Neck Surg*. October 2003;129(4):311–320.
180. Lewin JS, Hutcheson KA, Barringer DA, et al. Functional analysis of swallowing outcomes after supracricoid partial laryngectomy. Head Neck. May 2008;30(5):559–566.
181. Bohle G, Rieger J, Huryn J, Verbel D, Hwang F, Zlotolow I. Efficacy of speech aid prostheses for acquired defects of the soft palate and velopharyngeal inadequacy—clinical assessments and cephalometric analysis: a Memorial Sloan-Kettering study. *Head Neck*. March 2005;27(3):195–207.
182. Dettelbach MA, Gross RD, Mahlmann J, Eibling DE. Effect of the Passy-Muir Valve on aspiration in patients with tracheostomy. *Head Neck*. July–August 1995;17(4):297–302.
183. Mason MF. Vocal treatment strategies. In: Mason MF, ed. *Speech Pathology for Tracheostomized and Ventilator Dependent Patients*. Newport Beach: Voicing; 1993:336–381.

184. Kulbersh BD, Rosenthal EL, McGrew BM, et al. Pretreatment, preoperative swallowing exercises may improve dysphagia quality of life. *Laryngoscope.* June 2006;116(6):883–886.
185. Carroll WR, Locher JL, Canon CL, Bohannon IA, McColloch NL, Magnuson JS. Pretreatment swallowing exercises improve swallow function after chemoradiation. Laryngoscope. January 2008;118(1):39–43.
186. Fujiiu M, Logemann JA. Effect of a tongue holding maneuver on posterior pharyngeal wall movement during deglutition. *Am J Speech-Lang Pathol.* 1996;5:23–30.
187. Jordan K. Rehabilitation of the patients with dysphagia. *Ear Nose Throat J.* 1979;58:86–87.
188. Shaker R, Easterling C, Kern M, et al. Rehabilitation of swallowing by exercise in tube-fed patients with pharyngeal dysphagia secondary to abnormal UES opening. *Gastroenterology.* May 2002;122(5):1314–1321.
189. Pouderoux P, Kahrilas PJ. Deglutitive tongue force modulation by volition, volume and viscosity. *Gastroenterology.* 1995;108:1418–1426.
190. Lazarus C, Logemann JA, Gibbons P. Effects of maneuvers on swallow function in a dysphagic oral cancer patient. *Head Neck.* 1993;15:419–424.
191. Sullivan PA. Clinical dysphagia intervention. In: Sullivan PA, Guilford AM, eds. *Swallowing Intervention in Oncology.* San Diego: Singular Publishing Group, Inc.; 1999:307–327.
192. Cohen EG, Deschler DG, Walsh K, Hayden RE. Early use of a mechanical stretching device to improve mandibular mobility after composite resection: a pilot study. *Arch Phys Med Rehabil.* July 2005;86(7):1416–1419.
193. Shulman DH, Shipman B, Willis FB. Treating trismus with dynamic splinting: a cohort, case series. *Adv Ther.* January–February 2008;25(1):9–16.
194. Dijkstra PU, Kalk WW, Roodenburg JL. Trismus in head and neck oncology: a systematic review. *Oral Oncol.* October 2004;40(9):879–889.
195. Hartl DM, Cohen M, Julieron M, Marandas P, Janot F, Bourhis J. Botulinum toxin for radiation-induced facial pain and trismus. *OTL Head Neck Surg.* April 2008;138(4):459–463.
196. Stubblefield MD, Levine A, Custodio CM, Fitzpatrick T. The role of botulinum toxin type A in the radiation fibrosis syndrome: a preliminary report. *Arch Phys Med Rehabil.* March 2008;89(3):417–421.
197. Crary MA, Carnaby-Mann GD, Faunce A. Electrical stimulation therapy for dysphagia: descriptive results of two surveys. *Dysphagia.* July 2007;22(3):165–173.
198. Carnaby-Mann GD, Crary MA. Examining the evidence on neuromuscular electrical stiumulation for swallowing. *Arch OTL Head Neck Surg.* June 2007;133(6):564–571.
199. Ludlow CL, Humber I, Saxon K, Poletto C, Sonies B, Crujido L. Effects of surface electrical stimulation both at rest and during swallowing in chronic pharyngeal dysphagia. *Dysphagia.* January 2007;22(1):1–10.

15 膀胱機能障害

トッド・A・リンセンマイヤー
ゲオルギ・グルーリ

　様々なタイプのがんの診断および治療の向上により、全がん生存率が増加している (1)。がんまたは抗がん治療によって、尿閉または失禁の様々な原因が生じやすくなる可能性がある。不幸にしてがんが進行した場合、排尿に変化が起きる可能性がある。このため、排尿機能障害を正確に特定するだけではなく、種々の選択肢を評価し、考察を続けることが重要である。患者、家族、およびがんチームと密に協力すれば、膀胱管理を変更する必要が出てきた時にすぐ察知することができるだろう。

　本章の目的は二つある。第一に、治療中に膀胱に悪影響が及ぶ恐れのある骨盤悪性腫瘍患者を含め、排尿障害を起こす可能性があるがん患者の膀胱管理に有用な各種戦略について紹介することである。第二に膀胱がん患者の外科治療および術後ケアについて紹介することである。

がん発現後の排尿機能障害の原因

　がん発現後の排尿機能障害には様々な原因がある。まず、問題が尿失禁、尿閉、またはその両方なのか、特徴を明らかにするとよい。そうすれば次に、膀胱の問題か、尿道口／括約筋の問題か、あるいは膀胱／括約筋に関連しない問題か、詳細な特徴を掴むことができる。こうして、特定した原因に絞った治療を行うことができる。尿失禁および尿閉のよくある原因を一部、表15.1と15.2に示す。

表15.1　尿失禁の原因	
膀胱	泌尿生殖器がん(膀胱、前立腺)、骨盤腫瘍(子宮、GIがん)による圧迫、神経因性(脊椎転移)、膀胱壁の炎症(尿路感染症、放射線膀胱炎、シクロホスファミド)
尿道口／括約筋	治療前または治療後の骨盤神経の局所的損傷(根治的子宮摘出術、根治的前立腺摘出術)、括約筋への局所がん浸潤(前立腺および膀胱がん)、化学療法(抗エストロゲン)
その他	認知の問題。利尿剤、睡眠剤、または筋弛緩剤などの薬物療法。モルヒネなどの麻薬、抗ヒスタミン薬、抗うつ薬、統合失調症治療薬、またはカルシウムチャネル遮断薬。移動減少。宿便(栄養失調、移動能力低下、または薬剤性)。重度の疼痛。

キーポイント

- 患者の病歴は排尿機能障害評価に特に重要である。手の機能、更衣技能、座位バランス、移乗能力、および歩行能力はすべて、膀胱管理戦略の開発に重要な因子である。
- 膀胱管理法を考えるときは、3つの重要な目標を念頭におく（1. 上部尿路合併症の予防、2. 下部尿路感染症合併症の予防、3.各人の生活様式に良く合い、できるだけ自立が可能なプログラムを設定すること）。
- 行動療法は膀胱または括約筋に起因する尿失禁を管理するために開発されたものが大半で、水分制限、時間排尿誘導、ならびにバイオフィードバック・電気刺激の存在・非存在下での骨盤底筋運動（ケーゲル体操）が含まれる。こうした戦略は、薬物療法を追加するとさらに向上することが多い。
- 排尿筋へのA型ボツリヌス毒素注射は膀胱容量を増やし、排尿筋過活動を抑えることが実証されている。ボツリヌス毒素治療によって経口薬の投与を中止できる可能性はあるが、麻酔下で6ヵ月ごとに治療を繰り返す必要がある。
- 膀胱摘除後は尿路の変更が可能で、尿を腸を通して肛門括約筋（尿管S状結腸吻合、直腸パウチなど）を介するか、皮膚を介するか、あるいは尿道（同所性新膀胱）を介することで排尿できる。
- 膀胱切除後の非侵襲性膀胱がん患者の多くは尿道を温存し、回腸パウチを尿道に吻合していわゆる新膀胱を作ることができる（同所性尿路変更術）。

表15.2　尿閉の原因

膀胱	GUおよびGIがん、脊椎転移（神経因性膀胱）、治療前または治療後の骨盤神経の局所的損傷
尿道口	限局性がん、圧迫による影響
その他	認知の問題；利尿剤、睡眠剤、または筋弛緩剤などの薬物療法；モルヒネなどの麻薬、抗ヒスタミン薬、抗うつ薬、統合失調症治療薬、またはカルシウムチャネル遮断；移動減少；宿便（栄養不良、移動能力低下、または薬剤性）、重度の疼痛

表15.3　尿失禁または尿閉の可逆的な原因

D	Delirium（譫妄または他の認知的原因）
I	Infection/inflammation（尿路の感染／炎症）
A	Atropic vaginitis [萎縮性腟炎（高齢女性および抗エストロゲン治療中の患者）]
P	Pharmaceuticals（薬剤性）
P	Pain（疼痛）
E	Endocrine [内分泌（糖尿病）]
R	Restricted mobility（移動能力制限）
S	Stool impaction（宿便）

排尿障害の評価

泌尿器系の病歴

病歴は治療戦略の開発に重要な役割を果たす。しかし、膀胱および括約筋の問題はともに同じ症状を引き起こすので、原因が2つのどちらかであるかは病歴で特定できないことに注意しなければならない。このために、長期治療または外科的矯正を考える場合、尿流動態評価が有用である。尿流動態評価は、膀胱および括約筋機能を客観的に評価できる。

尿閉／尿失禁の〝可逆的な原因〟の多くが特定可能だ。〝DIAPPERS〟で覚えると記憶しやすい(2)。〝DIAPPERS〟の内容に修正を加えたものを表15.3に示す。この言葉はがん患者用に開発されたわけではないが、多くのがん治療またはがん自体が〝可逆的な原因〟を引き起こす場合があるため、がん患者にも応用できる。

排尿機能障害評価には患者の理学療法歴が特に重要である。手の機能、更衣技能、座位バランス、移乗能

力、および歩行能力について質問をするようにする。こうした因子は膀胱管理戦略の開発を考えるときに重要である。

理学療法歴でもう一つ重要な因子は、排尿障害患者の飲水量と排尿量である。尿失禁患者の多くが液体を制限するようになる。腎毒性がある化学療法剤で治療中のがん患者は特に、脱水症がないか注意しなければならない。48～72時間の飲水量と排尿量の調査票を使うと、最も正確なアセスメントができる。

泌尿器の理学検査

泌尿器の理学検査は腹部、外性器、および会陰皮膚に集中して行う。直腸診では、前立腺全体の大きさではなく、内的成長により閉塞を起こしている前立腺の量を測ることが重要である。そのため、直腸診ではなく尿流動態検査の方が客観的な排尿障害の診断に必要である。女性の場合、尿道口の位置と、膀胱瘤や直腸瘤の有無を調べる。肛門括約筋の緊張度も評価する。肛門括約筋緊張度の減少または欠如は、仙骨神経または末梢神経の病変を示唆し、緊張度の増加は仙髄より上位の病変を示唆する。肛門括約筋を随意収縮させ、仙髄神経支配、仙髄より上位の神経の完全性、および随意反射能を試す。球海綿体反射が占める時間は、神経病変がない患者の70%～85%に過ぎないと報告されている (3)。被験者が緊張し、検査時に肛門括約筋を締めていると、偽陰性になることが多い。

泌尿器の臨床検査評価

ベースライン時に採尿し、尿培養・感受性検査をすると一番よい。血清クレアチニンは24時間クレアチニンクリアランスほど有用ではない。血清クレアチニンに変化が生じる前に、有意な腎臓損傷が起きているはずだからである。さらに、進行がん患者の場合、筋肉量が大きく減っているため、腎機能障害があっても血清クレアチニンが正常値を示す場合がある。血清クレアチニンが特に上昇している場合は、ベースラインからの変化の監視に役立つ。

上部尿路の泌尿器学的アセスメント

上部尿路（腎臓および尿管）の評価を目的とした各種の検査がある。腎機能の評価によい検査もあれば、腎臓の解剖学的構造の評価に優れた検査もある。解剖学的構造を評価する検査は腹部X線検査、経静脈腎盂造影検査（IVP）および腎臓超音波検査などである。腹部および骨盤のコンピュータ断層撮影法（CT）または磁気共鳴断層撮影（MRI）を使えば、より詳細な画像が得られる。主に腎機能を評価する検査は、24時間尿中クレアチニンクリアランス、および有効腎血漿流量（ERPF）を測定する定量的MAG3（99mTc-mercaptoacetyltriglycine）レノグラムなどである (4-7)。著者らはMAG3レノグラムが上部尿路機能障害のスクリーニングに非常に役立つことを見いだしている。

下部尿路の泌尿器学的アセスメント

下部尿路を評価する検査には尿流動態、膀胱撮影法、および膀胱鏡検査などがある。各検査とも器具を使用するため、検査前に尿培養・感受性検査を行い、陽性の場合は検査前に抗生物質を投与するのが最良である。排尿障害患者の膀胱鏡検査で見られる徴候として、血尿、再発性症候性尿路感染症、結石形成微生物（プロテウス-ミラビリス）による再発性無症候性細菌尿、泌尿生殖器の敗血症エピソード、尿閉、尿失禁、カテーテルおよび長期留置カテーテルの洗浄時に見られる卵殻結石片などがある。2～4週間留置したフォーリーカテーテルを抜去し、間欠導尿法（IC）またはバランス膀胱など、別の治療法に変更するときも膀胱鏡検査が必要である。カテーテル交換中に砂または石がカテーテルに残っている場合、膀胱鏡内に結石が残る確率は86%であるため、膀胱鏡検査が必要である。

尿流動態評価

医師が立合い、尿流動態検査の進行を支援してもらうことが重要である。検査で決めるべき事項としてよくあるのは、膀胱に入れる水の量、再検査の有無の判断、排尿時は立位か座位のどちらにするか、などである。尿流動態検査中に患者を観察しておくと、排尿を指示された患者が不安に思う、理解できないなど、検査に影響を与えうる因子が容易に思いつくだろう。

膀胱負荷の評価（蓄尿期）

膀胱内圧の臨床測定では、フォーリーカテーテルを介して膀胱を水で満たす必要がある。フォーリーカテーテル

に水圧上昇の測定に使う流体圧力計に取り付けるには、Yコネクターを使うことが多い。この検査は排尿感覚、膀胱の安定性、および膀胱容量の評価に使用できる。膀胱内圧臨床測定の主な限界点は、水柱がわずかに上昇した場合、腹腔内圧（いきみ）によるものか、膀胱収縮によるものかが判断しにくく、排尿期を評価する能力がないことである。

排尿の評価（排尿期）

排尿評価の一番簡単なスクリーニングテストは排尿後の残尿（PVR）だが、排尿機能障害の種類特定には使わないようにする。若年患者にはPVRがないが、高齢者は排尿愁訴がなくてもPVRが100-150mℓ程度あるかもしれない。PVR正常でも排尿問題は除外されない。例えば、排尿筋収縮力の代償的増加、または腹腔内圧の上昇（例えば、バルサルバ法、クレード法）による有意な尿路閉塞（例えば、良性の前立腺肥大、括約筋排尿筋協調不全）があっても、PVRが正常値を示すことがある。逆に、PVR上昇は排尿直後に検査を行なわなかったこと、患者の不理解、または異常な排尿状況（例えば、尿瓶を午前3時に支給）が原因かもしれない。

膀胱負荷および排尿の評価

膀胱充満期および排尿期の両方を客観的に評価するには注入法による尿流動態検査での内圧尿流検査が必要である。最初は膀胱充満期（蓄尿）で、その間に水分を膀胱に注入する。次が排尿期である。排泄を指示した時点で、排尿期が始まったとみなす。より精密な尿流動態検査では、尿道内圧記録、尿道括約筋または肛門括約筋のEMG、およびビデオX線透視検査（VFSS）も含める場合がある。

尿流動態検査所見／用語

膀胱は過活動、低活動、または正常のいずれかで表現してよい。膀胱が不随意収縮する場合（括約筋活動に応じて失禁が発現する場合も、しない場合もある）、尿流動態充満期の膀胱過活動と表現される。中枢性の原因である場合は、神経因性排尿筋活動と呼ぶ。原因不明の場合は、特発性排尿筋活動（9）と呼ぶ。排尿期の膀胱は正常の場合も、異常の場合もありうる。膀胱機能異常はさらに排尿筋低活動（排尿不良になるほど収縮が弱い場合）または無収縮性排尿筋（膀胱収縮がない）に細分することができる（9）。充満期の括約筋は、尿道閉鎖機構正常または異常（膀胱収縮がなく尿漏れする）のいずれかで呼ぶ。尿漏れが起こった時の圧は、排尿筋漏出時圧という（9）。尿道閉鎖機構異常は、解剖学的尿道運動亢進、内因性括約筋損傷（放射線による線維症、フォーリーカテーテルによる長期間の過度の尿道伸展など）、または脊髄（下肢運動）損傷が原因になることがある。

排尿期の括約筋を正常または異常のいずれかで表わす場合がある。括約筋機能正常とは、膀胱収縮の前にまず弛緩し、排尿中に尿道口が開大したままの場合を指す。括約筋機能異常は、適切に弛緩しない括約筋を指す。仙髄より上位の損傷（核上型損傷）患者の場合、排尿筋・括約筋協調不全とは尿道や尿道周囲の横紋筋の不随意収縮と排尿筋収縮が同時に起きることと定義される。下位運動ニューロン損傷がある患者および疼痛／神経過敏な患者の場合、括約筋が弛緩していない可能性がある。

排尿の生理学――排尿中枢

排尿の促進・抑制は、仙骨排尿中枢、橋脚排尿中枢、およびより高次中枢（大脳皮質、特に前帯状回）の主に3つの中枢で支配されている。仙髄排尿中枢（S2-S4）は主に膀胱への遠心性副交感神経活動電位により膀胱収縮をもたらす反射中枢で、仙髄排尿中枢への求心性活動電位が膀胱充満のフィードバックを担う。仙髄／仙骨神経根の損傷により高コンプライアンス無収縮性膀胱になることが多い。部分損傷の場合、反射消失は膀胱コンプライアンス低下を伴う可能性があり、その結果、膀胱充満により膀胱内圧が上昇する。膀胱の仙髄副交感神経からの脱支配がコンプライアンスを低下させる正確な機序はわかっていない（10）。

膀胱の収縮時、橋排尿中枢は主に排尿括約筋弛緩の調整を担う。核上型損傷（橋より下）は橋排尿中枢からの信号伝達を障害するため、核上型損傷患者では排尿筋括約筋協調不全の発現率が高い。最終的に大脳皮質は排尿に関して仙髄排尿中枢を抑制する。核上型損傷も

大脳皮質からの抑制性インパルスを障害するので、核上型損傷患者は膀胱容量が小さく、不随意性（無抑制）膀胱収縮を伴うことが多い。橋より上位（高次中枢）の核上型損傷患者の場合、抑制性インパルスの喪失により排尿筋過活動が起きるが、橋からのシグナルによって不随意性膀胱収縮中に括約筋が協調して弛緩する（10）。脊髄損傷後には様々な排尿機能障害が起きうる（表15.4）。

表15.4　損傷レベル別の排尿パターンの基本

橋より上位（脳血管疾患、水頭症、頭蓋内腫瘍、脳の外傷、パーキンソン病、および多発性硬化症による）
- 膀胱　排尿筋過活動
- 括約筋　括約筋相乗作用

核上型損傷（頸椎損傷、頸部転移）
- 膀胱　排尿筋過活動
- 括約筋　括約筋協調不全

仙髄損傷
- 膀胱　排尿筋―低活動または無収縮（時に膀胱壁コンプライアンス低下）
- 括約筋　低活動

排尿機能障害の処置

概要

　膀胱管理法を考えるときは、3つの重要な目標を念頭におく。それは、1. 上部尿路合併症の予防（例：腎機能の悪化、水腎症、腎臓結石、腎盂腎炎）、2. 下部尿路感染症合併症の予防（例：膀胱炎、膀胱結石、膀胱尿管逆流）、3.各人の生活様式に良く合い、できるだけ自立が可能なプログラムを設定すること、である。がん患者の排尿機能不全管理の第一歩は〝可逆的な〟原因を特定し、治療することである。〝可逆的な〟原因の治療と行動戦略を組み合わせると、症状解消によく効くことが多い。排尿機能不全を回避するためIC、おむつ、または留置カテーテルによる支援措置も使うことがある。神経因性膀胱（脊椎転移）の疑い患者、または薬理学的介入および外科的介入を考える患者の場合、尿流動態で排尿機能障のタイプを特定することが重要である。経験主義的な薬物療法には、利益がなく問題を悪化させる可能性がある副作用リスクを孕んでいる。IC、おむつ、または留置カテーテルで問題を回避できる場合でも、尿流動態検査で尿流を調べると、カテーテルがまだ必要かどうかを評価するのに役立つ。著者は、カテーテル留置から1～3ヵ月後に尿流動態追跡評価を行うのが最良であることを見いだした。

尿失禁または尿閉がある場合の行動治療選択肢

　行動治療の多くは膀胱または括約筋に起因する尿失禁を管理するために開発された。行動治療には、水分制限、時間排尿誘導、ならびにバイオフィードバック・電気刺激の存在・非存在下での骨盤底筋運動（ケーゲル体操）が含まれる。高齢者の場合、上記の方法による尿失禁の平均減少率は80％を超える（11）。こうした戦略は、薬物療法を追加すると、さらに向上することが多い。

水分制限

　最も容易な行動介入は水分摂取量を変えることである。水分摂取量の変更についてアドバイスをするときは、ベースライン時の飲水量と排尿量を記した排尿日誌が非常に役立つ。飲水量が2,000mlを超える場合、水分制限を考えるべきである。水分を摂る時間の評価も重要である。車椅子利用者の場合は特に脚に水が溜る。溜った体液はその後脚から再吸収され、夜尿が起きる。日中脚を高くし、午後5時以降の飲水を制限すると、夜尿症および尿失禁の軽減に非常に有用である。

時間排尿誘導

　認知症、失語症、移動能力低下、または重大な疼痛による尿失禁があるが膀胱機能は正常の患者は、一定の間隔でポータブル便器に座らせたり、尿瓶を渡すと有用な場合が多い（時間排尿誘導）。排尿筋の無抑制収縮がある場合、膀胱充満感を待つよりも時間排尿誘導の方が、失禁を減らせる可能性もある。収縮による充満を感じてからでは、失禁回避には遅いことが多い。尿道括約筋機構は低活動性だが、膀胱機能は正常な場合、時間排尿誘導の目的は、溢流性尿失禁を防ぐことである。

　膀胱収縮がない場合、時間排尿誘導だけでは有用ではないのが普通である。時間排尿誘導は、用手で膀胱

内圧を上げる（クレード法）か、腹圧を上げる方法（バルサルバ排尿）を併用する必要があるが、膀胱過膨張を防ぐのに有用だろう。残念ながら、クレード法およびバルサルバ法は痔、直腸脱、またはヘルニアを悪化させる場合がある。よってこうした方法は、高齢女性、下位運動ニューロン病変があり括約筋切開術を受けた脊椎損傷者など尿道括約筋の活動性が低下した症例を除き、使用を控えるべきである。神経因性括約筋排尿筋協調不全の治療として、時間排尿誘導が成功したという報告はない。括約筋排尿筋協調不全の場合、腹腔内圧を増大させると協調不全を悪化させることが多い（12）。弱い無抑制膀胱収縮を示す患者には、恥骨上方（膀胱のあたり）をタッピングし、膀胱収縮を引き起こしてもよい。

ケーゲル体操およびバイオフィードバック

膀胱／括約筋に起因する軽度から中等度の尿失禁があり、認知および移動能力が良好な患者に対し、ケーゲル体操とバイオフィードバックが有効かもしれない（13）。これらのテクニックは、括約筋を緊張させ、反射的な膀胱抑制によって膀胱収縮を抑えることで機能する。通常、ケーゲル体操を2週間試すよう患者に指示する。ケーゲル体操のセット数および反復回数については、研究者の間で大きな相違がある（14）。奏効しない場合は、バイオフィードバックを取り入れてよい。4〜8週間経っても改善しない場合があるので、患者がやる気を失わないようにしなければならない。神経因性括約筋排尿筋協調不全の場合、バイオフィードバックが有効だという報告はない。

尿失禁・尿閉の支持療法の選択肢

行動管理戦略または薬理学的介入／外科的介入のための詳細評価の最中に、支持療法を始めることがしばしばある。支持療法にはおむつ、男性用の外付け尿道カテーテル、および間欠的カテーテル法または留置カテーテル法などがある。

過活動膀胱または膀胱機能正常で移動能力／認知に起因する尿失禁がある患者に対し、おむつは主な対処法またはその他の対処法の補強として役立つことが多い。カスタムメードおむつは、昔に比べて体裁が良くなっている。大きな欠点として、費用、患者の当惑、着脱の難しさ、濡れてから2〜4時間以内に交換しなければ皮膚状態が悪くなることが挙げられる。さらに、保険会社がおむつの費用を償還しないことが多く、おむつ代が患者やその家族に追加の負担になる。

外付け尿道カテーテルは男性に良い選択肢であることが多い。おむつと比べ、外付け尿道カテーテルは1日1回だけ交換すればよいことが利点である。主な欠点として、レッグバッグの装着、陰茎の皮膚障害の可能性、外付け尿道カテーテルの脱落、膀胱感染増加の可能性などがある。膀胱感染リスクは、排尿後の残尿が多い症例で増加する。

間欠導尿法も、尿閉患者または排尿筋過活動と失禁がある患者の対処法として有効である。排尿筋過活動の場合、導尿と導尿の間の失禁予防として膀胱活動を抑えるため、薬物療法が通常は必要である。Lapidesは清潔簡潔導尿法（CIC）を広めた。また、尿路感染症および上部尿路の問題を防ぐ鍵は、膀胱を過度に膨張させないことであると力説した。Lapidesは、無菌法と比べCICの方が実行しやすいため、患者が自己導尿をする可能性が高く、無菌法よりも膀胱の過度な膨張が減ったことがCIC成功の理由だとした。自己導尿システムにより、無菌間欠導尿法の実施がより簡単になった。

ICに重要な原則は、膀胱容量が適切であること（200mL以上）、自力導尿が可能な手の機能と更衣スキルおよび解剖学的構造を有し、飲水量を1日2Lに制限する意欲があり、膀胱を過度に膨張させない程度（500mL以下）の頻度で導尿をする意欲があることだ（16）。間欠導尿法を考慮すべきではない理由は数多くある。表15.5にその理由を列挙する。

留置カテーテルは、間欠導尿法を好まない、または実施できない尿閉患者の膀胱管理に有効な方法である。留置カテーテルは、薬理学的介入または外科的介入を希望しない、またはそれらに不寛容な患者にも良い選択的で

表15.5　間欠導尿法を考慮しない理由

自己導尿または導尿が不可能
仮性尿道など尿道構造の異常、有意な尿道括約筋の痙直
自己導尿に対する不快感または消極的な態度
認知低下
導尿時間または水分制限を守る意欲が低い・消極的な態度
飲水量を増やす必要がある
治療無効な持続性の尿失禁

出典：参考文献16より転載。

表15.6　フォーリー（尿道）カテーテル管理の原則
2ℓ/日以上の水分を摂る。 男性の場合、尿道伸展（尿道下裂）の予防になるよう、横になるときは腹部にカテーテルをテープで固定する。 尿道が伸展しないようカテーテルのサイズを16インチまでに制限する（特に女性）。 1日2回、尿道口に付着した汚れを石鹸と水で洗う。 導尿バッグが膀胱の位置より上に来ないようにし、膀胱内への尿の逆流を防ぐ。 過活動膀胱の患者には抗コリン薬を使用する。 フォーリーカテーテルを2〜4週ごとに交換する。

ある。留置カテーテルの管理の原則を表15.6に記す。

適切な女性用外付け採尿装置がないため、おむつを定期交換できず、患者がICを実施できない場合は、留置カテーテルが良い選択肢だろう。外付け尿道カテーテルを装着できない、またはICが禁忌の場合も、留置カテーテルが選択肢になるだろう。

留置カテーテルは膀胱を刺激し、無抑制収縮、膀胱内圧上昇、および上部尿道からの排尿減少を引き起こす可能性があるため、特に尿流動態検査で排尿筋過活動の所見がある患者には抗コリン薬の使用を考えるべきである。

留置フォーリーカテーテルを永久抜去する前に、尿培養・感受性検査結果を入手し、適切な抗生物質で治療してから抜管することが重要と著者らは考える。これは、排尿できず膀胱が過度に膨張した患者の菌血症リスクが低下させるためである。ICに切り替えるまで留置カテーテルを2〜4週間留置していた場合は、膀胱鏡検査を推奨する。これは膀胱に集積し、大きな膀胱結石に発達する恐れのある、あらゆる卵殻結石や砕片を除去するためである。留置カテーテルを留置した患者に対する抗生物質の予防投与は、耐性菌の発現リスクがあるので推奨されない。留置カテーテルの合併症には膀胱結石、血尿、菌血症があり、特にカテーテルが閉塞した場合は尿道びらん、陰茎陰嚢瘻孔、および副睾丸炎の発現が見られることがある。

尿流動態評価に基づく介入

行動療法が成功せず、薬理学的治療または外科的治療を実施中の場合、尿流動態評価を行い、膀胱および括約筋機能を見定め、どこに治療を集中するべきかを方針を決める。選択肢の多くは、膀胱または括約筋に起因する尿失禁または尿閉に分けられる。疾患進行が予測されるがん患者に外科的選択肢を考える場合、全身健康状態に十分注意しなければならない。種々の尿失禁・尿閉に対する外科的治療選択肢および薬理学的治療選択肢を表15.7および表15.8に示す。

膀胱に起因する尿失禁

薬理学的治療選択肢

過活動膀胱で起きる尿失禁の場合、時間排尿誘導に加え、薬理学治療はしばしば必要である。神経節後部位

表15.7　尿失禁に対する外科的治療選択肢および薬理学治療選択肢
膀胱に起因する尿失禁 薬理学的治療選択肢 　抗コリン薬 　リドカインおよびブピバカインなどの膀胱内局所麻酔 　capsaicinおよびresiniferatoxin（求心性C線維神経毒）膀胱内投与（試験中） 　A型ボツリヌス毒素注射
外科的治療選択肢 膀胱拡大術 神経刺激：メッドトロニック社のFDA承認済みのデバイスInterStimシステム
尿道口または括約筋に起因する失禁 薬理学的治療選択肢 　αアドレナリン受容体刺激薬 　尿道周囲注入剤
尿道口または括約筋に起因する失禁 外科的治療選択肢 　人工尿道括約筋 　膀胱頸部吊り上げ術／スリング手術 　尿管皮膚瘻に恥骨上カテーテルを挿入する尿路変更術

表15.8　尿閉に対する薬理学的／外科的治療選択肢の例
膀胱に起因する尿閉 薬理学的治療選択肢 　塩化ベタネコール 　外科的治療選択肢 Finetech-Brindley仙骨求心性刺激装置
尿道口または括約筋に起因する尿閉 薬理学的治療選択肢 　バクロフェン 　ジアゼパム 　ダントロレン 外科的治療選択肢 　前立腺ステンレススチールウーブンメッシュステント(例：UroLume尿道内壁ステント、UroLumeステント)の外科的アブレーション 　経尿道的括約筋切開術 ボツリヌス毒素

でのアセチルコリン受容体の競合的阻害がメインの抗コリン薬は多数存在する。経口またはパッチ剤で投与可能な様々な製剤がある。オキシブチニンには経口投与ができる製剤がある。しかし、膀胱内注入剤は有効性がある上、全身副作用を有意に減らすことがわかっている。これはオキシブチニンにはコリン作動性受容体に対し遠心性の局所平滑筋抗痙攣作用だけではなく、膀胱壁に対する局所麻酔効果もあるからである。膀胱内注入法への大きな欠点は、注入のためのカテーテル挿入が必要なことである。さらに、患者／家族が薬剤を水または生理食塩水に溶かし、注入する必要がある。このため、膀胱内注入法は間欠導尿法または留置カテーテルを留置した患者に理想的である。一般的な用法用量としては、オキシブチニン10 mgを生理食塩水15〜30 mℓに溶かし、1日3回間欠カテーテルまたは留置カテーテルから注入する(17,18)。

　保存性向上のため、多数の薬剤について調査・報告が行われている。リドカインおよびブピバカインなどの膀胱内局所麻酔剤は無髄C線維の伝導を遮断し、機能的膀胱容量を増加させる。カプサイシンおよびレシニフェラトキシンの膀胱内投与も膀胱の求心性C線維神経支配に影響を与え、排尿筋過活動を減らし、膀胱容量を増加させる(19,20)。排尿筋へのA型ボツリヌス毒素注射は膀胱容量を増やし、排尿筋過活動を抑えることが実証されている。ボツリヌス毒素治療によって経口薬の投与を中止できる利点はあるが、麻酔下で約6ヵ月ごとに治療を繰り返す必要がある(21,22)。

外科的治療選択肢

　がん患者は衰弱し長期予後がわからないかも可能性が多く、膀胱容量を改善するために外科的治療が汎用されるとは思えない。

　外科的介入が通常適応されるのは、重度の排尿筋過活動または低コンプライアンス膀胱、あるいは積極的な薬物療法やその他の処置にもかかわらず尿道悪化が続く場合である。膀胱容量を上げ、膀胱内圧を下げるテクニックの1つとして膀胱拡大術があり、膀胱の一部を切除し、元の膀胱より大きな膀胱を形成する(23)。

　無抑制膀胱収縮を減少させるには、神経刺激を行う。仙髄根を選択的に刺激して括約筋緊張度を上げ、それにより排尿筋活動を抑制する。Medtronic社は米国食品医薬品局(FDA)承認済みの医療機器InterStimを販売しており、排尿筋過活動を呈する健常者への有効性が示されている。がん患者への使用については、試験が行われていない(24)。

尿道口または括約筋に起因する失禁

薬理学的治療選択肢

　括約筋に起因するごく軽度から中等度の腹圧性尿失禁にアドレナリンα受容体刺激薬が有効な場合がある。Wyndaeleは、尿道開大を呈する不完全SCI女性患者のフォーリーカテーテル周辺の尿漏れ減少に成功したと報告している(25)。αアドレナリン受容体刺激薬を使う前に、排尿筋過活動または低コンプライアンス膀胱を尿流動態検査で除外することが不可欠である。さもなければ、尿道括約筋緊張度の増大により膀胱内圧が増加し、尿管のドレナージが悪くなる可能性がある。

　コラーゲンなどの尿道周囲注入術によって、尿流に対する尿道抵抗が増加する。Appellによると、本法で治療を受けた女性患者の80％は、治療2回で禁制に成功したと報告した(26)。本法は尿道を閉塞することで腎臓への逆圧が生じる可能性があるため、無抑制膀胱収縮が強い患者に使わないようにする。

外科的治療選択肢

　根治的前立腺摘徐術など括約筋機構のみに悪影響が及ぶ、損傷が限られた患者の場合、人工尿道括約筋の外科的移植を考えてもよい。括約筋機能の回復がないことを確認するため、6ヵ月から1年以上間を置いて外科手術を行うべきである。人工括約筋は排尿筋過活動および膀胱内圧が高い患者の上部尿管を損傷する可能性があるため、神経因性膀胱の成人にはあまり使われない。さらに細菌尿症エピソード頻発により、SCI患者のプロテーゼ感染およびカフのびらんのリスクも増大する(27)。

　解剖学的に尿道支持を改善し、括約筋関連の体位腹圧性尿失禁のみならずカテーテル長期留置など固有括約筋損傷を治療するため、様々な手術が開発されてきた。一般に、こうした手術は経皮または経膣で行われ、切開をしない手術さえある。初回成功率は高いものの、5年追跡時の成功率が31%〜69%と報告されている点は注意すべきである(28,29)。

　手術は非常に上手くいくが、尿閉を起こすという問題が潜在する。したがって、患者は術後にICが必要になる可能性を承知しておくべきである。固有括約筋損傷患者のその他の外科的選択肢としては、膀胱頸部を外科的に縫合した上で、尿管皮膚瘻形成または恥骨上カテーテル挿入による尿路変更を行う。

膀胱に起因する尿閉

薬理学的治療選択肢

　膀胱および腸を選択的に刺激し、アセチルコリンエステラーゼによる迅速な加水分解に抵抗性がある塩化ベタネコールがしばしば膀胱収縮の増幅に使用される。ある文献レビューによると、膀胱収縮は弱いが協調した括約筋機能を示す患者にはベタネコールが最も有効である(30)。LightおよびScottの報告によると、ベタネコールは排尿無反射症のSCI患者に対し、膀胱収縮を誘発できなかった(31)。Sporer他によると、ベタネコールはSCI男性患者の括約筋外圧を10〜20cm H_2O 増加させた(32)。このため、括約筋排尿筋協調不全の患者にベタネコールを使うべきではない。また膀胱出口部閉塞患者にも禁忌である。排尿改善に薬理学的薬剤を使うときは、副作用・禁忌症と利益を秤にかけて決めなくてはならない。

外科的治療選択肢

　神経刺激による排尿改善の試みが試験で続けられている。そのテクニックには、膀胱そのもの、骨盤神経、脊髄円錐、仙骨神経、および仙骨前根への電極設置などが挙げられる。その大規模臨床経験は、Finetech-Brindley仙骨求心性刺激装置の外科的移植で得られた。15年間で推定800件の移植術が行われている(33)。神経刺激の成功の必要条件は、仙髄反射弓が正常であること、排尿筋が収縮できることである。仙髄求心性神経の刺激により、括約筋への遠心性神経が反射的に賦活化する。しかしこの反射は、括約筋が疲労して尿道で生じた圧が膀胱収縮に打ち負かされる方向に落ち着く。仙髄インプラント術と同時に脊髄神経後根切断術がしばしば行われる。これは無抑制膀胱収縮と括約筋収縮の打ち消し、および膀胱コンプライアンス改善のため行われる。脊髄神経後根切断術の短所は反射性勃起および反射性射精の消失、会陰感覚の消失および反射性膀胱収縮の消失である。Kerrebroeck他は、Finetech-Brindley仙髄刺激装置の全世界の症例をレビューした。184例中170例が刺激装置を使用し、95%の残尿量が60cc未満であった。上部尿路の悪化はなかった。勃起刺激があったと報告した男性は3分の2だが、性交に及んだのは3分の1にすぎなかった(34)。

尿道口または括約筋に起因する尿閉に対する治療

薬理学的治療選択肢

　プラセボ対照試験により、αアドレナリン遮断薬の投与例で、臨床的にも統計学的にも有意な排尿改善が示されている。膀胱出口部閉塞患者だけではなく、核上型損傷および括約筋排尿筋協調不全患者でもαアドレナリン遮断薬は排尿改善効果があることが示されている(35,36)。外尿道横紋括約筋弛緩に使用される薬剤は、バクロフェン、ジアゼパム、およびダントロレンの3つである。著者の経験では、上記の薬剤はα遮断薬ほど効果がなく、外尿道括約筋弛緩に使うべきではない。バクロフェンは抑制性神経伝達物質γ-アミノ酪酸（GABA）の作動薬として作用し、興奮性シナプス伝達を遮断し、外尿道括約筋を弛緩させる。ジアゼパムは脊髄でのGABA抑制性伝達を増幅させ、外尿道括約筋を弛緩させると思

われる。ダントロレンは末梢で作用し、筋小胞体からカルシウム遊離を減少させ、横紋骨格筋線維の興奮収縮を抑制する。排尿改善に薬理学的薬剤を使うときは、副作用・禁忌症と利益を秤にかけて決めなくてはならない (37,38)。

外科的治療選択肢

前立腺に起因する膀胱出口部閉塞の男性患者に対し、様々な外科的治療がある。多くのテクニックは侵襲性が低い。多種多様な選択肢があるため、泌尿器専門医に相談し、様々な外科的方法、予想される利益・リスク・代替法を見直すのがベストである。膀胱出口部閉塞の治療選択肢には、前立腺で閉塞した尿道を広げるステンレススチールウーブンメッシュステント (例：UroLume尿道内壁ステント、American Medical Systems社、米国) がある。カテーテルに依存した男性の最近のレビューによると、84%がUroLumeステント挿入後に自然に排尿でき、症状改善は経尿道的前立腺切除術後に近いものであった。しかし、合併症のため、6人中1人が1年以内にUroLumeの除去が必要であった。1年目に評価可能な患者606名の計104ステント（16%）が留置不成功であった。不成功の原因として、ステント移動（38ステント、37%）が最も多かった。大半の患者がステント留置後、最初に会陰痛または刺激性排尿症状を経験した。1年を越えるステントの耐久性に関しては、追跡調査からの結論が出せてない。上記レビューは、高リスク患者のみステントを考慮すべきだという推奨を裏付けるものである (39)。経尿道的括約筋切開術は、括約筋排尿筋協調不全のSCI男性患者に対する治療として確立されている。Perkashの報告によると、水腎症患者の場合、反射異常症状の緩和、残尿減少、感染尿の減少、および有意なX線学的改善の成功率が90%を超えている (40)。大半のSCI患者の一番の懸念は、この手術が不可逆的なこと、外科手術であること、レッグバッグの装着が必要なことである。縦断的研究によると、括約筋切開手術の長期の不成功率は25%～50%である (41)。

尿道括約筋の圧を低下させるもう1つの方法がボツリヌス毒素である。Dykstra他の報告によると、括約筋へのボツリヌス毒素注射により、核上型損傷患者男性11名中10名の排尿筋協調不全が減少した (42)。ボツリヌス毒素の使用はSCI男性が最初で、以後の試験では骨盤底痙縮の治療、さらに女性の治療へとボツリヌス毒素の使用を拡大した。34～74歳の男性8名および女性13名を対照に、排尿機能障害への前向き治療が行われた。排尿機能障害患者の内訳は、神経因性排尿筋・括約筋協調不全12例、骨盤底痙縮8例、無収縮性排尿筋を呈しバルサルバ法による排尿希望の多発性硬化症1例であった。21名中14名（67%）が排尿の有意な主観的改善を報告した。追跡期間は3～16ヵ月で、最大3回のA型ボツリヌス菌注射を受けた患者もいた (43)。

追跡

退院後約2週間の患者追跡が役に立つ。来院の主要目的は、膀胱管理プログラムで順調に経過しているか、薬物療法への忍容性があるか、適切に支給（カテーテル、レッグバッグなど）を受けているかを確認することである。フォーリーカテーテルを留置した場合、尿流動態評価の予定を組むのに退院後の来院は良い時期である。尿閉があり、入院中に1回以上の排尿に失敗した場合、著者の経験では、膀胱緊張度（過度に膨張していない）が元通りになるまで4～6週間待ってから尿流動態テストを行うか排尿を再試行させた。脊髄病変がある患者は、初回尿流動態検査の3～6ヵ月後に評価すると最良である。著者らは、経過が順調な場合、年1回を基本に下部尿路を評価することにしている。ベースラインの腎臓スキャンも入手し、その後は年1回を基本に再スキャンを行い、腎機能を監視する。必要に応じて腎臓超音波検査、腹部CTスキャン、またはMRI（腫瘍タイプによる）を行い、腎臓の解剖学的構造を評価する。

膀胱がん患者のリハビリテーション

膀胱がんは泌尿器腫瘍の中でも発現率が高い。2007年は膀胱がんの新症例が67,000例を超え、13,700名以上の患者が膀胱がんで死亡すると予測された (44)。新たに診断された症例のうち男性では7%、女性では2.5%が膀胱がんである (44)。さらに、1974年からの傾向として、膀胱がんの発現率が増加の一途を遂げている。2003年の初め、米国では372,000名以上が膀胱がんと診断されていた (45)。

膀胱がんが剖検時に偶然見つかることはほぼ皆無である (46,47)。ただし、その診断法（膀胱鏡検査および生体組織検査）はここ数十年間、ほとんど変わっていない。よって、膀胱がんの発現率増加は技術革新や医療の変化が原因と考えることはできない。それはまた、膀胱がんは生存期間中に診断可能な症状が現れるのがほぼ確実で、前臨床潜伏期（発病から症状発現までの時間）が比較的短いことを意味する。

多くの化合物が膀胱がんの発生に関係すると報告されているが、そのすべてが詳細試験で真の発がん性物質と確証されたわけではない［コーヒー、人工甘味料 (48)］。職業性発がん物質には、アニリン染料、石炭の燃焼ガスおよび煤、化学染料で使われるアクロレインなどある特定のアルデヒドが含まれる (49)。職業的曝露は米国の膀胱がん症例の約20%を占めると推定されており(50)、通常、潜伏期が長い (30〜50年)。

一度も喫煙したことがない者と比べ、喫煙者の膀胱がんの発現率は最高4倍にのぼる (48,51)。膀胱がん症例の3分の1が喫煙に関係すると推定されている (52)。留置カテーテルまたは結石が存在する慢性膀胱炎も膀胱がんのリスク増加と関連し、大多数の患者が扁平上皮がんを発現する (53,54)。カテーテルを長期間留置している対麻痺患者の2%〜10%が膀胱がんを発現する。ビルハルツ住血吸虫膀胱炎も膀胱がんの病因の1つと思われる。通常、膀胱炎が誘発する膀胱がんは原因を問わず重症で長期の感染と関連があり、現時点で発がん機序の全貌は明らかにされていない。

シクロホスファミドで治療中の患者は、膀胱がんの発現リスクが最高で9倍高くなる。シクロホスファミドの尿中代謝物であるアクロレインは、出血性膀胱炎および膀胱がんともにその原因物質と考えられる (55)。膀胱保護剤であるメスナ（2-メルカプトエタンスルホン酸ナトリウム）が膀胱がんのリスクを減らす可能性が試験で示唆されている (56)。子宮頸部がんまたは卵巣がんに対する放射線治療は外科手術のみと比べ、その後に膀胱がんを発現するリスクが2〜4倍高くなる(57,58)。

米国では、尿路上皮がんが原発性膀胱腫瘍の90%を占める。扁平上皮がんは3%〜7%（ただしエジプトなどの国では扁平上皮がんが全膀胱がんの75%を占める）、腺がんは2%を占める。膀胱腫瘍は分化度別に分類することもできる。膀胱腫瘍は低悪性度乳頭状尿路上皮腫瘍（高分化型）、低悪性度尿路上皮がん（中分化型）、および高悪性度尿路上皮がん（低分化型）と形容することができる (59)。米国で新たに診断されたすべての膀胱がんの55%〜60%は尿路上皮または粘膜固有層に局在する高分化型または中分化型の尿路上皮がんである (60)。新たに診断された腫瘍の40%〜45%が高異型病変で、通常、その半分が診断時点で筋肉に浸潤している (61)。新たに診断された患者の5%が転移性疾患にかかっている。

膀胱鏡検査および腫瘍生検が膀胱がんの主たる診断方法である。通常、無痛性血尿（顕微鏡的または肉眼的）が膀胱鏡検査に至る、最も発現率が高い症状である。浸潤の深さを確認するため、通常、経尿道的膀胱腫瘍切除術が次に行われる（尿路上皮または粘膜固有層に局在する腫瘍がある患者にも治療効果がある）。病期分類のため、CTスキャン、胸部X線検査、およびその他の検査（必要に応じMRI、PETスキャン、骨スキャン）も行う。

表在性膀胱腫瘍の治療

表在性および浸潤性の膀胱がんの治療は大きく異なる。低悪性腫瘍が尿路上皮および粘膜固有層に局在する場合は根治的経尿道的切除術が現実に取り得る道だが、筋肉に浸潤している高悪性腫瘍の場合は膀胱切除が依然として標準的治療である。

経尿道的膀胱腫瘍切除術 (TURBT) は、表在性膀胱がん患者の主たる治療選択肢である。TURBTで膀胱は温存できるが、高い再発率［最高70% (62)］と高率の残存腫瘍 (63) を伴う。そのため、再発性疾患の発症率を減らすために追加の治療法が開発され、BCG（生弱毒化結核菌）による術後膀胱内治療が表在性膀胱がん患者のケアの標準になった。BCGの投与により、再発率が30%〜40%減少した (64-66)。しかし、その後の試験でこの効果が時間とともに減弱する可能性が示された (67,68)。

BCG治療への忍容性が良好な患者が大半だが、ある程度の副作用を伴う場合があり、追加処置を必要とする。膀胱内BCG治療の主な副作用（頻尿、排尿中の灼熱感）は治療が頻回になるにつれ有意に増加し、治療終了時の副作用発現率は60%であった(69)。しかし、こうした副作用にもかかわらず、全般的に患者は生活に満足していると回答し、一般集団と比べQOLスコアに大差はなかった (69)。通常、こうした副作用は水分補給、pyridium、および抗コリン薬で容易に治療できる。感染症状がある場合はBCG投与を中止し、抗生物質を使う必要がある。重度の症状（発熱、悪寒、排尿障害）が48時間以上続くときは、抗結核薬が必要な場合がある。

浸潤性膀胱がんの治療

　筋肉非浸潤性の局在性膀胱がん患者のほぼ全員、さらに粘膜固有層に浸潤した高異型がんでも症例によって根治的治療のメインとして膀胱切除が必要だろう。膀胱切除はこうした患者が治癒できる最良の機会である(70)。汎用される泌尿器手術の中でも根治的膀胱切除は技術的に最も難しく、高い有病率と死亡率に関連している。1998〜2002年の間に膀胱切除術を受けた患者6,577名のうち、1,869名(28.4%)に合併症が起き、死亡率は2.6%(71)であった。総費用の中央値は41,905ドル、入院日数の中央値は9日であった(71)。しかし、大きな問題は手術そのものではなく、転帰および転帰の対処法にあると思われる。膀胱切除術は尿路変更の問題を生み、患者側の大幅な調整が必要であり、患者のQOLを大きく変える可能性がある根治的膀胱切除後、尿路変更の方法が患者のリハビリテーションに大きく影響し、性的機能の悪化ももう1つの問題である。

尿路変更術

　膀胱切除後、腎臓からの尿路を変えなければならない。尿を腸に通し、肛門括約筋(尿管S状結腸吻合、直腸パウチなど)、皮膚、または尿道(同所性新膀胱)を介して排泄することができる。尿管S状結腸吻合術は尿路変更術の最も古い術式で、以前は特に小児に汎用された。尿管S状結腸吻合術が根治的膀胱切除後に使われることは稀である。尿管腸管吻合領域に尿と糞便の混在することは、感染および腎盂腎炎のリスク増大と関連性がある。尿管S状結腸吻合術から10〜20年の潜伏期間を経た後の吻合領域のがん発現率は6%〜29%である。

尿路変更中の代謝の変化

　尿路変更術の方法を個別に記す前に、尿路に組み入れる腸の部位の選び方について論じることが重要である。腸のほぼ全ての部位が尿路変更術に使われている(回盲／盲腸、S状、回腸、胃)。腸は膀胱壁と異なり尿が透過するため、どの腸の部位の使っても代謝障害が起きる可能性がある。胃を使うことの利点は、尿中の溶質をさほど透過させず、尿を酸化し、粘性の低い尿を作り出すことである。胃は塩素イオンとプロトンを分泌し、それが尿路で使われるため、低塩素性、低カリウム性の代謝性アルカローシスを起こす可能性があるが、重炭酸イオン排泄が減少した腎不全の患者でない限り、通常は大きな問題にならない。この場合、オメプラゾールおよび血清の酸性化を試してもよいが、この処置は上手くいかないことが多く、胃で補った部分の尿路を置換する必要があるかもしれない。空腸を使う場合、空腸はナトリウムと塩素を分泌し、カリウムと水素を再吸収するため、高カリウム血性、低ナトリウム血性、低クロール血性代謝性アシドーシスを起こす(症例の27%)。塩化ナトリウム溶液による補水で治療する。利尿剤も(高カリウム血症に)有用な場合がある。尿路を空腸で補ったときの代謝障害はかなり重症で発現率が高いため、通常、他のどの部位も入手できないときのみ空腸を使う。やむを得ず空腸を使うときも、できるだけ移植片を短くするよう手を尽くすべきである。回腸や結腸を使うと、炭酸と交換で塩化アンモニウムが吸収され、高クロール血性代謝性アシドーシスが生じる。症例の大半は軽度で、制酸剤または塩素イオン輸送阻害剤で治療できる。カリウム補給も必要な場合がある(72)。

回腸導管

　回腸導管は最も汎用される、皮膚を介した尿路変更術で、最近まで根治的膀胱切除後の標準的な尿路変更術とみなされていた。回腸を約15cm単離し、その後、残った回腸と回腸の断面を吻合して、腸管が元通り一続きになるようにする。単離した回腸導管の近位端で、左右の尿管と回腸を吻合する。導管の遠位部を右腹壁部の直筋および筋膜に通して外に出す。ストーマがベルトの位置(図15.1A)より下で服の下に収まるように、術前に患者に立位および座位姿勢の両方をとらせて、尿路ストーマの領域に印をつける。

　永久尿路ストーマを適切に管理することが、膀胱切除後の膀胱がん患者のリハビリテーションの主要素である。尿漏れを効果的に防ぎ、ストーマ周辺の皮膚を保護することが、不満のないQOLに欠かせない。様々な尿バッグが市販されており、単体または2つに分かれたもの(図15.1B)、柔軟性がある材質、剛性の高い材質、平板状、凸状に分類できるかもしれない(73)。尿バッグの大部分が無臭ではなく臭いを軽減する程度なので、導尿患者の管理は、適度な液体摂取の維持、導尿管の夜間管理、および尿臭を最小になるための戦略を中心にする。

　尿流が絶えないことがコロニー形成から導尿管を守るのに一番良いので、適切な液体摂取が感染予防に重要

15 膀胱機能障害

である。液体（30cc/kg/日）を十分飲み、一日を通じて液体を頻回摂取するよう患者に指示しなければならない(73) 導尿管の夜間管理は難しい課題かもしれない。尿バッグを空にするため患者は夜間数回起きるか、バッグを排尿システムに接続する必要がある。毎日、夜間排尿ユニットをすすぐよう教える必要がある。

　尿路ストーマのケアには、ストーマ周辺の管理およびストーマ合併症の処置も含めなければならない。よく起きるストーマ周辺合併症には、上皮剥落、酵母菌皮膚炎、アレルギー性皮膚炎などがある。上皮剥落の処置には、尿バッグが皮膚および排尿装置とできるだけ接触しないよう手を加える必要がある。酵母菌皮膚炎は通常、抗真菌粉末製剤（ナイスタチン）で対処する。フルコナゾールで全身治療も行える。アレルギー性皮膚炎の管理は、主に攻撃物質の排除にかかっている(73)。

　よく起きるストーマ合併症には、退縮、ヘルニア形成、脱出症、および狭窄などがある。過剰出血も起きる場合がある。退縮の処置として、採尿装置を調節し表面の輪郭に合わせる。通常、ストーマ旁ヘルニアを保存的に処置するが、嵌頓または絞扼（共に稀）が起きた場合外科的介入が必要である。ストーマ脱出の保存的処置では、ストーマの浮腫軽減のため高張溶液を塗布してみる。こうすると、用手で浮腫を軽くすることができる。持続性または再発性の脱出は外科的介入を必要とするのが典型である。ストーマ狭窄は軽度であれば、ストーマを軽く押し広げれば対処できる。ただし、外科的介入が必要な患者が大半だろう(73)。

尿禁制型ストーマ

　絶えまない尿漏れと採尿装置の携帯を避けるため、腸を切り取って採尿パウチを作り、自発的尿漏れを防ぐしくみを作る尿禁制型尿路変更術を実施してもよい。この方法は常に尿バッグを携帯する必要がなく、患者は一定の間隔で尿禁制型ストーマ（いわゆる〝乾式〟ストーマ）にカテーテルを装着し、パウチに溜った尿を出すことができる（図15.1C）。通常、禁制の仕組みには自家組織の〝弁〟[（回盲(ICV)、尿管膀胱移行部(UVJ)、盲腸)をそのまま補強して使うか、組織圧迫、蠕動運動、圧均等化、人工弁を利用し、変更尿路の遠位端に禁制装置を作る。尿禁制型ストーマによる尿路変更術は通常、尿道に悪性腫瘍または良性疾患(狭窄)による影響があり、尿道が使えないときに使用する。

　回盲弁（ICV）は禁制の仕組みにすぐ使用できる自家

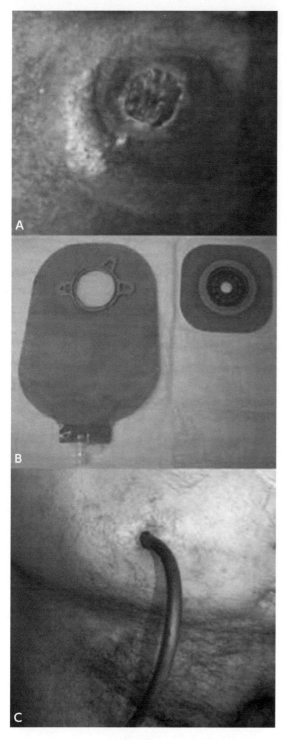

図15.1

ストーマ。(A) 回腸導管、(B) 導尿管用のツーピース式採尿装置、(C) 尿禁制型ストーマ（インディアナパウチ）

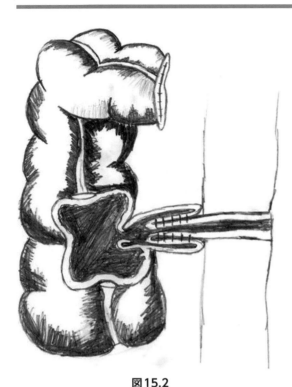

図15.2

重積回盲弁

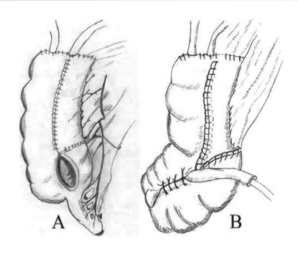

図15.3

盲腸を使った尿禁制型ストーマ。A．結腸に粘膜下腔を作り、盲腸腸間膜に孔を造設する。B．盲腸を180°回転し、作成した結腸パウチの粘膜下に埋め込み、挿管可能な尿禁制型ストーマを造設する。盲腸直径が小さいこと、尿で満たされた尿リザーバーによる盲腸の圧迫、盲腸の蠕動運動、および弁のいずれもが尿禁制に役立つ(111)。

弁の1つである。禁制は回盲弁、逆蠕動する回腸の長さ、ストーマの小ささで決まる。過去の報告では、禁制ができた割合は94％であった(74)。その後の試行では、これほどの成績は出ていない。ICVの術中検査では、完全な禁制を達成できた患者の割合はわずか27％で、大半の症例でICV強化テクニックが必要であることが明らかになった(75)。外科医が採った回盲弁による禁制補強テクニックは様々で、遠位端の先をステープルで細くし、回盲弁にヒダを作る(76,77)、回盲弁に切込みを入れてヒダを作る(78)、回盲弁の重積(図15.2)などを行った(79)。こうした修正術により、日中の禁制率が90％から100％に改善した(76,79)。

腸管から回盲セグメントを摘出することで、脂肪や胆汁酸塩の吸収が妨げられ、結腸に流入し、下痢になる場合がある。このため、尿路変更術にICVを使うことを避け、代替として回腸セグメントを使って禁制装置を造設することを好む外科医もいる。確実に禁制ができるよう、回腸は重積したり(80,81)、水圧弁を造設したり(82)、ひだを作って埋め込むことができる(75)。こうしたテクニックを使うと、禁制ができた患者の割合を90％以上にすることができる。

盲腸がある場合、同様に禁制装置として使用できる(83)(図15.3)。禁制率は100％に近い(84,85)。ストーマ狭窄は最もよく見られる遅発性の合併症である(10％～17％)。盲腸がない場合、尿管(86)または横行回腸パウチ瘻造設術(87)が信頼できる選択肢になるだろう。

以上のことから、結腸リザーバーの場合は盲腸瘻造設が最も良い選択肢と思われる。盲腸がない場合、または回腸リザーバーの場合、回腸をテーパリングするか重積することが次なる選択肢と思われる。横行回腸ストーマ造設も真剣に考えるべきである。

同所性尿路変更術（代用膀胱）

膀胱切除後の侵襲性膀胱がん患者の多くは尿道を温存し、回腸パウチを尿道に吻合して新膀胱を作ることができる(同所性尿路変更術)。技術的には、尿道に疾患がなければ、根治的膀胱切除後ほぼすべての患者に新膀胱を造設することができる。一般に、症例の10％に膀胱が

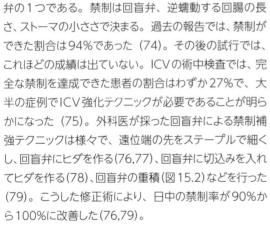

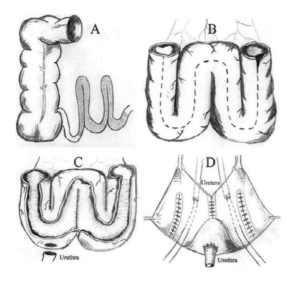

図15.4

回腸新膀胱の造設（A）最も汎用される回腸セグメント（陰影部、長さ45〜60cm）、（B）単離したセグメントを縦断切開する直前の状態、（C）切開し、後壁を縫合した状態の回腸セグメント、（D）できあがった回腸新膀胱（出典：参考文献112）

んが尿道に再発する可能性がある。術中凍結切片周縁部が陰性で尿道に疾患がなければ、同所性尿路変更の絶対禁忌はない。しかし、このような患者は尿道に再発がないかどうか、術後は綿密に監視する必要がある。

腸管のほぼ全ての部分（空腸以外）から新膀胱を造設できるが、回腸（図15.4、Hautmann法による新膀胱）と結腸リザーバーが汎用されている（88-92）。リザーバー内圧が高いことによる逆流や失禁を避けるのに十分な容量がある新膀胱にする。回腸および結腸はすぐ採取できるので、低圧リザーバーの造設は問題ではない。回腸および結腸による新膀胱の禁制率は75%〜80%に届くことが可能だが、S字結腸新膀胱による禁制は約50%、胃を使った新膀胱は33%である（93）。他のパウチと比較し、胃やS状結腸で再建した膀胱は容量が最も小さく、コンプライアンスが最も悪く、大半が収縮してしまった。各種新膀胱と比べると、ストーマリザーバーの禁制率（91%〜100%）が最も良かったことは注目すべきである。日中と夜間の失禁率はほぼ同等であった。

尿導管と比べ、禁制型尿路変更術は大きな腸セグメント（45〜60cm）を使う必要がある。禁制型尿路変更術に適格な患者を選択することが極めて重要である。患者は生涯にわたり定期的な追跡調査を受け入れて守り、自己導尿を実行する能力がなくてはならない。受け入れられない患者には、尿路変更術の代替法を提案する（94）。

排尿トレーニングは同所性尿路変更術後の患者のリハビリテーションの主要素である。入院中はまず特別に訓練を受けた看護師が排尿テクニックを教える必要がある。約3ヵ月で日中の尿禁制、9ヵ月で夜間の尿禁制が期待できると患者に伝える。このプロセスには患者の積極的な参加が必要である。日中は2時間ごと、夜間は3時間ごとに排尿するよう患者に指示する。リザーバーと脳の間にはもはやフィードバックがないので、尿意は期待しないよう看護師は患者に説明する。骨盤底を緩め、軽くいきむと排尿が起こり、さらに下腹部を手で軽く押したり、前屈すると排尿しやすくなることがある。自己導尿を毎晩行い、リザーバーをきちんと空にできるかを監視する。アシドーシスがなく（血清重炭酸塩値で決める）、一定時間禁制が続いたら、30分刻みで排尿間隔を徐々に増やす。目標は4時間以上禁制を維持し、低圧で500mlの容量があるリザーバーを造ることである。同所性尿路変更術の機能転帰は、リザーバー造設法、患者の年齢、および排尿に関する指示事項の遵守状況に左右される（95）。目標達成まで、ケーゲル体操による骨盤筋リハビリテーションには特別な注意を払われなければならない（96,97）。括約筋トレーニングはデジタル直腸診をしながら行い、患者に肛門括約筋だけを締めるように指導する。トレーニングの実践法がわかったら、起きている間は1時間おきに1セット10回以上行い、禁制が達成できるまで5〜6秒間以上肛門括約筋の収縮を保持するように指導する。

カテーテル抜去後は代謝障害のリスクが増大する。新膀胱の大多数は回腸または結腸を使って造設するので、代謝性アシドーシスの発現リスクがあり、特に残尿または感染があるときは顕著である。高塩素血症代謝性アシドーシスの発現機序は、炭酸（CO_2および水）と引き換えに塩化アンモニウムが内腔を通過し、血液中に吸収されることである（72,98）。症状には疲労、筋力低下、無気力、食欲不振、悪心、嘔吐、心窩部灼熱感、および胸やけなどがある。食欲不振および脱水症は、急速な体重減少につながる。そのため、こうした患者の体重監視は必須である。1日に2〜3lの液体を摂取するよう必ず指示し、炭酸水素ナトリウム（4g/日）を経口投与する（94）。クエン酸カリウム、クエン酸ナトリウム、およびクエン酸溶液も使用してよい（98）。長期合併症をタイミングよく見

つけ予防するには、腫瘍学的・機能的原因がないか、生涯にわたり細部まで監視することが絶対必要である。また、大きい回腸セグメントの使用によって、ビタミンB_{12}欠乏症に陥る可能性があるため、ビタミンB_{12}値を監視する必要があり、必要に応じて補充する（98）。患者に感染、失禁、アシドーシス、および排尿後の有意な残尿がない場合、同所性尿路変更術は成功である。

QOL

尿路変更術による膀胱切除は身体像を大きく変える手術である。そこで尿路変更の術式が生涯のリハビリテーションに影響するかどうかを明らかにするため、膀胱切除術を受けた患者のQOLが幅広く評価されてきた。根治的膀胱切除術は確実に患者の性的機能に影響を与える（99,100）。この問題に対処することで[できるだけ神経を温存する膀胱切除（100）、若年患者に対する人工陰茎の挿入（99）、または女性に対する膣再建（101）]は、根治的膀胱切除術後の患者の性的機能の改善に繋がった。興味深いことに、根治的膀胱切除後に勃起障害の治療を求めた患者は、わずか52%であった（100）。

全般的QOLに関して、導尿管と比べ禁制尿路変更術の方が、より良いQOLをもたらすように思われる。ある研究によると、〝湿式〟ストーマ患者の場合、術前の活動に復帰した割合はわずか25%で、患者の3分の1が泌尿器装置を取り除く別の手術を希望したが、禁制型尿路変更術を受けた患者は大半が術前の活動に復帰した（102）。他の研究でも、導尿管と比べ、禁制尿路変更術の方が全般的患者満足度の改善率が高いことが確認された（103-106）。Yoneda（107）も、新膀胱造設患者と年齢をマッチさせた対照患者集団との間に実質的な健康関連QOLの差がないことを示した。しかし、いくつかの研究では導管に対する禁制尿路変更術の利点が示されなかった（99,108-110）。尿路変更術のタイプへの順応は良好で、患者は状態に満足していた。予想どおり、膀胱がんの長期生存者の方が高いQOLを報告した（99）。

まとめ

結論として、特に膀胱がんの長期抑制ができた場合、膀胱がん患者の大多数が膀胱切除後に事実上完全な復帰ができる。導尿管と比べ、禁制尿路変更術はより良い身体像とより良い排尿コントロールをもたらし、病前の活動に完全復帰する最上のチャンスだと思われる。

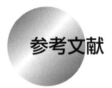

参考文献

1. Boring CC, Squires TS, Tong T, Montgomery S. Cancer statistics, 1994. *CA Cancer J Clin.* 1994;44:7–26.
2. Resnick NM. Geriatric incontinence. *Urol Clin North Am.* 1996;23:55–74.
3. Blaivas JG, Zayed AA, Labib KB. The bulbocavernosus reflex in urology: a prospective study of 299 patients. *J Urol.* 1981;126:197–199.
4. Rao KG, Hackler RH, Woodlief RM, Ozer MN, Fields WR. Real-time renal sonography in spinal cord injury patients: prospective comparison with excretory urography. *J Urol.* 1986;135:72–77.
5. Lloyd LK, Dubovsky EV, Bueschen AJ, et al. Comprehensive renal scintillation procedures in spinal cord injury: comparison with excretory urography. *J Urol.* 1981;126:10–13.
6. Bih LI, Changlai SP, Ho CC, Lee SP. Application of radioisotope renography with technetium-99m mercaptoacetyltriglycine on patients with spinal cord injuries. *Arch Phys Med Rehabil.* 1994;75:982–986.
7. Tempkin A, Sullivan G, Paldi J, Perkash I. Radioisotope renography in spinal cord injury. *J Urol.* 1985;133:228–230.
8. Linsenmeyer MA, Linsenmeyer TA. Accuracy of predicting bladder stones based on catheter encrustation in individuals with spinal cord injury. *J Spinal Cord Med.* 2006;29:402–405.
9. Abrams P, Cardozo L, Fall M, et al. The standardisation of terminology of lower urinary tract function: report from the Standardisation Sub-committee of the International Continence Society. *Neurourol Urodyn.* 2002;21:167–178.

10. Linsenmeyer TA, Stone JM. Neurogenic bladder and bowel dysfunction. In: DeLisa JA, Gans BM, eds. *Rehabilitation Medicine Principles and Practice*, 3rd ed. Philadelphia: LippencottRaven; 1998:1075–1079.
11. McDowell BJ, Burgio KL, Dombrowski M, Locher JL, Rodriguez E. An interdisciplinary approach to the assessment and behavioral treatment of urinary incontinence in geriatric outpatients. *J Am Geriatr Soc*. 1992;40:370–374.
12. Barbalias GA, Klauber GT, Blaivas JG. Critical evaluation of the Crede maneuver: a urodynamic study of 207 patients. *J Urol*. 1983;130:720–723.
13. Kegel AH. Progressive resistance exercises in the functional restoration of the perineal muscles. *Am J Obstet Gynecol*. 1948;56:238–248.
14. Wells TJ, Brink CA, Diokno AC, Wolfe R, Gillis GL. Pelvic muscle exercise for stress urinary incontinence in elderly women. *J Am Geriatr Soc*. 1991;39:785–791.
15. Lapides J, Diokno AC, Silber SJ, Lowe BS. Clean, intermittent self-catheterization in the treatment of urinary tract disease. *J Urol*. 1972;107:458–461.
16. SCI Consortium S. Bladder management for adults with spinal cord injury: a clinical practice guideline for health-care providers. *J Spinal Cord Med*. 2006;29:527–573.
17. Haferkamp A, Staehler G, Gerner HJ, Dorsam J. Dosage escalation of intravesical oxybutynin in the treatment of neurogenic bladder patients. *Spinal Cord*. 2000;38:250–254.
18. Guerrero K, Emery S, Owen L, Rowlands M. Intravesical oxybutynin: practicalities of clinical use. *J Obstet Gynaecol*. 2006;26:141–143.
19. Evans RJ. Intravesical therapy for overactive bladder. *Curr Urol Rep*. 2005;6:429–433.
20. Kim JH, Rivas DA, Shenot PJ, et al. Intravesical resiniferatoxin for refractory detrusor hyperreflexia: a multicenter, blinded, randomized, placebo-controlled trial. *J Spinal Cord Med*. 2003;26:358–363.
21. Leippold T, Reitz A, Schurch B. Botulinum toxin as a new therapy option for voiding disorders: current state of the art. *Eur Urol*. 2003;44:165–174.
22. Schurch B. Botulinum toxin for the management of bladder dysfunction. *Drugs*. 2006;66:1301–1318.
23. Chartier-Kastler EJ, Mongiat-Artus P, Bitker MO, Chancellor MB, Richard F, Denys P. Long-term results of augmentation cystoplasty in spinal cord injury patients. *Spinal Cord*. 2000;38:490–494.
24. Hussain Z, Harrison SC. Neuromodulation for lower urinary tract dysfunction—an update. *ScientificWorldJournal*. 2007;7:1036–1045.
25. Wyndaele JJ. Pharmacotherapy for urinary bladder dysfunction in spinal cord injury patients. *Paraplegia*. 1990;28:146–150.
26. Appell RA. Periurethral collagen injection for female incontinence. *Probl Urol*. 1991;5:134–140.
27. Light JK, Scott FB. Use of the artificial urinary sphincter in spinal cord injury patients. *J Urol*. 1983;130:1127–1129.
28. Reid SV, Parys BT. Long-term 5-year followup of the results of the vesica procedure. *J Urol*. 2005;173:1234–1236.
29. Gilja I. Tansvaginal needle suspension operation: the way we do it. Clinical and urodynamic study: long-term results. *Eur Urol*. 2000;37:325–330.
30. Finkbeiner AE. Is bethanechol chloride clinically effective in promoting bladder emptying? A literature review. *J Urol*. 1985;134:443–449.
31. Light JK, Scott FB. Bethanechol chloride and the traumatic cord bladder. *J Urol*. 1982;128:85–87.
32. Sporer A, Leyson JF, Martin BF. Effects of bethanechol chloride on the external urethral sphincter in spinal cord injury patients. *J Urol*. 1978;120:62–66.
33. Creasey GH, Bodner DR. Review of sacral electrical stimulation in the management of the neurogenic bladder. *Neuro Rehabil*. 1994;4:266–274.
34. Van Kerrebroeck PE, Koldewijn EL, Debruyne FM. Worldwide experience with the Finetech-Brindley sacral anterior root stimulator. *Neurourol Urodyn*. 1993;12:497–503.
35. Lepor H. Alpha blockers for the treatment of benign prostatic hypertrophy. *Probl Urol*. 1991;5:419–429.
36. Scott MB, Morrow JW. Phenoxybenzamine in neurogenic bladder dysfunction after spinal cord injury. I. Voiding dysfunction. *J Urol*. 1978;119:480–482.
37. Hoffman BB, Lefkowitz RJ. Adrenergic receptor antagonists. In: Gilman AG, Rall TW, Nies AS, Taylor J, eds. *Goodman and Gilman's the Pharmacological Basis of Therapeutics*, 8th ed. New York: Pergamon Press; 1990:221–243.
38. Cedarbaum JM, Schleifer LS. Drugs for Parkinson's disease, spasticity and acute muscle spasms. In: Gilman AG, Rall TW, Nies AS, Taylor J, eds. *Goodman and Gilman's the Pharmacological Basis of Therapeutics*, 8th ed. New York: Pergamon Press; 1990:463–484.
39. Armitage JN, Cathcart PJ, Rashidian A, De Nigris E, Emberton M, van der Meulen JH. Epithelializing stent for benign prostatic hyperplasia: a systematic review of the literature. *J Urol*. 2007;177:1619–1624.
40. Perkash I. Modified approach to sphincterotomy in spinal cord injury patients. Indications, technique and results in 32 patients. *Paraplegia*. 1976;13:247–260.
41. Yang CC, Mayo ME. External urethral sphincterotomy: longterm follow-up. *Neurourol Urodyn*. 1995;14:25–31.

42. Dykstra DD, Sidi AA, Scott AB, Pagel JM, Goldish GD. Effects of botulinum A toxin on detrusor-sphincter dyssynergia in spinal cord injury patients. *J Urol*. 1988;139:919–922.
43. Phelan MW, Franks M, Somogyi GT, et al. Botulinum toxin urethral sphincter injection to restore bladder emptying in men and women with voiding dysfunction. *J Urol*. 2001;165: 1107–1110.
44. Jemal A, Siegel R, Ward E, Murray T, Xu J, Thun MJ. Cancer statistics, 2007. *CA Cancer J Clin*. 2007;57:43–66.
45. Hayat MJ, Howlader N, Reichman ME, Edwards BK. Cancer statistics, trends, and multiple primary cancer analyses from the Surveillance, Epidemiology, and End Results (SEER) Program. *Oncologist*. 2007;12:20–37.
46. Resseguie LJ, Nobrega FT, Farrow GM, Timmons JW, Worobec TG. Epidemiology of renal and ureteral cancer in Rochester, Minnesota, 1950–1974, with special reference to clinical and pathologic features. *Mayo Clin Proc*. 1978;53: 503–510.
47. Kishi K, Hirota T, Matsumoto K, Kakizoe T, Murase T, Fujita J. Carcinoma of the bladder: a clinical and pathological analysis of 87 autopsy cases. *J Urol*. 1981;125:36–39.
48. Morrison AS. Advances in the etiology of urothelial cancer. *Urol Clin North Am*. 1984;11:557–566.
49. Messing EM. Urothelial tumors of the bladder. In: Wein AJ, Kavoussi LR, Novick AC, Partin AW, Peters CA, eds. *Campbell-Walsh Urology*, 9th ed. Philadelphia: Saunders; 2007:2407–2446.
50. Cole P, Hoover R, Friedell GH. Occupation and cancer of the lower urinary tract. *Cancer*. 1972;29:1250–1260.
51. Burch JD, Rohan TE, Howe GR, et al. Risk of bladder cancer by source and type of tobacco exposure: a case-control study. *Int J Cancer*. 1989;44:622–628.
52. Howe GR, Burch JD, Miller AB, et al. Tobacco use, occupation, coffee, various nutrients, and bladder cancer. *J Natl Cancer Inst*. 1980;64:701–713.
53. Kantor AF, Hartge P, Hoover RN, Narayana AS, Sullivan JW, Fraumeni JF, Jr. Urinary tract infection and risk of bladder cancer. *Am J Epidemiol*. 1984;119:510–515.
54. Locke JR, Hill DE, Walzer Y. Incidence of squamous cell carcinoma in patients with long-term catheter drainage. *J Urol*. 1985;133:1034–1035.
55. Cohen SM, Garland EM, St John M, Okamura T, Smith RA. Acrolein initiates rat urinary bladder carcinogenesis. *Cancer Res*. 1992;52:3577–3581.
56. Habs MR, Schmahl D. Prevention of urinary bladder tumors in cyclophosphamide-treated rats by additional medication with the uroprotectors sodium 2-mercaptoethane sulfonate (mesna) and disodium 2,2'-dithio-bis-ethane sulfonate (dimesna). *Cancer*. 1983;51:606–609.
57. Duncan RE, Bennett DW, Evans AT, Aron BS, Schellhas HF. Radiation-induced bladder tumors. *J Urol*. 1977;118:43–45.
58. Kaldor JM, Day NE, Kittelmann B, et al. Bladder tumours following chemotherapy and radiotherapy for ovarian cancer: a case-control study. *Int J Cancer*. 1995;63:1–6.
59. Epstein JI, Amin MB, Reuter VR, Mostofi FK. The World Health Organization/International Society of Urological Pathology consensus classification of urothelial (transitional cell) neoplasms of the urinary bladder. Bladder Consensus Conference Committee. *Am J Surg Pathol*. 1998;22:1435–1448.
60. Messing EM, Young TB, Hunt VB, et al. Comparison of bladder cancer outcome in men undergoing hematuria home screening versus those with standard clinical presentations. *Urology*. 1995;45:387–396.
61. Lutzeyer W, Rubben H, Dahm H. Prognostic parameters in superficial bladder cancer: an analysis of 315 cases. *J Urol*. 1982;127:250–252.
62. Kondylis FI, Demirci S, Ladaga L, Kolm P, Schellhammer PF. Outcomes after intravesical bacillus Calmette-Guerin are not affected by substaging of high grade T1 transitional cell carcinoma. *J Urol*. 2000;163:1120–1123.
63. Herr HW, Donat SM, Dalbagni G. Can restaging transurethral resection of T1 bladder cancer select patients for immediate cystectomy? *J Urol*. 2007;177:75–79.
64. Brosman SA. Experience with bacillus Calmette-Guerin in patients with superficial bladder carcinoma. *J Urol*. 1982;128:27–30.
65. Pagano F, Bassi P, Galetti TP, et al. Results of contemporary radical cystectomy for invasive bladder cancer: a clinicopathological study with an emphasis on the inadequacy of the tumor, nodes and metastases classification. *J Urol*. 1991;145:45–50.
66. Morales A, Nickel JC, Wilson JW. Dose-response of bacillus Calmette-Guerin in the treatment of superficial bladder cancer. *J Urol*. 1992;147:1256–1258.
67. Cookson MS, Herr HW, Zhang ZF, Soloway S, Sogani PC, Fair WR. The treated natural history of high risk superficial bladder cancer: 15-year outcome. *J Urol*. 1997;158:62–67.
68. Lerner SP, Tangen CM, Sucharew H, Wood D, Crawford ED. Patterns of recurrence and outcomes following induction bacillus Calmette-Guerin for high risk Ta, T1 bladder cancer. *J Urol*. 2007;177:1727–1731.
69. Bohle A, Balck F, von Weitersheim J, Jocham D. The quality of life during intravesical bacillus Calmette-Guerin therapy. [see comment]. *J Urol*. 1996;155:1221–1226.

70. Rivera I, Wajsman Z. Bladder-sparing treatment of invasive bladder cancer. *Cancer Control.* 2000;7:340–346.
71. Konety BR, Allareddy V. Influence of post-cystectomy complications on cost and subsequent outcome. *J Urol.* 2007;177: 280–287.
72. Mills RD, Studer UE. Metabolic consequences of continent urinary diversion. *J Urol.* 1999;161:1057–1066.
73. Doughty D. Principles of ostomy management in the oncology patient. *J Support Oncol.* 2005;3:59–69.
74. Sullivan H, Gilchrist RK, Merricks JW. Ileocecal substitute bladder. Long-term followup. *J Urol.* 1973;109:43–45.
75. Gotsadze D, Pirtskhalaishvili G. Abdominal reservoirs for continent urinary diversion. *J Urol.* 1995;154:985–988.
76. Rowland RG, Kropp BP. Evolution of the Indiana continent urinary reservoir. *J Urol.* 1994;152:2247–2251.
77. Mannel RS, Manetta A, Buller RE, Braly PS, Walker JL, Archer JS. Use of ileocecal continent urinary reservoir in patients with previous pelvic irradiation. *Gynecol Oncol.* 1995;59: 376–378.
78. Smith AY, Borden T. Excisional plication of the ileocecal valve: a useful adjunct for the construction of continent urinary diversions. *J Urol.* 1996;156:1118–1119.
79. Thuroff JW, Alken P, Riedmiller H, Engelmann U, Jacobi GH, Hohenfellner R. The Mainz pouch (mixed augmentation ileum and cecum) for bladder augmentation and continent diversion. *J Urol.* 1986;136:17–26.
80. Kock NG. Intussuscepted ileal nipple valve—early experience. *Scand J Urol Nephrol Suppl.* 1992;142:59–63.
81. Boyd SD, Lieskovsky G, Skinner DG. Kock pouch bladder replacement. *Urol Clin North Am.* 1991;18:641–648.
82. Benchekroun A. Hydraulic valve for continence and antireflux. A 17-year experience of 210 cases. *Scand J Urol Nephrol Suppl.* 1992;142:66–70.
83. Mitrofanoff P. Trans-appendicular continent cystostomy in the management of the neurogenic bladder. *Chir Pediatr.* 1980;21:297–305.
84. Duckett JW, Lotfi AH. Appendicovesicostomy (and variations) in bladder reconstruction. *J Urol.* 1993;149:567–569.
85. Benge BN, Winslow BH. Use of the appendix in urologic reconstructive operation. *Surg Gynecol Obstet.* 1993;177:601– 603.
86. Watson HS, Bauer SB, Peters CA, et al. Comparative urodynamics of appendiceal and ureteral Mitrofanoff conduits in children. *J Urol.* 1995;154:878–882.
87. Monti PR, Lara RC, Dutra MA, de Carvalho JR. New techniques for construction of efferent conduits based on the Mitrofanoff principle. *Urology.* 1997;49:112–115.
88. Lilien OM, Camey M. 25-year experience with replacement of the human bladder (Camey procedure). *J Urol.* 1984;132:886– 891.
89. Light JK, Engelmann UH. Le bag: total replacement of the bladder using an ileocolonic pouch. *J Urol.* 1986;136:27–31.
90. Hautmann RE, Egghart G, Frohneberg D, Miller K. The ileal neobladder. *J Urol.* 1988;139:39–42.
91. Studer UE, Danuser H, Merz VW, Springer JP, Zingg EJ. Experience in 100 patients with an ileal low pressure bladder substitute combined with an afferent tubular isoperistaltic segment. *J Urol.* 1995;154:49–56.
92. Stein JP, Skinner DG. Orthotopic urinary diversion. In: Wein AJ, Kavoussi LR, Novick AC, Partin AW, Peters CA, eds. *Campbell-Walsh Urology*, 9th ed. Philadelphia: Saunders; 2007:2613–2648.
93. Santucci RA, Park CH, Mayo ME, Lange PH. Continence and urodynamic parameters of continent urinary reservoirs: comparison of gastric, ileal, ileocolic, right colon, and sigmoid segments. [Review] [21 refs]. *Urology.* 1999;54:252–257.
94. Perimenis P, Koliopanou E. Postoperative management and rehabilitation of patients receiving an ileal orthotopic bladder substitution. *Urol Nurs.* 2004;24:383–386.
95. Madersbacher S, Mohrle K, Burkhard F, Studer UE. Long-term voiding pattern of patients with ileal orthotopic bladder substitutes. *J Urol.* 2002;167:2052–2057.
96. Moul JW. Pelvic muscle rehabilitation in males following prostatectomy. *Urol Nurs.* 1998;18:296–301.
97. Kolcaba K, Dowd T, Winslow EH, Jacobson AF. Kegel exercises. Strengthening the weak pelvic floor muscles that cause urinary incontinence. *Am J Nurs.* 2000;100:59.
98. Dahl DM, McDougal WS. Use of intestinal segments in urinary diversion. In: Wein AJ, Kavoussi LR, Novick AC, Partin AW, Peters CA, eds. *Campbell-Walsh Urology*, 9th ed. Philadelphia: Saunders; 2007:2534–2578.
99. Hart S, Skinner EC, Meyerowitz BE, Boyd S, Lieskovsky G, Skinner DG. Quality of life after radical cystectomy for bladder cancer in patients with an ileal conduit, cutaneous or urethral kock pouch.[see comment]. *J Urol.* 1999;162:77–81.
100. Zippe CD, Raina R, Massanyi EZ, et al. Sexual function after male radical cystectomy in a sexually active population. *Urology.* 2004;64:682–685.

101. Gotsadze D, Charkviani L, Nemsadze G, Tsintsadze I, Pirtskhalaishvili G. Continent urinary diversion (Gotsadze Pouch) after pelvic exenteration for gynaecological malignancies. *Eur J Gynaecol Oncol*. 1994;15:369–371.
102. Gotsadze DT, Pirtskhalaishvili GG. The quality of life of patients after cystectomy for cancer. *Voprosy Onkologii*. 1992;38:489–493.
103. Yoneda T, Igawa M, Shiina H, Shigeno K, Urakami S. Postoperative morbidity, functional results and quality of life of patients following orthotopic neobladder reconstruction. *Int J Urol*. 2003;10:119–125.
104. Protogerou V, Moschou M, Antoniou N, Varkarakis J, Bamias A, Deliveliotis C. Modified S-pouch neobladder vs ileal conduit and a matched control population: a quality-of-life survey. *BJU Int*. 2004;94:350–354.
105. Burkhard FC, Kessler TM, Mills R, Studer UE. Continent urinary diversion. *Crit Rev Oncol Hematol*. 2006;57:255–264.
106. Henningsohn L. Quality of life after therapy for muscle-invasive bladder cancer. *Curr Opin Urol*. 2006;16:356–360.
107. Yoneda T, Adachi H, Urakami S, et al. Health related quality of life after orthotopic neobladder construction and its comparison with normative values in the Japanese population. *J Urol*. 2005;174:1944–1947.
108. Kitamura H, Miyao N, Yanase M, et al. Quality of life in patients having an ileal conduit, continent reservoir or orthotopic neobladder after cystectomy for bladder carcinoma. *Int J Urol*. 1999;6:393–399.
109. Gerharz EW, Mansson A, Hunt S, Skinner EC, Mansson W. Quality of life after cystectomy and urinary diversion: an evidence based analysis. *J Urol*. 2005;174:1729–1736.
110. Allareddy V, Kennedy J, West MM, Konety BR. Quality of life in long-term survivors of bladder cancer. *Cancer*. 2006;106:2355–2362.
111. Adapted from Duckett, J. W. and Snyder, H. M. The Mitrofanoff principle in continent urinary reservoirs. *Semin Urol*. 1987;5:55–62.
112. Adapted from Hautmann RE, Egghart G, Frohneberg D, Miller K. The ileal neobladder. *J Urol*. 1988;139:39–42.

16 排便機能障害

スーザン・V・ガースタング

がん患者は胃腸（GI）管が原因と考えられる有害症状をしばしば訴える。最もよく起きるGI症状として、便秘は進行がん患者の最高58%が経験する(1)。しかし、口渇、体重減少、早期満腹、味覚の変化、食欲不振、腹部膨満、悪心、腹痛、および嘔吐などの便秘以外のGI症状は頻繁には起きない。便秘はがん患者全体の25%-50%で発現し、進行がん患者に対する慢性的なオピオイド治療で最もよく起きる副作用である(2,3)。

便秘の定義はまちまちである。ある合意委員会は、ローマ基準として知られている便秘の定義の基準を確立した。ローマ基準では、便秘の患者とは、過去3ヵ月間、いきみ、硬便、残便感、摘便が必要な肛門閉塞、便通が週に3回未満の場合を指す(4)。1999年、この基準が改正されて新知識が盛り込まれ、現在はローマⅡ基準と呼ぶ(5)。慢性便秘の診断に関するローマⅡ基準は、閉塞性排便を識別するため、肛門閉鎖症と摘便の必要性という2つの新しい症状を組み入れた。さらに、軟便エピソードおよび過敏性腸症候群の訴えを新基準では除外している。こうした基準は、がん患者への使用を意図して開発されたのではない点に注意が必要だ。

がん患者の便秘は、患者の状態、併存症の経過に関係する場合や、薬物療法に続発して起きる場合もあるだろう（表16.1）。がん患者が便秘になりやすくする条件には、不動の他、脱水症や食事の変化が挙げられる。脊髄または馬尾の圧迫（原発性または転移性）、放射線脊髄症、または自律神経障害などのプロセスも排便機能障害を起こし、その結果、便秘が起きる可能性がある。最後に、オピオイドだけではなく抗うつ薬、制酸剤、抗コリン薬、および利尿剤などの薬物療法が便秘を起こす場合がある(6)。B_{12}不足などの欠乏症も脊髄症を引き起こし、その結果、腸管機能障害が起きる可能性がある。

便秘の症状には、排便回数の減少だけではなく、鼓腸、腹部膨満、悪心、嘔吐、下痢、および腹痛がある。初回の病歴調査では、便通パターン、併存疾患、および（過去、現在の）患者の薬物療法などの調査を行う。理学検査では、腹部触診で便塊を、直腸診で宿便を探すことに集中する。初回精密検査で腹部X線検査およびルーチンの電解質検査を行えば完璧だ。放射線不透過性マーカーまたは放射性物質を摂取させた後、それぞれ単純フィルムまたはシンチグラフィーを使って通過時間を客観的に測定できる。適応であれば、その背景にある病態を探る検査を追加してもよい(4)。

便秘の初回治療では飲水量と身体活動を増やし、薬物療法を変え、よくある寄与因子の削減を試みる。定期的な排便プログラムを組むことは有用で、神経因性排便機能障害の場合は管理の要となるステップである。がん患者の大半は、便秘に対する積極的なアプローチとともに、悪化の根本的要因を標的とする治療が必要である。がん患者が重症の便秘に至るには、不活発、便秘を起こす薬剤、飲水量不足などの一般的な問題に加え、オピオイド使用、脊髄または馬尾に波及したがんによる神経因性腸管、および腫瘍関連の運動不全症候群などの問題がある。本章は正常な腸管機能とはどのような状態であるかを確認し、神経因性排便機能障害の病態生理および治療について論じ、オピオイド誘発性の排便機能障害および腫瘍運動不全症候群について見直す。さらに、便秘の一

キーポイント

- 進行がん患者の最高58％に便秘がみられ、オピオイド治療患者の50％以上は適切な下剤治療にもかかわらず便秘になることが多い。
- がん患者の便秘は、患者の状態、併存症の経過に関係する場合や、薬物療法に続発して起きる場合もあるだろう。
- 便秘の初回治療では飲水量と身体活動を増やし、薬物療法を変え、よくある寄与因子の削減を試みる。
- オピオイド誘発性排便機能障害の治療戦略には下剤、オピオイド作用物質、およびオピオイドのローテーションなどがある。
- 神経因性排便機能障害は、腸管、括約筋、または骨盤底の神経分布に関わる脊髄、馬尾、または末梢神経が損傷して起きる結腸機能障害である。
- がん患者の神経因性腸管は、主に脊髄または馬尾に腫瘍が浸潤した結果、起きる。
- 照射も脊髄を損傷し、その結果、神経因性腸管が起きる。
- 化学療法剤は排便機能障害を起こすが、その機序は脊髄損傷よりも、薬剤による末梢神経損傷または自律神経障害によることが多い。
- 神経因性排便機能障害は、神経系の損傷部位によって、上位・下位運動ニューロン機能障害に分けることができる。
- 神経因性腸管患者に対する腸管管理法の開発方法については、Clinical Practice Guidelines on Neurogenic Bowel Management in Adults with Spinal Cord Injury（成人脊髄損傷における神経因性排便機能障害管理法に関する臨床ガイドライン、Spinal Cord Medicine Consortium 1998）に概要が記されている。
- 病因に関係なく、腸便機能障害の治療には様々な薬が使われている。薬剤は主として、膨張性下剤、浸透圧性下剤、刺激性下剤、潤滑剤、およびその他のカテゴリーに分類できる。

表16.1 がん患者の便秘の原因

神経性	代謝性	薬物療法	その他
脊髄症／馬尾症候群：硬膜外脊髄圧迫、髄膜疾患、髄内腫瘍、放射線治療	高カルシウム血症	高血圧治療薬	食事の変化：飲水量の不足または脱水症、繊維の少ない食事
	低カリウム血症	抗痙攣薬	
	糖尿病	抗ヒスタミン薬	
	甲状腺機能低下症	抗コリン薬（抗うつ薬、抗痙攣薬、統合失調症治療薬を含む）	ポータル便器にたどり着けない（移動障害）
自律神経障害：腫瘍随伴性ニューロパチーまたは化学療法による毒性	クッシング症候群		
	尿毒症	オピオイド	不活発または排便習慣の欠如
	B_{12}欠乏症	制酸剤	痔または裂肛
		利尿剤	局所進行性腹部／骨盤腫瘍による閉塞
		制吐剤	
		造影剤	

般的な対処法、および様々な病態に応じた対処の選択肢について個別に論じる。

正常な腸機能

大腸および骨盤底の正常な支配神経には体性神経系、自律神経系(両者とも交感神経系および副交感神経系がある)、および腸管神経系が含まれる(図16.1)。腸管神経系にはアウエルバッハ神経叢として知られている筋肉内神経叢、およびマイスナー神経叢として知られている粘膜下神経叢が含まれる(7)。アウエルバッハ神経叢は節後副交感神経系細胞体と、蠕動運動を調整する無髄神経線維から成り立つ。粘膜下層のマイスナー神経叢は局所の感覚および運動反応をアウエルバッハ神経叢に中継し、次にアウエルバッハ神経叢がこれらのシグナルを脊椎前神経節および脊髄に中継する(7)。腸管神経系は交感神経系および副交感神経系の制御下で働く一方、正常な腸神経支配がないときには自立して機能することができる(7)。その場合の結腸運動は伸展/拡張のみを拠り所にした筋肉収縮で蠕動運動が起きている。

副交感神経系は迷走神経を介して小腸および大腸を

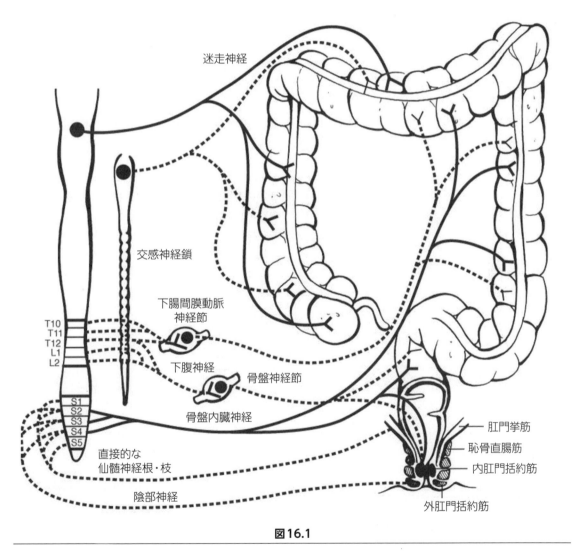

図16.1

大腸および骨盤底の支配神経には体性神経系、自律神経系(両者とも交感神経系および副交感神経系がある)、および腸管神経系が含まれる(出典:参考文献55)。

支配し、その支配は結腸の脾彎曲部に至る。下行結腸および直腸は、S2-4脊髄節から骨盤神経（勃起神経または骨盤内臓神経とも呼ぶ）を介して副交感神経系支配を受けている(8)。交感神経系は、T5-L3脊髄から結腸までを神経支配している。腸間膜神経（T5-L2）は上腸間膜動脈神経節を介して小腸および近位結腸を神経支配し、下腹神経（T12-L3）は下腸間膜動脈神経節を介して遠位結腸を神経支配する。

体性神経系は、同じくS2-4脊髄節に起始する陰部神経を介し、外肛門括約筋および骨盤底を神経支配する。内括約筋は結腸平滑筋が肥厚したもので、脊髄L1-2から交感神経の興奮性シグナルが出ることで、緊張して閉じた状態になっている。

正常な排便は反射運動と随意運動の組み合わせで起きる。自律神経系の機能により、便は腸の中を前に押し出される。直腸が膨張すると内括約筋は弛緩し、直腸の膨満感によって便意が催される。外肛門括約筋と骨盤底は便を保持するため継続的に収縮する（保持反射）(8)。肛門拡張によって内括約筋の緊張が抑制されるが（直腸肛門抑制反射）、指刺激でも同様の効果が得られる(7)。排便は主に外肛門括約筋と骨盤底が弛緩し、バルサルバによる肛門挙筋と外腹部の収縮と腹腔内圧の上昇で便を押し出す随意運動である。

神経因性排便機能障害

概要

神経因性排便機能障害は、腸管、括約筋、または骨盤底の神経支配に関わる脊髄、馬尾、または末梢神経の損傷による結腸機能障害である。神経性大腸はがん患者にはあまりみられない問題だが、神経性腸に特有な問題を適切に対処するには管理上の専門知識が必要である。脊髄または馬尾に腫瘍病変がある患者は誰でも、神経性排便機能障害を起こす可能性がある。さらに、放射線が脊髄または末梢神経に影響を与え、神経因性排便機能障害を起こす場合がある。最後に、化学療法剤の中でも、脊髄、末梢神経、または自律神経系上の経路を損傷し、排便機能障害を起こすものがある。

脊髄腫瘍

がん患者の場合、主として脊髄または馬尾に腫瘍が浸潤した結果、神経因性腸管が起きる。腫瘍は原発性の脊髄腫瘍または転移して広がったものかもしれない。脊髄を冒す腫瘍は部位、および原発性または続発性かによって分類できる（表16.2）。脊髄を冒す腫瘍の70％近くが脊椎転移であり、硬膜外転移がその典型で、脊髄を圧迫して損傷する(9)。脊索腫などの原発性脊椎腫瘍に由来する硬膜外腫瘍も脊髄圧迫を引き起こしうる（10）。転移性硬膜外脊髄圧迫の原因としては、乳がん、肺がん、前

表16.2 脊髄に影響する腫瘍の部位および病因			
部位	硬膜外 （硬膜外、髄外）	軟膜 （硬膜内、髄外）	髄内 （硬膜内、髄内）
頻度	70％	20％	10％
原発性脊椎腫瘍の例	脊索腫、肉腫	髄膜腫、神経鞘腫、神経線維腫	星膠腫、脳室上衣腫
転移性腫瘍の例	乳がん、肺がん、前立腺がん、胃がん、腎がん、リンパ腫	メラノーマ、乳がん・肺がん、白血病、リンパ腫	肺がん、乳がん、胃腸がん、黒色腫、リンパ腫

立腺がん、腎がん、胃腸がんが多く、リンパ細網系の悪性腫瘍、肉腫、および黒色腫も挙げられる。がん患者の5%～30%に脊椎転移があり、その約20%に症状が現れる(11)。

髄膜腫瘍は硬膜内だが髄外にできる腫瘍で、脊髄腫瘍の20%を占める (9)。このカテゴリーには原発性腫瘍と、この部位の原発性腫瘍よりも有病率が多いいわゆる〝drop metastases〟が含まれる。髄内腫瘍は脊髄病変があるがん患者の約10%にみられる(12)。髄内腫瘍には星膠腫および脳室上衣腫などの原発性脊髄腫瘍と、続発性転移が含まれる。硬膜外腫瘍には外科的介入が適しているが、髄内腫瘍は切除が非常に難しい(12)。

放射線脊髄症

照射も脊髄傷害を起こし、その結果、神経因性腸管が起きる。放射線誘発性脊髄症は一過性の場合もあれば、進行性で永続する場合もある。一過性の放射線誘発性脊髄症は感覚症状に特徴があり、Lhermitteが頸椎照射症例で報告した徴候を伴う(13)。脊髄神経の一時的な脱髄によって発病すると考えられる。この症候群は放射線治療の1～6カ月後に起き、その後の2-6カ月の間に徐々に収まる(14)。

遅発性放射線脊髄症は、過去に照射した脊髄区域で発現し、脊髄以外に原因の説明がつかない神経症状を示す(14)。遅発性放射線脊髄症は永続的かつ進行する傾向がある。遅発性放射線脊髄症から生じる神経症状は、神経因性排便機能障害など他の原因による脊髄損傷と類似している。よって、排便管理の原則は、他の原因による神経因性腸管と比べて違いはない。

化学療法剤

化学療法剤は排便機能障害を起こすが、その機序は脊髄損傷よりも、薬剤による末梢神経損傷または自律神経障害によることが多い。ビンクリスチン(オンコビン™)、ビノレルビン(ナベルビン™)およびビンブラスチン(エクザール™)などのビンカアルカロイドにより、患者の3分の1が自律神経失調症を経験し、その症状には腸閉塞、便秘、性的不能、起立性低血圧、および尿閉などがある(15,16)。パクリタキセル (タキソール™) およびドセタキセル (タキソテール™) などのタキサン系は腸を含めた自律神経の障害を起こし、主にドセタキセルで見られるようなCNS作用も引き起こす (12)。こうしたニューロパチー関連の排便機能障害は下位運動ニューロンが関与する可能性が高いため、それに応じた対処をする。

神経因性排便機能障害

神経因性排便機能障害は、神経系の損傷部位によって、上位・下位運動ニューロン機能障害に分けることができる。上位運動ニューロン障害性腸管は、脊髄円錐より上位の腸への神経支配が妨害される結果、生じる。上位運動ニューロン障害性腸管の特徴は痙攣性結腸で、結腸壁・肛門壁の緊張増加、結腸の分節性蠕動運動は増加するが前方推進力がない蠕動運動を伴う (7)。結腸通過時間が減少し、食物に対する下行結腸での食後結腸反応が鈍化する(17)。さらに、外肛門括約筋(EAS)および骨盤底の痙直によって過活動性保持反射が生じる(18)。このため、上位運動ニューロンが損傷した脊髄損傷(SCI)の場合、通常、排便の誘発に化学的または機械的刺激を必要とする。

下位運動ニューロン障害性腸管は、脊髄円錐、馬尾、または骨盤神経が損傷した結果生じる。蠕動運動の減少がみられ、肛門括約筋緊張度の低下を伴う。骨盤底およびEASへの神経支配が機能せず、このため便失禁のリスクが生じる。神経因性腸管は両タイプとも、排便の随意制御ができなくなっている。神経因性腸管の管理には、排便のタイミングの制御、排便時間と残便の改善、および失禁の頻度減少が含まれる。

神経因性排便機能障害の治療は、排便機能障害のタイプが上位／下位運動ニューロンのどちらかを正しく診断し、機能不全のタイプと治療結果に基づいて適切な戦略をとることにかかっている (7,19)。理学検査により、上部運動ニューロンまたは下部運動ニューロン機能不全があるかどうかを見極めることができる(20)。上位運動ニューロン損傷に一致する神経学的検査所見には、反射亢進、筋痙直はあるが筋肉量は比較的維持されている(または増大している)、肛門括約筋痙攣があるが反射収縮は維持されている、などがある。下位運動ニューロン症候群の特徴はその逆で、反射低下、筋緊張度低下(たるんだ筋肉)、筋萎縮、肛門括約筋緊張減少、および仙髄反射作用(例：球海綿体筋反射または肛門まばたき反応)の低下または欠如(21)などである。

理学検査結果で判断できない場合は、画像所見や脊髄または脊髄転移腫瘍への照射歴などの過去の情報が確定診断に役立つだろう。自律神経失調症になると下位運動ニューロン障害性腸管のパターンが生じるのが典型

で、自律神経機能異常の臨床徴候も伴う。

神経因性腸管のための排便プログラムの設定

神経因性排便機能障害患者に対する腸管管理法の開発方法については、Clinical Practice Guidelines on Neurogenic Bowel Management in Adults with Spinal Cord Injury（成人脊髄損傷における神経因性腸管管理法に関する臨床ガイドライン、Spinal Cord Medicine Consortium, 1998）に概要が記されている(19)。上記推奨事項は、機能障害・能力障害のアセスメント、機能のアセスメント、排便プログラムの立案、栄養、自宅／地域社会での神経因性腸管の管理、プログラムの有効性モニタリング、神経因性腸管の合併症管理、外科・非外科的用治療、および神経因性腸管についての教育戦略、に分けられる。上記ガイドラインを読破することを奨めるが、本書に要約しておく。

アセスメントには過去の排便習慣、現在の症状、薬物療法、および現在の排便管理を始めとする病前の病歴調査を含める。理学検査の調査項目には腹部、直腸、肛門括約筋緊張度、および反射異常の有無を含める。機能状態のアセスメントには認知、筋力、バランス、移動、痙縮、維持されている機能および自宅環境や装置のニーズなどが含まれる。

排便プログラムは予測可能かつ有効な排便と、排便関連の問題削減を意図して立案する。介護者のケア、スケジュールと役割義務、およびQOLも考慮する。反射機能を見極めることが、上位運動ニューロン障害性（反射性）腸管または下位運動ニューロン障害性（弛緩性）腸管を標的とした排便プログラムの開発の手引きになる。病前の排便パターンを排便プログラムの最適なスケジュールの目安に使うことができる。

上位運動ニューロン障害性腸管機能の患者の排便プログラムを組むときは、次のステップ（臨床実践ガイドライン）に従う(19)。

1. 適量の水分と食事を摂り、適度な活動を行うよう促す。
2. 適切な直腸刺激剤を選ぶ。
3. 直腸をまず刺激し、毎日排便を促す。
4. 最適なスケジュールと体位を選ぶ。
5. 適切な介助テクニックを選ぶ。
6. 排便機能を促す／抑える薬剤を評価する。

健全な仙髄反射がある場合、直腸を指刺激すると（刺激中と刺激後の）蠕動波の頻度が増え、左結腸が動く(22)。しかし、下位運動ニューロン障害性腸管の患者は失禁予防のため、仙髄反射と括約筋緊張度が正常な患者よりも硬い便を保持する必要がある。よって、下位運動ニューロン障害性腸管患者は、健全な反射がないために、前述の推奨事項(2)と(3)が排便に繋がらないのが典型である。こうした患者の排便には、摘便または高用量の浣腸または経肛門的洗腸など、他の物理的補助が必要かもしれない。パルス灌注による排便も通常の排便ケアの補助療法として、慢性SCIの様々な患者に対する安全性と有効性が示されている(23)。

排便プログラムを開始したら、排便の頻度・持続時間および排便ケア全体を含め、プログラムの有効性をモニタリングする。有害反応および計画外の排便には注意し、修正する。排便プログラムが有効でない場合、食事、飲水量、活動レベル、排便ケアの頻度、体位／介助テクニック、直腸刺激の種類、および経口薬を含め、プロセス全体を再評価する。治療に関する推奨事項の遵守状況をアセスメントする。排便プログラムの変更が必要な場合、一度に一つだけ変更し、排便ケアを3-5サイクル行ってから次の変更に着手する(19)。

オピオイド誘発性排便機能障害

オピオイドは激しいがん関連の疼痛治療に汎用され、疼痛管理に効果がある一方、オピオイド誘発性排便機能障害（OBD）を起こすのが典型である。オピオイドの鎮痛作用に耐性ができる場合があるが、胃腸(GI)作用、特にオピオイドで生じた胃腸運動低下作用に対しては耐性ができない(24)。OBDの症状には胃膨満、悪心、嘔吐、しゃっくり、便秘（大便失禁）、および宿便などがある(25)。オピオイド治療患者の50％以上は適切な下剤治療にもかかわらず便秘になることが多い。(26)。オピオイドは、蠕動運動減少および回盲部・肛門括約筋緊張度の増加を含め、様々な機序によりOBDを起こす(24)。さらに、液体および電解質の吸収が増え、腸細胞分泌が減少する(3)。胃排出減少は、胃のμ受容体に対するオピオイド作用が原因である(27)。抗分泌作用は、腸筋層間神経叢ニューロンからセロトニンを分泌させるμ受容体にオピオイドが作用することによる。

オピオイドで長期治療中の患者のアセスメントでは、排便頻度、下剤の使用歴、排便機能に影響を与える可能性がある薬物療法、飲水量、および併発疾患などを調査する(28)。理学検査では、腹部の触診、および宿便および括約筋緊張度を評価するための直腸診などを行う。X線画像評価により腹部の各四分円部位を塞ぐ便の割合を測定して便秘スコアを求め、便秘レベルを決定できる(29)。

OBD治療の主軸は便軟化剤および刺激剤などの下剤である。OBD患者が効果を得るには、上記の一般カテゴリーの薬剤を併用する必要があるだろう。また、オピオイドで長期治療中の患者の半数以上は、3種類以上の便秘治療が必要だ(24)。さらにOBD患者の3分の1近くが、直腸投与による薬物療法が必要である(24)。どの緩下剤が最良か意見は一致しておらず、臨床的有効性を費用効果と併せて考慮する。

通常、OBDは便軟化剤および刺激性下剤の併用で治療する。薬剤の詳細については本章の後の項で論じる。ただし、重症の便秘治療にオピオイド拮抗薬を使う点はOBDに特有である。オピオイド拮抗薬は生物学的利用率が低いため、理論上、CNS受容体に対する阻害作用は弱い(24)。その結果、疼痛およびオピオイド禁断症状を抑える一方、オピオイド誘発性便秘およびその他のGI副作用を減らすことができる。オピオイド拮抗薬には現在臨床使用が可能なナロキソン(ナロキソン™)、ならびに米国食品医薬品局(FDA)認可待ちで臨床試験中のmethylnaltrexone(Relistor™)(訳注：2014年、オピオイド誘発性便秘を適応症にFDA承認)およびalvimopan(Entereg™)(訳注：術後イレウスを適応症に2008年FDA承認、7日以上のオピオイド服用は禁忌)がある。OBDでの上記薬剤使用の詳細な考察については、Becker他の包括的レビューを参照(30)。

ナロキソンはOBD治療を目的に市販・使用されている最初のモルヒネ拮抗薬である。ナロキソンはμ受容体特異的薬剤で、肝初回通過効果で活性がないグルクロニドに代謝されるため、生物学的利用率は2％未満である(30)。高用量で禁断症状を起こす患者もいるが、ナロキソンは鎮痛にほぼ影響なく下剤効果を示すことがわかっている(31)。ナロキソンは下剤が必要な日数も減らす(32)。以上の試験は、ナロキソンにはOBD治療効果があるが、疼痛またはオピオイド禁断症状を起きるまでの治療濃度域が非常に狭いことをも示している。これは、ナロキソンが血液脳関門を通過し、全身生物学的利用率が低いにもかかわらず鎮痛作用を打ち消せることが原因である。

血液脳関門を通過しないmethylnaltrexoneおよびalvimopanの2種類のオピオイド拮抗薬が現在臨床試験中である(訳注：2017年現在ともに承認済み)(33)。両薬とも四級モルヒネ拮抗薬で、比較的極性が大きく脂溶性が小さいため、血液脳関門透過性が極めて低い(30)。

methylnaltrexoneは末梢オピオイド受容体拮抗剤で、naltrexoneの四級誘導体である。methylnaltrexoneの末梢μ受容体に対する親和性が高いため、皮下または静脈内投与でもオピオイド禁断症状を起こさず、鎮痛作用を阻害しない(24)。methylnaltrexone静脈内投与はオピオイド禁断症状を起こさず、口-盲腸通過時間を有意に減らすことが数試験で示された(34,35)。

さらに、methylnaltrexone経口投与はオピオイド治療に関連する自覚的副作用を減らし、モルヒネ誘発性口-盲腸通過時間の増加を完全に抑える(36,37)。methylnaltrexone皮下投与はモルヒネによる口-盲腸通過時間延長にも拮抗する(38)。methylnaltrexoneについてはさらに多くの第III相大規模試験がFDA申請に向けて進行中である。

臨床試験中のもう一つのオピオイド拮抗剤はalvimopan(旧称：ADL8-2698)である。alvimopanはμオピオイド受容体選択的拮抗剤で、作用部位が末梢に限られ、吸収性が低い(39)。alvimopanはGI回復までの時間を加速し、術後イレウス患者を対象にした第III相臨床試験で術後の病院滞在日数を短縮し、第II/III相プラセボ比較臨床でOBD症状改善が示されている(40)。alvimopanが一般に忍容性が高く、オピオイドの鎮痛作用に拮抗しないため、OBD患者を対象にした試験に加え、術後患者に対するalvimopanの有効性を論じた文献が多数集まりつつある(41)。

排便機能に対するオピオイド作用に拮抗する経口薬を使う他に、便秘軽減の手段としてオピオイドのローテーションを提案する研究者もいる。モルヒネまたはhydromorphoneよりもメタドン服用患者の方が下剤対オピオイドの用量比が低いことが判明した。これはメタドンで疼痛管理をしている患者の方が下剤の用量が少ないことを意味している(42)。別の試験でも、メタドンに切り替えた患者の便秘が減少し、下剤の使用も減ったことが判明した(43)。モルヒネから経皮フェンタニルに切り替えた患者の下剤使用が有意に減少した(ただし、便通がある患者数はオピオイドから切り替えた後も不変)(44)。

排便機能障害のその他の原因

腫瘍関連の運動不全

がん患者の場合、オピオイドまたは脊髄浸潤による神経因性腸管が原因の胃腸管運動障害に加え、腫瘍随伴性ニューロパチーによって排便機能が変化する可能性がある。肺、胃、食道、および膵臓の悪性腫瘍ならびにリンパ腫と関連し、腫瘍随伴症候群がしばしば起きる(45)。こうした腫瘍随伴症候群には自律神経障害または内臓神経障害が含まれることがある (46)。腫瘍随伴症内臓神経障害は主に小細胞肺がんと関連するが、乳がんまたは気管支カルチノイド腫瘍など他のがんでも見られる。消化器官運動障害に関係する様々な症状が見られ、その発現はがん診断に先立つことが多い(47)。組織学的には、腸筋神経叢ニューロン数の減少、シュワン細胞およびコラーゲンによるニューロンの置換、形質細胞およびリンパ球の浸潤がみられる。平滑筋細胞は影響を受けない。

腸筋神経叢変性とともに抗腸管神経細胞抗体が発見されたため、主として自己免疫性の異常という仮説が導かれた(48,49)。このプロセスは胃腸管全体に影響を与え、胃運動障害症候群もその一つである (50)。運動ニューロン疾患 (MND) が全身性がんと関連するという報告もあり、抗Hu抗体を持つ患者もあるため、MND患者の場合、がんが隠れていないか注意深く調べる必要がある (51)。その他の病因および詳細な考察については、腫瘍関連運動障害症候群の包括的レビューを参照して頂きたい (52)。大半の症例では神経因性排便機能障害管理の項に従い、基礎的な腸反射機能を基に排便管理を進める。

腸管機能不全の薬物治療

病因に関係なく、排便機能障害の治療には様々な薬が使われている。こうした薬剤は主に経直腸または経口で投与されるが、上記のように、静脈内投与や皮下投与する薬剤も使われている。こうした薬物療法の目的は、投

表16.3 便秘治療薬の薬剤クラス

膨張性下剤	浸透性	機能制限	潤滑剤	その他
食物繊維（ふすま）	塩類下剤：水酸化マグネシウム(MOM™)、クエン酸マグネシウム、リン酸ナトリウム(Fleet™)	蠕動促進剤：アントラキノン類（センナ、カスカラ）、diphenylmethane（ビサコジル、ピコスルファートナトリウム）	パラフィンシードオイル（亜麻）鉱物油	便軟化剤／界面活性剤(docusate)[b]
メチルセルロース(Citrucel™)	低吸収性糖類：サッカリン（ラクツロース）	小腸刺激性下剤（ヒマシ油、グリセリン)[c]		直腸剤(局所ストレッチの他、数クラスに分類)
オオバコ(Metamucil™)	糖アルコール：ソルビトール、マンニトール	消化管運動賦活薬（ベタネコール、コルヒチン、tegaserod)[d]		オピオイド拮抗薬
ポリカルボフィル(コロネル™)	ポリエチレングリコール(Miralax™、マクロゴール)			

a 刺激薬に分類する場合もある
b 小腸刺激性下剤と同様に刺激性があることも
c 浸透性下剤にも分類
d FDAが使用を制限

与経路に関係なく、便の硬さを変え、腸管運動および排便を改善することである(7)。薬剤は主として、膨張性下剤、浸透圧性下剤、刺激性下剤、潤滑剤、およびその他のカテゴリーに分類できる(表16.3参照)(53)。

膨張性下剤は便の水分および量を増やすのに役立つ、不消化性の経口剤である。これにより結腸内容物が増え、蠕動運動を刺激する(28)。汎用されている市販の膨張性薬剤は、オオバコ(Metamucil™)、ポリカルボフィルカルシウム(コロネル™)、およびメチルセルロース(Citrucel™)などだが、他にも多くの製剤が市販されている。オオバコは腸内細菌で分解される天然繊維で、このことがオオバコによる膨満および放屁のリスクを増大させる。オオバコ以外の膨張性薬剤は合成または半合成で、腸内細菌による分解抵抗性があるため(よって膨満および放屁が減る)、忍容性が良い。膨張性薬剤はどれも適量の水とともに服用しなければならない。がん患者は膨張性薬剤が効果を発揮するのに十分な量の水を飲むことが難しいため、膨張性薬剤の使用を避けるよう提唱する研究者もいる。

浸透圧性下剤は、浸透圧勾配により水を腸に引き込むことで効果を発揮する(28)。この薬剤カテゴリーには塩類下剤、低吸収性糖類、および糖アルコールが含まれる。塩類下剤はマグネシウム塩、ナトリウム塩、またはカリウム塩で、例えば水酸化マグネシウム(マグネシア乳)、クエン酸マグネシウム、およびリン酸ナトリウム/重リン酸塩(Fleet™リン酸ナトリウムまたはFleet™浣腸)などである。経口投与した塩類下剤は液体を小腸に引き込み、結腸運動を促す。水酸化マグネシウムはコレシストキニンも分泌させ、これが運動を刺激する場合がある(7)。マグネシウムは小腸で幾分吸収されるので、腎障害の患者には注意して使うようにする(28)。リン酸ナトリウムは大腸内視鏡検査で腸管の前処置に汎用される薬剤だが、腎不全の患者の場合、高リン酸血症が起きうる。

ラクツロース、ソルビトールおよびポリエチレングリコール(GoLYTELY™またはMiralax™)など低吸収性糖類も高浸透圧性下剤である。こうした薬剤は結腸で短鎖アミノ酸に変換され、浸透圧により腸管内に液体を引き込む。電解質平衡異常や粘膜刺激を起こすことはない。ラクツロースは、ガラクトースとフルクトースからなる合成二糖類で、吸収されずに結腸内で細菌発酵を受け、よくある副作用としてガスおよび膨満を引き起こす(28)。ソルビトールおよびマンニトールなどの糖アルコールも吸収が悪く、細菌発酵を受ける。ポリエチレングリコールには結腸細菌による発酵を受けない有機ポリマーが含まれている。Miralaxは常用包装の製品がある点、電解質を含まない点で、GoLYTELYと違いがある。

刺激性下剤には蠕動促進剤、小腸刺激性下剤、および便軟化剤がある。蠕動促進剤はセンナなどのアントラキノン含有物質を含む。アントラキノンはセンナ(Senokot™)、カスカラ、アロエ、またはルバーブから得られる。センナは腸管内細菌の活動によりアントラキノンに変換される配糖体である。センナは電解質輸送を変え、腸管内液を増やし、さらに腸運動を増大させる腸筋神経叢を直接刺激することで、腸内容物を前方に推進する(7)。通常、経口投与したセンナが効果発現するまで6-12時間かかり、直腸刺激作用(化学的または物理的)と相まって排泄を促す。アントラキノンは大腸黒皮症という結腸の色素沈着過剰を示す良性症状を起こしうるが、通常、12カ月間休薬すれば元に戻り、結腸がんや筋層間神経損傷との関連はない(28)。その他の刺激性下剤には、ビサコジル(Dulcolax™)の経口剤または直腸剤、ピコスルファートナトリウム、およびヒマシ油などが市販されており、これらは全てポリフェノール誘導体である。

便軟化剤には湿潤性下剤(DSS;ジオクチルソジウムスルホサクシネート)(Colace™)およびカリウム(Dialose™)がある。これらは便の表面張力を下げ、水および脂質を浸透させて効果を発揮すると考えられる。また、粘液、水、および電解質の分泌を促すことで、粘膜を刺激する作用があるかもしれない(54)。ジオクチルソジウムスルホサクシネートは他剤の取り込みを増大させ、それらの毒性を増強する可能性がある。便軟化剤と同じ役割を果たすものには他に、液体パラフィン、鉱油、および種油(亜麻仁、クロトン、ラッカセイ油など)がある。これらは潤滑性下剤として働くが、脂溶性ビタミンの吸収低下を起こしうる。

様々な組成・容量の浣腸剤をはじめ、多種多様な直腸作用性薬剤が臨床で使用されている。一般に、浣腸は2-6時間以内に作用する傾向があるが、効果発現までの時間がまちまちで予想できず、腹部けいれんを起こす場合がある(7)。グリセリン座薬は結腸粘膜への直接刺激と高浸透圧作用により直腸収縮を刺激し、効果を発揮する。グリセリン(石鹸泡)浣腸も類似の機序で作用するが、さらに結腸内液量を増加させ結腸運動を増強する。塩類浣腸は直接結腸粘膜に作用して水および電解質の流入を引き起こし、遠位結腸と直腸を刺激する。Therevac mini™浣腸は少量(4mℓ)の液体浣腸で、グリセリンおよびポリエチレングリコールを基剤とし、湿潤性下剤を含有する。Therevac mini浣腸にはベンゾカイ

ンも含有する製剤もあり、直腸粘膜を麻痺させ、自律神経反射異常の傾向がある患者の自律神経反射異常を軽減する可能性がある。Therevac mini浣腸は15分以内に作用し、その作用機序はmini浣腸に含まれる薬剤に由来する。ビサコジルも座剤で投与ができる。座剤の場合、その蠕動刺激の特性が維持されている。使用基剤（ポリエチレングリコールまたは植物油）が薬剤送達の薬理学的特性に影響を及ぼしうる。

まとめ

がん患者はしばしばGI合併症を有し、便秘はがん患者の胃腸系で最も多い有害症状である。便秘の原因には神経病変、代謝または全身疾患、薬物治療の他、食事の変化や不動などの要因がある。がん患者の神経因性排便機能障害は上位または下位運動ニューロンのいずれかに分類し、それに応じて治療する。この機能障害は原発性または転移性腫瘍の関与、あるいは放射線治療または化学療法の影響に帰することができる。腫瘍関連の運動障害症候群も、自律神経系または腸神経系に影響し、排便機能障害を起こす。オピオイド誘発性排便機能障害は、オピオイド治療中のがん患者の便秘のよくある原因だ。治療には標準的な下剤処方以外にオピオイド拮抗薬もある。以上、がん患者の排便機能障害には多くの原因があるが、神経因性排便機能障害患者に対する排便ケアの薬剤および原則に従えば全て有効に対処できる。

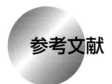

参考文献

1. Komurcu S, Nelson KA, Walsh D, Ford RB, Rybicki LA. Gastrointestinal symptoms among inpatients with advanced cancer. *Am J Hosp Palliat Care*. September–October 2002;19(5): 351–355.
2. Fallon M, O'Neill B. ABC of palliative care. Constipation and diarrhoea. *BMJ*. November 15, 1997;315(7118):1293–1296.
3. Mancini I, Bruera E. Constipation in advanced cancer patients. *Support Care Cancer*. July 1998;6(4):356–364.
4. Lagman RL, Davis MP, LeGrand SB, Walsh D. Common symptoms in advanced cancer. *Surg Clin North Am*. April 2005;85(2):237–255.
5. Drossman DA. The functional gastrointestinal disorders and the Rome II process. *Gut*. September 1999;45(Suppl 2):II1–II5.
6. McNicol E, Horowicz-Mehler N, Fisk RA, et al. Management of opioid side effects in cancer-related and chronic noncancer pain: a systematic review. *J Pain*. June 2003;4(5):231–256.
7. Stiens SA, Bergman SB, Goetz LL. Neurogenic bowel dysfunction after spinal cord injury: clinical evaluation and rehabilitative management. *Arch Phys Med Rehabil*. March 1997;78(3 Suppl):S86–S102.
8. Craggs MD. Pelvic somato-visceral reflexes after spinal cord injury: measures of functional loss and partial preservation. *Prog Brain Res*. 2006;152:205–219.
9. Jacobs WB, Perrin RG. Evaluation and treatment of spinal metastases: an overview. *Neurosurg Focus*. December 15, 2001;11(6):e10.
10. Newton HB, Newton CL, Gatens C, Hebert R, Pack R. Spinal cord tumors: review of etiology, diagnosis, and multidisciplinary approach to treatment. *Cancer Pract*. July–August 1995;3(4):207–218.
11. Gabriel K, Schiff D. Metastatic spinal cord compression by solid tumors. *Semin Neurol*. December 2004;24(4):375–383.
12. St Clair WH, Arnold SM, Sloan AE, Regine WF. Spinal cord and peripheral nerve injury: current management and investigations. *Semin Radiat Oncol*. July 2003;13(3):322–332.
13. Thornton AF, Zimberg SH, Greenberg HS, Sullivan MJ. Protracted Lhermitte's sign following head and neck irradiation. *Arch Otolaryngol Head Neck Surg*. November 1991;117(11):1300–1303.
14. Rampling R, Symonds P. Radiation myelopathy. *Curr Opin Neurol*. December 1998;11(6):627–632.
15. Miller BR. Neurotoxicity and vincristine. *JAMA*. April 12, 1985;253(14):2045.
16. Pace A, Bove L, Nistico C, et al. Vinorelbine neurotoxicity: clinical and neurophysiological findings in 23 patients. *J Neurol Neurosurg Psychiatry*. October 1996;61(4):409–411.
17. Fajardo NR, Pasiliao RV, Modeste-Duncan R, Creasey G, Bauman WA, Korsten MA. Decreased colonic motility in persons with chronic spinal cord injury. *Am J Gastroenterol*. January 2003;98(1):128–134.
18. Holmes GM, Rogers RC, Bresnahan JC, Beattie MS. External anal sphincter hyperreflexia following spinal transection in the rat. *J Neurotrauma*. June 1998;15(6):451–457.
19. Clinical practice guidelines: Neurogenic bowel management in adults with spinal cord injury. Spinal Cord Medicine Consortium. *J Spinal Cord Med*. July 1998;21(3):248–293.

20. Mayer NH, Esquenazi A, Childers MK. Common patterns of clinical motor dysfunction. *Muscle Nerve Suppl.* 1997;6:S21– S35.
21. Sheean G. The pathophysiology of spasticity. *Eur J Neurol.* May 2002;9(Suppl 1):3–9; discussion 53–61.
22. Korsten MA, Singal AK, Monga A, et al. Anorectal stimulation causes increased colonic motor activity in subjects with spinal cord injury. *J Spinal Cord Med.* 2007;30(1):31–35.
23. Puet TA, Jackson H, Amy S. Use of pulsed irrigation evacuation in the management of the neuropathic bowel. *Spinal Cord.* October 1997;35(10):694–699.
24. Tamayo AC, Diaz-Zuluaga PA. Management of opioid-induced bowel dysfunction in cancer patients. *Support Care Cancer.* September 2004;12(9):613–618.
25. Pappagallo M. Incidence, prevalence, and management of opioid bowel dysfunction. *Am J Surg.* November 2001;182(5A Suppl):11S–18S.
26. Vanegas G, Ripamonti C, Sbanotto A, De Conno F. Side effects of morphine administration in cancer patients. *Cancer Nurs.* August 1998;21(4):289–297.
27. De Luca A, Coupar IM. Insights into opioid action in the intestinal tract. *Pharmacol Ther.* 1996;69(2):103–115.
28. Lembo A, Camilleri M. Chronic constipation. *N Engl J Med.* October 2, 2003;349(14):1360–1368.
29. Starreveld JS, Pols MA, Van Wijk HJ, Bogaard JW, Poen H, Smout AJ. The plain abdominal radiograph in the assessment of constipation. *Z Gastroenterol.* July 1990;28(7):335–338.
30. Becker G, Galandi D, Blum HE. Peripherally acting opioid antagonists in the treatment of opiate-related constipation: a systematic review. *J Pain Symptom Manage.* November 2007;34(5):547–565.
31. Latasch L, Zimmermann M, Eberhardt B, Jurna I. Treatment of morphine-induced constipation with oral naloxone. *Anaesthesist.* March 1997;46(3):191–194.
32. Meissner W, Schmidt U, Hartmann M, Kath R, Reinhart K. Oral naloxone reverses opioid-associated constipation. *Pain.* January 2000;84(1):105–109.
33. Foss JF. A review of the potential role of methylnaltrexone in opioid bowel dysfunction. *Am J Surg.* November 2001;182(5A Suppl):19S–26S.
34. Yuan CS, Foss JF, O'Connor M, et al. Methylnaltrexone for reversal of constipation due to chronic methadone use: a randomized controlled trial. *JAMA.* January 19, 2000;283(3):367–372.
35. Yuan CS, Foss JF, O'Connor M, Osinski J, Roizen MF, Moss J. Effects of intravenous methylnaltrexone on opioid-induced gut motility and transit time changes in subjects receiving chronic methadone therapy: a pilot study. *Pain.* December 1999;83(3):631–635.
36. Yuan CS, Foss JF, O'Connor M, Osinski J, Roizen MF, Moss J. Efficacy of orally administered methylnaltrexone in decreasing subjective effects after intravenous morphine. *Drug Alcohol Depend.* October 1, 1998;52(2):161–165.
37. Yuan CS, Foss JF, Osinski J, Toledano A, Roizen MF, Moss J. The safety and efficacy of oral methylnaltrexone in preventing morphine-induced delay in oral-cecal transit time. *Clin Pharmacol Ther.* April 1997;61(4):467–475.
38. Yuan CS, Wei G, Foss JF, O'Connor M, Karrison T, Osinski J. Effects of subcutaneous methylnaltrexone on morphine-induced peripherally mediated side effects: a double-blind randomized placebo-controlled trial. *J Pharmacol Exp Ther.* January 2002;300(1):118–123.
39. Holzer P. Treatment of opioid-induced gut dysfunction. *Expert Opin Invest Drugs.* February 2007;16(2):181–194.
40. Leslie JB. Alvimopan: a peripherally acting mu-opioid receptor antagonist. *Drugs Today (Barc).* September 2007;43(9):611– 625.
41. Paulson DM, Kennedy DT, Donovick RA, et al. Alvimopan: an oral, peripherally acting, mu-opioid receptor antagonist for the treatment of opioid-induced bowel dysfunction—a 21-day treatment-randomized clinical trial. *J Pain.* March 2005;6(3):184– 192.
42. Mancini IL, Hanson J, Neumann CM, Bruera ED. Opioid type and other clinical predictors of laxative dose in advanced cancer patients: a retrospective study. *J Palliat Med.* Spring 2000;3(1):49–56.
43. Daeninck PJ, Bruera E. Reduction in constipation and laxative requirements following opioid rotation to methadone: a report of four cases. *J Pain Symptom Manage.* October 1999;18(4):303–309.
44. Radbruch L, Sabatowski R, Loick G, et al. Constipation and the use of laxatives: a comparison between transdermal fentanyl and oral morphine. *Palliat Med.* March 2000;14(2):111–119.
45. Stolinsky DC. Paraneoplastic syndromes. *West J Med.* March 1980;132(3):189–208.
46. Chinn JS, Schuffler MD. Paraneoplastic visceral neuropathy as a cause of severe gastrointestinal motor dysfunction. *Gastroenterology.* November 1988;95(5):1279–1286.
47. Schuffler MD, Baird HW, Fleming CR, et al. Intestinal pseudoobstruction as the presenting manifestation of small-cell carcinoma of the lung. A paraneoplastic neuropathy of the gastrointestinal tract. *Ann Intern Med.* February 1983;98(2):129–134.
48. Lennon VA, Sas DF, Busk MF, et al. Enteric neuronal autoantibodies in pseudoobstruction with small-cell lung carcinoma. *Gastroenterology.* January 1991;100(1):137–142.

49. Condom E, Vidal A, Rota R, Graus F, Dalmau J, Ferrer I. Paraneoplastic intestinal pseudo-obstruction associated with high titres of Hu autoantibodies. *Virchows Arch A Pathol Anat Histopathol*. 1993;423(6):507–511.
50. Berghmans T, Musch W, Brenez D, Malarme M. Paraneoplastic gastroparesis. *Rev Med Brux*. November–December 1993;14(9–10):275–278.
51. Forsyth PA, Dalmau J, Graus F, Cwik V, Rosenblum MK, Posner JB. Motor neuron syndromes in cancer patients. *Ann Neurol*. June 1997;41(6):722–730.
52. DiBaise JK, Quigley EM. Tumor-related dysmotility: gastrointestinal dysmotility syndromes associated with tumors. *Dig Dis Sci*. July 1998;43(7):1369–1401.
53. Klaschik E, Nauck F, Ostgathe C. Constipation—modern laxative therapy. *Support Care Cancer*. November 2003;11(11):679–685.
54. Thomas J. Opioid-Induced Bowel Dysfunction. *J Pain Symptom Management*. 2008;35(1):103–113.
55. Adapted from Stiens SA, Bergman SB, Goetz LL. Neurogenic bowel dysfunction after spinal cord injury: clinical evaluation and rehabilitative management. *Arch Phys Med Rehabil*. March 1997;78(3 Suppl):S86–S102.

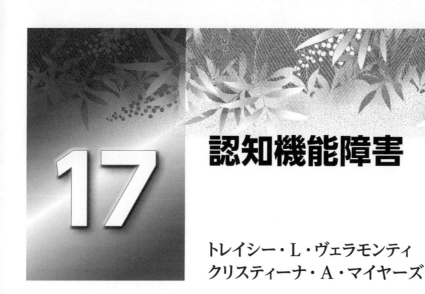

17 認知機能障害

トレイシー・L・ヴェラモンティ
クリスティーナ・A・マイヤーズ

　がんの発見、治療、およびケアの進歩により、過去30年間で全がん種の生存率が着実に向上した。現在の推定では、21世紀初頭の米国には1000万人以上のがん生存者がおり、診断、治療送達、および支援ケアの改善が実現すれば、この数値は増加すると予想される。多くの抗がん治療が全生存率に利益をもたらしているが、残念ながらその大半は患者の健康および生活の質（QOL）に悪影響を及ぼす好ましくない毒性を示す可能性がある。がん患者が直面するよくある苦痛症状の一つが神経認知機能障害による症状である。

神経認知障害の原因、アセスメント、およびパターン

神経認知機能障害の原因

　がんが直接脳を冒すと神経認知症状の発現が予想され、神経認知症状が診断の前触れになる一方、脳以外の悪性腫瘍〔例：乳がん、肺がん、白血病〕患者の場合は治療開始前でも神経認知障害を含め複数の症状を示すことが多い(1-3)。さらに、抗がん治療成功の多くは主に外科手術、放射線治療、化学療法、免疫療法を時に数種類併用した積極的な治療戦略によって達成できたものだが、不成功の場合のがん治療の多くは特異性に劣り、正常な細胞・器官を危険に曝す。中枢神経系（CNS）は特にこのような治療で傷つきやすく、治療開始後の神経認知症状悪化や新症状発現につながる。さらに、がん患者の合併症の処置・管理によく処方される医薬品（例：コルチコステロイド、抗てんかん薬、免疫抑制薬、制吐剤、オピオイド麻薬）も、認知機能に対し副作用をもたらす可能性がある。以上をまとめると、神経認知機能障害はがんの主要症状であり、がん治療による神経毒性の一つである(4)。

　記憶、注意、処理速度、マルチタスキングが苦手といった問題を含めた神経認知の愁訴を、がん患者はまとめて〝ケモブレイン〟または〝ケモフォグ〟の体験などと称することが多い。患者（脳以外の悪性腫瘍が典型）が〝治癒〟または〝無病〟と宣告された後でも、治療終了後に神経認知症状が持続することもある。この時、患者は〝記憶の問題〟に苦しんでいるが、それ以外は治療が成功しており、がんとの戦いの終わりに感謝し安堵すべきだと感じて当惑し、恥じ入ることさえあるだろう。しかし、多くのがん治療には神経毒性が潜んでおり、がんやがん治療の長期的または持続的な影響を検討することの重要性は、最近、がん生存者の問題を取り上げた国の重要報告書が力説するところである。残念ながら、神経認知症状はQOL満足感を大きく損ない、感情的苦痛につながり、役割目標（学業、職業、および家庭の役割など）を達成する能力が低下し、全般的機能が減少し、介護者の負担が増えるのは事実だ。神経認知症状の開始、経過、持続に対する理解向上が極めて重要な問題であったが、特に今後がん生存者数が増えれば、がん診断前に途切れることなく従事していた多くの役割・活動への復帰を当然希望する人の増加が見込まれるので、今後もこのことは重要な問題である。

キーポイント

- 脳腫瘍では神経認知症状が予期されるが、脳以外の悪性腫瘍（例：乳がん、肺がん、白血病）の場合は、治療開始前でも神経認知機能障害をはじめ、しばしば複数の症状を示す。
- がん患者のもの忘れとは、以前に聞いたことを思い出せない、最近の出来事の詳細を混同する、しまった物の場所を忘れる、同時に複数の課題（マルチタスキング）に取り組みながら各作業に対して一定時間注意を振り分けられない状態とされる。
- 腫瘍患者の神経認知アセスメントは、治療に由来する認知問題について理解し、腫瘍レジメンがどのように神経認知機能を改善するかを立証し、鑑別診断を行い（うつ病対実行機能障害または前頭葉機能障害）、薬理学的戦略および行動戦略を含めた治療介入の方針を決定するのに役立つ。
- 脳腫瘍患者の認知問題は通常のリハビリテーション患者（例：卒中または外傷性脳損傷）に類似しているかもしれないが、疾患の状況、回復曲線、予後、および医学的治療の継続の必要性については脳腫瘍患者に特有なはっきりとした違いがある。
- 脳腫瘍患者に対するメチルフェニデートによる刺激性薬剤治療は、認知および日常生活機能の主観的かつ客観的な著明改善に関連する（例：疲労減少、集中力向上、気分が明るくなる、歩行運動の改善）。
- 脳腫瘍患者の機能障害のパターンは予測可能なので、神経認知能力障害の発現前に介入ができれば、予防的な行動リハビリテーション、薬理学的戦略、および心理教育的戦略を効果的に提供できるかもしれない。

神経認知機能障害のアセスメント

腫瘍患者を担当する神経精神科医が、がん、がん治療、共存する神経／心理学的問題の結果生じた認知症状（記憶喪失、不注意など）および神経行動学的症状の定量的アセスメントを行う。もの忘れは、腫瘍科で働く神経精神科医の注意をたびたび引く愁訴である。がん患者は、毎日苦労していることとして、他人の話の内容を思い出すのに苦労する、最近起きた出来事の詳細を忘れる・混同する、伝言するのを忘れる、家や職場に置いてきた物の場所を忘れる、予定日時を忘れるなどと訴えるかもしれない。その他によくある訴えして、言葉、人名、地名を忘れることなどがある。これらの他に、同時に複数の作業（マルチタスキング）に取り組みながら各作業に対して一定時間注意を振り分けられないなど、注意不十分という訴えがあるかもしれない。脳内の処理スピードが遅いため、物事の整理ができない、会話についていけない、作業の責任を果たせないと患者は訴えることが多い。患者は生活活動全般について〝意識せず自動的にこなすことができない〟と表現するかもしれない。

患者の認知機能障害の性質および程度を明らかにする神経心理学的評価は、知識、技能、および臨床的感度など様々な試みを必要とする(6)。記憶や注意力の問題は単純な愁訴のように思えるが、認知の長所短所のパターンと問題の原因を調べるには包括的な神経心理学的評価が必要である。この場合、ミニメンタルステート検査（MMSE）など全般的神経認知機能障害の簡易検査は、がん患者によくみられるタイプの認知障害に感度がなく、立証には不向きである(8)。もっと言うと、がん患者の場合、MMSEスコアが〝正常〟だから認知機能障害がないことの証拠になると信じるのは、極めて危険だろう(9)。さらに、認知の問題があるという自記式調査法を信じるのも不適切である。特に脳腫瘍患者は認知障害のために、認知の問題の性質、重症度、日常生活に対する影響を察知する力がすでに低下しているかもしれない(10)。脳腫瘍以外のがん患者集団では、自記式調査法の認知機能障害は、認知機能障害の客観的エビデンスよりも疲労および気分障害と相関することがわかっており、標準化した神経心理テストで評価したときもそうである(11-14)。このため、包括的な神経心理学的アセスメントが、がん関連の認知機能障害や気分障害の鑑別診断の確定に必要である。その他に鑑別診断で考慮すべき点は、加齢に関する問題（高齢者はアルツハイマー病など神経変性疾患の併発リスクが増大し、認知状態の低下に寄与する可能性がある）、感染、および併発／慢性疾患などである。

腫瘍科の神経認知アセスメントで有用なものは下記の

とおりである。(1) 治療開始前にどのような認知問題があるかを把握し、先を見据えた介入を行い、ベースラインの状態を確定して疾患および治療の神経毒性作用が立証できるようにする、(2) 各腫瘍治療法による神経認知機能の(腫瘍抑制効果が高いことによる)改善度、または短期・長期神経毒性の改善度を評価する、(3) 鑑別診断を行い（うつ病対実行機能障害または前頭葉機能障害）、治療決定に導く情報を提供することで、患者のケアを向上させる、(4) 治療介入を手引きし、がん・治療による認知機能障害に関連した機能的能力障害の軽減を目指した薬理学的戦略および行動戦略を含める。

がん患者の神経認知アセスメントの実現性および忍容性は実証済みで、新規抗腫瘍薬の臨床試験に神経認知の転帰を組み込むことが増えた (15)。原発性脳腫瘍、髄膜疾患、および脳実質転移患者の場合、神経心理学的障害の有無は臨床予後因子単独よりも生存に関する予測力が高いことを示す証拠があり、神経心理学的アセスメントの有用性はさらに注目されている(16-19)。

神経心理学的障害の進行とパターン

認知機能障害は治療が導入される以前から、脳内および全身の悪性腫瘍の両方に関連性が指摘されていた。例えば、Tucha他(20) は、外科その他の介入前の原発性脳腫瘍患者の90%に認知機能障害がみられたと報告した。原発性CNSリンパ腫患者でも治療前の認知機能障害が報告されている(21,22)。しかし、治療前認知障害はCNS疾患のみの患者の所見とは限らない。Meyers他(2) は、治療前の小細胞肺がん患者群に記憶、前頭葉実行機能（計画立案、マルチタスキングなど）、および運動調和の機能障害があったと報告した。その後の試験でも、原発性非転移性乳がん患者(1)、急性骨髄白血病および骨髄異形成症候群の患者 (3) に治療前の認知機能障害がみられたと報告されている。つまり、種々のタイプのがん患者の高い割合が、がんそのものに有害な認知後遺症をもたらす可能性があることを示している。さらに、治療前の神経認知機能障害の存在と感情的苦痛に因果関係があるとは考えられない(1)。

がん患者の神経認知機能障害の性質、重症度、および経過に関する正確な情報が次々と出され、がん患者がよく直面する神経心理学的機能障害は学習と記憶であることを示唆した文献が急増している(4)。これは驚くべきことではない。なぜなら、学習と記憶は脳の前頭葉-皮質下ネットワークに大きく依存し、頭蓋照射、化学療法、内因性サイトカイン投与、およびホルモン療法を含む脳内・全身性悪性腫瘍に対する多くの抗腫瘍治療で、前頭葉-皮質下ネットワークが真っ先に傷つくのは実証済みだからだ (1,4,9,23,24)。この前頭葉-皮質下ネットワークの機能障害の場合、記憶固定プロセスは比較的優れているが、学習効率(習得)および記憶想起に問題がある病態として、客観的神経心理学的テストに反映される。さらに、前頭葉-皮質下白質の病変に関連して起きることが多い認知障害のエビデンスが同時に見つかることが多い。たとえば、実行機能、言語想起、認知処理速度、および左右の素早く微細な運動調整の欠損である。

脳腫瘍および脳転移性疾患の患者は特に、腫瘍が重要な神経解剖学的構造を侵害することで、局所または左右半球いずれかによる神経心理学的所見を示す場合がある。例えば、左半球の脳腫瘍は言語能力と右半身の運動機能を損なう可能性があるのに対し、右半球の腫瘍は視空間認識・構築と左半身の運動機能を損なう可能性がある (25)。このような局所欠損は急性疾患による病変(例：脳血管発作に続く病変)がある患者ほど劇的ではないのが典型だが(26)、それ以外に前頭葉の実行機能障害(意図的行動・計画・組織化スキル、心の柔軟性、抽象概念、正しい自己認識、パーソナリティ)、神経行動学的な緩徐化、および疲労などの特定の症状が脳腫瘍患者に広くみられる。

生活機能およびQOLに対する神経認知症状の影響

多くのがん患者にとって、認知およびパーソナリティの変化は対処する上でも一番恐い症状だろう。例えば、乳がんが脳に転移したことへの患者の見方を取り上げた最近の論説によると、一人の女性は次のように訴えている。〝最初に頭に浮かんだのは脳のことではありませんでした！ 私にとって、がんは自分を失うという意味でした。一番怖いのは死ぬことではなく、自分のアイデンティティを失うこと、下の世話も全て誰かに頼らなければならなくなることが一番怖かったのです〟(27)。

原発性脳腫瘍患者の大多数が、患者の自立を損ない、学業・職業・社会的な業務遂行を妨げる神経認知障害、感情的問題、および行動上の問題に苦しんでいる。脳腫瘍の部位によって、パーソナリティ、精神的健康、および通常の日常生活活動の遂行能力に大きな障害が起こりうる。特に仕事に関して、脳腫瘍の診断および治療後も就業を維持することは常ではなく、例外である。1990年、Fobair他は、脳腫瘍の診断および治療後に常勤の

仕事に戻った患者はわずか18%で、10%は非常勤で復帰したと報告した（28）。National Brain Tumor Foundationが最近行った調査でも同様の結果が報告されている。オンライン調査に回答した脳腫瘍患者277名のうち、診断前の就業者は91%だったが、診断後はわずか33%であった。さらに、調査対象の介護者の62%（224名）が仕事を調整した（例：休職、休暇延長、就業時間削減）と報告し、16%が退職したと回答した。全回答者の半分近く（48%）は、世帯収入が減少したと報告した（29）。脳腫瘍患者の就労復帰を阻むのは、多くの場合、身体障害ではなく、神経認知障害であることが過去の研究で示されている（30）。特に就業上の問題とわかった診断は他に、ステージⅣの血液・リンパ性悪性腫瘍および頭頸部がん（31）があるが、後者の調査結果の正確な理由はまだ明らかにされていない。

患者の機能に対する神経認知症状の影響は、しばしば個人、環境、および社会文化的要因の多くと関係する。診断時の就業の有無、担当職務の種類、普段の就業・余暇のペース、家族や地域のサポートの有無、サービスへのアクセスなどによって、ある認知障害が日常生活での機能性をどの程度損なうかが最終的に決まる。例えば、ひどい言語記憶機能障害がある若年の脳腫瘍患者は典型的な大学課程に必要な勉強量を維持することは無理だとほぼ確実に気づくだろうが、整った一定の環境で働く場合は、同じ個人が役割を十分果たせる場合がある。同時に、積極的な医学的治療を受けた後、がん関連の認知機能障害（〝ケモブレイン〟）に苦しむが、それ以外は無病と考えられる非脳性悪性腫瘍の上級職のビジネス幹部の場合、記憶および注意の微妙な低下に苛立ち、今までと同じ作業環境でも能力が制限されていると思うかもしれない。

エビデンスベースの認知的介入戦略：脳腫瘍患者対脳以外の悪性腫瘍患者

診断に関連した予後や見通しが悪くても、適切な援助が受けることで日常生活に対する認知症状の影響に対処できれば、脳腫瘍患者の多くが自立性と機能性のレベルを向上させることができる。実際、脳腫瘍とその治療による認知障害を軽減する目的の介入は、病期または疾患の程度に関係なくQOL改善に向けた有意義な機会がある非常に重要な領域であろう。2000年、米国国立が

ん研究所（NCI）および米国国立神経疾患・脳卒中研究所（NINDS）が共同後援するBrain Tumor Progress Review Groupは、脳腫瘍以外のリハビリテーション関連の学問分野（例：後天的脳損傷、卒中）で使う認知的介入を検討するための呼びかけを行い、脳腫瘍患者にエビデンスベースの介入が使えるかどうかを明らかにしようとした（32）。今のところ、この呼びかけに対する回答は少ない。

リハビリテーションの隙間にあるのが脳腫瘍患者である。脳腫瘍患者の認知問題のタイプは通常のリハビリテーション患者（例：卒中または外傷性脳損傷）に類似しているかもしれないが、疾患の状況、回復曲線、予後、および医学的治療の継続の必要性については脳腫瘍患者に特有なはっきりとした違いがある。この場合、介入は重症で進行性の医学的病状を背景にした能力障害の軽減を中心に据えることが多い。こうした状況では、代償戦略を使い、残った能力をより頼りにし、介護者の協力を得ることで、可能な限り長い間、機能、対処能力、およびQOLを最大化することを目標にする。このアプローチは、進行性認知症患者（33）で概説したアプローチと類似している。すなわち、原因である神経病理に介入するのではなく、認知障害を代償し管理していく。また認知障害に対し、従来の意味での治療やリハビリテーションを行うことはしない（すなわち、卒中など急性の神経損傷を起こした患者よりも予期される利益が小さく、機能が徐々に回復する）。こうした場合、患者や家族の時々で変わるニーズに応えるため、治療の目的、期間、および強さは極めて柔軟にしなければならない。例えば、リハビリテーションに関する文献で研究結果が発表されたことはないが、下位機能があり重度の認知機能障害を示す患者を担当した著者らの経験から、介入の努力は、例えば患者の家庭や病院環境への適応など、急性期の代償的介入に向けるのが最も効率的で、それにより体制を強化し、計画と意思決定の必要性を減らし、見当識を高める。

その他の神経認知的介入の候補は、脳以外の疾患があってケモブレインまたはケモフォグを訴え、関連する認知後遺症の神経心理学的証拠を伴う患者で、活動性疾患のエビデンスがないと思われる患者でも候補になる。認知症状のスペクトルの一端では、個別対応の実用的で集中的な認知の代償的介入（特定の症例では、リハビリテーションの集学的包括プログラムへの参加）によって、日常生活に対する悪い影響が軽減される場合がある。従来のリハビリテーション集団と同様、がん患者に対しても、神経認知的介入の具体的目標には、〝自立機能のい

くつかの面を増強／改善するスキルまたは知識、行動修正、代償戦略の使用、を増やすことが含まれる(34)。

残念ながら、がん患者の治療法で認知機能障害を標的にするものはあったとしても身体症状の治療と比べて非常に少ない。がん患者の認知障害は軽度で検出がかなり困難であるか(特に、疾患・治療の神経毒性に続発するがん関連の認知症状を示す高機能の患者に多い)、患者を著しく衰弱させる。実際、脳腫瘍患者にさえ、がんの一次医療施設が認知リハビリテーションを行うことは稀だが、従来のリハビリテーション病院も予後不良を心配してこうした患者を対象にすることはめったにない（30）。外傷性脳損傷および卒中の生存者の治療に主体が置かれた神経リハビリテーションの学問分野が、こうした患者の多くが悩む認知機能障害に有効な行動慣習についての知識の蓄積に貢献してきたことを考えると、今のこの情勢はかなり驚きである(35,36)。

包括的リハビリテーションプログラム

（主に卒中または外傷性脳損傷の生存者用にデザインされた）包括的リハビリテーションプログラムの脳腫瘍患者に対する有効性および一般化可能性に関する文献が数件発表されている（表17.1）。表17.1で引用された研究では、医師、精神科医、理学療法士、作業療法士、言語聴覚士、およびソーシャルワーカーを含め、複数の医療提供者が関わる集学的リハビリテーションプログラムの中で神経認知問題が扱われている。表17.1に示すように、上述のプログラムから生まれた研究により、以下の事項が全般として明らかになった。(1) 集学的入院リハビリテーション包括プログラムに参加した脳腫瘍患者は、

表17.1　脳腫瘍患者のリハビリテーション

試験研究	被験者	結果
条件：集学的入院リハビリテーションプログラム		
Marciniak他 (1996)	成人がん患者159名、原発性BT患者72名	BT患者は入院から退院の間に機能が有意に向上し、その利益は他のがん種（例：乳がん、脊髄腫瘍、結腸がん、肺がん）の患者と同等であった。（非BT患者の脳または脊髄への）放射線治療併用または転移疾患の存在は、転帰に有害な影響を与えなかった。
Huang他 (1998)	原発性または転移性BT成人患者63名、CVA患者63名	年齢、性別、病変部位でマッチさせたBT患者とCVA患者の間で、入院時機能状態は統計学的に類似していた。BT患者はLOSが短いにもかかわらず（BT患者はCVA患者より平均9日短い）、CVA患者と同等の有意な機能的利益能を得た。
O'Dell他 (1998)	原発性または転移性BT成人患者40名、TBI患者40名	入院時のBT患者とTBI患者の年齢、性別、機能状態はマッチしていた。退院時の絶対的な機能的利益はTBI患者の方が大きいが、BT患者の方がLOSが短かった（TBI患者より平均4日間短い）。LOSに対する補正後、BT患者の日常的機能の利益はTBI生存者と統計学的に類似していた。
Huang他 (2001)	原発性BT患者10名	入院から退院までの間に、総合的機能転帰が有意に改善した。入院から退院までの間で自記式調査法によるQOL (FACT BR)は不変だったが、退院後1〜3ヵ月目のFACT-BRスコアが入院時と比べて改善した。追跡1〜3ヵ月目の機能転帰は入院時および退院時のQOLと関係がなかった。
条件：集学的外来リハビリテーションプログラム		
Sherer他 (1997)	外科切除、放射線治療、および化学療法歴がある原発性BT患者13名	患者2名が合併症のため参加を中止した。リハビリテーションの開始から終了までの間に自立性が向上した患者が6名、生産性が増加した患者が8名であった。利益は追跡時（終了後平均8ヵ月目）も維持されていた。BT患者の平均LOSは、同期間治療したTBI生存者150名の約半分であった。

略語：BT、脳腫瘍；CVA、脳血管発作／卒中；LOS、リハビリテーション期間；TBI、外傷性脳損傷。

機能状態が有意に向上する、(2) 急性期後の集学的な外来包括治療プログラムへの参加は自立と生産性の向上につながり、こうした利益は退院後も維持される、(3) 脳腫瘍患者は入院日数がしばしば短いにもかかわらず、他のリハビリテーション集団（例：卒中、外傷性の脳傷害）と機能状態の利益は同等なため、ケアの総費用が小さくなる、(4) 入院または外来リハビリテーションプログラムの完了後、脳腫瘍患者は疾患が進行したとしても、向上したQOLをそのまま享受できることが多い(37-41)。

特定の神経認知症状に目標を定めた代償的介入

包括的なリハビリテーションプログラムが不要または実行できない脳腫瘍患者および脳以外のがん患者の場合、非がん患者集団（外傷性脳損傷、卒中、認知症）の認知症状の治療に焦点をあてたリハビリテーション学での〝最良慣行〟に基づいた目標指向型代償的介入および行動戦略が非常に有用なことが多い。前述の通り、個別アプローチをがん関連の認知機能障害患者に適用できる可能性が臨床経験で示唆されているが、この有効性を裏付けるエビデンスが前向きランダム化対照試験からは得られていない。本項では、リハビリテーション関連学で得られた、がん関連の認知機能障害患者に適用可能な共通するエビデンスに基づく代償的介入の例をいくつか示す。よってここで主に扱うのは、日常生活についての学習・記憶障害の影響を回避するための介入とする。がん患者が頻繁に直面する神経心理学的機能障害だからである(4)。がん関連の認知機能障害（すなわち、情報処理速度の低下、注意および実行機能の非効率性）を有する患者の場合、記憶障害は単独で起こるのではなく、他の前頭葉-皮質下症状の神経心理学的徴候を伴う。その点は同意するが、一方で、上記患者に対し、外部支援を含め、記憶機能障害へのテーラーメイドの実践的介入が、他の関連性の高い障害の対処にも役立つことを著者らはしばしば目撃してきた。実際、後述のとおり、従来のリハビリテーションで外部記憶支援の人気があるのは、記憶の問題だけではなく注意および実行機能の低下（例：計画、組織化、時間、および目標管理）の影響を抑制する効果による。

記憶障害による日常生活の支障を最小にするようための神経心理学的介入法は、様々な方法を組み合わせて行われる。各種アプローチのエビデンスに関する詳細な考察については、最近のレビューを参照されたい(36,42)。利用可能なテクニックのうち、外部記憶支援（例：チェックリスト、システム手帳またはスケジュール帳、壁掛けカレンダー、ポケベル）が、後天的脳損傷後の重大な記憶障害がある患者の介入に汎用されている(43)。リハビリテーション分野におけるその有効性は実証済みで、本領域の第一人者が〝外部支援および代償装置の使用は、記憶機能障害者の自立および機能の向上に有用という点でどの文献報告も一致している〟、と結論づけるに至った(42)。外傷性脳損傷および卒中患者の認知リハビリテーションに関する米国リハビリテーション医学会議（ACRM）のBrain Injury Interdisciplinary Special Interest Group（BI-ISIG））はさらに、外傷性脳損傷または卒中後に記憶機能障害がある患者に対し、代償的記憶戦略トレーニング（例：ノートまたは日記を使用）を実践基準にすることを推奨している(36)。

実践では、特に個人のニーズに合わせて外部記憶支援または想起システムをカスタマイズし、このとき、患者がよく行う活動、記憶で失敗しがちな日常的対象（介入対象）、および神経心理学的な長所短所を考慮に入れる。こうした要因に応じて、外部記憶支援の精巧度と技術依存度（すなわち、単純な壁掛けカレンダー対自動リマインダーシステム・自動整理システム）に差があり、さらに（種々のタスク・状況にまたがって生じる特定のタスク／記憶問題を代償するための）汎用性にも差がある。個別患者の神経認知の長所短所に応じて、外部支援は自分で調整できるものと（スケジュール帳または手帳）、または環境に組み込む（自動リマインダーシステム）ものがある(44)。さらに、介入対象に応じて外部支援をカスタマイズし、偶発的な記憶（事象の記憶）および展望的記憶（〝思い出すための記憶〟、将来の意図に基づき行動するための記憶）の両方に対処し、実行機能障害（例：計画、組織化、タスクの開始、時間予測と管理）にも対処する(34)。外部支援での成功を最大にするための手段として、監督下で複数セッションを実施するなど、明確な体系的指導を行うことが推奨されている(45-47)。

例えば、単に薬物療法へのコンプライアンス改善が介入対象ならば、外部支援として、定時服薬を想起させるための通知装置（または携帯電話による自動通知）とともに、薬を整理するピルケースを使うよう指導してもよい。より複雑な介入対象には、日常的な記憶の失敗、整理能力および計画性の低下による問題の代償が含まれるかもしれない。こうした問題は認知の客観的神経心理テストで判別できる記憶・実行機能障害との関連性が高い。このパターンの認知障害があると、仕事と趣味を上手にこなす力がしばしば失われ、手書き／電子手帳を使うなど

より進んだ介入計画が必要で、これによりタスク・状況にまたがる神経心理学的問題の影響に対処する。この場合、体系的指示を出し、手帳の使用を促すスキルを習得し伸ばす練習を監視下で行うことに介入努力を向け、計画性・秩序性の低下を代償し（例：完了すべき課題の重要性、各課題と関連した時間的必要条件、および他の相反する責任課題を考えた後で毎日の活動を計画する）、さらに記憶障害を代償する（例：予定を管理する、一日の重要イベントを都度メモにとる）。

かくして、記憶障害の性質と範囲および神経心理学的な長所と短所を背景にした患者のニーズにもよるが、記憶障害に対する外部支援を組み入れた介入により、記憶障害のみならず、がん関連認知障害患者によく見られる実行機能障害の神経心理学的関連後遺症にも対応できるかもしれない。採用したシステムに関係なく、外部支援には障害がある認知系への需要を抑えるという共通目的があり、患者は日常的目標を満たすことができるようになる。患者の目標は、多忙な仕事のスケジュールの計画・整理、展望性記憶障害の軽減、日時の見当をつけさせる、または単に定時服用を促す手がかりを提供するなど、何でも構わない（45-54）。

上述した介入の正確な性質は、対象と範囲の点で異なるが、どれも認知障害（〝戦略のトレーニング〟）を代償するための戦略の開発が必要であり、反復練習や運動により根本的な認知障害を直接回復させる試みは必要ではない（〝回復トレーニング〟）（36）。もっと言うと、記憶回復のための訓練指向型アプローチ（例：反復集中練習または一般の心理的刺激の練習）が有効だという経験的裏付けはない（42）。例えば、Lowenstein他（55）はスケジュール帳と関連する認知リハビリテーション技術とを併用する指導を、ある心理的刺激条件と比較した。その条件とは、文字またはマークの対を記憶で当てるコンピュータゲーム、文字を並べ直してできるだけ長い文字数の単語を作る、最近またかなり昔の情報を自力で想起させるなどである。上記研究の対象患者は軽度アルツハイマー病型認知障害があり、全員1セッション45分の運動を24回行った。その結果、スケジュール帳と認知リハビリテーション技術の使用を指導された患者は、特定の機能性が改善したが、コンピュータゲームによる心理的刺激を行った患者は改善がなかった。心理的刺激練習では損傷した神経回路の機能が回復しなかったという同様の結果が、リハビリテーションの文献で報告されている（56）。つまり、慎重に選んだ練習（コンピュータゲーム形式が多い）を反復実施することで損傷した認知機能を直接取り戻す試行を、運動時とかなり差がある課題に一般化したり、移し替えられるというエビデンスはない。具体的に言うと、運動した項目と類似の転帰評価項目（あるコンピュータゲームから別の類似のコンピュータゲーム）で改善が示される可能性はあるが、特にがん患者が失敗しやすい〝現実世界〟の重要課題——例えば、支払い期日や財布の置き場所を覚えておく、服薬時間を思い出す、前日の出来事と混同しない——など他の課題に汎化したり移し替えられるという概念の裏付けはない。

認知機能障害の薬理学的管理

上述のとおり、脳腫瘍患者に前頭葉機能障害が好発するのは、脳腫瘍および抗腫瘍薬の両者の副作用が原因である。無関心、意欲低下、自発性低下で顕在化し、神経行動的緩徐化および作業記憶障害も伴う実行機能障害を含めた前頭葉機能障害は、前頭葉-脳幹網内系のモノアミン経路の崩壊に派生する可能性が高い。さらに、カテコールアミンが注意および作業記憶の調整に不可欠な役割を果たす。脳腫瘍患者に対する塩酸メチルフェニデート、薬理学的にアンフェタミンに類似した混合型ドーパミン-ノルアドレナリンアゴニストによる刺激性薬剤治療は、認知および日常生活機能の主観的かつ客観的な著明改善に関連する（例：疲労減少、集中力向上、気分が明るくなる、歩行運動の改善）（57）。悪性神経膠腫患者30名を対象にした単治療群用量漸増第I相試験（メチルフェニデート10、20、30mg 1日2回）で、脳腫瘍患者は精神運動速度、記憶、視覚-運動機能、実行機能、および両側性運動の速度が有意に改善し、発作の活動増加は伴わず、上記改善により糖質コルチコイドを減量できた（57）。副作用（例：易刺激性、振戦）は極めて少なく、薬剤投与中止後迅速に解消した。さらに、上記結果は気分の改善だけが原因ではなく、腫瘍進行や放射線障害進行による二次的な神経損傷が被験者の50%で持続しているというエビデンスを考えると、非常に心強いデータである。

Lower他（58）は、脳以外の悪性腫瘍成人患者（主に乳がん患者）132名を対象にdexmethylphenidate（d-MPH、Focalin）の持続性の疲労および記憶障害に対する安全性と有効性を調べた第III相ランダム化プラセボ対照試験の速報データを発表した。d-MPH（平均最高用量27.7mg／日）の投与により、疲労および記憶の回復に繋がった（High Sensitivity Cognitive Screenで評価）。ケモブレイン症例での報告が多い認知機能障

害の範囲と程度を把握するため、高感度包括的神経心理学的アセスメントを取り入れた試験が今後必要なのは明らかだ。

覚醒促進作用がある経口モダフィニルは当初、ナルコレプシーで承認を受け、脳腫瘍患者の疲労軽減とQOL改善を適応症にさらに試験が進められている。Nasir(59)の報告によると、原発性脳腫瘍患者15名を対象にした小規模予備試験で、がん関連疲労の中等度から有意な改善がモダフィニル治療（200mg/日、4週間後も非反応の場合は300mgに増量）患者の約3分の2にみられた。1名は脳症の副作用のため投与を中止したが、それ以外の副作用は軽度で（不安、めまい）、投与中止や減量は必要なかった。

アルツハイマー病など他の神経障害で使用されている薬剤の脳腫瘍患者に対する利益の評価にも関心が寄せられている。Shaw他(60)は最近、原発性または転移性の脳腫瘍のため登録の6ヵ月以上前に部分または全脳照射を受けた患者35名を対象に、アルツハイマー病関連の認知症で汎用されているアセチルコリンエステラーゼ阻害剤ドネペジルの非盲検第II相臨床試験を終了した。ドネペジルの24週間投与（5mg/日、6週間、10mg/日に増量し18週間）により、神経認知機能が改善し（注意および記憶）、QOLを反映する脳特異的症状も改善した (Functional Assessment of Cancer Therapy—Brain Moduleで評価)。ドネペジルのランダム化二重盲検プラセボ対照多施設第III相が計画中で、認知症治療に使用されるその他の薬剤（例：メマンチン）の試験も予定されている。

上咽頭がん患者は特に、片側または両側の側頭葉照射による標準治療後、側頭葉が放射線壊死しやすい(61)。この不幸だがよく起きる副作用が認知に及ぼす結果は、記憶機能障害である。最近、Chan他(62)は、ビタミンE大量投与（1,000IU、1日2回）が側頭葉放射線壊死患者の認知機能に及ぼす影響を、非盲検非ランダム化プラセボ対照デザインで検討した。ビタミンE大量投与による食事補給を1年間行った後、治療群の患者は記憶および実行機能の有意な改善を示した。

進行がん患者の認知機能障害の病因に対する理解が進むにつれ、上記機序による標的介入が発展するだろう。例えば、認知機能障害およびその他のがん関連の症状は、がん治療が誘発する炎症応答（炎症性サイトカインの誘導）が原因の一つかもしれないことについて、エビデンスが増えてきている(3,63)。よって、サイトカインおよびその受容体を調節すれば、このような症状発現の緩和や予防ができるかもしれない。抗炎症薬または特定のサイトカイン拮抗薬を標準的なリハビリテーションアプローチとともに使ったときの利益を調べる研究がちょうど始まったところで、大きく期待できるだろう。

プリハビリテーション戦略：ある予防モデルについての考察

脳腫瘍患者の機能障害は腫瘍の性状（例：病変部位、大きさ）および治療計画（手術後、化学療法や放射線治療）からある程度予測可能な経過を辿るものが多いため、神経認知能力障害の発現前に患者とその介護者に介入ができれば、予防的行動リハビリテーション戦略、薬理学的戦略、および心理的教育的戦略を効果的に実行できるかもしれない。こうした戦略は神経認知症状および情緒的症状の一次予防および二次予防を中心に据えるので、〝リハビリテーション〟に対し、〝プリハビリテーション〟と考えてもよい。脳腫瘍患者に対するプリハビリテーションの目標は次のとおりである。(1) 疾患進行およびがん治療に関連する神経認知障害から脳を保護する、(2) 生活を制限する能力障害に進行する前に、予測可能な問題を回避することを意図した代償的行動戦略の実施、および (3) 支持的カウンセリングおよび心理教育プログラムの導入により患者と介護者の苦痛を軽減する。〝プリハビリテーション〟モデルをそのまま脳以外の疾患患者に適応してもよく、がん生存問題に特に力を入れた高質のがんケアを提供する現行プランと〝プリハビリテーション〟モデルは特に相性がよい(5)。

情緒的苦痛と疲労

米国総合がんセンターネットワーク (NCCN) (64) の定義によると、苦痛とは〝心理面（認知、行動、感情）、社会面、スピリット面での不快な経験で、原因は複数あり、がんとその身体症状および治療に有効に対処する能力を損ねる可能性があるもの〟である。最近Stanton (65) が行った、がんと診断された患者の心理的適応に関する包括的文献レビューの主な結論は下記のとおりである。(1) がんと診断された人は、顕著な心理的苦痛を感じたり、人生が崩壊するリスクがある、(2) がん患者の場合、臨床的に重大な心理的障害の割合が一般集団を上回ることが多い、(3) がん患者の多くは診断後2年の間に苦痛が緩和されるが、一部のがん生存者は心理的後遺症が持続することが研究で示唆されている、(4) がんの経験から前向きな意味と利益を見つける人が多い。

がん患者の心理的介入を裏付けるエビデンスの包括的レビューは本章で扱う枠を超えているが、QOLに与える明らかな影響以上に、うつ病、およびその他の情緒障害が認知状態に影響しうる点に注意しなければならない。その極端にあるのが仮性認知症で、神経心理学的後遺症（例：実行機能障害、精神運動障害）は併存認知症がないうつ病による転帰の1つである（66）。その他の場合、感情的苦痛によって認知機能障害患者にさらに機能障害が起きる可能性がある。感情的苦痛が過度な認知能力障害を引き起こすことが多く、情動障害の多くの症状（無感情、快感消失、易刺激性短気）が人の意欲や治療への参加努力に影響しうることから、神経認知障害への介入を計画するときは、患者の感情的状態を常に考えなければならない（33）。さらに注意すべき点は、原発性脳腫瘍患者の場合、病変部位が心理的症状に寄与する可能性があることだ。例えば、腹内側前頭野または頭頂連合の腫瘍は、不安および易刺激性を増強し、背外側前頭前野および体性感覚領域の腫瘍は感情的無関心または多幸症に関連するかもしれない（10）。疾患を背景にした神経学的変化に続く感情的変化およびパーソナリティの変化を、反応性または病前の変化と識別することは、治療アプローチを決めるときの情報源になる（33）。

疲労はがんおよびがん治療に関連する一般的な有害症状である。NCCNによるがん関連疲労の定義は、「最近の活動に合致しない、日常生活機能の妨げとなるほどの、がんまたはがん治療に関連した、つらく持続する主観的な感覚で、身体的、感情的かつ／または認知的倦怠感または消耗感」である（67）。身体的疲労に加え、集中力低下および覚醒低下を含む認知面の疲労は、がん関連疲労の一要素として認識されるようになってきた。疲労は認知機能および気分に有害な影響を与え、認知機能障害および気分障害も疲労の原因になりうる（68）。疲労の包括的管理には集学的アプローチが必要である。そのアプローチは、貧血、併存する医学的問題（例：感染症、腎不全、脱水）、ホルモンの乱れ、廃用性症候群、不適切な疼痛管理、薬物副作用、睡眠障害、根底にある気分障害、および認知症状など、がん患者の疲労に寄与する可能性がある無数の因子を認識したものでなければならない（69）。

疲労管理戦略の包括的レビューも本章の枠を超えている。しかしながら、情緒的苦痛と同様に、疲労も過度な認知能力障害に繋がる可能性があり、神経認知治療および行動治療への参加意欲や努力に影響しうるので、介入の計画時は慎重に考える必要がある。がん患者の神経認知障害に介入する場合、医学関連の疲労の原因に対処するため一次医療サービスに相談する他、疲労が機能に与える影響を最小にするための行動戦略また対処戦略も取り入れてよい場合が多い。例えば、疲労管理のための順応的対処戦略には、〝エネルギー節約プラン〟が含まれる（70）。まず、患者に一日の活動能力を比較させ、活動能力が最大の時に重要な活動を、最低の時に休息を取るようにし、必須ではない作業を代行してもらうか削るよう指導する。著者らの経験では、記憶障害の代償として手帳など外部支援を使う患者には、例えば、疲労レベルが最低の時に最大の注意とエネルギーを要求する高い認知能力が必要な課題を達成するなど、目的をもって日中の活動予定を立てる方法を指導することも有益な可能性がある。さらに、注意力を最大にし、欲求不満を最少にするため、頻繁に休息を入れるよう患者に勧めてもよい。作業スケジュールの代案が時に必要かもしれない。行動戦略に加え、メチルフェニデートなどの刺激薬ががん関連疲労の抑制に使用されている(71)。

まとめ

がん患者の場合、神経認知機能障害を発症する恐れがある。それは、がんが直接をCNS冒す結果、悪性脳腫瘍または脳以外の悪性腫瘍に対する一次治療または予防的治療に用いる方法（放射線治療、化学療法、バイオ免疫療法）の不成功、または医学的合併症の予防または抑制に処方された補助薬物の副作用かもしれない（4）。がん患者が発症する可能性がある神経認知行動または情動的後遺症を客観的な神経精神アセスメントにより評価すれば、適切な介入戦略の見極めに役立ち、それによりケアの質が上がり、疾患の性質や程度に関係なく、最終的には患者のQOLが向上する。本章では、がんおよびがん治療に関連する神経認知機能障害を管理するためのアプローチについて論じてきた。様々なアプローチを人為的に二種類（例：行動戦略対薬理学的戦略）に分け、より明確にしようと試みがなされてきた。しかし、多くの場合、様々な治療を組み合わせた多モードの包括的アプローチが、日常生活の神経認知機能障害の影響抑制にしばしば最大の効果を発揮する。CNSおよび脳以外の悪性腫瘍患者の神経認知機能障害に対応する行動戦略の経験的評価を続け、様々な薬理学的アプローチの有効性

を継続して検討することが望ましい。

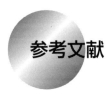
参考文献

1. Wefel J, Lenzi R, Theriault R, Buzdar A, Cruickshank S, Meyers C. "Chemobrain" in breast carcinoma?: a prologue. *Cance*. 2004;101:466–475.
2. Meyers CA, Byrne KS, Komaki R. Cognitive deficits in patients with small cell lung cancer before and after chemotherapy. *Lung Cance*. 1995;12:231–235.
3. Meyers C, Albitar M, Estey E. Cognitive impairment, fatigue, and cytokine levels in patients with acute myelogenous leukemia or myelodysplastic syndrome. *Cance*. 2005;104:788–793.
4. Wefel JS, Kayl AE, Meyers CA. Neuropsychological dysfunction associated with cancer and cancer therapies: a conceptual review of an emerging target. *Br J Cancer*. 2004;90:1691–1696.
5. Rowland J, Hewitt M, Ganz P. Cancer survivorship: a new challenge in delivering quality cancer care. *J Clin Oncol*. 2006;24:5101–5104.
6. Vanderploeg RD. *Clinician's Guide to Neuropsychological Assessment*. Mahwah, NJ: Lawrence Erlbaum Associates, Inc., 2000.
7. Folstein MF, Folstein SE, McHugh PR. "Mini-mental state." A practical method for grading the cognitive state of patients for the clinician. *J Psychiatr Res*. 1975;12:189–198.
8. Meyers CA, Wefel JS. The use of the Mini-Mental State Examination to assess cognitive functioning in cancer trials: no ifs, ands, buts, or sensitivity. *J Clin Oncol*. 2003;21:3557–3558.
9. Meyers CA, Kudelka AP, Conrad CA, Gelke CK, Grove W, Pazdur R. Neurotoxicity of CI-980, a novel mitotic inhibitor. *Clin Cancer Res*. 1997;3:419–422.
10. Meyers CA. Issues of quality of life in neuro-oncology. In: Vecht CJ, ed. *Handbook of Clinical Neurology, Neuro-Oncology, Part I. Brain Tumors: Principles of Biology, Diagnosis and Therapy, Vol. 23*. Amsterdam: Elsevier Science B.V; 1997:389–409.
11. Cull A, Hay C, Love S, Mackie M, Smets E, Stewart M. What do patients with cancer mean when they complain of memory problems? *Br J Cancer*.1996;74:1674–1979.
12. Jenkins V, Shilling V, Deutsch G, et al. A 3-year prospective study of the effects of adjuvant treatments on cognition in women with early stage breast cancer. *Br J Cancer*.2006;94:828–834.
13. Castellon S, Ganz PA, Bower J, Petersen L, Abraham L, Greendale G. Neurocognitive performance in breast cancer survivors exposed to adjuvant chemotherapy and tamoxifen. *J Clin Exp Neuropsychol*. 2004;26:955–969.
14. Schagen S, Muller M, Boogerd W, van Dam F. Cognitive dysfunction and chemotherapy: neuropsychological findings in perspective. *Clin Breast Cancer*. Supplement 2002;3:S100–S108.
15. Meyers C, Brown P. Role and relevance of neurocognitive assessment in clinical trials of patients with CNS tumors. *J Clin Oncol*. 2006;24:1305–1309.
16. Meyers CA, Smith JA, Bezjak A, et al. Neurocognitive function and progression in patient with brain metastases treated with whole-brain radiation and motexafin gadolinium: results of a randomized phase III trial. *J Clin Oncol*. 2004;22:157–165.
17. Mehta MP, Shapiro WR, Glantz MJ, et al. Lead-in phase to randomized trial of motexafin gadolinium and whole-brain radiation for patients with brain metastases: centralized assessment of magnetic resonance imaging, neurocognitive, and neurologic end points. *J Clin Oncol*. 2002;20:3445–3453.
18. Meyers CA, Hess KR, Yung WKA, Levin VA. Cognitive function as a predictor of survival in patients with recurrent malignant glioma. *J Clin Oncol*. 2000;18:646–650.
19. Sherman AM, Jaeckle K, Meyers CA. Pretreatment cognitive performance predicts survival in patients with leptomeningeal disease. *Cance*. 2002;15:1311–1316.
20. Tucha O, Smely C, Preier M, Lange KW. Cognitive deficits before treatment among patients with brain tumors. *Neurosurger*. 2000;47:324–333.
21. Fleissbach K, Urbach H, Helstaedter C, et al. Cognitive performance and magnetic resonance imaging findings after high-dose systemic and intraventricular chemotherapy for primary central nervous system lymphoma. *Arch Neurol*. 2003;60:563–568.
22. Fleissbach K, Urbach H, Helmstaedter C, et al. Neuropsychological outcome after chemotherapy for primary CNS lymphoma: a prospective study. *Neurolog*. 2005;64:1184–1188.
23. Crossen JR, Garwood D, Glatstein E, Neuwalt EA. Neurobehavioral sequelae of cranial irradiation in adults: a review of radiation-induced encephalopathy. *J Clin Oncol*. 1994;12:627–642.
24. Meyers CA, Abbruzzese JL. Cognitive functioning in patients with cancer: effect of previous treatment. *Neurolog*. 1992;42:434–436.
25. Scheibel RS, Meyers CA, Levin VA. Cognitive dysfunction following surgery for intracerebral glioma: influence of histopathology, lesion location, and treatment. *J Neurooncol*. 1996;30:61–69.

26. Anderson SW, Damasio H, Tranel D. Neuropsychological impairments associated with lesions caused by tumor or stroke. *Arch Neurol.* 1990;47:397–405.
27. Mayer M. A patient perspective on brain metastases in breast cancer. *Clin Cancer Res.* 2007;13:1623–1624.
28. Fobair P, Mackworth N, Varghese A, Prados M. Quality of life issues among 200 patients with brain tumors treated at the University of California in San Francisco, interviewed 1988. Brain Tumor Conference: A Living Resource Guide; 1990.
29. Patterson H. Nobody can afford a brain tumor... The financial impact of brain tumors on patients and families: a summary of findings. Report from the National Brain Tumor Foundation; 2007.
30. Meyers C, Boake C. Neurobehavioral disorders in patients with brain tumors: rehabilitation strategies. *Cancer Bull.* 1993;45:362–364.
31. Short P, JJ V, Tunceli K. Employment pathways in a large cohort of adult cancer survivors. *Cance.* 2005;103: 1292–1301.
32. Brain Tumor Progress Review Group. Report of the Brain Tumor Progress Review Group. NIH Publication No. 01–4902: National Cancer Institute and National Institute of Neurological Disorders and Stroke; 2000.
33. Attix D. An integrated model for geriatric neuropsychological intervention. In: Attix D, Welsh-Bomer K, eds. *Geriatric Neuropsychology Assessment and Intervention.* New York: Guilford Press; 2006:241–260.
34. Sohlberg M, Mateer C. *Cognitive Rehabilitation: An Integrative Neuropsychological Approach.* New York: Guilford Press; 2001.
35. Cicerone KD, Dahlberg C, Kalmar K, et al. Evidence-based cognitive rehabilitation: recommendations for clinical practice. *Arch Phys Med Rehabil.* 2000;81:1596–1615.
36. Cicerone KD, Dahlberg C, Malec JF, et al. Evidence-based cognitive rehabilitation: updated review of the literature from 1998 through 2002. *Arch Phys Med Rehabil.* 2005;86:1681–1692.
37. Marciniak CM, Sliwa JA, Spill G, Heinemann AW, Semik PE. Functional outcome following rehabilitation of the patient with cancer. *Arch Phys Med Rehabil.* 1996;77:54–57.
38. Huang ME, Cifu DX, Keyser-Marcus L. Functional outcome after brain tumor and acute stroke: a comparative analysis. *Arch Phys Med Rehabil.* 1998;79:1386–1390.
39. O'Dell MW, Barr K, Spanier D, Warnick RE. Functional outcome of inpatient rehabilitation in persons with brain tumors. *Arch Phys Med Rehabil.* 1998;79:1530–1534.
40. Huang ME, Wartella JE, Kreutzer JS. Functional outcomes and quality of life in patients with brain tumors: a preliminary report. *Arch Phys Med Rehabil.* 2001;82:1540–1546.
41. Sherer M, Meyers CA, Bergloff P. Efficacy of post acute brain injury rehabilitation for patients with primary malignant brain tumors. *Cancer.* 1997;80:250–257.
42. Sohlberg MM. External aids for management of memory impairment. In: High WM, Sander AM, Struchen MA, Hart KA, eds. *Rehabilitation for Traumatic Brain Injury.* New York: Oxford University Press; 2005.
43. Evans JJ, Wilson BA, Needham P, Brentnall S. Who makes good use of memory aids? Results of a survey of people with acquired brain injury. *J Int Neuropsychol Soc.* 2003;9:925–935.
44. Malec J, Cicerone K. Cognitive rehabilitation. In: Evans R, ed. *Neurology & Trauma.* New York: Oxford; 2005:238–261.
45. Sohlberg MM, Mateer CA. Training the use of compensatory memory books: a three stage behavioral approach. *J Clin Exp Neuropsychol.* 1989;11:871–891.
46. Donaghy S, Williams W. A new protocol for training severely impaired patients in the usage of memory journals. *Brain Inj.* 1998;12:1061–1070.
47. Schmitter-Edgecombe M, Fahy J, Whelan J, Long C. Memory remediation after severe closed head injury. Notebook training versus supportive therapy. *J Consult Clin Psychol.* 1995;63:484–489.
48. Ownsworth T, McFarland K. Memory remediation in long-term acquired brain injury: two approaches in diary training. *Brain Inj.* 1995;13:605–626.
49. Hart T, Hawkey K, Whyte J. Use of a portable voice organizer to remember therapy goals in traumatic brain injury rehabilitation: a within-subjects trial. *J Head Trauma Rehabil.* 2002;17:556–570.
50. van den Broek M, Downes J, Johnson Z, Dayus B, Hilton N. Evaluation of an electronic memory aid in the neuropsychological rehabilitation of prospective memory deficits. *Brain Inj.* 2000;14:455–462.
51. Wade T, Troy J. Mobile phones as a new memory aid: a preliminary investigation. *Brain Inj.* 2001;15:305–320.
52. Wilson B, Evans J, Emslie H, Malinek V. Evaluation of NeuroPage: a new memory aid. *J Neurol Neurosurg Psychiatry.* 1997;63:113–115.
53. Wilson B, Emslie H, Ouirk K, Evans J. Reducing everyday memory and planning problems by means of a paging system: a randomized control crossover study. *J Neurol Neurosurg Psychiatry.* 2001;70:477–482.

54. O'Connell M, Mateer C, Kerns K. Prosthetic systems for addressing problems with initiation: guidelines for selection, training, and measuring efficacy. *NeuroRehabilitation*. 2003;18:9–20.
55. Loewenstein D, Acevedo A, Czaja S, Duara R. Cognitive rehabilitation of mildly impaired Alzheimer's disease patients on cholinesterase inhibitors. *J Geriatric Psychiatry*. 2004;12:395–402.
56. Park N, Ingles J. Effectiveness of attention rehabilitation after an acquired brain injury: a meta-analysis. *Neuropsychology*. 2001;15:199–210.
57. Meyers CA, Weitzner MA, Valentine AD, Levin VA. Methylphenidate therapy improves cognition, mood, and function of patients with brain tumors. *J Clin Oncol*. 1998;16:2522–2527.
58. Lower E, Fleischman S, Cooper A, Zeldis J, Faleck H, Manning D. A phase III, randomized placebo-controlled trial of the safety and efficacy of d-MPH as new treatment of fatigue and "chemobrain" in adult patients with cancer. (Abstract). *J Clin Oncol*. 2005;23:8000.
59. Nasir S. Modafinil improves fatigue in primary patients with brain tumors (Abstract). *Society of Neuro Oncology*. 2003;5:335.
60. Shaw EG, Rosdahl R, D'Agostino RB, et al. Phase II study of Donepezil in irradiated patients with brain tumors: effect on cognitive function, mood, and quality of life. *J Clin Oncol*. 2006;24:1415–1420.
61. Cheung M, Chan AS, Law SC, Chan JH, Tse VK. Cognitive function of patients with nasopharyngeal carcinoma with and without temporal lobe radionecrosis. *Arch Neurol*. 2000;57:1347–1352.
62. Chan AS, Cheung M-C, Law SC, Chan JH. Phase II study of alpha-tocopherol in improving the cognitive function of patients with temporal lobe radionecrosis. *Cancer*. 2003;100:398–404.
63. Lee B, Dantzer R, Langley K, et al. A cytokine-based neuroimmunological mechanism of cancer-related symptoms. *Neuroimmunomodulation*. 2004;11:279–292.
64. National Comprehensive Cancer Network. 2007. Distress Management. NCCN Clinical Practice Guidelines in Oncology version 2.2007.
65. Stanton A. Psychosocial concerns and interventions for cancer survivors. *J Clin Oncol*. 2006;24:5132–5137.
66. Houston W, Bondi M. Potentially reversible cognitive symptoms in older adults. In: Attix K, Welsh-Bomer K, eds. *Geriatric Neuropsychology Assessment and Intervention*. New York: Guilford Press; 2006:103–131.
67. National Comprehensive Cancer Network. Cancer-Related Fatigue. NCCN Clinical Practice Guidelines in Oncology Version 2.2007: National Comprehensive Cancer Network; 2007.
68. Valentine AD, Meyers CA. Cognitive and mood disturbance as causes and symptoms of fatigue in patients with cancer. *Cancer*. 2001;92:1694–1698.
69. Franklin D, L P. Cancer-related fatigue. *Arch Phys Med Rehabil*. 2006;87:S91–S93.
70. Lovely MP. Symptom management of patients with brain tumors. *Semin Oncol Nurs*. 2004;20:273–283.
71. Sood A, Barton D, Loprinzi C. Use of methylphenidate in patients with cancer. *Amer J Hospice Palliative Med*. 2006;23:35–40.

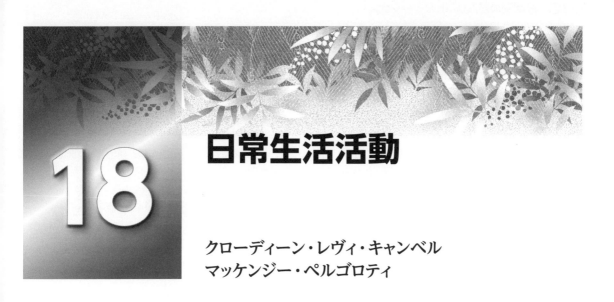

18 日常生活活動

クローディーン・レヴィ・キャンベル
マッケンジー・ペルゴロティ

　日常生活活動（ADL）には各人が日々行い、個人、社会、および仕事関連の役割を果たすための課題が含まれる。セルフケア活動はADLの中核で、全般的動作、就寝起床、ある場所から別の場所への移動・移乗（ベッド、椅子、トイレ、ポータブル便器、シャワー、浴槽）、さらには整容、摂食、更衣、入浴、排尿排便、および個人の衛生などを含む (1)。セルフケア活動は、がん患者の治療時に作業療法士が対応する主要な遂行領域である (2)。さらに、作業療法士は手段的日常生活活動（IADL）にも対応する。IADLは、人が物理環境および社会環境と向き合うときに要求される活動である。IADLには小切手を書く、請求書の支払いをする、食料を買う、食事を作る、服薬管理、軽い家事作業と家庭管理、洗濯、交通機関の利用、子供の世話、および余暇活動が含まれる。

　がん患者は、複数の医学的合併症や治療入院の繰り返しによって、活動レベル全般が低下しやすい。がん診断およびその後の治療経過は、患者の身体的能力、感情的能力、社会的能力、および認知力に影響し、様々なADLの制限が生じうる。(3)。作業療法士が回復的介入または代償的戦略を実施することで、がん患者は病と治療が課す限界の範囲内で最大限の身体機能、社会的機能、および心理的機能を達成しやすくなり、患者の実質的なADL参加が最大化される(4)。

　がん患者がADLの日課に積極的に喜んで関わることが大事である。できる限り自力でセルフケアをするよう励ますことで、患者は制御感覚を維持し、達成が持続する。何を達成できることが、がん患者に最も意味があるか考えることも重要だ。がんを抱えている患者の多くは、基本的日常活動での自立を維持したいという強い希望を持っている。様々なテクニックを使う、身体力学を変えてみる、時間を長めにとる、自助具を使うなどの方法でADLを修正して疼痛、疲労、緊張を和らげ、患者の自立を高めることが可能である(5)。本章は、入院またはリハビリテーション施設の患者に対する各セルフケアの取り組み方について記す。治療は原則として、仰臥位、端座位、またはベッドから出て座位または立位で行う。

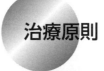

治療原則

整容

　整容には口腔ケア（歯磨き／入れ歯の手入れ）、ブラシ／櫛で髪をとかす、ひげそり、化粧、およびツメの手入れがある。上記課題に必要な物品（歯ブラシ、歯磨き粉、洗面器など）を準備すれば、あるレベルの介助を受けながら、ギャッジアップしたベッド上で起座位になって患者は課題を実行できる。端座位で化粧したり、口腔ケアを済ますには、座位バランスを保つため、患者はあるレベルの介助が必要かもしれない。洗面所での課題の場合、ひげそりまたは口腔ケアを完遂するために、バランスの支持や、洗面台の前で立ったり座ったりするための椅子が必要かもしれない。洗面台の上の戸棚から整容に必要なものを取り出す、電気を点ける／消す、クローゼットま

第2部　症状別のがんリハビリテーション

キーポイント

- 日常生活活動（ADL）には各人が日々行い、個人、社会、および仕事関連の役割を果たすための課題が含まれる。
- セルフケア活動はADLの中核で、全般的動作、端座位、就寝起床、ある場所から別の場所への移動・移乗（ベッド、椅子、手洗い、ポータブル便器、シャワー、浴槽）、さらには整容、摂食、更衣、入浴、排尿排便、および個人の衛生などを含む。
- 作業療法士は手段的日常生活活動（IADL）にも対応する。IADLは、人が物理環境および社会環境と向き合うときに要求される活動で、たとえば小切手を書く、請求書の支払いをする、食料を買う、食事を作る、服薬管理、軽い家事作業と家庭管理、洗濯、交通機関の利用、子供の世話、および余暇活動などがある。
- がん患者は、複数の医学的合併症や治療入院を繰り返すことで、全体的に活動が少なくなりがちである。

たはドアの開け閉めをするなど、患者はレベルの高い課題に関わるかもしれない。歯ブラシまたはヘアブラシ用のユニバーサルカフまたはスポンジハンドルなどの自助具により、握力が弱い患者でも整容課題をこなす力が向上する。

摂食

摂食に必要な動作には、容器を開ける、食器を握る、食べ物を口に運ぶ、食べ物を切る、カップから飲むことなどが含まれる。ベッド上での段階的課題として、適切な姿勢をとらせ、自力でトレイに適切に全ての品を並べてもらうようにする。上手に摂食動作を完遂するには、自助具またはスポンジハンドルの助けを借りたり、介護者が手を取って介助したり口頭でヒントを出すなどの必要性があるかもしれない。食べ物を噛み、咀嚼し、嚥下するには、口頭での指示が必要かもしれない。端座位の場合、トレイへの配膳、食物を切る、容器を開ける、指で食物をつまむときなどに介助が必要かもしれない。また、背もたれがないので、体を支えてやる必要があるかもしれない。食卓の前で椅子に座る場合、指導だけ必要なときと、配膳に段階別介助が必要だったり、配膳または食事を容易にする自助具（滑り止めシート、ユニバーサルカフ、握りの大きなフォーク、ロッカーナイフ、または傾斜皿など）が必要なときがあるかもしれない。片手が弱い場合や、片手技術を習得する場合は、食事中に両手を機能的に使うための手がかりが必要かもしれない。

上半身の更衣

ベッド上で病衣またはシャツを着る際、介助が必要かもしれない。そのような患者は、腕を回したり、袖に正しく腕を通すのに介助が必要だろう。端座位で複数の更衣技術が必要な衣服を着る場合、段階的介助が必要だろう。さらに、このような動きのある課題の最中に、座位バランスの維持を介助する必要があるだろう。患者は、プルオーバー、ボタンまたはファスナー付きの衣服、ブラジャーなどの下着類、コルセットやブレース、補聴器や眼鏡の着脱能力を身に付ける必要がある。がんの急性期ケアの患者は、上半身用装具の着脱に介助が必要かもしれない。こうした患者は、上半身の関節可動域（ROM）制限または荷重制限があるかもしれない。この場合、上半身の更衣に代償的戦略が必要で、片手技術を使ったり、片腕の使用をある範囲内に制限する必要がある(5)。また、上半身の更衣をできるだけ自力で行うためロングリーチャーまたはボタンエイドなどの特殊道具が必要かもしれない。あるいは体に適応させた衣服にすると有用かもしれない(3)。立位でジャケットなどの上着を着脱するには、患者は適切な立位動的バランスを維持し、さら体幹の回旋および肩のROM運動（外旋、内旋）により着脱を完遂する。

下半身の更衣

寝たきりまたは運動制限／安静のため離床できない患者でも、自助具を使ったり、個々の制限に対応した指示をすれば、ベッド上で下半身の更衣ができるかもしれない。また頭部を高くすることで、ベッド上で下肢に手が届きやすくなったり、長座位で更衣の練習ができるかもしれない。端座位で靴下や靴を着脱したり、前に体重移動するには、動的な座位バランスが必要である。端座位で下着、ズボン、スカート、靴下、ストッキング、靴、装具、および

ファスナー付きの物を着脱する場合、段階別介助が必要かもしれない。立ったり座ったりしながら下半身の更衣をすることで、エネルギーを節約し、安全性を維持することは患者に有益だろう。またロングリーチャー、靴べら付き更衣補助棒、靴下エイド、ボタンエイド／ファスナーエイドのなどの自助具が、体幹の屈曲を最小限に抑え、身体制限があっても下半身の更衣での自立性を高めるのに有用かもしれない(5)。

上半身の洗浄

安静中に頭を高くし、洗面器の水、手拭い、石けんを使って患者が上半身(顔、手、腕、体幹)を洗う作業ができるようになるには、準備が必要だろう。手を取って介助したり、片腕が弱い患者の場合は片手で両腋を洗うのにあるレベルの身体的介助をしたり、持久力が低い場合は休憩を入れる必要もあるかもしれない。座る場合、水を入れた洗面器、手拭い、石けんを準備した上で、端座位または椅子座位になるのに介助が必要かもしれない。洗面所で上半身をスポンジで洗えるよう、洗面台の前に椅子を置き必要物をセットしてやってもよい。患者の能力が向上し、シャワー室を出入りする能力と持久力がついたら、長柄付きバススポンジ、シャワーチェア、および手持ち式シャワーヘッドなどの自助具を使って、課題を段階別に分けることができる。上半身洗浄は、手持ち式シャワーヘッドで顔、腕、手、および体幹を流すこと、手拭いで石けんを泡立てて体を洗い、石けんを流す能力を必要とする。バスグローブに紐をつけて患者の手にかけてやると役に立つだろう。バスグローブは手拭いを掴めない患者、両手を十分に使えない患者に有用である。手術直後やホチキスまたは縫合糸を抜去していない場合は特に、シャワーに関して制限があるかもしれない。呼吸器系合併症のため、シャワーの湯気や熱で影響を受ける患者もいるだろう。熱や湿度は息切れを増大させ、有酸素能力を低下させうる。さらに、患者はシャワーという課題の完遂にエネルギーを消耗し、疲れ過ぎてしまう可能性がある。自助具が必要であったり、頻繁に休憩をとったり、交互に立位と座位をとったり、活動能力が高い時にシャワー活動を終えるよう、時間を変更する必要があるだろう。

下半身の洗浄

下半身の入浴には股間、上下肢、足、および臀部の洗浄が含まれる。頭側を高くしてベッドに仰向けになった状態でも、適切な体位をとって自助ミラーまたは自助具を使えば、患者は下半身を洗うことができる。患者は手が届きやすい箇所しか洗えない可能性があり、脚全体や足先を洗うときに身体介助が必要かもしれない。端座位または椅子座位の場合、膝下や足にも手が届くように足載せ台を使ってもよい。下半身の更衣と同様、座位と立位を交互にとりながら下半身を洗い、さらにリーチャー、長柄付きバススポンジなどの自助具を使うと有用だろう。シャワーの下への移乗が忍容できる患者はシャワーシートを使ってもよく、上半身の入浴と同様、座位と立位を交互にとりながら下半身を洗浄し、体力を温存する。

排尿排便

寝たきりの患者は、起き上がってポータル便器を使うことができない可能性があるので、体が横向きになるよう介助し、差し込み便器を使う必要があるかもしれない。この段階の患者は排尿排便に多くの介助が必要かもしれないが、横向きになるとき、ベッド上で体位を変えるとき、衣服の着脱の際に協力するよう励ますことはできる。付き添われてポータル便器または便所に移乗ができても、握力が弱いため排尿排便中の衣服の着脱に手助けが必要かもしれない。それと同時に動的バランスを機能的かつ安全に維持する必要がある。患者はロングリーチャーや点検鏡などの自助具を使う必要があるかもしれない(1)。また、排尿排便を安全に終えるため、立位と座位を交互に行い、数段階かけて衣服の着脱(下着とズボンを引き上げる)を行う必要があるかもしれない。

トイレ移乗

介助を受けながらベッドから出る力がついたら、ポータル便器への移乗の練習を開始できる。介助を受けながらピボットターンで患側または健側に向き、ポータル便器に移乗する方法を教えることができる。最終的に、患側、健側のどちら側にも移乗する方法を患者は習得できる。下肢の麻痺または筋力低下がある患者は、肘掛け付きポータブル便器を使ったり、スライドボードでポータル便器に移動する必要があるかもしれない。この場合、まず家族の介助で健側に移乗するよう練習し、最終的に療法士だけの介助で患側に完全に移乗できるよう練習をすると有益である。歩行車や通常の歩行器などの歩行器具を使う患者は、その器具を使ってポータル便器への移乗を練習することができる。患者が便所に歩いて行く筋力

と持久力がついたら、便所からの出入りの練習が可能で、標準便座または補高便座への移乗ができるようにする。便所の手すりの使い方を指導したり、便座に肘置き手すりを設置して患者の安全性を高め、便座への移乗が楽になるようする。

シャワーへの移乗

自力で浴室に移動できる持久力がある場合、シャワーの下への出入りの練習を開始できる。浴室への移動を練習する際、歩行車、通常の歩行器、松葉杖、杖などの歩行器具を使う必要があるかもしれない。患者が浴室内に入ったら、浴槽またはシャワー室に安全に入る方法、さらにシャワーの下に移動する方法を指示する必要があるかもしれない。シャワー下への移乗を安全にするため、シャワーシートや手すりを使うと有益だろう。まずシャワーシートに座り、次にピボットターンで体と脚をシャワーの方に向ける必要があるだろう。介護の練習をした家族がいると、家庭環境で安全にシャワー移乗を実施するのに有益だろう。

ベッド上の移動

寝返りや端座位の能力があることが、セルフケア活動に必要不可欠である。患者はベッドの手すりを使ったり、ギャッジアップしたベッドの上で、修正寝返り技術を練習する必要があるかもしれない。座位になったり、仰臥位から長座位になるため、患者は頭上のトラピーズ・バーを使う必要があるかもしれない。脊椎手術や動作に関して注意が必要な手術を受けた患者は、一度にスムーズに仰臥位から横臥位になり端座位になる方法を習う必要があるだろう。座位や仙椎への圧迫を避けなければならない手術もある。この場合、患者は横臥位を続ける方法を習い、端座位を経ずに横臥位からスムーズに一度で立ち上がる方法を習う必要があるだろう。

省エネと身体力学

大半のがん患者が治療のある段階で、疲労および活動に対する忍容性低下を経験する(4)。無理をして疲労が過剰にならないよう休憩をはさみながら活動し、忍容性を高めるよう患者に勧める(5)。省エネ原則および適切な身体力学により、ADLを適応させると、治療後に短期または長期疲労や持久力低下がある患者には有益かもしれない。高いエネルギーが必要な活動もあるため、がん患者を担当する療法士にとってバイタルサインと酸素飽和度の監視が不可欠である。がん患者に有用な省エネ原則には、紐靴ではなくスリッポンを履いたり、長い柄の付いた器具を使うことで更衣および入浴時に体の屈曲度を最小にする、無理をせず頻繁に休憩をとる、激しい運動をするときは立位と座位を交互にとる、環境を整えて活動に必要な物品を手の届く範囲に揃える、軽い道具やツールを使い緊張が加わらないようにする、などの方法がある(5)。さらに、深呼吸運動や呼吸を揃えるよう患者に指示してもよい。

特別な配慮

隔離予防策／接触予防策下の患者

骨髄移植(同種、同系、または自家の採取骨髄／末梢血液)を受けた患者には隔離予防策をとることが多い。移植手術の前にこうした患者には高用量の抗がん剤や照射を行い、がん細胞を破壊するが、その過程で健康な細胞も壊すことになる。この治療期の最中と、骨髄移植後、患者は感染症に非常にかかりやすい。患者は予防的に隔離され、病室から出ることはできない。さらに、食事制限があり、生の果物／野菜は制限され、殺菌のため中までよく火を通した食事が支給される。患者はしばしば6週間から数ヵ月入院し、がん治療と長期間の不活動の結果、体力が衰える。こうした患者はできるだけADLに関わり、朝は起き上がって日常的なセルフケアを全て行うことが大切である。患者はADLを容易にする自助具が必要で、省エネ技術により活動ペースを調整する方法を学習すると有益だろう。主要なADL目標は、セルフケア活動への参加を促し、活動に対する忍容性と持久力を維持することである。

頭頸部の手術／顔面再建手術

頭頸部がんの患者は確認病変と周辺組織を含めて摘出し、時に顔面／頸部リンパ節の摘出も含めた顔面再建の大手術を受ける場合が多い。手術中、手術のために挿管を行い、気管切開チューブまたは鼻腔チューブを一次的に挿入し、自力で呼吸と食べ物の嚥下が十分にできる位に治癒するまで挿管を続ける。このような患者はADLの遂行方法を修正する必要があるだろう。更衣および入浴に長柄付きの自助具が必要かもしれないし、

シャワー／入浴の仕方を修正する必要があるだろう。同様に、シャワーの制限のため一時的にお湯を含めたスポンジで清拭するか、シャワー中のエネルギーを節約するためシャワー椅子を使用する必要があるだろう。

Tikhoff-Linberg法

Tikhoff-Linberg法は、腕の神経、血管を残して肩甲骨全／部分切除と上腕骨の一部の一塊切除を伴う。肘と手の機能を温存するこの手術法は、肩甲胸郭間切断術に対し、上肢を温存する手術として使用されてきた。この種の手術を受けた患者を担当する療法士は、どの筋肉が摘出され、どの筋肉が新しい部位に結合し付着しているのか知る必要があるだろう。このような患者には、術後に片手技術を使って自力で更衣、入浴、整容、および排尿排便する方法を教える一方、術側にリハビリテーションを行い、機能をある程度回復させる必要がある。マジックテープまたはスナップ留めの介護服が有用な場合がある。または前開きのボタンシャツやマジックテープ留めの靴を使い、簡単に自力で更衣する能力を維持する必要があるだろう。こうした患者は、術側の機能損失のため、セルフケア活動の実施には修正技術を習う必要がある。

腋窩リンパ節およびセンチネルリンパ節の摘出

腋窩リンパ節またはセンチネルリンパ節を摘出した後の患者は、術後にROM運動を制限される(6)。こうした患者は、ADL時のエネルギー節約と修正身体力学技術について、指導をうける必要があるだろう。時間をかけたり必要に応じて自助具を使えば、自力で更衣、入浴、および整容ができるかもしれない。このような患者は術医から受けた制限事項が解除される可能性があり、その場合、退院して自宅に帰ったとき安全にADLを行う方法について指導を受ける必要がある。患者教育では、家事や食事の用意をする時に健側の腕を使って物品を持ち運び、術医の許可が出るまで術側の腕にかかる負担を制限するよう十分指導する(6)。

内側骨盤半切除術

内側骨盤半切除術の場合、術側の脚を温存できる。摘出された筋肉・神経と、温存された筋肉・神経がどれか理解するため、術医の報告書は絶対に目を通さなければならない。内側半骨盤切除術後の患者は、瘢痕組織が作られて関節が安定するまで待つ。筋肉の瘢痕が落ち着く間、患者は多くの関節可動域制限（特に股関節の屈曲と外転）が課されるだろう。術後、患者に股関節外転装具を装着することが多い。股関節を保護するため、術医は股関節外転装具を使って患者が自由に股関節を屈曲、伸展、外転、内転できない体位する。こうした制限によって、下半身のケア、移乗、および排尿排便がいっそう難しくなる。

入浴および更衣はベッド上で仰臥位にて全て行う必要がある。予防対策の遵守には、長柄リーチャー、更衣補助棒、ソックスエイド、および長柄付きバススポンジが必要である。排尿排便と周辺ケアのため、点検鏡を使うこともできる。股関節外転装具を装着した患者は、普通に排尿排便するために装具の上に服を着たいと望んでいるかもしれないので、留意する。患者が衣服の上からの装具装着を希望した場合、生地の中心に穴があいた特殊なズボンと下着（例、裾がスナップ留めになったボディースーツ）が必要である。排尿排便の際には、補高便座を使い、関節の予防対策を守らなければならない。さらに、便座シートをパッドやクッションでカバーし、座ったときの快適性を高める必要がある。

外側骨盤半切除術

外側骨盤半切除術では脚と骨盤の半分を摘出する。術後当初、更衣および入浴はリーチャー、更衣補助棒、長柄バススポンジ、ソックスエイドを使ってベッド上で済ませる。点検鏡を使って排尿排便を補助してもよい。手術直後の創傷ケアは必須で、必要に応じて皮弁も同様にケアする。治癒には正しい創傷ケアが欠かせない。治癒期に長時間座る時、特別なポジショニングクッションを使ってもよい。圧が逃がすため、折り畳みクッションを使っても良い。最初は術側が高くなるようクッションを重ねて術側の支持を多くし、非術側の支持を少なくする。創傷が治癒したら、クッションを逆にすれば座位中の姿勢改善を促すことができる。折り畳みクッションで適切な快適さが得られない場合、ウレタンフォームクッションにゲルパッドを入れて使う。

仙骨切除術

仙骨切除術とは仙骨を除去することである。術後初期は、Clinitron™ Rite Hite™空気流動ベッドに患者を寝かせて、治癒するまで待つことが多い(7)。離床許

可が下りたら、横臥位から立位でベッドから出るようにして座位を一切避け、立位から横臥位でベッドに戻る。リーチャー、更衣補助棒、ソックスエイド、および長柄付きバススポンジを用いて、更衣および入浴の自立を高める。まずベッドの上で更衣と入浴を完遂する。立位の忍容性が向上したら、洗面台の前で入浴および更衣が完遂できる。立位での活動に対する忍容性を段階的に高め、立位ADLおよびIADLに対する患者の持久力を増やす。立位で実施できる活動は、冷蔵庫や戸棚から物品を取り出す、簡単な食事作り（例、お茶を一杯入れる）などもある。退院帰宅の前に機能的課題に対する自信をつけるため、こうした課題の遂行練習が必要である。

開頭術

開頭術とは、脳の腫瘍や病変を摘出するために頭蓋骨を切開する手術である。手術直後からADL課題に関わるよう、患者を励ましてよい。ADLおよび認知アセスメントにより、新たな神経障害または身体障害が生じたときに、自宅で患者がどのように機能するかがわかる。評価の初日では、ベッド上の動作、寝室（クローゼットや引き出しから物品を取り出す）での動作、および便所浴室での動作などの課題を行う。ADL課題には洗面台の前での整容、排尿排便、および上下半身の更衣が含まれる。課題は全て、過度の前屈（頭が心臓の位置より下にある）がないよう、あるいは30度以上にギャッジアップして完遂させる。患者が基本的セルフケア活動を上手にこなせたら、次に指示を数段階に分けて与え、より複雑な課題を追加してもよい（例：コーヒーを淹れる、サンドイッチを作る、パントリーの食料品を見つける動作の後、患者の部屋に戻る）。ADL治療中、認知障害または移動障害がある患者は、課題を上手に完遂するために簡単なヒントや詳細な指示が必要かもしれない。このような脳腫瘍患者は、外傷性脳損傷、卒中、動脈瘤、または硬膜下血腫の発症後患者と類似した治療が必要かもしれない。こうした患者には、神経筋再教育、移乗トレーニング、移動トレーニング、ADLトレーニング、IADLトレーニングなどの治療、および治療的活動を改変し行ってもよい(8)。また、術後はより疲れやすくなるため、エネルギー節約に関する指導も必要だろう。

肩甲骨離断術

肩甲骨離断術は肩全体と同側の腕の摘出を伴う。手術直後の目標は、ベッドから出て、便所浴室での動作を完遂することなどである。切断術のため、患者の重力中心が変わり、バランスをとることが難しい。更衣および入浴で確実に自立できるよう、片手技術で更衣入浴を行う方法を教育するなど、基本的ADLの練習が必要である。IADL遂行については、片手技術で完遂するなどの方法で問題を解決する。ロッカーナイフ、片手用まな板、または縁付き皿など自助具を提供すれば、介助を受けずに食品を切る、食べるなどの自立性を高めることができる。患者が興味を示したら、人工肩にして、審美性を改善する。

脊髄圧迫／損傷

脊椎転移性疾患や中枢神経系の原発性リンパ腫のため、脊髄が圧迫されている患者が多い。このような患者は外傷性脊髄損傷患者と比べて寿命が短い。診断時のリハビリテーションには外傷性損傷の場合と似た基本的ADLを含めるが、緩和的アプローチをとる。移乗と基本的セルフケア活動の能力の最大化を中心にし、家族の介助／トレーニングを受けながら、または受けずに完遂することが主な目標である。こうした患者は毎日放射線治療を受けている可能性があり、車の乗り降りができる必要があるだろう。更衣および入浴の際は、自立性を増すため、ロングリーチャー、更衣補助棒、ソックスエイドおよび長柄付きバススポンジを使うと有用だろう。肘掛け付ポータブル便器、浴室トイレ内の装置、および適切な車椅子を勧めることで、家庭環境での患者の安全性を最大限に高めるようにする。

特殊装置／装具／自助具

カスタムメイドの器具や装具を使うことで、機能障害を最小にし、機能的な姿勢を維持し、身体各部を保護できる(1)。その結果、患者は正常な日常生活活動を再開し、介助あり／なしで生活機能の自立性を獲得することができる。患者が日課に関わる能力を高め、身体的外観や身体イメージを改善するため、メモリアル・スローン・ケタリングがんセンターの作業療法部は数種類の自助具の開発や、既存の装具の改良を行っている。

スリングを患者に合わせる

スリングはがん患者用に合わせることができ、上肢をより快適にしたり、医療チームの細かい指示に沿う位置に上肢をポジショニングすることができる。オフショルダーの固定具の場合、紐にマジックテープを付けたり、ウエストバンドを追加したり、手首／手が弱い場合はハンドベースサポートを追加して患者に合わせることができる。姿勢の支持、肩のアプロキシメーション、および腕・手が弱く手の支持が必要な腕神経叢障害の患者用の肩／腕サポーターに似たスリングを、Velfoam™（訳注：フォームの上下をループ織り線維で挟んだパッド）と紐の材料を使ってカスタムメイドできる。図18.1は、標準的なスリングが合わず、手を胸の上に置いた時が最も快適な女性に合わせて作成した肩／手用のサポーターの例である。

グローブを患者に合わせる

腕神経叢障害または腫瘍進行により腕神経叢が圧迫されている患者は、萎縮と著しい手の筋力低下を示す場合がある。グローブを患者に合わせて改変することが可能で、患者はテクニックを少し変えれば物を掴むことができるようになる。グローブを改変することで、患者はゴルフクラブを振ったり、前腕と肘の筋肉を強化するためウェイトを持ったり、ツールを掴むことができるようになる。マジックテープ式の紐やフィンガーエクステンションをアスレチックグローブに縫い込み、日常活動で機能的に握ったり、硬く握り締めることがしっかりとできるようにする（図18.2）。

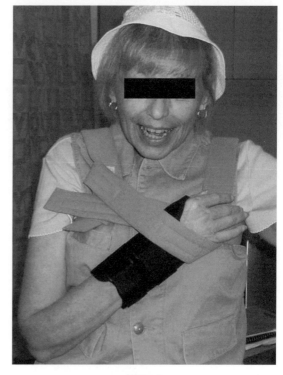

図18.1

重度の腕神経叢障害患者に合わせて作成したスリング

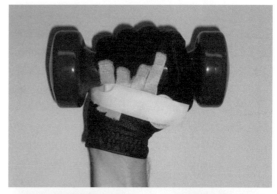

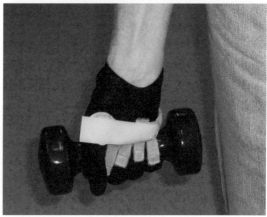

図18.2

パンコースト腫瘍および重度の腕神経叢障害と診断された患者に合わせて作成したグローブ。グローブによりウェイトをしっかり掴むことができる点に注目。グローブのお蔭でこの患者はゴルフプレイにも復帰できた。

胸部保護パッド

小児用胸部保護パッドは、胸部に手術を受けた小児、または胸壁上部に皮下埋め込み型ポートを留置した小児用に設計されている。こうした小児が学校や遊びの活動に復帰すると、胸部、体幹、またはポート留置部位への外傷から守る必要がある。最終品が体に合う形状であると同時に上肢が自由に動けるように、固定具の材料を患者の胸の形に合わせて成形する。リベットを嵌めた伸縮紐またはマジックテープでできた紐を使い、胸パッドの上部を留める。胸部保護パッドを使えば小児は、体育の授業への参加、友達との遊び、課外スポーツなど、通常の日常生活活動に安全に復帰できる(図18.3)。

サルミエント装具

サルミエント装具は、肩の外転／内転を制限し、肩を固定する既製の肩関節外転装具の一種である。肩関節の整形外科手術を受けた患者、または手術で整復できない病的骨折がある患者は、肩甲上腕関節の固定にサルミエント装具が必要な場合がある。快適さとサポートの安定性を向上させるため、療法士は紐を調節したり、紐にパッドを追加したり、上腕サポートの一部を切ることで、サルミエント装具を各患者に合わせて改変する必要に迫られることが多い。

肘用ガーター型装具

肘用ガーター型装具は、肘の拘縮があり、肘を十分伸ばせない患者にしばしば用いる。こうした症状は、移植片対宿主疾患の患者にしばしば見られる。肘用ガーター型装具は、連続的な装具治療技術として、長期間肘の伸展ストレッチができる。毎週または２週ごとに新しいスプリントを作成するか、スプリントを再成形して補正し、患者の肘の伸展をさらに増やす。この種のスプリントは、一日を通じて常にセルフROM活動の完遂が難しい患者に有益である。最終目標は患者の肘のROMを最大化し、

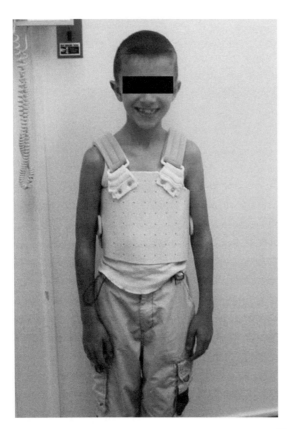 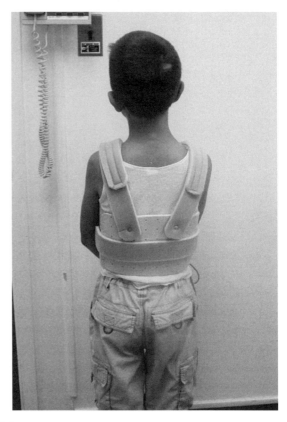

図18.3

身体活動中に皮下埋め込み型ポートを保護するため作成した小児用胸部保護パッドの前後の様子。

ADLおよび機能的活動時の最大の腕機能を回復することである。

ポータル便器を患者に合わせる

股関節手術、骨盤半切除術、または仙骨切除術を受けた患者の場合、しばしばポータル便器を患者に合わせて改変する必要がある。便座に分厚いパッドやフォームクッションを置き、衛生カバーまたはライナーで覆って便座の当たりを良くしたり、高さを足す。股関節可動域に関する注意事項を守る必要がある患者、座るときに股関節をある角度以上曲げてはならない患者は、制限事項に合わせて便座の片側のパッドを厚くする。

陰嚢サポート

陰嚢サポートは、痛みや、擦れによるひりひり感、動作の困難や不快感がある陰嚢浮腫の男性患者に対し、カスタムメイドする。この陰嚢腫大は各種がんまたはがん関連治療により起きうる。陰嚢サポートは男子運動選手が用いる局部サポーターのように機能し、陰嚢を持ち上げて軽く押さえ、最終的に痛みや腫れを減らす。陰嚢サポートはウエストバンド用の伸縮性素材や、脱腸用サポーターで作る。まず患者の胴回りを測定する。大半の患者は腹部腫大があり、過去に測った腹囲は正しくない可能性がある。腹囲の測定後、陰嚢の奥行と幅を測定する。3つの測定値に合わせて、袋状にカットしてサポーターに縫い合わせ、ウエストの紐に縫い付ける。マジックテープをウエストバンドに縫い付け、サポートを簡単に脱着できるようにする。サポートの脱着に介助が必要な患者もいるかもしれない。

頭頸の前腕皮弁採取部のスプリント

頭頸部の手術を受けるとき、外科医は前腕の組織／筋肉を使って遊離皮弁を作成することがある。遊離皮弁を採取したら、外科医はカスタムメイドの前腕／手のスプリントを注文する。このような前腕スプリントを作るのは、手首と中手指節(MP)関節を固定し、遊離皮弁の採取部位が適切に治癒することが目的である。時折、MPおよび近位指節間（PIP）関節の位置で指を固定する。どの前腕構造が皮弁部位から影響を受けるかに応じて、術医は具体的な手のポジショニングに条件をつけるのが普通である。スプリントはカスタムメイドであることが多く、採取部位に直接圧がかからないよう、または術医が部位を診察したり静脈超音波検査を行えるよう、採取部位に当たる箇所をカットして作る必要がある。

人工頭蓋骨

脳腫瘍摘出のため複数回開頭術を受けた患者は時に感染症を起こす。感染部位が治癒するには、頭皮の一部を切除しなければならない場合がある。脳内の腫大による頭蓋内圧増加を減らすため、頭皮を部分的に切除しなければならない状況もある。このような場合、安全に床を離れて動き、頭蓋骨で覆われていない脳構造を保護するため、術医はヘルメットを被るよう患者に指示する。カスタムメイドのヘルメットは作業療法士が作ることができる。このようなヘルメットは薄手の固定素材でできており、患者の頭の形状に合わせて成形され、耐久性に優れた脳のシールドとして機能する。カスタムメイドのヘルメットは、野球帽またはニットキャップの下に被ることができ、患者がコミュニティに入っても違和感なく審美性に優れ、受傷からも適切に保護してくれる。

肩甲骨離断術用義手

肩甲骨離断術を受けた場合、患者の意向があれば肩義手を入れてもよい。肩義手は、左右対称な肩に見えるように作る。残った肩でプラスチック固定材を使って型をとる。型を綿布で覆い、型の下には綿パッドを入れる。残った鎖骨部分に肩義手を取り付けて術部をカバーするので、患側鎖骨部から健側体幹および健側脇下までの長さを測り、ストラップの長さを決める。ストラップはベル曲線を帯びるように作り、これにより型の全面を覆い、定位置にしっかり固定できるようになっている。ストラップの両端を留めるマジックテープを取り付け、健側の腕の下で肩義手がしっかり固定できるようにする。肩義手は術側の肩関節があった位置にくるよう下着の下に装着し、左右対称で丸みを帯びた肩に見えるように作成する。

手根管スプリント／掌側型カックアップスプリント

ニューロパチー、使いすぎ、または手根管症候群のため、手と手首に痛みが出る患者がいるかもしれない。この治療には、既製の手首サポート、または作業療法士が作成するカスタムメイドの手首スプリントを使ったりする。ニューロパチーまたは手根管の症状がある患者は、日中

や夜間に手首を固定しておくと症状を抑えられ、ADL実践時に手がよく機能するので有益だろう。

Tシャツを患者に合わせる

肩甲骨または肩関節の手術を受けた患者は、肩の固定具またはスリングで一定期間、肩の動きを制限する必要がある。患者が安全にTシャツ、下着、またはプルオーバーを着脱できるよう、こうした衣服を患者に合うよう改変させてもよい。かぶり式のシャツは患側の脇の縫い目を裾から袖口までカットしてスリットを作る。次にカットした両側にマジックテープを付け、簡単に脇と袖を閉じられるようにする。着るときは、健側の腕を先に袖に通し、頭からシャツをかぶり、次に術側の袖を装具／スリングに被せ、腋下をマジックテープでしっかり留める。

本章はがん患者に関係するADLについて記した。がんのリハビリテーションの全段階で、ADL実施時の自立性が筋力低下、疲労、機能喪失によって損なわれる。がんリハビリテーションにおける作業療法士の役割は、患者のADL遂行力を高め、日常生活スキルを維持または増強するための教育を行い、環境または装置に対し必要な適応を行い、安全性と審美性を高めることである(5)。

参考文献

1. Yadav R. Rehabilitation of surgical cancer patients at University of Texas M.D. Anderson Cancer Center. *J Surg Oncol.* 2007;95:361–369.
2. Soderback I, Paulsson EM. A needs assessment for referral to occupational therapy: nurses' judgment in acute cancer care. 1997;20(4):267–273.
3. Strong J. Occupational therapy and cancer rehabilitation. *Br J Occup Ther.* 1987;50(1):4–6.
4. Fialka-Moser V, Crevanna R, Korpan M, Quittan M. Cancer rehabilitation. *J Rehabil Med.* 2003;35(4):153–162.
5. Penfold SL. The role of the occupational therapist in oncology. *Cancer Treat Rev.* 1996;22:75–81.
6. Vockins H. Occupational therapy interventions with patients with breast cancer: a survey. *Eur J Cancer Care.* 2004;13:45–52.
7. Bauer K, Ghazinouri R. Rehabilitation after total sacrectomy. *Rehabil Oncol.* 2005;(2):9–13.
8. Mukand JA, Guilmette TJ, Tran M. Rehabilitationofpatientswith brain tumors. *Crit Rev Phys Rehabil Med.* 2003;15(2):99–111.

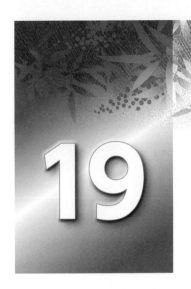

19 リンパ浮腫

デービット・マーティン・ストリック
ゲイル・ルイス・ギャンブル

　がんの診断は、慢性疾患に位置付けられるようになった(1,2)。再発の可能性がないか慎重に監視しても、他の長期作用や遅発性作用が現れる可能性がある(3)。こうした作用の多くは機能障害にもたらす結果になり、リンパ浮腫という状態は多くのがん患者が直面する恐れのある問題だ。リンパ浮腫に関連する複合的ケアを上手く行うには解剖学的構造、病態生理、リスク因子、臨床徴候、診断検査、および治療選択肢についてよく理解する必要がある。環境を組織レベルで理解し、個別患者のリスク因子や併発疾患の説明をつけることで、明敏な医師はユニークな対処方法を編み出し、各患者に合った成功率の高い浮腫対策をとることができる。

リンパ系の構造と機能

　リンパ系は閉じた脈管系で、内皮に裏打ちされた管であり、動脈と静脈が平行している。リンパ管は組織間質に起始する専用の毛細管である。この毛細管には孔が無数に空いており、アルブミンなどの大きな分子でもたやすく通過する。毛細リンパ管は、細網線維とコラーゲンが作る微細な鎖構造とも密接な関係があることがわかっており、この鎖は周辺組織に繋がっている。構造上、このフィラメントが足場となって、毛細リンパ管は隣接組織に直接結合している(4)。間質液が増えると、このコラーゲン繊維が引き離される。これがリンパ管の繋留フィラメントを牽引し、毛細リンパ管に遠心性の力がかかり、リンパ管内腔の開孔性が保たれる。間質圧が増えても、間質性浮腫が存在しても、開孔性はこのようにして保たれる。毛細リンパ管の先は、終末リンパ管である。リンパ管壁には平滑筋がないが、腔内に二尖弁がある。この弁がリンパ管をリンパアンギオンと呼ぶ収縮性に富む単位に区切っている。最終的に、リンパ管は合流して太い集合リンパ管になり、特に大きなものは壁に平滑筋があるリンパ本幹になる。平滑筋の収縮により、末梢リンパ管内のリンパ液が前に送り出される。末梢リンパ管は最終的に胸管または右リンパ本幹に繋がる。胸管は左頸部の静脈系、右リンパ本幹は右頸部の静脈系に合流する。

　四肢にはリンパ液を集める表在性リンパ管と深在性リンパ管の両方がある。皮膚および隣接の皮下結合組織からのリンパは、表在性リンパ管に排液される。骨格筋周辺の筋膜からのリンパ液は、主に深在性リンパ管に排液される。血管系と組織の間の体液分布は、毛細管を隔てた静水圧勾配と蛋白浸透圧勾配のバランスによって決まる。通常、流体力学的にわずかな不均衡があり、組織間隙に体液、塩、および大分子がやや多く存在する。ろ液すなわちリンパ液は、リンパ管に集められ、静脈系に戻される。このようにリンパ系の主な機能は、体液だけではなく分子量が大きな物質も循環系に戻すことである。たとえば蛋白質や粒子など、直接毛細血管に戻ることができない分子である。リンパ系は体液が過剰な場合に安全弁、緩衝としても働くので、浮腫の発生予防に役立つ。間質液の容量が増すと、間質液の圧力が増す。その結果、局所リンパの流れが著しく増える(5)。心臓のポ

キーポイント

- リンパ浮腫に関連する複合的ケアを上手く行うには解剖学的構造、病態生理、リスク因子、臨床徴候、診断検査、および治療選択肢についてよく理解する必要がある。
- リンパ系の主な機能は、体液だけではなく分子量が大きな物質も循環系に戻すことである。たとえば蛋白質や粒子など、直接毛細血管に戻ることができない分子である。
- リンパ浮腫の重大な合併症として間質線維症がよく起きる。間質性線維症は褐色を帯びた軟組織の非圧痕性浮腫として認められることが多い。
- リンパ浮腫発現に対する術後のリスク因子がいくつか報告されている。リスク因子には、外科的介入の位置と範囲、照射部位、感染症、体重増加、年齢などがある。
- 持続性の四肢浮腫がある患者を評価するとき、全身性の病因は除外する。
- 浮腫および不定型のリンパ浮腫合併症を予防することが、全ての治療プログラムの最終目標である。
- 運動によって乳がんサバイバーのリンパ浮腫のリスクは増大せず、症状も悪化しない。
- 徒手リンパドレナージとして知られる特殊マッサージが現在のリンパ浮腫管理の標準である。
- 外部圧迫は次の2つの目的で行う。(1) 浮腫形成を減らす、(2) 四肢に蓄積してしまった余剰のリンパの排出を促す。
- 圧迫衣は圧に勾配をつけてつくられており、遠位側に最大圧、近位側に最小圧がかかるので、止血作用は小さくなっている。
- 一般的に、リンパ浮腫管理で薬理学的治療は大きな効をなさない。

ンプで送られる血液と違い、リンパはリンパアンギオンとリンパ本幹内の自然な固有濃度によって送り出される。骨格筋収縮、受動域／他動域運動、呼吸、および血管脈も、リンパ管を外から圧迫し、求心性のリンパの流れを良くするのに大いに役立つ。

リンパ浮腫の病態生理

リンパ節へのがん浸潤、リンパ節切除術、または照射誘発性リンパ節線維症に続いてリンパ閉塞が起こっても、毛細血管の血流力と透過性は通常異常を示さない。閉塞部位の遠位側のリンパ管内圧が増加する。リンパ管が拡張し、弁の機能がなくなる。リンパ管内圧の上昇も毛細リンパ管を拡張し、その結果、内皮細胞の結合が失われる。内皮細胞の結合は通常、流入口の弁として働き、その機能が無くなることで、(リンパ管への) リンパ流入量が減り、組織液量が増える。

リンパ浮腫はリンパ高排出障害またはリンパ低排出障害に分類できるだろう。リンパ高排出障害は毛細管ろ液の過剰産生によるもので、細胞外液腔が拡大する。その例が非代償性心不全、肝硬変による腹水、およびネフローゼ症候群である。リンパ循環系のリンパ低排出障害の特徴はリンパ吸収率の低下で、リンパ液欠乏または消失が原因である。リンパ機能不全による慢性の末梢浮腫はしばしば、リンパ本幹が少ないこと、あるいはリンパ流の閉塞に起因する。しかし興味深いことに、リンパ管硬化またはリンパ郭清によりリンパ浮腫動物を作成することを目的とした初期の実験研究は、ことごとくし失敗している (6-8)。難治性の末梢性リンパ浮腫を作るこの実験が失敗したため、慢性リンパ浮腫の作成には不顕性の細菌感染(リンパ管炎) が必要であるという説が生まれた。進行の遅い低グレードの慢性感染により、微小血管における蛋白質の透過性が増し、リンパ閉塞の進行および組織瘢痕形成に寄与する。リンパ管造影によるその後の研究から、一過性の腫大があっても、リンパ管再生とリンパ管静脈吻合術による開口で、慢性リンパ浮腫の発現を予防できることが示された (6,9)。万一リンパ浮腫が発現しても、リンパ管の外科的損傷から数年間、症状が現れない場合があった。

リンパ系の実験的損傷時点と持続性リンパ浮腫の発現時点との時間差は大きく、リンパ閉塞が進み、リンパ管と周辺組織が癒着し大きな管腔が形成され、リンパ管壁の線維化、およびリンパうつ滞が起きるという特徴がある

(10-12)。こうした変化が重なることが、乳がんの手術や治療後の予想外の上肢リンパ浮腫、あるいは鼠径リンパ節または骨盤リンパ節の郭清後の遅発性下肢リンパ浮腫の原因なのかもしれない。

リンパ浮腫の重大な合併症として間質線維症がよく起きる。間質性線維症は褐色を帯びた軟組織の非圧痕性浮腫として認められることが多い。間質性線維症の正確な発現機序は不明だが、リンパ液中の蛋白量が多いことと、線維性結合組織の増殖との間に強い関連性がある。間質マトリックス全体に散らばるフィブリンまたはその他の特殊蛋白質による複合体が、入り組んだ格子状の鋳型を形成し、コラーゲンの沈着を促進していると考えられている(13)。線維症は、局所マクロファージが過剰な蛋白質を消化しきれないために起きるのかもしれない(14)。リンパが適切に排出され、毛細管透過性が正常でも、蛋白質が蓄積すると慢性炎症および瘢痕形成が促される(15)。組織マクロファージが活性化すれば、スカベンジャーの機能が亢進し、組織中の蛋白質蓄積と線維組織形成の進行サイクルを乱すはずである(16)。組織中の巨大分子の蛋白質が分解されてアミノ酸になり、その結果、低分子量の断片が血流に再吸収され(16)、リンパ系に断片を放出する可能性がある。血管外組織蛋白質が生み出す浸透圧の力が無くなると、過剰な塩と水が血管内コンパートメントに戻り拡散する。蛋白質が豊富な組織の腫大が退行し、コラーゲン沈着と再吸収の間の動的バランスが蛋白質分解と線維組織の退縮へとシフトする。

原発性および続発性のリンパ浮腫

原発性または特発性のリンパ浮腫は、リンパ系の発育異常（例：リンパ管の形成不全、低形成、過形成）、あるいはリンパ管またはリンパ節の線維性閉塞が原因である。続発性のリンパ浮腫は、リンパ系の閉塞または損傷を引き起こす詳細既知の疾患プロセスによって起きる。北米と欧州の続発性リンパ浮腫の原因で最も多いのは、乳がん、前立腺がん、または悪性メラノーマなど基礎疾患である悪性腫瘍の治療のため腋窩リンパ節または鼠径リンパ節を外科的に切除したり、放射線治療を行うことである(17-19)。続発性リンパ浮腫の発現率の報告値にはバラツキがある(20-25)。乳がん手術後の上肢リンパ浮腫の発現率は約25％と報告されている(26)。続発性リンパ浮腫の原因はこの他にリンパ管に浸潤した腫瘍があり、転移性卵巣がん、精巣がん、結腸がん、膵臓がん、肝臓がんなどでみられる。上記以外の病因として、細菌／真菌感染、リンパ増殖性疾患、および外傷がある(27)。

リスク因子

リンパ浮腫発現に対する術後のリスク因子がいくつか報告されている(表19.1)。リスク因子には、外科的介入の位置と範囲(28)、照射部位(29)、感染症(29)、体重増加(26,30)、年齢(31)などがある。このうち外科手術以降の体重増加および1～2回の感染症だけが、乳がん患者923名を20年間追跡した試験で報告された有意な因子であった(26)。よって、術後の患者のリスク評価では、リンパ排出部位の感染症または術後漿液腫感染など周術期感染症、肥満、腋窩切除またはリンパ節郭清など手術の範囲、腫瘍摘出範囲と部位などを考慮する。

表19.1　続発性のリンパ浮腫発現の実証済みリスク因子

因子（参考文献番号）

手術の範囲／部位(28)
照射部位(29)
腫瘍塞栓
感染症(29)
体重増加(76)
年齢(31)
外傷(77)
慢性静脈疾患(78)

リンパ浮腫のグレード

病因に関わらず、リンパ浮腫は下のように分類されている。各グレードを、軽度、中等度、重度に細分してもよい。

- グレード0：リンパ液輸送障害があるにもかかわらず、明らかな浮腫がない、潜在性または無症状の状態。数ヵ月から数年間この状態が続いた後、明らかな浮腫が発現する可能性がある(32)。
- グレード1：圧をかけると浮腫の部分が凹み、挙上すると凹みが小さくなる。線維症の臨床徴候はない。
- グレード2：圧をかけても浮腫の部分が凹まず、挙上しても凹みが小さくならない。臨床検査で中等度から重

度の線維症が明らかである。

グレード3：リンパ浮腫は不可逆的で、炎症が繰り返された結果、発症する。皮膚および皮下組織の線維症と硬化症が存在する。このグレードの浮腫はリンパうっ滞性象皮症としても知られる。

リンパ浮腫の診断

リンパ浮腫の診断は臨床徴候を元に出されることが多い。慢性リンパ浮腫の患者は通常、進行の遅い無痛性の下肢腫大を呈する。浮腫は早期では押すと凹むが、慢性期になると押しても凹まなくなる。それは皮膚と皮下組織で起きている線維性変化が原因である。腫大は下肢遠位端で始まり、徐々に近位側に広がるという特徴がある。下肢では、近位足指骨を覆う上皮組織が肥厚し始める（Stemmer徴候）(33)。リンパ浮腫の早期では、皮膚がピンク色に近い赤色になり、血管分布増加により体温が軽度上昇する。慢性期では、皮膚が肥厚し、角質増殖と〝橙皮状〟皮膚がみられる。これはリンパうっ滞による慢性炎症に対する真皮と表皮の反応性変化を表わしている(34)。再発性慢性湿疹皮膚炎群または皮膚擦過傷が生じるときがある。静脈うっ滞の状態と異なり、皮膚の水分量は高めで、長時間弾力性を保つ。慢性リンパうっ滞がリンパ過形成と弁機能不全を伴うときは特に、透明なリンパ液を頻繁に排出するいぼ・たこまたは小疱ができる可能性がある。

リンパ浮腫の診断や定量化の客観的基準として、骨の目印または手足に等間隔で目印を入れるなどして基準点を作り、浮腫の周辺を測定するなどの方法が用いられている。次に測定値を用いて手または足の体積を自動計算で求める(35)。代替法として、手／足を既知容量の水を満たしたシリンダーに沈め、溢れた水の量で体積を求めることもできる。しかし、これらの方法の評価者間の信頼性に関する証拠はあまりない。手足の体積の測定法としてより信頼できそうな方法はJuzo Perometerという、光電子工学による四肢体積測定計である。この機器には正方形の測定フレームが付いており、フレームの2つの側面には赤外線発光ダイオードが、その対側の2面に光センサーが付いている。フレームを手／足の長軸に沿って動かし、2つの面に影が映るようにして手足の測定をする。（手／足の）断面は円形または楕円形という前提で、3mm厚の連続層から横断面積をPerometerが計算する。Perometerによる測定値から算出した手足の体積を、水置換法や静脈閉塞プレチスモグラフィーなど従来の体積測定法と比較したいくつかの研究により、Perometerは妥当で信頼性がある測定ツールであることが示された(36)。

リンパシンチグラフィーはリンパ浮腫の臨床診断の確定に信頼性と再現性が高い方法である。リンパシンチグラフィーは放射能標識コロイドを四肢遠位部の間質に注入して行う。γカメラを用いて四肢と近位リンパ節の連続像を写す。リンパ浮腫がある四肢は、注入部位からのトレーサーの取り込みが異常に遅いか、取り込みがないこと、皮膚の逆流パターンの存在や、腋窩または鼠径リンパ節の取り込み欠如または減少が、リンパシンチグラムでわかるだろう（37-40）。コンピュータ断層撮影法（CT）により、リンパ系を閉塞する腫瘤の確認または除外、および浮腫の位置について解剖学的な詳細を明らかにできるかもしれない。高価だが、CTを使って横断面積と組織密度を連続的に測定し、治療への反応を監視するのもよいだろう（41,42）。磁気共鳴映像法（MRI）はリンパ節の解剖学的構造、さらに様々な組織断面でのリンパ節および大きなリンパ本幹の描出に有用である。時にMRIはリンパシンチグラフィーの所見を補足するものとして臨床上有用である(43) 将来は臨床での超音波画像検査で正確な皮下リンパ浮腫の測定が可能かもしれないが、それには大規模臨床試験による確証が不可欠である(44,45)。

鑑別診断

持続性の四肢浮腫がある患者を評価するとき、全身性の病因は除外する。うっ血性心不全、慢性収縮性心膜、および三尖弁逆流などの心臓疾患は両下肢の圧痕性腫大を引き起こす頻度が高い。肝不全または腎不全、低蛋白血症、栄養不良、および内分泌障害（粘液水腫）も下肢腫大を起こす可能性がある。アレルギー反応および浮腫は考慮すべき全身性の原因である。ステロイド、降圧剤、および抗炎症薬などの薬剤も腫大を引き起こす可能性がある。

急性または亜急性一側性浮腫の場合、深部静脈血栓を考慮しなければならない。DVT発現率が増加する腫瘍があるため、がん患者が新たに一側性浮腫を発現した場合はほぼ全症例で、不顕性深部静脈血栓の病因からの除外を試みなければならない。浮腫の原因から深部静脈血栓を除外するときは、超音波検査が効率的で対費用効果が高い方法である。肺塞栓症の関連合併症があることと、迅速な治療が必要なことから、超音波検査を軽

視しないようにする。

単純な静脈性浮腫は柔らく圧痕がすぐに元に戻ることで、リンパ浮腫と鑑別する。一晩、挙上して寝るとすぐに軽減する（ただし、グレード1のリンパ浮腫も一晩で軽くなる）。静脈瘤がしばしばみられる。典型的な病歴、時間的関連、および特徴的な症状で、リンパ浮腫の臨床診断には十分な場合が多いが、リンパ流障害の有無や、組織内リンパ流障害の形式を確認するために、時に追加検査が必要なことがある。

慢性静脈不全に多い特徴は、静脈瘤、色素沈着、硬結、および時に静脈潰瘍が存在することである。静脈うつ滞による皮下組織の慢性炎症により、集合リンパ管が破壊され、静脈-リンパ浮腫の発現につながる可能性がある。リンパ浮腫は通常、無痛だが、静脈障害は疼痛や痙攣を引き起こす可能性がある。ただし、痙攣は休憩と挙上で解消することが多い。

脂肪性浮腫も浮腫の一種で、主に下肢に集中してみられ、大量の脂肪組織が皮下の層に沈着するという特徴がある。脂肪沈着は下半身（臀部および下肢）に局在することが多いが、上肢に及ぶ場合もある。単純な脂肪性浮腫の場合、足や手におよぶことは稀である。圧痕や皮膚温度上昇は起きない。リンパシンチグラフィーによるリンパ系の評価は本質的に正常である。脂肪性浮腫の診断が既にあることが、がん関連リンパ浮腫のリスク因子かどうかは不明である。

リンパ浮腫の治療

浮腫および不定型のリンパ浮腫合併症を予防することが、治療プログラムの最終目標である。目標達成のために、リンパ浮腫のリスクを軽減する外科的技術、放射線治療、および薬理学的介入などを入れたがん治療計画を立てる。腫瘍の手術後に、リンパ浮腫に関する患者教育およびセルフケアの指導を行うことが極めて重要である。治療の遅れは病的状態を増やしうるためである。腫大が生じたら、治療はリンパ浮腫の軽減に集中し、患部の機能および審美性の向上回復にも努める。患肢または患部の感染症はよく見られる重篤な合併症なので、感染リスクを最小に抑える努力をしなければならない。

浮腫軽減に採用される各種治療戦略に関するデータの質には一貫性がない。しかしながら、リンパ浮腫を軽減するための一般的な対処法には、リハビリテーション、薬理学的アプローチ、および外科的アプローチの3つがある。

リハビリテーション治療

リハビリテーション介入は理学療法士および作業療法士が採用するのが典型的である。複合的徒手療法は複合的治療（CDT）とも称することが多く、多くの人にリンパ浮腫の標準ケアと考えられている(46)。CDTは挙上、スキンケア、運動、特殊マッサージ技術（徒手リンパドレナージと称することが多い）、および低伸縮包帯を使って各種の巻き方で外から多重圧迫をかけるなどの原則を組み合わせて行う(47,48)。

挙上

挙上の作用機序は管内の静水圧低下によるものかもしれないが、確かではない。四肢挙上は通常は簡単だが、挙上姿勢が日常活動と睡眠に負の影響を与えるため、長期のコンプライアンスは良くない。よって、挙上がリンパ浮腫軽減に寄与すれば良いが、実際的ではなく、一次治療介入と考えることはできない。したがって、他の治療の補助として考えるべきである。

皮膚の衛生

慢性リンパ浮腫の治療には皮膚の衛生は非常に重要である。患者が蜂巣炎、真皮および皮下組織の急性感染症とそれに伴いよく起きる疼痛／紅斑／温感、およびリンパ管炎などに罹りやすいからである。リンパ管炎は、患部リンパ管から離れた部位の感染によって生じるリンパ管の炎症である。四肢を定期的に石鹸と水で洗い、乾かないうちに、アルコール非含有のエモリエントクリームを塗って保湿する。白癬の既往歴がある患者は、局所用薬剤を定期的に使う。大半の患者は、クロトリマゾール1％クリームまたは硝酸ミコナゾール2％クリームで十分である。蜂巣炎の関連再発歴がある稀な難治性症例の場合、抗真菌薬の全身投与が必要かもしれない。急性細菌性蜂窩織炎には抗生物質を適宜使用する。早期治療の場合、ペニシリンまたは第一世代のセファロスポリン（セファレキシン）で除菌するのが普通である。稀に、抗生物質の静脈内投与が必要である。

運動

運動はリハビリテーションプログラムに不可欠な要素である。運動はリンパ流を高め、蛋白質の再吸収を改善する (49)。運動は患肢の筋肉を強化し、筋萎縮の予防を助ける。前向きな観察研究による証拠がないにもかかわらず、作業および余暇時間中の身体活動が、リンパ浮腫の発現／悪化のリスク因子になると思われている。最近の研究で、週2回の上下肢のウェイトトレーニングを6ヵ月間監視下で行ったときのリンパ浮腫の発現および症状に対する影響が検討された。その結果、運動によって乳がんサバイバーのリンパ浮腫のリスクは増大せず、症状も悪化しなかった (50)。運動のタイプ、強度、頻度、条件は十分について明確な規定はないものの (51)、どの運動プログラムも各患者に合わせて柔軟性、有酸素トレーニング、筋力強化を併用して取り入れるようにする。運動が最大効果を発揮するのは、四肢のリンパ浮腫を伸縮性の高い布で包帯・被覆したときで、筋肉を圧迫することにより、リンパ管による患部の体液輸送効果が増大する。運動単独および圧迫単独の有効性が、標準のCDT（複合的治療）プログラムと同等かどうかについては議論が続いている。どちらの考え方も裏付けの文献がある (52-59)。この診療所はどちらの方法でも良好な結果が得られた。メディカルリンパドレナージ（MDL）による治療が金銭的、地理的、身体的に実践不可能な場合、運動処方と複合的低弾性多重圧迫包帯法（図19.1）による浮腫軽減プログラムの方が確実に有益かもしれない。

運動とがんの管理

身体活動と運動はリンパ浮腫管理プログラムの重要要素であるだけではなく、がん管理に不可欠な要素でもある。がん患者は診断後および治療中にしばしば身体活動レベルが下がる。早期発見で治療が改善し生存年数が伸びると、回復期の患者の身体状態は運動プログラムの再開にも順応し、新たに運動を始めた場合でも馴れやすいかもしれない。がん患者が運動から得られる身体的利益に関する複数の研究データがまとめられており (60,61)、有酸素運動能力の向上、減量と体格指数の増加、および筋力と柔軟性の増加が利益に含まれるかもしれない。運動はがん患者の死亡リスクも下げる可能性がある。ステージⅠ、Ⅱ、またはⅢの乳がんと診断された2,987名の女性患者から得た回答に基づくある前向き観察研究で、身体活動と死亡リスクの関係が調査された (62)。その結果、平均週3-5時間歩く女性の方が、それ以下の運動量の女性よりも補正後の相対的死亡リスクが低かった。

しかし、運動プログラムの参加が難しいがん患者もいるかもしれない。たとえば、放射線誘発性腕神経叢障害および腰仙椎神経叢障害は疼痛、チクチク感、そう痒感・灼熱感、および筋力低下に関連しうる (63)。化学療法による有痛性ニューロパチーは、灼熱感とチクチク感が生じる神経長関連の軸索感覚運動性多発ニューロパチーであることが多い (63)。がん治療のこうした後遺症が、運動の遂行を妨げ、診断前と比べ運動レベルが低下する可能性がある。こうした身体活動の欠如により、がん関連のリンパ浮腫の発現または管理全体に影響が出ることが今後証明されるかもしれないが、今のところ研究はされていない。

特殊マッサージ

従来の逆行性マッサージ技術は軽い圧勾配を作り、これが四肢の浮腫解消に役立つ。しかし、徒手リンパドレナージとして知られる特殊マッサージ (48) が現在のリンパ浮腫管理の標準である。徒手リンパドレナージマッサージは、領域マッサージと患肢の治療を組み合わせて行う。身体にはlymphotomeと呼ぶリンパを排液する場所が無数にあり、その間にリンパ流域がある。1つのlymphotomeからの正常なリンパ排液がブロックされた場合、そのリンパは近くのlymphotomeから排液できる。徒手リンパドレナージマッサージの専門的技術により、問題の流域を横切る表在性と深在性のリンパネットワークの各傍系リンパが拡張し、正常に排液しているlymphotomへとリンパの流路を変える。マッサージも体液と蛋白質のリンパ毛細管、集合リンパ管からリンパ節への移動を促す。

深部リンパ経路が閉塞した場合、溢れたリンパ管から相当な量のリンパが逆流し、表在性または皮膚のリンパ管に流れ込む。こうした場合、表在性リンパ管から開存しているリンパ節にリンパ液が移動するようにマッサージを行う。表在性リンパネットワークには弁がないためである。図19.2に徒手リンパドレナージマッサージを含めたCDTの上肢リンパ浮腫軽減に対する効果を示す。

19 リンパ浮腫

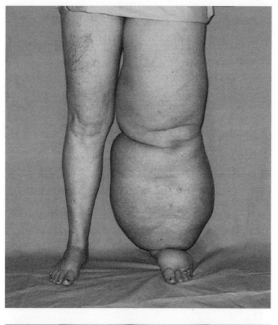
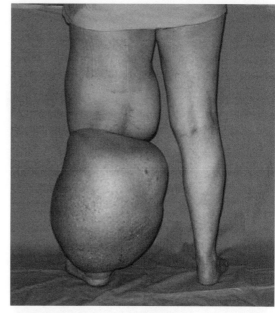
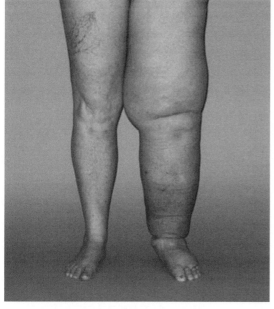
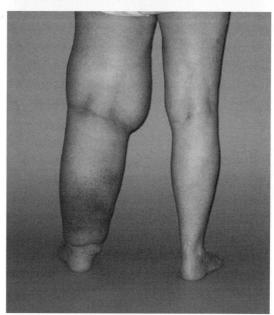

図19.1

頸部がんの手術と放射線治療を受けた53歳女性に発現した重度の下肢リンパ浮腫。下肢に発現したリンパ浮腫が、低伸縮性圧迫包帯と運動プログラム後に大きく改善している。

圧迫

外部圧迫は次の2つの目的で行う。(1) 浮腫形成を減らす、(2) 四肢に蓄積してしまった余剰のリンパの排出を促す。下肢圧迫により、組織全体にかかる圧が増大する。これが血液から組織への静水圧勾配を小さくし、組織からリンパ系入り口への静水圧勾配を大きくする。リンパ本幹に沿った圧勾配も増加する。リンパ浮腫のできた四肢は圧迫が必要で、弾性線維が消失した組織を支持し、治療中・治療後の腫大軽減を維持する。四肢を包帯または圧迫衣で圧迫してもよい。圧迫包帯には2種類ある。弾性または高伸縮性圧迫包帯は、安静時の圧は高

第 2 部　症状別のがんリハビリテーション

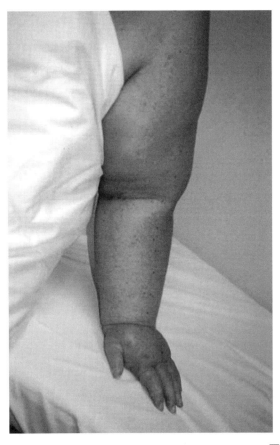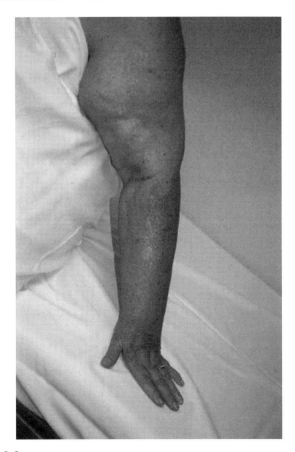

図19.2

徒手リンパドレナージマッサージおよび低伸縮性圧迫包帯などを用いたCDTの前後の左上肢のリンパ浮腫。

いが、動作時の圧は低い。通常、安静時に軽い締め付けがあり、筋収縮に応じて伸びる。よって、筋収縮によって組織全体にかかる圧とリンパ流の増加は少ない。低伸縮性または高伸縮性圧迫包帯は、安静時の圧は低いが、動作時の圧は高い。こうした包帯は弛緩した手足を快適に支持するが、筋収縮時に組織全体にかかる圧が強くなる。リンパ管は筋肉と包帯の間で圧迫され、リンパ液が前に押し出される。手足の遠位側では強い圧がかかるようにし、近位側に近づくにつれ徐々に圧が少なくなるように圧迫包帯を巻く。圧迫衣より圧迫包帯の方が弾性が小さいので、リンパ浮腫管理の縮小期は圧迫包帯を用いる。包帯は各種パッドを包帯の下に入れることができるので、手足の形を整えるのにも適している。また、包帯技術を修正し、患部に合わせて圧や特定のリンパ流パターンを強めることができる（図19.3）。

圧迫衣は圧勾配をつけて作られている。遠位側に最大圧、近位側に最小圧がかかるので、止血作用は小さくなっている。様々な圧迫レベルの圧迫衣が入手できる。リンパ浮腫の抑制に必要な圧がどの程度かによって、圧迫レベルの選択が決まる。クラスIの圧迫衣は20〜30 mmHgの圧迫が得られ、下肢リンパ浮腫に使用されることは少ないが、軽度静脈瘤、動静脈不全の併存、または上肢リンパ浮腫に有用だろう。軽度から中等度のリンパ浮腫の患者には、30〜40 mmHgの圧がかかるクラスIIの圧迫衣が上肢または下肢のリンパ浮腫に適しているだろう。このクラスは重度静脈性浮腫にも使用してよい。クラスIIIの圧迫衣（40〜50 mmHg）を脚のリンパ浮腫に使用してもよい。下肢の重度リンパ浮腫の場合、クラスIVの圧迫衣（50〜60 mmHg）が必要かもしれない。現在、多くの衣料会社が生地、色、サイズを特注できる製品を販売しているので、選択肢が広がりリンパ浮腫の患者にとって有益である。

19 リンパ浮腫

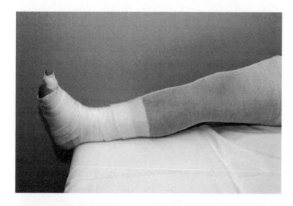
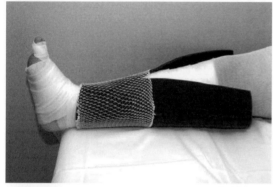
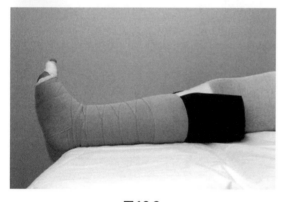

図19.3

下肢の低伸縮性圧迫包帯の基本。皮膚を保護するためコットンの当て布をし、脚の形を整えるスポンジを入れ、非プラスチックの低伸縮性圧迫包帯で巻く。

間歇的空気圧迫療法

リンパ浮腫の治療は長年、空気圧迫療法が中心であった。しかし、圧迫ポンプには様々な選択肢があるのに、その使用に関するガイドラインは設定されていない。空気圧迫療法はリンパ浮腫のある四肢または身体部位を、空気で膨らます複数の空気室でできた装置（例：スリーブ、ベスト、ブーツ、ズボン）の中に入れて行う。この装置は空気圧迫ポンプに接続されている。空気室を連続的に膨張・収縮させ、遠位側から近位側へと圧縮波を起こす。圧縮波は患部からリンパおよび間質液の水分を追い出すが、過剰な蛋白質成分は動かさない(64)。乳がん関連の上肢リンパ浮腫を徒手リンパドレナージマッサージまたは間歇的空気圧迫法で治療したときを比較したある研究により、どちらの治療法も有意に上肢体積を減少させたが、有意差がないことがわかった(54)。乳がん関連の上肢リンパ浮腫の初期治療として間歇的圧迫法をCDTの補助に使う研究も行われた(53)。その研究により、CDTを空気圧迫療法と併用することで、CDT単独のときよりも上肢体積の平均減少量が多くなった。

患者または介護者が行う治療の質と患者のコンプライアンスなどがリンパ浮腫の在宅管理プログラムの成功に不可欠な要素である。施設での初期のリンパ浮腫治療の終了前に、セルフ徒手リンパドレナージのマッサージテクニックを患者に教え、プログラムの〝維持〟を目的として自宅で行ってもらう。マッサージはその性質上、テクニックとその質のバラツキが非常に大きい。いくつかの研究で、治療維持期に間歇的空気圧迫療法を使用し、リンパ浮腫の維持またはさらなる軽減に有益かどうかを検討する試みがなされた。空気圧迫装置は機械であるため、徒手と比べてより一貫性がある治療を長期間行えるだろう。ある研究により、間歇的空気圧迫療法をセルフ徒手リンパドレナージマッサージと併用すると、リンパ浮腫軽減効果がマッサージ単独と比べて有意に大きいことがわかった(53)。別の探索的研究では、がん関連の上肢リンパ浮腫の治療反応を、セルフマッサージと、徒手リンパドレナージマッサージを物理的にシミュレーションしたとされるFlexitouchという機器による治療と比較した(65)。その結果、Flexitouchの方がセルフマッサージ単独よりもリンパ浮腫軽減効果が高いことが示唆された。空気圧迫療法のリンパ浮腫に帯する初期治療としての、あるいは補助療法としての寄与について、さらに評価する研究が必要である。

薬学的治療

一般的に、リンパ浮腫管理で薬理学的治療は大した効をなさない。通常使用される薬剤の多くは、リンパ浮腫に対する価値がほとんどない。リンパ浮腫は間質に蛋白質が滞ることが原因であって（高蛋白質浮腫）、ナトリウムの貯留で起きるのではないため、利尿薬は全身性の低蛋

白質浮腫の場合、およびナトリウム血中濃度が上昇した場合のみ使う。利尿薬の効果が消えると、蛋白質による膠質浸透圧によって、水が組織に再び蓄積してしまう。

クマリンおよびhydroxyethylrutinなどのベンゾピロン系、およびdiosminなどのフラボノイド誘導体が調査研究で検討されている（66-68）。上記薬剤の作用機序は、組織のマクロファージを活性化し、蛋白質の組織濃度を下げることと考えられていた。米国とオーストラリアは、有効性に一貫性がないことと肝毒性があることから、クマリンの経口使用を禁止している(68)。

外科的治療

過度なリンパ浮腫による重大な機能障害がある患者には、時折減量術が勧められている。この種の処置は、皮膚および皮下組織に不可逆的な変化が起こった場合の患肢の縮小に適切だろう。リンパ管移植、リンパ管吻合（69,70）、またはリンパ静脈吻合術（71）によるリンパ管閉塞の外科的再建の成功例が報告されている。吻合部などの長期開存性および機能が不明なため、上記処置の有効性は明らかではない。米国では現在、上記手順は慢性リンパ浮腫の第一選択治療ではないと考えられている。さらに、難治性リンパ浮腫の組織縮小に有用な手順として、脂肪吸引に関する文献が現在、増えつつある（72）。成熟した上肢リンパ浮腫における脂肪組織増加に関する文献が報告されている（73）。遊離皮弁によるリンパ流回復の成功例も報告されている（74,75）。上記の外科的手順はどれも、再現性を実証する研究がさらに必要であり、リハビリテーション技術による現行の保存的医学処置が依然としてがん患者が直面するこの難しい臨床症状の治療の王道である。

参考文献

1. von Eschenbach AC. A vision for the National Cancer Program in the United States. *Nat Rev Cancer*. 2004;4(10):820–828.
2. von Eschenbach AC. Keynote speech: progress with a purpose. *Cancer*. 2005;104(12 Suppl):2903–2904.
3. Aziz N, Rowland J. Trends and advances in cancer survivorship research: challenge and opportunity. *Semin Radiat Oncol*. 2003;13(3):248–266.
4. Leak L. Electron microscopic observations on lymphatic capillaries and the structural components of the connective tissue lymph interface. *Microvasc Res*. 1970;2:361–391.
5. Guyton A, Taylor A, Granger H. *Circulatory Physiology II: Dynamics and Control of the Body Fluids*. Philadelphia, PA: WB Saunders; 1975.
6. Reichert F. The regeneration of the lymphatics. *Arch Surg*. 1926;13:871–881.
7. Danese C, Georgalas-Bertakis M, Morales L. A model of chronic postsurgical lymphedema in dogs' limbs. *Surgery*. 1968;64:814–880.
8. Olszewski W. On the pathomechanism of development of postsurgical lymphedema. *Lymphology*. 1973;6:35–52.
9. Blalock A, Robinson C, Cunningham R, et al. Experimental studies on lymphatic blockade. *Arch Surg*. 1937;34:1049–1055.
10. Edwards E. Recurrent febrile episodes and lymphedema. *JAMA*. 1963;184:102–110.
11. Homans J, Drinker C, Field M. Elephantiasis and clinical implications of its experimental reproduction in animals. *Ann Surg*. 1934;100:812–832.
12. Halsted WS. Replantation of entire limbs without suture of vessels, *Proc Natl Acad Sci. USA*. 1922;8(7):181–186.
13. Poslethwaite A, Keski-Oja J, Balian G, et al. Induction of fibroblast chemotaxis by fibronectin. *J Exp Med*. 1981;153: 494–499.
14. Piller N. Lymphedema macrophages and benzopyrones. *Lymphology*. 1980;13:67–73.
15. Bolton T, Casley-Smith J. The in vitro demonstration of proteolysis by macrophages and its increase with coumarin. *Experientia*. 1975;31:271–273.
16. Casley-Smith J, Foldi-Borcsok E, Foldi M. Fine structural aspects of lymphedema in various tissues and the effects of treatment with coumarin and troxerutin. *Br J Exp Pathol*. 1974;55:88–93.
17. Lobb A, Harkins H. Postmastectomy swelling of the arm with note on effect of segmental resection of axillary vein at the time of radical mastectomy. *West J Surg*. 1949;57:550–555.
18. Veronesi U, Saccozzi R, Del Vecchio M, et al. Comparing radical mastectomy with quadrantectomy, axillary dissection, and radiotherapy in patients with small cancers of the breast. *N Engl J Med*. 1981;305(1):6–11.
19. Papachristou D, Fortner JG. Comparison of lymphedema following incontinuity and discontinuity groin dissection. *Ann Surg*. 1977;185(1):13–16.
20. Smith C. *The Pathophysiology of Lymphedema*. Tel Aviv, Israel: Immunology Research Foundation Inc; 1983.
21. Boris M, Weindorf S, Lasinski B, Boris G. Lymphedema reduction by noninvasive complex

lymphedema therapy. *Oncology (Williston Park)*. 1994;8(9):95–106; discussion 9–10.
22. Sener SF, Winchester DJ, Martz CH, et al. Lymphedema after sentinel lymphadenectomy for breast carcinoma. *Cancer*. 2001;92(4):748–752.
23. Cheville AL, Tchou J. Barriers to rehabilitation following surgery for primary breast cancer. *J Surg Oncol*. 2007;95(5): 409–418.
24. Erickson VS, Pearson ML, Ganz PA, Adams J, Kahn KL. Arm edema in breast patients with cancer. *J Natl Cancer Inst*. 2001;93(2):96–111.
25. Petrek J, Presman P, et al. The American Cancer Society lymphedema: results from a workshop on breast cancer treatmentrelated lymphedema and lymphedema resource guide. *Cancer*. 1998;83:2775–2890.
26. Petrek J, Senie R, Peters M, Rosen P. Lymphedema in a cohort of breast carcinoma survivors 20 years after diagnosis. *Cancer*. 2001;92(6):1368–1377.
27. Smith RD, Spittell JA, Schirger A. Secondary lymphedema of the leg: its characteristics and diagnostic implications. *JAMA*. 1963;185:80–82.
28. Herd-Smith A, Russo A, Muraca MG, Del Turco MR, Cardona G. Prognostic factors for lymphedema after primary treatment of breast carcinoma. *Cancer*. 2001;92(7):1783–1787.
29. Segerstrom K, Bjerle P, Graffman S, Nystrom A. Factors that influence the incidence of brachial oedema after treatment of breast cancer. *Scand J Plast Reconstr Surg Hand Surg*. 1992;26(2):223–227.
30. Werner R, McCormick B, Petrek J, et al. Arm edema in conservatively managed breast cancer: obesity is a major predictive factor. *Radiology*. 1991;180(1):177–184.
31. Kocak Z, Overgaard J. Risk factors for arm lymphedema in breast cancer patients. *Acta oncologica*. 2000;39:389–392.
32. Consensus Document of the International Society of Lymphology. In: The diagnosis and treatment of peripheral lymphedema. *Lymphology*. 2003;36(2):84–91.
33. Stemmer R. Stemmer's sign—possibilities and limits of clinical diagnosis of lymphedema. *Wien Med Wochenschr*. 1999;149(2–4):85–86.
34. Schirger A. Lymphedema. *Cardiovasc Clin*. 1983;13(2): 293–305.
35. Latchford S, Casley-Smith JR. Estimating limb volumes and alterations in peripheral edema from circumferences measured at different intervals. *Lymphology*. 1997;30(4):161–164.
36. Stanton AW, Northfield JW, Holroyd B, Mortimer PS, Levick JR. Validation of an optoelectronic limb volumeter (Perometer). *Lymphology*. 1997;30(2):77–97.
37. Weissleder H, Weissleder R. Lymphedema: evaluation of qualitative and quantitative lymphoscintigraphy in 238 patients. *Radiology*. 1988;167(3):729–735.
38. Vaqueiro M, Gloviczki P, Fisher J, Hollier LH, Schirger A, Wahner HW. Lymphoscintigraphy in lymphedema: an aid to microsurgery. *J Nucl Med*. 1986;27(7):1125–1130.
39. Collins PS, Villavicencio JL, Abreu SH, et al. Abnormalities of lymphatic drainage in lower extremities: a lymphoscintigraphic study. *J Vasc Surg*. 1989;9(1):145–152.
40. Gloviczki P, Calcagno D, Schirger A, et al. Noninvasive evaluation of the swollen extremity: experiences with 190 lymphoscintigraphic examinations. *J Vasc Surg*. 1989;9(5):683–689; discussion 90.
41. Hadjis NS, Carr DH, Banks L, Pflug JJ. The role of CT in the diagnosis of primary lymphedema of the lower limb. *AJR Am J Roentgenol*. 1985;144(2):361–364.
42. Monnin-Delhom ED, Gallix BP, Achard C, Bruel JM, Janbon C. High resolution unenhanced computed tomography in patients with swollen legs. *Lymphology*. 2002;35(3):121–128.
43. Lohrmann C, Foeldi E, Bartholomae JP, Langer M. Gadoteridol for MR imaging of lymphatic vessels in lymphoedematous patients: initial experience after intracutaneous injection. *Br J Radiol*. 2007;80(955):569–573.
44. Balzarini A, Milella M, Civelli E, Sigari C, De Conno F. Ultrasonography of arm edema after axillary dissection for breast cancer: a preliminary study. *Lymphology*. 2001;34(4):152–155.
45. Mellor RH, Bush NL, Stanton AW, Bamber JC, Levick JR, Mortimer PS. Dual-frequency ultrasound examination of skin and subcutis thickness in breast cancer-related lymphedema. *Breast J*. 2004;10(6):496–503.
46. Cheville AL MC, Petrek JA, Russo SA, Taylor ME, Thiadens SR. Lymphedema management. *Semin Radiat Oncol*. 2003;13(3):290–301.
47. Position Statement of the National Lymphedema Network: Exercise 2005. 2005. (Accessed March 1, 2009, at www. lymphnet.org/pdfDocs/nlntreatment.pdf)
48. The diagnosis and treatment of peripheral lymphedema. Consensus document of the International Society of Lymphology. *Lymphology*. 2003;36(2):84–91.
49. Leduc O, Peeters A, Bourgeois P. Bandages: scintigraphic demonstration of its efficacy on colloidal protein reabsorption during muscle activity; In: Nishi, ed. Progress in Lymphology. Amsterdam: Elsevier. 1990:421–423.
50. Ahmed RL, Thomas W, Yee D, Schmitz KH. Randomized controlled trial of weight training and lymphedema in breast cancer survivors. *J Clin Oncol*. 2006;24(18):2765–2772.
51. Position Statement of the National Lymphedema Network: Treatment 2006.

52. Johansson K, Albertsson M, Ingvar C, Ekdahl C. Effects of compression bandaging with or without manual lymph drainage treatment in patients with postoperative arm lymphedema. *Lymphology*. 1999;32(3):103–110.
53. Szuba A, Achalu R, Rockson S. Decongestive lymphatic therapy for patients with breast carcinoma-associated lymphedema. A randomized, prospective study of a role for adjunctive intermittent pneumatic compression. *Cancer*. 2002;95(11):2260–2267.
54. Johansson K, Lie E, Ekdahl C, Lindfeldt J. A randomized study comparing manual lymph drainage with sequential pneumatic compression for treatment of postoperative arm lymphedema. *Lymphology*. 1998;31(2):56–64.
55. McNeely ML, Magee DJ, Lees AW, Bagnall KM, Haykowsky M, Hanson J. The addition of manual lymph drainage to compression therapy for breast cancer related lymphedema: a randomized controlled trial. *Breast Cancer Res Treat*. 2004;86(2):95–106.
56. Andersen L, Hojris I, Erlandsen M, Andersen J. Treatment of breast-cancer-related lymphedema with or without manual lymphatic drainage—a randomized study. *Acta Oncol*. 2000;39(3):399–405.
57. Williams AF, Vadgama A, Franks PJ, Mortimer PS. A randomized controlled crossover study of manual lymphatic drainage therapy in women with breast cancer-related lymphoedema. *Eur J Cancer Care (Engl)*. 2002;11(4):254–261.
58. Ko DS, Lerner R, Klose G, Cosimi AB. Effective treatment of lymphedema of the extremities. *Arch Surg*. 1998;133(4):452–458.
59. Szuba A CJ, Yousuf S, Rockson S. Decongestive lymphatic therapy for patients with cancer-related or primary lymphedema. *Am J Med*. 2000;109(4):296–300.
60. McTiernan A. Physical activity after cancer: physiologic outcomes. *Cancer Invest*. 2004;22(1):68–81.
61. Galvao DA, Newton RU. Review of exercise intervention studies in patients with cancer. *J Clin Oncol*. 2005;23(4):899–909.
62. Holmes MD, Chen WY, Feskanich D, Kroenke CH, Colditz GA. Physical activity and survival after breast cancer diagnosis. *JAMA*. 2005;293(20):2479–2486.
63. Hammack J. Cancer pain. In: Schiff D, Wen PY, eds. *Cancer Neurology in Clinical Practice*. Totowa, NJ: Humana Press, Inc.; 2003:57–70.
64. Miranda F, Jr., Perez MC, Castiglioni ML, et al. Effect of sequential intermittent pneumatic compression on both leg lymphedema volume and on lymph transport as semi-quantitatively evaluated by lymphoscintigraphy. *Lymphology*. 2001;34(3):135–141.
65. Wilburn O, Wilburn P, Rockson SG. A pilot, prospective evaluation of a novel alternative for maintenance therapy of breast cancer-associated lymphedema [ISRCTN76522412]. *BMC Cancer*. 2006;6:84.
66. Casley-Smith JR, Morgan RG, Piller NB. Treatment of lymphedema of the arms and legs with 5,6-benzo-[alpha]-pyrone. *N Engl J Med*. 1993;329(16):1158–1163.
67. Casley-Smith JR, Wang CT, Casley-Smith JR, Zi-hai C. Treatment of filarial lymphoedema and elephantiasis with 5,6-benzoalpha-pyrone (coumarin). *BMJ*. 1993;307(6911):1037–1041.
68. Loprinzi CL, Kugler JW, Sloan JA, et al. Lack of effect of coumarin in women with lymphedema after treatment for breast cancer. *N Engl J Med*. 1999;340(5):346–350.
69. Baumeister RG, Siuda S, Bohmert H, Moser E. A microsurgical method for reconstruction of interrupted lymphatic pathways: autologous lymph-vessel transplantation for treatment of lymphedemas. *Scand J Plast Reconstr Surg*. 1986;20(1):141–146.
70. Baumeister RG, Siuda S. Treatment of lymphedemas by microsurgical lymphatic grafting: what is proved? *Plast Reconstr Surg*. 1990;85(1):64–74; discussion 5–6.
71. Campisi C, Boccardo F. Microsurgical techniques for lymphedema treatment: derivative lymphatic-venous microsurgery. *World J Surg*. 2004;28(6):609–613.
72. Brorson H. Liposuction in arm lymphedema treatment. *Scand J Surg*. 2003;92(4):287–295.
73. Brorson H, Ohlin K, Olsson G, Nilsson M. Adipose tissue dominates chronic arm lymphedema following breast cancer: an analysis using volume rendered CT images. *Lymphat Res Biol*. 2006;4(4):199–210.
74. Classen DA, Irvine L. Free muscle flap transfer as a lymphatic bridge for upper extremity lymphedema. *J Reconstr Microsurg*. 2005;21(2):93–99.
75. Slavin SA, Van den Abbeele AD, Losken A, Swartz MA, Jain RK. Return of lymphatic function after flap transfer for acute lymphedema. *Ann Surg*. 1999;229(3):421–427.
76. Werner RS, McCormick B, Petrek J, et al. Arm edema in conservatively managed breast cancer: obesity is a major predictive factor. *Radiology*. 1991;180(1):177–184.
77. Pavlotsky F, Amrani S, Trau H. Recurrent erysipelas: risk factors. *J Dtsch Dermatol Ges*. 2004;2(2):89–95.
78. Mortimer PS. Implications of the lymphatic system in CVI-associated edema. *Angiology*. 2000;51(1):3–7.

索引

(注：頁数の後のfは図、tは表を表す)

あ

アウエルバッハ神経叢　215
悪液質　49, 109
　　管理　114
悪性骨腫瘍　87-89
アセチルコリンエステラーゼ阻害薬　94
アミノグリコシド　178
アメリカがん協会　53, 58
アメリカ国立補完統合衛生センター(NCCAM)　139
アルツハイマー病　94
アンドロゲン除去　56
萎縮性腟炎　59
移植片対宿主病(GVHD)　24
胃腸(GI)粘膜の刺激　109
移動
　　がん患者集団の移動障害→「歩行障害」を参照
　　定義付け　151
うつ病　66, 71-73, 116→「気分障害」も参照
　　高齢者集団での高い有病率　97
　　治療に使われる薬剤　74t
　　抑鬱症状を引き起こす医学的原因　74t
　　リハビリテーション管理　116-117
栄養
栄養アセスメント　47
栄養関連の副作用および患者への推奨事項　49-50t
栄養関連の問題およびその原因について明らかにするための患者／クライアント情報　48
栄養による症状管理　49
栄養補助食品　がん患者向け　51
　　漢方薬　51
栄養療法　48-49
腋窩リンパ節郭清(ALND)　36
エストロゲン　54, 59-60
エビデンスベースの認知的介入戦略　228-229
嚥下困難　49, 177, 183
嚥下→「正常な嚥下」を参照
嚥下内視鏡検査(FEES)　177f, 181
嘔吐中枢　109
悪心および嘔吐　49
　　管理　109
オピオイド　126

オピオイド誘発性排便機能障害　214, 218-219
音楽療法　142

か

化学受容体引誘発帯(CTZ)　109
化学療法と患者の栄養状態　47
化学療法の原則
　　治療計画におよぼす影響　8
　　副作用とガイドライン　8
顎関節(TMJ)機能障害　42
片側喉頭切除術　176
カルノフスキー・パフォーマンス・ステータス・スケール　147
関節可動域(ROM)　25, 37
がん
　　運動療法　23
　　　　運動療法で対処する機能障害の代表例　24
　　　　考えるべき点　26
　　　　筋強化運動　25
　　　　有酸素運動　25
　　サバイバー　61
　　術後リハビリテーション　35
　　徴候・症状　13-15
　　聴力、発話、発声、言語、および嚥下に対する治療の影響　176-180
　　　　化学療法と放射線治療　178-180
　　　　外科処置　176-178
　　聴力、発話、発声、言語、および嚥下に対するリハビリテーション　181-184
　　　　運動　183
　　　　嚥下治療　182
　　　　顎顔面の補綴専門医との協力　183
　　　　気管食道穿刺孔　182f
　　　　言語治療　181
　　　　喉頭全摘出術および舌全摘出　182
　　　　神経筋電気刺激(NMES)　184
　　　　声帯内方移動　181
　　聴力、発話、言語、発声、および嚥下の機能障害　175
　　聴力、発話、言語、発声、および嚥下の評価　180-181
　　治療と栄養の意味　47
　　治療法
　　　　従来型物理療法　17
　　　　電気治療　17, 18
　　　　力学的治療　17, 18
　　理学療法および作業療法における原則　3
　　　　疾患経過と病期　4
感覚検査を含むFEES (FEESST)　181

259

索引

がん患者の栄養管理　47
がん患者の栄養ケア　47
がん患者のリンパ浮腫　247
　治療　251
　　外科的治療　256
　　薬学的治療　255-256
　　リハビリテーション治療　251-255
　リンパ浮腫の病態生理　248-249
　　グレード　249-250
　　原発性および続発性　249
　　診断　250-251
　　リスク因子　249
がん関連疲労(CRF)　26, 116
　アセスメント　159
　　スクリーニング　159-160
　　測定ツール　160
　発現率、有病率、強さ、および持続時間　160
　病態生理　162
　　人口統計学的因子および疾患特異性　163
　　治療関連の疲労　162-163
　　評価と治療　165-168
　　　併存症の要因　164-165
　　　理学療法介入　166-168
がんサバイバー　61
患者による主観的総合評価(PG-SGA)　48
関節炎　57
冠動脈疾患(CAD)　25
寒冷療法　17
緩和ケア　107
　疼痛のリハビリテーション管理　120
機能的磁気共鳴画像法(fMRI)　175
機能的電気刺激(FES)　18
気分障害　71-73
　評価、治療、および追跡　73f
基本的日常生活活動(BADL)　93
急性骨髄性白血病(AML)　79, 80
急性リンパ芽球性白血病(ALL)　27, 79, 80
胸部理学療法(CPT)　25
胸腰仙骨装具(TLSO)　121
起立性低血圧　27
苦痛
　管理に関する米国総合癌センターネットワーク
　　　(NCCN)　66
　苦痛温度計と精神的苦痛の迅速スクリーニング　69f
　症状、介入、および再評価　67f
　心理社会的精神的苦痛をもつ患者の特徴　68f
　スクリーニング　65-69
　APOSウェブサイト　苦痛スクリーニングの無料オン

　　　ライン講座　69
くも膜下腔内(IT)化学療法　85
経口食事療法　48
経腸栄養法　48-49
経尿道的膀胱腫瘍切除術(TURBT)　203
経皮的電気神経刺激(TENS)　18, 108
頸部郭清術　頭頸部がん患者　41-42
外科手術
　栄養に対する生理学的な障壁　47
　外科手術と性機能不全　54-55
　治療計画におよぼす影響　9-11
ケーゲル体操　198
下痢　49
健康関連の生活の質(HRQOL)　65
言語治療　181
抗がん治療　機能に対する影響　82-84t
口腔運動機能障害　87
高血圧　57
高コレステロール血症　57
抗腫瘍化学療法剤　8
抗腫瘍薬の心毒性　85
喉頭摘出術　176
更年期症状　54
高齢者とがんリハビリテーション　93
　アップアンドゴーテスト　102
　移動能力と転倒　99-102
　栄養状態　98
　往診評価　99
　治療の持つ意味　102-103
　入院後の退院計画　98-99
　ティネッティー歩行バランス尺度　100-101f, 103
　能力障害モデル　103t
　ファンクショナルリーチテスト　102
　薬剤処方の見直し　98
　6分歩行テスト　102
呼吸困難　125
　管理　125-126
国際標準比(INR)　12
骨減少症　56
骨粗鬆症　56
骨盤内臓器全摘　婦人科がん　43-44
コミュニケーション　173
固有受容体神経筋促進法(PNF)　42
コルチコステロイド　81
コンピュータ断層撮影法(CT)　85

さ

催眠　140-141

索引

作業療法(OT) 6
酸素の役割 126
自殺リスクのアセスメント 73-74
四肢切断 80
自動関節可動域(AROM) 41
耳毒性 178
修正バリウム嚥下法(MBS) 181
主観的運動強度(RPE) 25
手段的日常生活活動(IADL) 93, 237
腫瘍学
　運動療法の原則 23-24
　　がんによる特定の状態に対する運動療法 27-30
　　注意および禁忌 26-27
　神経認知アセスメント 226
腫瘍関連の運動不全 220
小線源療法 6-7
情緒的苦痛と疲労 232-233
　特定の神経認知症状に目標を定めた代償的介入 230-231
　認知機能障害の薬理学的管理 231-232
　プリハビリテーション戦略 232
　包括的リハビリテーションプログラム 229-230
小児がんとリハビリテーションの問題 80
　悪性骨腫瘍 87-89
　機能に対する抗がん治療の影響 82-84t
　小児脳腫瘍に対する治療法 86
　小児悪性腫瘍 79
　小児がんサバイバー試験(CCSS) 88
　小児白血病 80, 85
　中枢神経系腫瘍 85-87
　発現率が高い固形腫瘍 89
小児集団の固形腫瘍 89
小児の能力障害の管理、軽減のための介入戦略 79-80
小児白血病 80, 81, 85
静脈血栓塞栓症(VTE) 27
食道がん 177
食欲不振 49, 114-116
　可逆的原因 113t
　管理 114
　　対処に有用なその他の薬剤 115t
　　薬理学的処置 115t
女性がん患者のための「ルック・グッド・フィール・ベター(きれいになって、気分よくしましょう)」プログラム 58
神経因性排便機能障害 214, 216-218
神経因性大腸のための排便プログラム 218
神経学的症状のリハビリテーション管理 121-121

神経筋電気刺激(NMES) 18, 184
神経膠腫 86
神経心理学的機能障害の進行とパターン 227
神経認知機能障害
　アセスメント 226-227
　原因 225
神経認知症状の機能およびQOLに対する影響 227-228
心血管疾患 24
身体計測値 48
浸透圧性下剤 221
深部静脈血栓症(DVT) 13, 27
心理的苦痛 116
心理的・社会的な問題 65
髄芽腫 86
髄膜腫瘍 217
睡眠障害 98
スピリチュアルな苦痛 123
性
　シングルのサバイバー 61
　性とがん 54
　治療終了時 56
性喚起障害 59
性感染症(STDs) 61
性器感染症 57
性機能不全 54
　患者の評価 56-57
　治療選択肢 58-60
　　性喚起障害 59
　　性交疼痛 59-60
　　性欲減退 60
　　腟痙 60
　　勃起障害 58
性交疼痛 56, 59-60
正常な嚥下 173-175
正常な腸管機能 215-216
精神障害 65
性生活リハビリテーション 56
性セラピストの役割 60
性的反応の要素である生理的変化 53
制吐剤 112-114t
性に関する愁訴のFDA認可治療 59
性に関する悩み 54, 56
性欲 60
脊髄腫瘍 216-217
仙骨切除術 39-40
全脳照射が関係する認知障害 86
全米性教育・カウンセリング・治療協会(AASECT) 61

261

せん妄 94-96 →「Confusion Assessment Method (CAM、錯乱評価法)」も参照
　管理 128-129
　診断 95
　定義付け 94
　薬剤 95
　薬理学的管理 128
　臨床的亜型 127
　DSM-IVの定義 127
前立腺がん 54
造血幹細胞移植（HSCT） 29

た

体外照射（EBRT） 6
多形性膠芽腫（GBM） 86
タモキシフェン
　性的機能に対する影響 56
短下肢装具（AFO） 121
腟痙 60
腟の乾燥・萎縮 40
中枢神経系（CNS）がん 79
中枢神経系（CNS）腫瘍 85-87
テストステロン値 59
転移性がん
　骨髄抑制 12-13
　脊髄圧迫 12
　脳 12
　肺 12
　骨 11-12
電気的筋肉刺激（EMS） 18
テント上原始神経外胚葉性腫瘍 86
トイレ化粧品・香料工業協会（Cosmetic, Toiletry and Fragrance Association） 58
疼痛管理 81, 96-97
導尿 198t

な

内分泌治療 56
難聴とカルボプラチン 86
難聴とシスプラチン 80
　小児に特に有害な難聴の影響 178
日常生活活動（ADL）─癌患者の場合 7, 237
　治療原則 237
　　下半身の更衣 238-239
　　下半身の洗浄 239
　　シャワーへの移乗 240
　　省エネと身体力学 240
　　上半身の更衣 238

　　上半身の洗浄 239
　　整容 237-238
　　摂食 238
　　トイレの移乗 239-240
　　排尿排便 239
　　ベッド上の移動 240
　特別な配慮 240
　　陰嚢サポート 245
　　内側骨盤半切除術 241
　　開頭術 242
　　隔離予防策／接触予防策下の患者 240-241
　　胸部保護パット 244
　　グローブを患者に合わせる 243
　　肩甲骨離断術 242
　　肩甲骨離断術用義手 245
　　サルミエント装具 244
　　人工頭蓋骨 245
　　手根管スプリント／掌側型カックアップスプリント 245-246
　　スリングを患者に合わせる 243
　　頭頸部前腕の皮弁採取部のスプリント 245
　　頭頸部の手術／顔面再建手術 240-241
　　脊髄圧迫／損傷 242
　　仙骨切除術 242
　　外側骨盤半切除術 241
　　肘用ガーター型装具 244-245
　　ポータル便器を患者に合わせる 245
　　腋窩リンパ節およびセンチネルリンパ節の摘出 241
　　Tikhoff-Linberg法 241
　　Tシャツを患者に合わせる 246
乳がん手術 35
　合併症 40
　活動制限 37
　術後ケア／リハビリテーション 40-41
　術後の肩運動 37-38
乳癌予防試験 56
ニューロパチー 28
尿失禁／尿閉 54
　可逆的な原因 194t
　原因 193t
　行動治療選択肢 197-198
　支持療法の選択肢 198-200
　尿道口または括約筋に起因する尿閉に対する治療 201-202
　尿道口または括約筋に起因する場合 200-201
　尿流動態評価に基づく介入 199
　膀胱に起因する場合 199

尿閉の原因　194t
認知機能不全　226, 231
認知症　93-94
脳腫瘍　4
　　患者のリハビリテーション　229t

は

肺塞栓症(PE)　13
排便機能障害　213, 214
　　化学療法剤に因るもの　216
　　原因　220
　　薬物治療　220-222
排尿機能障害
　　がん発現後の排尿機能障害　193
　　管理　197
排尿障害の評価
　　下部尿路の泌尿器学的アセスメント　195
　　上部尿路の泌尿器学的アセスメント　195
　　損傷レベル別の排尿パターンの基本　197t
　　尿流動態評価　195-196
　　泌尿器系の病歴　194-195
　　泌尿器の理学検査　195
　　泌尿器の臨床検査評価　195
パーソナリティ障害
　　主な要素　75t
　　心理社会的機能障害　75, 77
　　スクリーニングおよび評価　76t
　　評価、治療、および追跡　76f
　　DSM-IVの分類　75
白血病→「小児白血病」を参照
バランス
　　機能障害→「歩行障害」を参照
　　障害の医学的介入とリハビリテーション介入　155
　　定義付け　151
鍼療法　143
非ステロイド性抗炎症薬(NSAIDs)　109
ビタミンE　60
ビデオX線透視画像（舌根後退運動の減少像）　180f
ビデオX線透視検査(VFSS)　181
ヒトの性　53-54
ヒト免疫不全ウイルス(HIV)　61
肥満　85
病院不安抑鬱尺度　68
疲労→「がん関連疲労(CRF)」を参照
ビンクリスチン　81
不安障害　66, 69-71
　　評価、治療、および追跡　71f
フィットネス　141

フォーリー（尿道）カテーテル管理　199t
副交感神経系　216
婦人科がんサバイバーの性に関する問題　56
婦人科がんに対する骨盤内臓器全摘　43-44
米国生殖保健専門家協会(ARHP)　61
米国総合癌センターネットワーク(NCCN)　65, 66, 116
米国理学療法士協会(APTA)　18, 23, 24
米国リハビリテーション医学会議(ACRM)　230
便秘　49, 121-122, 213→「排便機能障害」も参照
　　がん患者の便秘の原因　214t
　　症例研究　122
　　治療薬の薬剤クラス　220t
膀胱がん患者のリハビリテーション　202
　　浸潤性膀胱がんの治療　204
　　尿路変更術　204-205
　　尿禁制型ストーマ　205-208, 205f
　　　　回腸新膀胱の造設　207f
　　　　重積回盲弁　206f
　　　　盲腸を使った尿禁制型ストーマ　206f
　　表在性膀胱腫瘍の治療　203
放射線脊髄症　217
放射線線維症症候群(RFS)　28
放射線治療
　　性的な自己におよぼす影響　55
　　治療計画におよぼす影響　6
　　副作用　6
　　放射線治療と栄養　47
放射線誘発線維症(RIF)
　　発現　7
補完代替療法(CAM)　139, 140
歩行異常の治療計画　148, 155
歩行障害　147
　　医学的介入とリハビリテーション介入　155
　　がん患者のバランス障害の原因　149
　　　　筋骨格性　150
　　　　神経性　149-150
　　　　全身性　151
歩行制限・異常　148
歩行速度　151
歩行のアセスメントと診断　152-155
歩行率の定義　151
ホジキンリンパ腫(HL)　56
勃起障害　54, 58

ま

マイスナー神経叢　215
マインド・ボディ療法　143
マインドフルネス・ベースド・ストレス・リダクション（MBSR）プログラム　141
マッサージ治療　142
慢性移植片対宿主病(cGVHD)　29
ミニメンタルステート検査(MMSE)　226
　　スコア　226
無腐性壊死(AVN)　85
メモリアル・スローン・ケタリングがんセンター(MSKCC)　35
モダフィニル　232

や

薬理学的／外科的治療選択肢
　　尿失禁　199t
　　尿閉　200t
遊離横行腹直筋(TRAM)皮弁　39
ヨガ　141

ら

卵巣摘出術　54
ランダム化比較試験(RCT)　139
理学療法(PT)　7
リハビリテーション(PM&R)　10
リハビリテーション腫瘍学　65
リハビリテーションと緩和ケア　107-108
　　ケアの目標の話し合い　118t
　　症例研究　108, 117-120
　　生物心理社会的アセスメント　108
リラクセーション療法　141
臨終の過程　124-125
　　スピリチュアルケア　123
　　ホスピスでの理学療法　122-123
輪状軟骨舌骨喉頭蓋固定術(CHEP)　176
輪状軟骨舌骨固定術(CHP)　176
リンパ系　構造と機能　247-248
老化　93, 148

アルファベット

CAD→「冠動脈疾患(CAD)」を参照
CPT→「胸部理学療法(CPT)」を参照
Confusion Assessment Method (CAM)　97f
DVT→「深部静脈血栓(DVT)」を参照
EBRT→「体外照射(EBRT)」を参照
EMG→「筋電図検査(EMG)」を参照
Eastern Cooperative Oncology Group (ECOG)　147
Erosクリトリス刺激装置　59
Folsteinのミニメンタルステート検査(MMSE)　94
GVHD→「移植片対宿主病(GVHD)」を参照
International Society for the Study of Women's Sexual Health（国際女性性機能学会、ISSWSH）　59
MSKCC「メモリアル・スローン・ケタリングがんセンター(MSKCC)」を参照
NCCAM→「アメリカ国立補完統合衛生センター(NCCAM)」参照
NCCN→「米国総合癌センターネットワーク(NCCN)」参照
NSAIDS→「非ステロイド性抗炎症薬(NSAIDS)」を参照
National Cosmetology Association（全米美容協会）　58
National Health and Social Life Survey（全米保健社会生活調査）　53
RCT→「ランダム化比較試験(RCT)」を参照
TENS→「経皮的電気神経刺激(TENS)」を参照
VTE→「静脈血栓塞栓症(VTE)」を参照

原著責任監修者：

マイクル D. スタブフィールド
(Michael D. Stubblefield, MD)
メモリアル・スローン・ケタリングがんセンター
神経学部門リハビリテーション医学サービス
リハビリテーション医学准教授
ニューヨーク州ニューヨーク市コーネル大学
　ワイル医科大学
リハビリテーション医学助教授

マイクル W. オデール
(Michael W. O'Dell, MD)
ワイルコーネル医療センターニューヨーク・
　プレスビテリアン病院
リハビリテーション医学部門臨床サービス医長
ニューヨーク州ニューヨーク市コーネル大学
　ワイル医科大学
臨床リハビリテーション医学教授

寄稿者　36 名

日本語版監修者：

高倉 保幸（たかくら やすゆき）
現職：埼玉医科大学　保健医療学部　理学療法学科　学科長・教授
〈経歴〉
1984 年　国立療養所東京病院附属リハビリテーション学院卒業
同　　年　癌研究会附属病院
1999 年　埼玉医科大学総合医療センター　リハビリテーション科　統括責任者
2007 年　埼玉医科大学　保健医療学部　理学療法学科　教授、現在に至る。
〈社会的活動〉
日本がんリハビリテーション研究会副理事長、厚労省後援「がんのリハビリテーション研修」運営委員会副委員長、厚労省後援「リンパ浮腫研修」運営委員会副委員長、日本理学療法士協会「がん理学療法部門」代表運営幹事、埼玉県包括的リハビリテーション研究会会長、日本リハビリテーション・ネットワーク研究会常任理事、全国私立医科大学理学療法学会理事、日本理学療法士協会代議員、理学療法科学学会評議員、専門リハビリテーション研究会評議員、日本生活支援工学会評議員などとして活動。

翻訳者：

盛谷 明美（もりたに あけみ）
大阪大学薬学部薬学科卒業。医薬翻訳者。主な翻訳書に『脳卒中の回復期から生活期へつなぐ作業療法』（ガイアブックス）など。

Cancer Rehabilitation Principles and Practice VII・VIII
がんリハビリテーション　─原則と実践 完全ガイド─

発　　行　2018 年 1 月 20 日
発 行 者　吉田　初音
発 行 所　株式会社 ガイアブックス
　　　　　〒107-0052 東京都港区赤坂1-1-16　細川ビル
　　　　　TEL.03 (3585) 2214　FAX.03 (3585) 1090
　　　　　http://www.gaiajapan.co.jp
印 刷 所　シナノ書籍印刷株式会社

Copyright for the Japanese edition GAIABOOKS INC. JAPAN2018
IISBN978-4-88282-994-2 C3047

落丁本・乱丁本はお取替えいたします。本書のコピー、スキャン、デジタル化等の無断複製は著作権法上の例外を除き禁じられています。個人や家庭内での利用も一切認められていません。許諾を得ずに無断で複製した場合は、法的処置をとる場合もございます。

JCOPY ＜出版者著作権管理機構　委託出版物＞
本書（誌）の無断複製は著作権法上での例外を除き禁じられています。複製される場合は、そのつど事前に、出版者著作権管理機構（電話 03-3513-6969, FAX 03-3513-6979, e-mail: info@jcopy.or.jp）の許諾を得てください。